GYNÄKOLOGIE UND GEBURTSHILFE

Hans-E. Stegner

6., durchgesehene Auflage
221 Einzeldarstellungen, 37 Tabellen

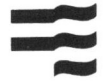 Ferdinand Enke Verlag Stuttgart 1996

Prof. Dr. med. Hans-E. Stegner
Direktor der Abteilung für gynäkologische Histopathologie und Elektronenmikroskopie
Frauenklinik des Universitätsklinikums Eppendorf (UKE)
Martinistraße 52, D-20251 Hamburg

Zeichnungen
Ingrid von Marchtaler, Hamburg
W. Irmer, Bonn

Titelbilder
Laparoskopisches Bild einer Adnexe (Normalbefund).
Farbdopplersonografische Darstellung des kindlichen Kopfes im Profil. Aus dem Mund tritt Flüssigkeit.
Die Laparoskopie wurde freundlicherweise von Herrn Dr. R.P. Lueken, Hamburg, die Sonografie von
Herrn PD Dr. B. Hüneke, Universitäts-Frauenklinik Hamburg, zur Verfügung gestellt.

Die Deutsche Bibliothek — CIP-Einheitsaufnahme

Stegner, Hans-Egon:
Gynäkologie und Geburtshilfe : 37 Tabellen / von Hans-E. Stegner.
[Zeichn. Ingrid von Marchtaler ; W. Irmer].
— 6., durchges. Aufl. — Stuttgart : Enke, 1996
  (Enke-Reihe zur AO, (Ä))
  ISBN 3-432-89946-7

Wichtiger Hinweis

Wie jede Wissenschaft ist die Medizin ständigen Entwicklungen unterworfen. Forschung und klinische Erfahrung erweitern unsere Erkenntnisse, insbesondere was Behandlung und medikamentöse Therapie anbelangt. Soweit in diesem Werk eine Dosierung oder eine Applikation erwähnt wird, darf der Leser zwar darauf vertrauen, daß Autoren, Herausgeber und Verlag große Sorgfalt darauf verwandt haben, daß diese Angabe dem **Wissensstand bei Fertigstellung des Werkes** entspricht.

Für Angaben über Dosierungsanweisungen und Applikationsformen kann vom Verlag jedoch keine Gewähr übernommen werden. **Jeder Benutzer ist angehalten**, durch sorgfältige Prüfung der Beipackzettel der verwendeten Präparate und gegebenenfalls nach Konsultation eines Spezialisten, festzustellen, ob die dort gegebene Empfehlung für Dosierungen oder die Beachtung von Kontraindikationen gegenüber der Angabe in diesem Buch abweicht. Eine solche Prüfung ist besonders wichtig bei selten verwendeten Präparaten oder solchen, die neu auf den Markt gebracht worden sind. **Jede Dosierung oder Applikation erfolgt auf eigene Gefahr des Benutzers.** Autoren und Verlag appellieren an jeden Benutzer, ihm etwa auffallende Ungenauigkeiten dem Verlag mitzuteilen.

Geschützte Warennamen (Warenzeichen®) werden **nicht immer** besonders kenntlich gemacht. Aus dem Fehlen eines solchen Hinweises kann also nicht geschlossen werden, daß es sich um einen freien Warennamen handelt.

1. Auflage 1980
2. Auflage 1981
3. Auflage 1984
4. Auflage 1986
5. Auflage 1994

Umschlaggestaltung: Adolf Grossmann, D-50374 Erftstadt
Satz und Druck: Heinz Neubert GmbH, D-95444 Bayreuth
Filmsatz: 9/10p Times, System MCS 10   5 4 3 2 1

Vorwort zur 6. Auflage

Das Spektrum der Methoden zur Wissensvermittlung im akademischen Unterricht ist größer geworden. Zunahme des Wissensstoffes und Spezialisierung sowie Pluralität der Lehrenden machen es dem Lernenden nicht immer leicht, der Vielfalt des Gebotenen das Essentielle zu entnehmen. Das Lehrbuch, die gebundene Darreichung von geordnetem Basiswissen, hat daher seinen zentralen Platz in der Fülle der Lehrmittel gehalten.

Systematik und Auswahl der Gebiete dieses Kurzlehrbuches der Gynäkologie und Geburtshilfe orientieren sich nach wie vor am Gegenstandskatalog für die ärztliche Prüfung. Nach einer vollständigen Überarbeitung und Aktualisierung des Buches in der 5. Auflage, die auch — der positiven Erfahrung bei der didaktischen Textgestaltung folgend — mit einer Umstellung auf den zweispaltigen Satz verbunden war, liegt nun nach kritischer Durchsicht die 6. Auflage vor. Von großem Nutzen waren mir dabei Zuschriften von Studentinnen und Studenten wie auch von Fachkollegen, die sich detailliert mit dem Buch auseinandergesetzt haben und durch förderliche Kritik und Hinweise zur ,,Nachbesserung" beigetragen haben.

Frau Dr. *M. Kuhlmann* und Herrn Dr. *F. Kraemer* vom Enke Verlag danke ich für ihr andauerndes Engagement und die konstruktiven Hilfen bei der erneuten Überarbeitung des Buches, Frau *I. Doll* für ,,geburtshilflichen Beistand" bei der Neugestaltung des äußeren Rahmens und Herrn *M. Heft* für seinen Einsatz, am Ende den Druck der Neuauflage unter Zeitdruck zu bewerkstelligen.

Hamburg, Dezember 1995   *Hans-E. Stegner*

Inhalt

1 Die geschlechtsspezifische Entwicklung der Frau und ihre Störungen

1.1 Sexuelle Differenzierung und ihre Störungen

1.1.1 Normale Geschlechtsentwicklung

Bei der Geschlechtsbestimmung des Menschen unterscheiden wir zwischen **chromosomalem**, **gonadalem** und **standesamtlichem** Geschlecht. Das **chromosomale Geschlecht** wird von der Konstellation der Geschlechtschromosomen bestimmt. Das **gonadale Geschlecht** ist durch die geschlechtsspezifischen Strukturen der Keimdrüsen definiert. Das **standesamtliche Geschlecht** wird aufgrund äußerer geschlechtstypischer somatischer Merkmale nach der Geburt festgelegt („Hebammengeschlecht").

Karyotyp

Der **Chromosomensatz** (Karyotyp) des Menschen umfaßt 23 Chromosomenpaare: 22 Autosomenpaare und die beiden Geschlechtschromosomen.

Jedes Autosom besitzt ein Partnerchromosom mit den gleichen strukturellen Merkmalen. Als **Geschlechtschromosomen** sind beim weiblichen Geschlecht zwei X-Chromosomen, beim männlichen Geschlecht ein X- und ein Y-Chromosom anzutreffen. Damit ergibt sich der Chromosomensatz:

46, XX: normal weiblich
46, XY: normal männlich.

Von den zwei X-Chromosomen des weiblichen Chromosomensatzes ist eines inaktiviert und als kondensierter randständiger (heterochromatischer) Chromatinkörper im Interphasenkern nachweisbar. Nach dem kanadischen Anatomen *Barr* wird dieses für das weibliche Geschlecht typische Kernchromatin als *Barr*-**Körperchen (Sex-chromatin)** bezeichnet. *Barr*-Körperchen sind in ca. 15—20 % der Körperzellen weiblicher Individuen nachweisbar. Der Nachweis der *Barr*-Körper erfolgt im allgemeinen in Zellabstrichen der Mundschleimhaut. An den segmentkernigen Leukozyten tritt das Geschlechtschromatin als **trommelschlegelartiger Anhang (drumstick)** in Erscheinung und kann in 2—3 % der weißen Blutzellen eines normalen weiblichen Individuums nachgewiesen werden. Das **Y-Chromatin** ist mit Fluoreszenzverfahren darzustellen. Bei Quinacrin-Färbung zeigen die distalen heterochromatischen Arme des Y-Chromosoms helle punktförmige Fluoreszenz (F-body).

Der Nachweis des inaktivierten X-Chromosoms und die fluoreszenzmikroskopische Darstellung des Y-Chromosoms sind technisch einfache Suchverfahren zur Bestimmung des chromosomalen Geschlechts und zur Aufdeckung numerischer wie auch struktureller Anomalien der Geschlechtschromosomen.

Entwicklung der Keimdrüsen und Oogenese

Indifferentes Stadium und sexuelle Differenzierung

Die primitive Gonade ist **sexuell indifferent**. Der Entstehungsort für die Keimdrüsen beider Geschlechter ist das Zölomepithel und Mesenchym der lumbalen Urnierenfalte (Plica urogenitalis). Die männlich oder weiblich determinierten Urkeimzellen wandern aktiv in die indifferente Keimdrüsenanlage des Embryos ein und induzieren dort die Entwicklung des Ovars oder Hodens. Die **sexuelle Differenzierung der Gonade** wird von der Konstellation der Geschlechtschromosomen bestimmt: Ist ein Y-Chromosom vorhanden, so entstehen Testes, wenn kein Y-Chromosom vorhanden ist, geht die Entwicklung in weibliche Richtung.

Urkeimzellen sind bei menschlichen Embryonen frühestens am Ende der dritten Entwicklungswoche nachweisbar. Es handelt sich um voluminöse Zellen, die in der kaudalen Wand des Dottersackes liegen. Sie besitzen hohe Ak-

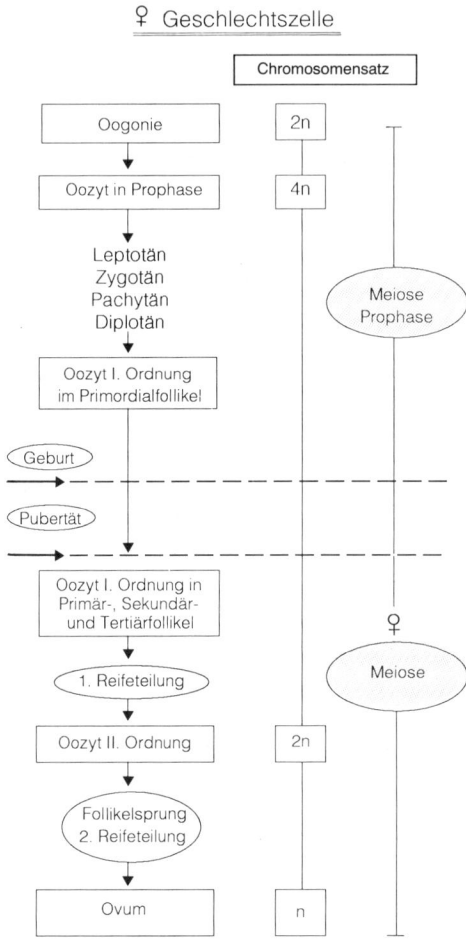

♀ Geschlechtszelle

Abb 1.1 Schema der Oogenese

dringen, separiert. Die Vermehrungsperiode ist im 5. Fetalmonat weitgehend abgeschlossen. Die mitotische Aktivität erlischt, sobald die Oogonien isoliert und von Follikelzellen umschlossen sind (primäre Oozyte). In der nun folgenden **Wachstumsperiode** vergrößert sich die Eizelle zur konkurrenzlos größten Zelle des Organismus. Im Zytoplasma laufen Differenzierungsprozesse ab. Sowohl der Zellkern als auch das Zytoplasma sind Speicherorte der Entwicklungsinformation.

Bereits in der Vermehrungsperiode der Oogonien, vor allem aber in der meiotischen Prophase der Reifeteilung kommt es zur **Degeneration** einer großen Zahl von Keimzellen. Die Gesamtzahl der Keimzellen wird am Ende der Vermehrungsperiode auf 5—6 Millionen geschätzt. Zum Zeitpunkt der Geburt liegt die Zahl bei 1—2 Millionen. Postnatal bis zur Pubertät nimmt die Zahl weiter ab, so daß mit dem Einsetzen der Geschlechtsreife ca. 200000 Keimzellen in jedem Ovar verbleiben.

Reifung der Eizellen

Im Zuge ihrer Reifung durchlaufen die Eizellen spezielle Teilungsprozesse (Reifeteilung, Meiose), durch die der diploide Chromosomensatz auf den haploiden Satz reduziert wird. Die **erste Reifeteilung** beginnt im 5. Fetalmonat. Wie im mitotischen Zyklus wird in der Prämeiose die Kern-DNS redupliziert. Wenn die erste Reifeteilung beginnt, enthalten also die Zellen die doppelte Menge an DNS und jedes Chromosom ist in seiner Struktur verdoppelt. Im Unterschied zur Mitose werden in der ersten Reifeteilung die homologen (väterlichen und mütterlichen) Chromosomen jedes Chromosomenpaares auf die Tochterzellen verteilt. Zuvor haben sich die betreffenden Chromosomen so aneinandergelegt (gepaart), daß identische Chromosomenabschnitte gegenüberliegen. Diesen Vorgang nennt man **Synapse**. Die Synapse ermöglicht den wechselseitigen Austausch von Chromosomenabschnitten.

Die meiotische Prophase wird insgesamt in vier Stadien unterteilt:

1. **Leptotän:** Die Chromosomen werden im Zellkern sichtbar, sind leicht spiralisiert und zeigen eine polare, auf das Zentrosom ausgerichtete Orientierung (Bukettbildung)

tivität an alkalischer Phosphatase und sind dadurch selektiv darzustellen.

Vermehrungs- und Wachstumsperiode der Eizellen

Die in die primitive Keimanlage eingedrungenen weiblichen Urkeimzellen (Oogonien) machen zunächst eine **Vermehrungsperiode** durch (Abb. 1.1). Nach mehreren aufeinanderfolgenden Teilungswellen entstehen große Zellhaufen (Eiballen) unter dem Oberflächenepithel. Durch Interzellularbrücken bleiben die Oogonien anfangs in symplasmatischer Verbindung. Später werden sie von Follikelzellen, die aktiv zwischen die Oogonien vor-

2. **Zygotän:** Im Zygotän erfolgt die eigentliche Synapsis, d.h. die Paarung der homologen Partner. Infolge der Vereinigung der homologen Chromosomen zu je einem Bivalent erscheinen die Chromosomen verkürzt und verdickt

3. **Pachytän:** Die gepaarten Chromosomen sind miteinander verdrillt. Am Ende des Pachytän beginnt sich jedes Glied innerhalb des homologen Paares in Längsrichtung zu spalten. Dabei zerbrechen die Chromosomenfäden an einer oder mehreren Stellen, und es kommt zum Austausch von Chromatidabschnitten zwischen den beiden homologen Chromosomen

4. **Diplotän:** Im Diplotän weichen die gepaarten Chromosomen auseinander. Nur in den Bereichen des Chromatidaustausches bleiben sie vorübergehend miteinander in Kontakt. Die Diplotänstruktur hat dadurch ein X-förmiges Muster und wird **Chiasma** genannt. Das Chiasma ist das strukturelle Korrelat des sog. **Crossing over** (Austausch von Gengruppen zwischen den homologen Chromosomen).

> Am Ende der Prophase wird der Vorgang der ersten Reifeteilung der Eizellen unterbrochen. Die Eizelle des Primärfollikels befindet sich in einer Ruhepause — dem Diktyotän, das über viele Jahre anhält, nämlich bis zu dem Zeitpunkt, an dem die Eizelle im *Graaf*schen Follikel zur Befruchtungsfähigkeit heranreift.

Einige der Eizellen bleiben dadurch für 40 und mehr Jahre in Warteposition. Sie sind während dieser Zeit nicht nur Alterungsprozessen unterworfen, sondern auch einer Vielzahl von endogenen und exogenen schädigenden Noxen ausgesetzt. Die steigende Zahl von gestörten Schwangerschaften (chromosomale Defekte) bei Frauen über 40 Jahren könnte darin ihre Ursache haben.

> Erst im Stadium des *Graaf*schen Follikels wird die erste Reifeteilung der Eizelle vollendet.

Aus der ersten Reifeteilung gehen zwei unterschiedlich große Tochterzellen hervor: die sekundäre Oozyte und das erste Polkörperchen.

Jede Tochterzelle enthält eine Hälfte von jedem Chromosomenpaar und damit den haploiden Chromosomensatz. Jedes Chromosom besteht jedoch noch aus einem Doppelfaden, so daß der Gesamtgehalt an DNS in jeder Tochterzelle dem in den somatischen Zellen entspricht. Die **zweite Reifeteilung** erfolgt erst nach der Ovulation. Sie wird im fruchtbaren Zyklus durch das Eindringen des Spermium ausgelöst und führt zur Abschnürung des zweiten Polkörperchens. Bei der zweiten Reifeteilung spalten sich die 23 doppelfädigen Chromosomen, und jede Tochterzelle erhält 23 einzelne Chromosomen. Der DNS-Gehalt der Eizelle ist nun halb so groß wie in normalen Somazellen.

> Durch die komplizierten Vorgänge bei den Reifeteilungen wird zweierlei erreicht:
> 1. Die väterlichen und mütterlichen (homologen) Chromosomen haben in der Synapsis die Möglichkeit, wechselseitig genetisches Material auszutauschen.
> 2. Der diploide Chromosomensatz der Keimzelle wird auf den haploiden Satz — mit der halben DNS-Menge einer normalen Somazelle — reduziert.

Entwicklung der Geschlechtswege (somatische Differenzierung)

Indifferentes Stadium

In der 6. Embryonalwoche sind bei genetisch männlichen wie weiblichen Keimen zwei primitive Genitalstränge auf jeder Seite vorhanden: die *Müller-* und *Wolff-*Gänge. Die Gangsysteme entstehen in zeitlichem und topographischem Zusammenhang mit der Urniere (Mesonephros). Die Urniere bildet vom 7. Zervikal- bis 4. Lumbalsegment eine Serie S-förmig gekrümmter exkretorischer Kanäle, die medial in einem Glomerulum enden und lateral in einen Sammelkanal, den *Wolff*-Gang führen. Die *Wolff*-Gänge münden kaudal in den Sinus urogenitalis. Die *Müller*-Gänge nehmen lateral der *Wolff*-Gänge ihren Ursprung am Zölomepithel, ziehen unter Überkreuzung der *Wolff*-Gänge nach medial und verschmelzen in der Mitte, bevor sie ebenfalls am Sinus urogenitalis enden.

Der **Sinus urogenitalis** ist ein Teil der Kloake, dem ursprünglichen gemeinsamen Ausführ-

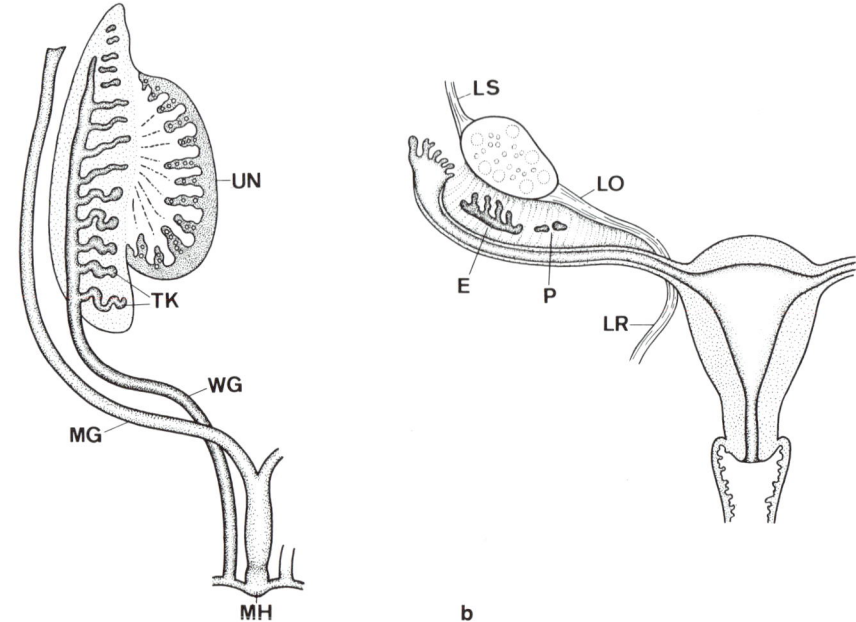

Abb. 1.2 a, b Topographie und Differenzierung der *Müller-* und *Wolff*-Gänge in der weiblichen Fetalentwicklung. Der kaudale verschmolzene Abschnitt der *Müller*-Gänge entwickelt sich zum Uterus. Aus dem kranialen Abschnitt beiderseits entstehen die Eileiter. Der Ausführungsgang der Urniere (*Wolff*-Gang) bildet sich zurück. Anteile des *Wolff*-Ganges und der Querkanälchen persistieren als Epoophoron und Paroophoron im Bereich der Mesosalpinx

E = Epoophoron, LO = Ligamentum ovarii proprium, LR = Ligamentum rotundum, LS = Ligamentum suspensorium ovarii, MG = *Müller*-Gang, MH = *Müller*-Hügel (Mündungsgebiet der vereinigten *Müller*-Gänge am Sinus urogenitalis), P = Paroophoron, TK = Transversalkanäle der Urniere, UN = Urniere, WG = *Wolff*-Gang

rungsgangs für die Verdauungsreste und die Produkte des Urogenitalsystems. In der 6. Embryonalwoche wird die Kloake durch eine frontale Scheidewand — das Septum urorectale — in einen ventralen Abschnitt, den Sinus urogenitalis, und einen dorsalen Abschnitt, den primitiven Enddarm, unterteilt. Kaudal sind beide Abschnitte durch die Kloakenmembran verschlossen.

Geschlechtsspezifische Differenzierung der Gänge

Die geschlechtsspezifische Differenzierung der Genitalstränge erfolgt unter dem Einfluß der Sexualhormone, die in der fetalen Gonade gebildet werden. Dabei kommt den **fetalen Androgenen** eine entscheidende Rolle zu. Die embryonalen Hoden enthalten bereits in der

12. Embryonalwoche typische steroidproduzierende *Leydig*-Zellen.

Die Ausdifferenzierung der **männlichen** Geschlechtswege ist nur möglich unter dem induktiven Einfluß der fetalen Androgene und dem ,,Anti-Müller-Hormon'' (AMH), das die weiblichen Ausführungsgänge zur Rückbildung bringt.

Die Entwicklung des **weiblichen** Genitaltraktes ist dagegen weitgehend unabhängig von der Wirkung der fetalen Steroidhormone.

Bei **männlichen** Embryonen entwickeln sich aus den *Wolff*-Gängen Nebenhoden, Ductus deferens, Ampullen und Samenbläschen. Die *Müller*-Gänge werden zurückgebildet.

Bei **weiblichen** Embryonen entstehen aus den *Müller*-Gängen die Tuben und der Uterus. Die

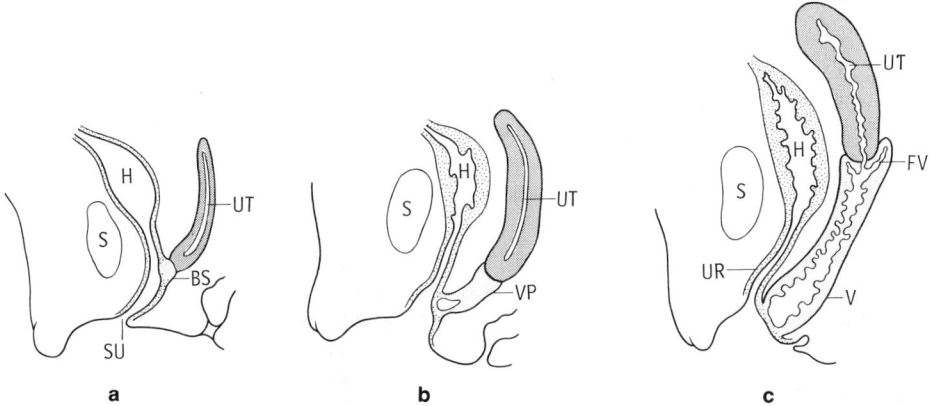

a   b   c

Abb. 1.3 a–c Entwicklung der Vagina
a 9. Entwicklungswoche. Die kaudal vereinigten *Müller*-Gänge münden dorsal am Sinus urogenitalis und bilden dort die Bulbi sino-vaginales
b Aus den Bulbi sino-vaginales entsteht durch Zellproliferation die sog. Vaginalplatte, die in der 11. Entwicklungswoche von kaudal her luminisiert wird
c Im 5. Entwicklungsmonat ist die Vaginalanlage vollständig durchgängig. Die kranialen Endabschnitte der Vaginalplatte umfassen die Portio vaginalis uteri und bilden die Fornices vaginae
BS = Bulbi sino-vaginales, FV = Fornix vaginae, H = Harnblase, S = Symphyse, SU = Sinus urogenitalis, UR = Urethra, UT = Uterus, V = Vagina, VP = Vaginalplatte
(modif. nach *Langman* 1972)

Wolff-Gänge bilden sich bis auf diskontinuierliche Überreste zurück (Abb. 1.2).

Der von den *Müller*-Gängen gebildete primitive Tubo-utero-vaginal-Kanal besteht aus einem kranialen vertikalen, einem mittleren horizontalen und einem kaudalen vertikalen Abschnitt. Er ist von einem dichten Mesenchymmantel umgeben. Der kraniale vertikale Abschnitt entwickelt sich zu den **Tuben**, der mittlere horizontale Teil wird in den künftigen Uteruskörper einbezogen, der kaudale vertikale Teil bildet die übrigen Abschnitte des **Uterus** einschließlich der Cervix uteri. Das mesenchymale Mantelgewebe differenziert sich zur autochthonen Muskulatur der Tuben und zum Myometrium. Die **Vagina** entsteht aus einem Zellstrang im Mündungsbereich der *Müller*-Gänge in den Sinus urogenitalis. Dieser ursprünglich solide Zellstrang wird im 4. Fetalmonat luminisiert (Abb. 1.3). Das Vaginalepithel entstammt der Zellauskleidung des Sinus urogenitalis. Das Vaginallumen ist gegen den Sinus durch eine dünne Gewebsplatte — dem späteren **Hymen** — begrenzt.

Entwicklung des äußeren Genitale

Bis zum Ende der 8. Embryonalwoche ist am äußeren Genitale noch keine Unterscheidung zwischen weiblichen und männlichen Embryonen möglich (indifferentes Stadium). Beiderseits der länglichen **Kloakenmembran** liegt je eine aufgeworfene Falte, die **Kloakenfalte**. Beide Falten vereinigen sich vorn zum **Genitalhöcker** (Abb. 1.4). In der 6. Embryonalwoche wird die Kloakenmembran in die ventrale Urogenitalmembran und die dorsale Analmembran unterteilt. Die korrespondierenden Abschnitte der Kloakenfalten werden zu den Urethral- und Analfalten. Seitlich davon entstehen zwei weitere Auffaltungen, die **Genitalwülste**. Beim männlichen Feten werden die Genitalwülste zu den Skrotalfalten, bei weiblichen Feten zu den Labia majora.

Der Genitalhöcker verlängert sich im weiblichen Geschlecht zur Klitoris, im männlichen Geschlecht zum Phallus. Die **Urethralfalten** ziehen auf der Unterseite des Phallus nach vorn und bilden die seitlichen Wände der Ure-

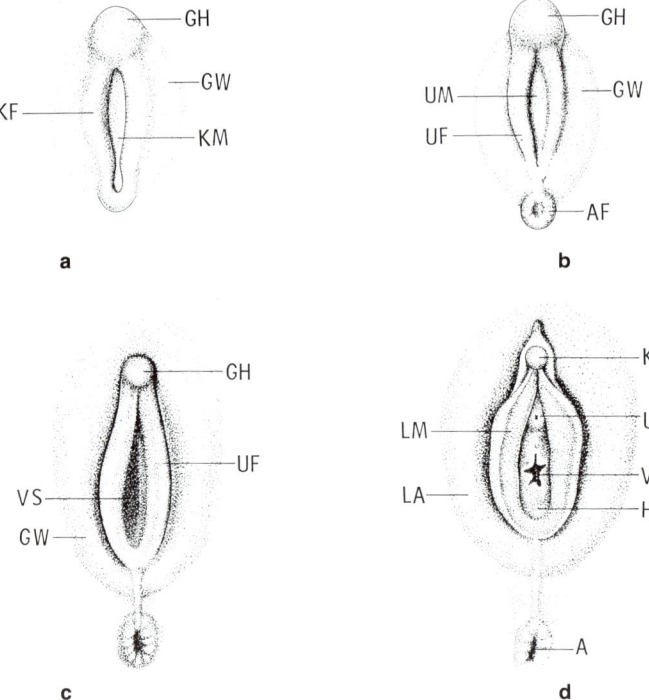

Abb. 1.4 a–d Entwicklung des äußeren weiblichen Genitale
a Indifferentes Stadium, ca. 4. Woche
b ca. 6. Woche
c 5. Fetalmonat
d Neugeborenes
A = Anus, AF = Analfalte, GH = Genitalhöcker, GW = Genitalwülste, H = Hymen, K = Klitoris,
KF = Kloakenfalte, KM = Kloakenmembran, LA = Labium majus, LM = Labium minus, U = Urethra,
UF = Urethralfalten, UM = Urogenitalmembran, V = Vagina, VS = Vaginalspalt
(modif. nach *Langman* 1972)

thralspalte. Am Ende des 3. Monats schließen sich die beiden Urethralfalten und bilden so die Urethra des Penis. Diese reicht jedoch nicht bis zur Spitze der Glans penis. Der distale Abschnitt der Urethra entsteht aus einem soliden ektodermalen Zellstrang, der von der Glans penis nach innen auf die Urethra zuwächst und erst später kanalisiert wird. Beim weiblichen Geschlecht bleibt die Urogenitalspalte offen und wird zum Vestibulum vaginae.

Alle Differenzierungsvorgänge laufen nach einem strengen Zeitplan ab. Die verschiedenen Strukturen des primitiven Genitaltraktes reagieren mit unterschiedlicher Empfindlichkeit auf die hormonalen Stimuli. Durch unphysiologische (exogene oder endogene) hormonelle Einflüsse kann die geschlechtsspezifische Entwicklung des Genitaltraktes empfindlich gestört werden. Das Resultat sind Hemmungsmißbildungen oder verschiedene Formen der Intersexualität.

1.1.2 Störungen der Geschlechtsentwicklung

Störungen der chromosomalen Geschlechtsdeterminierung

Das Geschlecht wird durch die Kombination der Geschlechtschromosomen bei der Vereinigung der Gameten zur Zygote festgelegt.

Spermium \ Ovum	X	XX	O
X	XX normal weiblich	XXX Triplo-X	XO Turner- Syndrom
Y	XY normal männlich	XXY Klinefelter- Syndrom	YO (letal)
XY	XXY Klinefelter- Syndrom	XXXY Klinefelter-S (Variante)	XY „normal" männlich
O	XO Turner- Syndrom	XX „normal" weiblich	OO (letal)

Abb. 1.5 Durch „non-disjunction" mögliche abnorme Konstellationen der Geschlechtschromosomen
(modif. nach *Sohval* 1963)

Aberrationen der Geschlechtschromosomen können die **Anzahl (numerische Anomalien)** oder die **Morphologie** der Chromosomen **(strukturelle Anomalien)** betreffen.

Numerische Chromosomenanomalien entstehen hauptsächlich durch Störungen der Meiose. In der ersten meiotischen Teilung der väterlichen oder mütterlichen Keimzellen wird der diploide Chromosomensatz auf den haploiden Satz reduziert. Unterbleibt die Trennung homologer Chromosomen **(non-disjunction)**, so resultiert eine elterliche Keimzelle mit einem überzähligen oder fehlenden Chromosom. Im Falle einer Befruchtung der aberranten Keimzelle enthält die Zygote drei oder nur ein Geschlechtschromosom.

Die verschiedenen möglichen Konstellationen der Geschlechtschromosomen infolge einer non-disjunction (Nichtseparieren) gibt Abb. 1.5 wieder. Einige dieser theoretischen Konstellationen, wie z.B. die YO-Konstellation, sind bisher beim Menschen noch nicht beobachtet worden und als letale Kombinationen aufzufassen. Andere sind mit charakteristischen klinischen Symptomen kombiniert (47, XXY: *Klinefelter*-Syndrom, 45 X: *Ullrich-*Turner*-Syndrom*). Ein prädisponierender Faktor für die Entstehung einer chromosomalen Fehlverteilung — die auch die Autosomen betreffen kann — ist die Überalterung der Keimzelle.

Strukturelle Chromosomenanomalien spielen eine geringere Kausalrolle bei der Störung der Geschlechtsdeterminierung. Deletionen (Chromosomenstück-Verluste) des Y- und X-Chromosoms sind beobachtet worden. Strukturelle Anomalien können durch exogene Noxen (z.B. ionisierende Strahlen, Virusinfektion) ausgelöst werden.

Ullrich-Turner-Syndrom

Beim *Ullrich-Turner*-Syndrom handelt es sich um eine **Anlagestörung der Gonaden (Gonadendysgenesie) in Kombination mit extragenitalen Fehlbildungen.** Der chromosomale Grundtyp ist 45, X; andere Konstellationen und Mosaike sind möglich. Unter einem **Mosaik** versteht man das Vorkommen verschiedener Chromosomenkonstellationen im selben Organismus. Die Geschlechtsstrukturen sind weiblich. Der allgemeine Habitus ist infantil. Die häufigsten extragenitalen Anomalien sind allgemeiner Minderwuchs, Breithals (Pterygium colli), tiefer Nackenhaaransatz, tiefstehende Ohren, Ohrmuscheldysplasien, Cubitus valgus, Schildthorax, Vitium cordis. Die erwachsenen Patientinnen sind amenorrhoisch (primäre Amenorrhoe) und steril. Hormonanalysen ergeben sehr niedrige Östrogenwerte und 17-Ketosteroide an der unteren Normgrenze. Die Ausscheidung der hypophysären Gonadotropine ist infolge fehlender Gegenregulation durch die Steroidhormone erhöht.

Klinefelter-Syndrom

Die geläufige Chromosomenkonstellation des *Klinefelter*-Syndroms ist 47, XXY. Zahlreiche weitere numerische Aberrationen sind bekannt. Die Patienten sind phänotypisch männlich. Die Pubertätsentwicklung ist mangelhaft. Die Testes sind auffallend klein. Es besteht Aspermie. Die Schambehaarung ist spärlich. Häufig entwickelt sich eine Gynäkomastie. Die Gonadotropinausscheidung ist erhöht, die 17-Ketosteroide liegen im unteren Normbereich.

Gonadenagenesie

Bei der extrem seltenen Gonadenagenesie oder -aplasie fehlt die Gonade vollständig. Die somatische Entwicklung verläuft in weiblicher Richtung. Das Genitale bleibt infantil. Im Erwachsenenalter besteht primäre Amenorrhoe und Sterilität.

Gonadendysgenesie

Die Gonaden sind strangförmige derbfaserige Gebilde ohne Keimzellen und Follikel (Streak-Gonaden). Der Gesamthabitus ist weiblich. Die Patientinnen sind normal groß, Scham- und Achselbehaarung sind spärlich. Bei der **reinen Gonadendysgenesie ohne phänotypische Anomalien** kann eine morphologisch normale XX-Konstellation (möglicherweise mit einem inerten X-Chromosom) oder eine XY-Konstellation (weibliches Äußeres mit Virilisierungserscheinungen) vorliegen.

Bei der **gemischten Gonadendysgenesie** findet sich ein unilateraler Streak und ein kontralateraler Testis. Der Karyotyp ist 46, XY oder 45, X/46, XY Mosaik.

Die XY-Gonadendysgenesie prädisponiert zur bösartigen Entartung der Streak-Gonaden.

Am häufigsten ist das sog. **Gonadoblastom**, eine Geschwulst, die aus entarteten Keimzellen und Stützzellen besteht. Seltener sind Dysgerminome oder andere maligne Keimzelltumoren.

Formen der Intersexualität

Unter **Intersexualität** versteht man das Vorhandensein von Merkmalen beider Geschlechter bei einem Individuum. Es besteht eine mangelnde Übereinstimmung zwischen chromosomalem Geschlecht und Gonadengeschlecht einerseits, dem körperlichen Erscheinungsbild und der Ausbildung des äußeren Genitale andererseits.

Hermaphroditismus verus

Echte Hermaphroditen besitzen sowohl Testes als auch Ovarien. Beide können kontra-

lateral angelegt oder innerhalb einer Gonade vereinigt sein (Ovotestis).

Das dominierende Keimdrüsengewebe bestimmt den Phänotyp. Der Karyotyp ist überwiegend 46, XX. Die Ätiologie ist unklar.

Pseudohermaphroditismus

Pseudohermaphroditen sind Personen, bei denen die Struktur der Genitalorgane im Widerspruch zum Gonadengeschlecht steht. Pseudohermaphroditen haben im Gegensatz zu echten Hermaphroditen stets nur Gonaden **eines** Geschlechts. Männliche Pseudohermaphroditen haben Hoden, weibliche Pseudohermaphroditen haben Ovarien.

Die Chromosomenkonstellation bei **männlichen Pseudohermaphroditen** ist 46, XY. Mosaikformen sind ebenfalls beobachtet worden. Am Urogenitalsystem finden sich alle Übergänge vom männlichen zum weiblichen Typ (s. Abb. 1.6). Das äußere Genitale zeigt eine Hypospadie oder penile Urethra. Tuben, Uterus und Vagina sind in unterschiedlicher Ausprägung vorhanden. Die Gonaden (Hoden) sind an der Beckenwand fixiert oder mehr oder weniger weit deszendiert.

Weibliche Pseudohermaphroditen haben den Chromosomensatz 46, XX. Der Gesamthabitus ist weiblich. Die Ovarien liegen an normaler Stelle. Tuben und Uterus sind praktisch immer normal ausgebildet. Die Klitoris ist hypertrophiert. Im Extremfall findet sich ein Phallus mit peniler Urethra oder Hypospadie. Die Labia majora können Skrotum-ähnlich verlängert sein. Der hormonelle Status liegt im Normbereich.

Testikuläre Feminisierung (testikuläre Dysgenesie)

Bei dem Syndrom der testikulären Feminisierung handelt es sich um genetisch männliche Pseudohermaphroditen mit rein weiblichen äußeren Genitalorganen und allgemein weiblichem Habitus.

Die Mammae sind gut entwickelt, der Uterus fehlt. Die Vagina zeigt verschiedene Grade der Hypoplasie bis zur vollständigen Aplasie. Die Gonaden (Hoden) liegen meist im Leistenka-

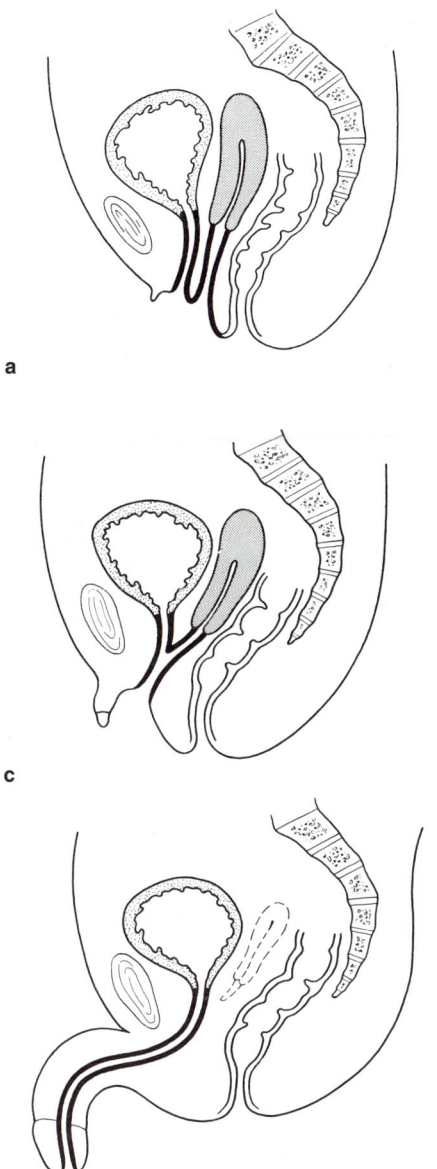
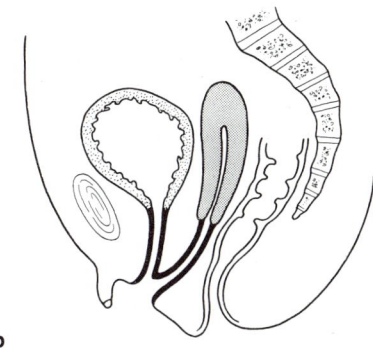
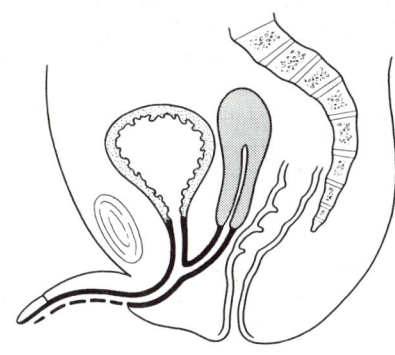

Abb. 1.6 a—e Die wichtigsten Formen der Intersexualität am Urogenitalsystem
a „rein weiblicher Typ"
b Gemeinsames Orificium externum
c Persistierender Sinus urogenitalis
d Phallus mit peniler Urethra oder Hypospadie
e „rein männlicher Typ"
Verschiedene Ursachen können zu äußerlich gleichartigen Normabweichungen führen. So finden sich die dargestellten Grundtypen bei echtem Hermaphroditismus aber auch bei Pseudohermaphroditismus, induziertem Pseudohermaphroditismus und adrenogenitalem Syndrom. Das Ausmaß der Veränderung wird vom Zeitpunkt der Induktionswirkung auf die Geschlechtsgänge bestimmt (modif. nach *Overzier* 1955)

nal oder intraabdominal. Die Körperbehaarung fehlt oder ist spärlich (hairless women). Der Chromosomensatz ist 46, XY. Östrogen- und Androgenausscheidung liegen zwischen den für Männer und Frauen gültigen Normalwerten. Der testikulären Feminisierung liegt ein Gendefekt oder eine Androgenresistenz der Erfolgsorgane zugrunde. Das Syndrom tritt familiär gehäuft auf.

Hormonal bedingte Intersexualität (Induzierter Pseudohermaphroditismus femininus)

Dem induzierten Pseudohermaphroditismus liegt eine hormonal ausgelöste Maskulinisierung des äußeren Genitale bei gonadal und chromosomal weiblichen Individuen zugrunde. Ursache ist eine pathologische Einwirkung von Androgenen während der intrauterinen Entwicklung.

Eine unphysiologische Androgeneinwirkung kann auf verschiedene Weise entstehen:

— durch **fetale Nebennierenrindenhyperplasie** mit überschießender Bildung adrenaler Androgene. Diese Störung wird im 5. Schwangerschaftsmonat manifest und tritt beim neugeborenen Mädchen als **adrenogenitales Syndrom** (angeborenes AGS) in Erscheinung. Im Vordergrund steht eine unterschiedlich starke Klitorishypertrophie. Die Erkrankung beruht auf einem rezessiv vererbbaren Enzymdefekt, der die regelrechte Steroidbiosynthese in der Nebennierenrinde behindert

— durch **exogene Zufuhr von Androgenen** bei schwangeren Frauen. In der Gravidität verabfolgte Testosteronpräparate oder synthetische Gestagene (z.B. 17-α-Äthyltestosteron, 19-Nor-17-α-Äthyltestosteron) gehen diaplazentar auf die weiblichen Feten über und induzieren eine Maskulinisierung am äußeren Genitale

— durch **androgenproduzierende Tumoren der Mutter** (z.B. Androblastome des Ovars) kann das äußere Genitale weiblicher Feten vermännlicht werden. Die intrauterin ausgelöste Virilisierung ist in allen Fällen irreversibel.

Therapie der Intersexualität

Intersexualität wirft für den betroffenen Patienten erhebliche individuelle und soziale Probleme auf. Die frühzeitige Aufdeckung und Abklärung der Genitalanomalie ist für die künftige Persönlichkeitsentwicklung und Geschlechtsidentifikation entscheidend. Schon in der frühen Kindheit muß die weitere Entwicklung in männlicher oder weiblicher Richtung „programmiert" werden. Operative Korrekturen werden in Abhängigkeit von den vorherrschenden männlichen oder weiblichen Strukturen vorgenommen. Wichtig ist die psychologische Führung zur Prägung der Knaben- oder Mädchenrolle. Familie, Arzt und Psychologe müssen dabei eng zusammenarbeiten. Je später die intersexuelle Situation aufgedeckt wird, um so schwergreifender ist

der Rollenkonflikt für die Patienten. Alle therapeutischen Maßnahmen sind darauf abzustimmen, die Betroffenen aus ihrem Außenseitertum zu lösen und in die Gesellschaft zu integrieren. Sowohl die anatomische Situation als auch die geprägten sexuellen Verhaltensmuster müssen bei der Auswahl korrigierender Eingriffe in Rechnung gestellt werden.

1.2 Struktur der Fortpflanzungsorgane und der Brust

1.2.1 Anatomie und Topographie

Beckenboden

Der Beckenboden besteht aus kulissenförmig angeordneten Muskel- und Bindegewebsplatten, die das knöcherne Becken nach kaudal abschließen (Abb. 1.7). Das elastisch-muskuläre Stützpolster enthält die Durchtrittsöffnungen für Urethra, Vagina und Mastdarm. Es paßt sich aktiv den funktionellen Lumenänderungen dieser Hohlorgane an. Von kranial nach kaudal sind am Beckenboden drei Schichten zu unterscheiden.

1. Das **Diaphragma pelvis** besteht aus den vom knöchernen Beckenring schräg zur Mitte abfallenden Zügen des M. levator ani und M. coccygeus. Nach vorn läßt es einen schmalen dreieckigen Spalt – den Hiatus genitalis – für Urethra, Vagina und Rektum frei.

2. Das **Diaphragma urogenitale** bildet eine derbe, durch die Bündel des M. transversus perinei profundus verstärkte Faserplatte, die den Schambeinwinkel überspannt. Es enthält außerdem die quergestreiften Muskelfasern des M. sphincter urethrae.

3. Die **Schließmuskelschicht** bildet die unterste Etage des Beckenbodens. Sie besteht aus M. bulbospongiosus, M. transversus perinei superficialis, M. ischiocavernosus und M. sphincter ani externus.

Die Fasern des M. bulbospongiosus und des M. sphincter ani externus sind in Form einer Achtertour um Introitus vaginae und Rektum angeordnet.

Die Austrittsöffnung der Scheide, in geringerem Maße auch die der Urethra und des Rektums, sind zusätzlich von kavernösem Schwellgewebe umgeben, das im Kongestionsstadium

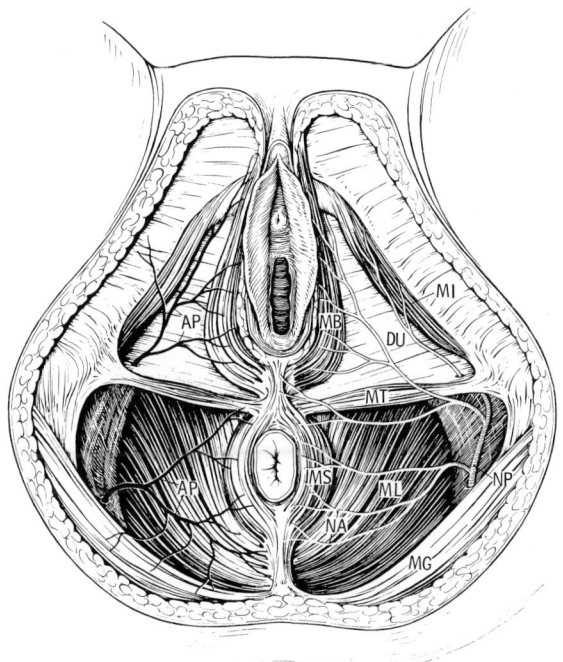

Abb. 1.7 Topographie des Beckenbodens
AP = Äste der Arteria pudendalis interna (A. rectalis inferior, A. perinalis, A. profunda clitoralis), DU = Diaphragma urogenitale, MB = Musculus bulbospongiosus, MG = Musculus sphincter ani externus, MT = Musculus transversus perinei superficialis, NA = Nervi anales, NP = Nervus pudendus

die muskulären Verschlußfunktionen unterstützt.

In der späten Schwangerschaft und unter der Geburt wird der Beckenboden extrem belastet. In der Austreibungsperiode wird durch den andrängenden kindlichen Kopf das elastisch-muskuläre System zum sog. Weichteilansatzrohr ausgewalzt. Die Geburt ist daher eine kritische Phase für die weitere Tragfähigkeit des aktiv-statischen Systems. Geburtsverletzungen, Überdehnungen durch protrahierten Geburtsverlauf oder übergroßes Kind können Ursachen einer Insuffizienz des Beckenbodens sein, die sich fortschreitend zum Descensus genitalis entwickelt (s. Kap. 9.2.1).

Halterungssystem

Die Organe des kleinen Beckens werden nach kaudal durch den Beckenboden gestützt. Ihre funktionell-anatomische Verbindung im Beckeninnenraum bewirkt ein bindegewebig-muskulärer **Halteapparat** (Retinakulum), der sich zwischen Beckenwand und Beckenorganen ausspannt (Abb. 1.8). Das Halterungssystem enthält folgende, als Bänder (Ligamente) bezeichnete Verstärkungszüge:

1. **Ligg. cardinalia:** Seitlich vom Beckenring in die Zervix einstrahlende Faserzüge
2. **Ligg. sacrouterina:** Beiderseits des Rektums von der Kreuzbeinhöhle in die Zervix einstrahlende Züge
3. **Ligg. pubovesicalia:** Von den lateralen Bereichen der Harnblase und Urethra zur Zervix ziehende Fasern
4. **Ligg. rotunda:** Vom Tubenwinkel des Corpus uteri nach dem Leistenkanal ziehende kräftige zügelförmige Stränge
5. **Ligg. lata:** Frontal gestellte, von einer Bauchfellduplikatur überzogene Faserplatten, die beidseits zwischen Beckenwand und Uterus ausgespannt sind und kranial die Eileiter einbeziehen
6. **Ligg. ovarii propria:** Muskuläre Faserzüge zwischen Funduswinkel des Uterus und Ovar

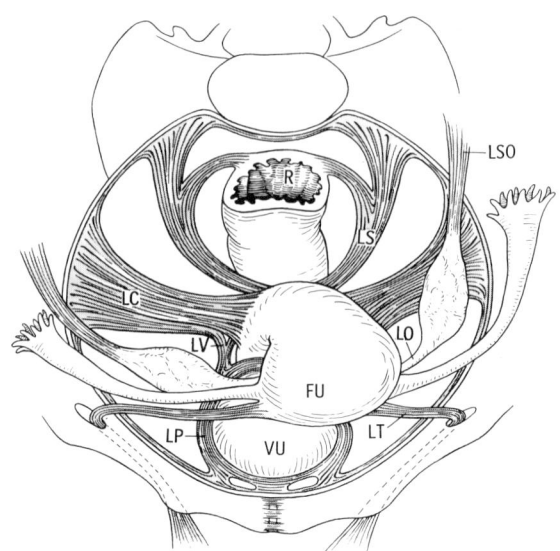

Abb. 1.8 Ligamente und Haltevorrichtungen des inneren Genitale
FU = Fundus uteri, LC = Lig. cardinale, LO = Lig. ovarii proprium, LP = Lig. pubovesicale, LS = Lig. sacrouterinum, LSO = Lig. suspensorium ovarii, LT = Lig. teres uteri (Lig. rotundum), LV = Lig. vesicouterinum, R = Rektum, VU = Vesica urinaria

7. **Ligg. suspensoria ovarii:** Von den Ovarien und den ampullären Tubenteilen zur lateralen Beckenwand strahlende Faserzüge. Sie enthalten die A. ovarica.

Der bindegewebig-muskuläre Bandapparat ist ein aktiv anpassungsfähiges System, das die topographische Lage der Beckenorgane zueinander sichert. Es läßt den notwendigen Spielraum für Lage- und Volumenänderungen der Hohlorgane. An den koordinierten Organbewegungen, z.B. beim tubaren Eiabnahmevorgang, ist es aktiv beteiligt.

Äußeres Genitale (Vulva)

Zum äußeren Genitale zählen Mons pubis, Labia majora und minora, Klitoris und Vestibulum vaginae.

Mons pubis und **Labia majora** begrenzen als kutane Fettpolster die Vulva. Die Epidermis enthält Haarfollikel, Schweiß- und Talgdrüsen.

Die **Labia minora** umgeben den Introitus vaginae, sie laufen nach vorn zu je zwei kleinen Hautfalten aus. Die äußeren vereinigen sich zum Praeputium clitoridis, die inneren ziehen als Frenulum clitoridis zum Klitorisschaft. Die kleinen Labien sind auf der Außenfläche von verhorntem, auf der Innenfläche von unverhorntem Plattenepithel bedeckt. Freie Talgdrüsen finden sich überwiegend außen, Schweißdrüsen dagegen in großer Zahl auf der Innenfläche. Das bindegewebige Grundgerüst ist reich an Gefäßen, elastischen Fasern und Nerven. Die Labia minora sind von kavernösen Schwellkörpern — den **Bulbi vestibuli** — unterpolstert. Die **Klitoris** entspricht entwicklungsgeschichtlich dem Penis des Mannes. Sie enthält zwei kavernöse Schwellkörper, die sich unter der Symphyse zu einem kurzen Schaft vereinigen (Corpus clitoridis). Glans und Praeputium clitoridis enthalten reichlich Nervenfasern und sensible Endorgane. Für die Befeuchtung des Scheidenvorhofs sorgen die **Vestibulardrüsen.** Die Glandulae vestibulares majores (*Bartholin*sche Drüsen) liegen beiderseits unter dem M. bulbospongiosus am dorsalen Ende der Bulbi vestibuli. Ihr Ausführungsgang mündet an der Innenseite und im dorsalen Drittel der kleinen Labien. Die Glandulae vestibulares minores bilden ein System kleiner alveolärer Schleimdrüsen, die über die gesamte Wand des Vestibulum vaginae verteilt sind. Die Ductus paraurethrales (*Skene*sche Gänge) sind kurze gewundene Gänge, deren punktförmige Mündungsöffnungen beiderseits der Urethra sichtbar sind. Die Grenze zwischen dem Vestibulum und dem Introitus vaginae wird vom **Hymen** bzw. nach der Defloration von den randständigen Hymenalresten gebildet.

Inneres Genitale

Zu den Organen des inneren Genitale zählen Vagina, Uterus, Tuben und Ovarien.

Vagina

Die **Vagina** verbindet das äußere Genitale mit dem Uterus. Sie ist Kohabitationsorgan und Endabschnitt des Geburtskanals. Daraus ergeben sich strukturelle Besonderheiten, die aktive Kontraktion und extreme passive Dehnung erlauben. Die Scheide hat weiterhin spezielle Aufgaben in der Abschirmung der inneren Genitalorgane gegenüber aszendierenden Infektionen. Vordere und hintere Scheidenwand liegen durch bilateralen Weichteildruck normalerweise flächig aufeinander und bilden damit einen **mechanischen Verschluß**. Ein **biologischer Infektionsschutz** wird durch das saure Scheidenmilieu erreicht, das mit den Lebensbedingungen der meisten pathogenen Keime unvereinbar ist. Die Wand des ca. 10 cm langen Scheidenrohres besteht von innen nach außen aus einem unverhornten Plattenepithel, einer an Gefäßen und elastischen Fasern reichen subepithelialen Bindegewebsschicht, einer Muskularis mit scherengitterartiger Anordnung der Muskelfasern und einer adventitiellen Verschiebeschicht. Die Scheidenhaut bildet an der Vorder- und Hinterwand querverlaufende Falten, die Rugae vaginales, die sich in einer ventralen und einer dorsalen Längsleiste (Columna rugarum ventralis et dorsalis) vereinigen. Das **Plattenepithel der Vagina** reagiert hochempfindlich auf Sexualsteroide. Bei der geschlechtsreifen Frau besteht das Epithel aus 20–30 Zellagen. In der hormonalen Ruheperiode des Kindes- und Postmenopausealters ist das Epithel durch den Mangel an proliferationsfördernden Östrogenen auf wenige Schichten reduziert. Es büßt damit die mechanische und biologische Schutzfunktion ein. Die hormonabhängigen zyklischen Veränderungen des Scheidenepithels sind in Kap. 1.5.1 dargestellt.

Die **Blutversorgung** der Scheide erfolgt durch den kräftigen deszendierenden Ast der A. uterina sowie durch Äste der Aa. rectales, vesicales und pudendae. Die von der Vagina abführenden **Venen** bilden im Parakolpium den verzweigten Plexus vaginalis. Im kaudalen Bereich finden sich venöse Schwellpolster, die mit den vestibulären Schwellkörpern in Verbindung stehen.

Die **Nervenversorgung** der Vagina erfolgt aus sensiblen und motorischen, sympathischen Fasern, die vom Ganglion mesentericum internus über den Plexus uterovaginalis in das Parakolpium ziehen. Parasympathische Fasern entstammen den II.–IV. Sakralnerven. Das untere Scheidendrittel wird wie die Vulva hauptsächlich vom N. pudendus versorgt. Sensorische Endorgane sind in der Vagina nicht nachweisbar. Dieser Befund steht im Einklang mit der geringen Schmerzempfindlichkeit der Scheide, von der die Introitusabschnitte ausgenommen sind. Infektionen oder Läsionen führen daher erst beim Übergreifen auf den Introitus zu Schmerzempfindung und Pruritus.

Der **Lymphabfluß** der Scheide führt im unteren Drittel und Vestibulum zu den inguinalen und anorektalen Lymphknoten, vom mittleren und oberen Scheidendrittel in die iliakalen, sakralen und paraaortalen Lymphknoten.

Uterus

Der **Uterus** ist ein birnenförmiges, bei der geschlechtsreifen Frau ca. 9 cm langes Organ. Die Lichtung mißt vom äußeren Muttermund bis zum Fundus uteri 7 bis 8 cm (Sondenlänge). Die Längsachse des Uterus ist nach ventral geneigt (**Anteversio**). Nach funktionell-morphologischen Gesichtspunkten ist der Uterus in Korpus-, Isthmus- und Zervixabschnitt unterteilt. Der unterste Pol der Zervix, der in die Scheide hineinragt, wird als Portio vaginalis uteri bezeichnet. Corpus und Cervix uteri sind gegeneinander stumpfwinklig abgeknickt (**Anteflexio**).

Die Anteversio-Anteflexio ist die physiologische Stellung des nichtgraviden Uterus.

Die Wandschichten werden als Endometrium, Myometrium und Perimetrium bezeichnet.

Zum **Endometrium** gehört die Schleimhautauskleidung des **gesamten** Uterus. Im üblichen Sprachgebrauch versteht man jedoch darunter die der zyklischen Veränderung am stärksten unterworfene Schleimhaut des Corpus uteri. Die Wandauskleidung des **Zervikalkanals** (Endozervix) besteht aus einem einschichtigen schleimbildenden Zylinderepithel, das tiefreichende, schräg nach kranial verlaufende Buchten bildet. Distal grenzt es an das unverhornte Plattenepithel der Portiooberfläche (Ektozervix). Der **Isthmusabschnitt** besitzt ein einschichtiges Zylinderepithel, das morphologisch dem Korpusendometrium nahesteht, aber nur abortiv an den zyklischen Transformationen beteiligt ist. Das **Korpusendometrium** ist in eine Lamina basalis und Lamina functionalis gegliedert. Es unterliegt zyklischen, von den Ovarialhormonen gesteuerten Struktur- und Funktionsänderungen, die dazu dienen, die Nidation des befruchteten Eies und seine nutritiven Versorgung in der Frühphase der Entwicklung vorzubereiten.

Die Faserstruktur des **Myometriums** ist nach dem Funktionsprinzip eines Scherengitters geordnet. Die Muskelfasern durchziehen in zwei schräg gegeneinander laufenden Spiraltouren die Korpuswand. Das Spiralsystem ermöglicht eine maximale Weitstellung des Innenraumes in der Gravidität. Bei den rhythmischen Kontraktionen sub partu ist die Kraftresultante auf die Zervix gerichtet. Die Wand des Corpus uteri besteht überwiegend aus glatter Muskulatur; in der Zervix findet sich ein höherer Anteil an Bindegewebe und elastischen Fasern.

Das **Perimetrium** besteht aus dem Peritonealüberzug und einer schmalen gefäßreichen subperitonealen Bindegewebsschicht.

Die **Blutversorgung** des Uterus erfolgt durch die Aa. uterinae und Aa. ovaricae. Die **A. uterina** — ein Seitenast der A. iliaca interna (hypogastrica) — zieht von lateral durch das parazervikale Gewebe an die Uteruskante und teilt sich dort in einen aszendierenden und einen deszendierenden Ast. Von den Hauptästen ausgehend umgreifen Ringgefäße die Uterusvorder- und hinterwand und geben zahlreiche anastomosierende Radiärgefäße an das Myometrium ab. Die **A. ovarica** zieht über das Lig.

infundibulo-pelvicum zum Lig. latum und anastomosiert in Höhe des Tubenwinkels mit dem aufsteigenden Ast der A. uterina. Den Arterien entsprechen starke, seitlich der Gebärmutter und der Plica lata gelegene Venenplexus.

Die **Innervation** des Uterus erfolgt durch sympathische Fasern aus den Ganglia coeliaca und parasympathische Fasern aus dem Sakralplexus. Sammelpunkt der zum Uterus ziehenden gemischten Nervenfasern ist der an der Zervixhinterwand gelegene *Frankenhäuser*sche Plexus.

Die **Lymphbahnen** des Korpusbereiches ziehen über das Lig. latum nach kranial in die paraaortalen Lymphknoten, die des Zervixbereiches und oberen Scheidendrittels zu den parametranen und iliakalen Lymphknoten an der Bifurkation der Iliakalgefäße.

Tuben

Die 11—14 cm langen Eileiter zeigen eine funktionell-anatomische Gliederung in vier Abschnitte:

— **Pars interstitialis:** Innerhalb der Wandung des Corpus uteri (intramural) verlaufender enger Tubenteil
— **Pars isthmica:** Proximaler, enger Tubenabschnitt
— **Pars ampullaris:** Mittlerer weitlumiger Tubenabschnitt
— **Infundibulum tubae:** Trichterartiges, von Fimbrien umgebenes abdominales Tubenende.

Die Wand des Eileiters besteht aus drei Schichten:

1. Mukosa
2. Muskularis
3. Serosa.

Die **Mukosa** (Endosalpinx) bildet im interstitiellen und isthmischen Tubenteil nur niedrige leistenförmige Vorsprünge, im ampullären Abschnitt dagegen ein reich verzweigtes Faltenrelief. Die Schleimhautfalten sind von einem einschichtigen Zylinderepithel bedeckt, das aus Sekret- und Flimmerzellen besteht. Ihr Mengenverhältnis variiert nach Ort und Funktionsphase der Tube. In der präovulatorischen Phase überwiegen die Flimmerzellen, in der postovulatorischen die Sekretzellen. Der

Zilienschlag der Flimmerzellen ist uteruswärts gerichtet. Er bewegt, unterstützt durch die muskuläre Tubenperistaltik, die Eizelle in Richtung auf die Gebärmutter. Die Spermatozoen stellen sich positiv rheotaktisch gegen den Flimmerstrom. Die Aktivität der Sekretzellen ist wie die Tubenmotilität zyklusabhängig.

Die **Muskularis** besteht aus einer äußeren Längs- und einer inneren Ringmuskelschicht. Die Muskulatur ermöglicht peristaltische und antiperistaltische Bewegungen sowie auch Pendelbewegungen durch alternierende segmentäre Kontraktionen. Die „großen" Bewegungen der Eileiter bei der Eiabnahme erfolgen unter Mitwirkung der Muskelfaserzüge in den benachbarten Ligamenten (Lig. ovarii proprium, Lig. infundibulo-pelvicum).

Die **Serosa** besteht aus dem Peritonealepithel und einer schmalen Bindegewebsschicht, die feine subperitoneale Muskelzüge enthält.

Für die arterielle **Blutzufuhr** sorgt die in der Mesosalpinx laufende Hauptanastomose zwischen A. ovarica und A. uterina. Von ihr entspringen zahlreiche Zweige, die das Tubenrohr arkadenartig umgreifen.

Ovarien

Die Ovarien sind in der Geschlechtsreife 7–10 g schwer. Sie liegen lateral im kleinen Becken in der Fossa ovarica. An der Beckenwand sind sie durch das Lig. suspensorium ovarii aufgehängt, mit dem Uterus durch das Lig. ovarii proprium verbunden. Durch das Mesovar stehen sie in Verbindung mit der Plica lata.

Histologisch sind Rinden- (Kortikal-), Mark- und Hiluszone zu unterscheiden. Die Oberfläche ist von einschichtigem kubischen Epithel bedeckt. Unter dem Oberflächenepithel liegt die dichtfaserige Tunica albuginea. Die äußere **Kortikalzone** enthält die Primordialeier. Die fortgeschrittenen Reifestadien der Follikel (Sekundär- und Bläschenfollikel, s. Kap. 1.5) liegen im mittleren und tiefen Kortikalbereich. Größere Bläschenfollikel wölben die Oberfläche vor. Der *Graaf*sche Follikel kann einen Durchmesser von 25 mm erreichen. Neben reifenden Follikeln enthält das Ovar zahlreiche degenerierende Follikel. Follikelatresie kann in jedem Reifungsstadium des Follikels einsetzen. Primär- und Sekundärfollikel verschwin-

den durch Heterolyse und Phagozytose der degenerierten Zellen spurlos. Bläschenfollikel kollabieren und werden durch einsprossende Fibroblasten in bindegewebige Narben umgewandelt. Die Zellen der Theca interna (steroidbildende Zellen) bleiben auch im atretischen Follikel über lange Zeit funktionsfähig.

Mark- und **Hiluszone** enthalten einzelne oder in Komplexen beieinanderliegende interstitielle Zellen, deren enzymatische Ausrüstung ebenfalls für eine Beteiligung am Steroidmetabolismus spricht (EASC: enzymatically active stromal cells). Degenerierte Gelbkörper finden sich als sog. Corpora albicantia vor allem im Markbereich. Ihre Zahl nimmt mit fortschreitendem Alter zu. Die an Gefäßen und Nerven reiche Mark- und Hiluszone enthält gelegentlich persistierende Tubulussysteme des *Wolff*-Ganges.

Die **Blutversorgung** erfolgt durch die der Aorta direkt entspringende A. ovarica (A. spermatica); die linke A. ovarica kann auch von der A. renalis ausgehen. Über die Gefäße des Mesovars bestehen zahlreiche Anastomosen zu den Ästen der A. uterina. Der **venöse Abfluß** läuft über die Venenkonvolute des Plexus pampiniformis.

Sympathische Nervenfasern entstammen den aortalen und renalen Plexus sowie den Ganglia coeliaca.

Die **Lymphdrainage** führt über den Ovarhilus und das Lig. infundibulo-pelvicum zu den paraaortalen Lymphknoten.

Brustdrüse

Die weibliche Brustdrüse besteht aus dem Drüsenparenchym, Bindegewebe und Fett. Das Ausmaß der Fettschicht (Capsula adiposa, Panniculus adiposus) bestimmt Größe und Form der Brust. Das Drüsenparenchym ist in den oberen äußeren Anteilen am stärksten entwickelt. Möglicherweise erklärt sich daraus das häufigere Auftreten von Karzinomen in den oberen äußeren Quadranten. Die **Brustwarze** ist von der Areola mammae umgeben, einer zirkulären rotbraunen pigmentierten Hautfläche, die in der Peripherie reichlich Talgdrüsen (*Montgomery*-Drüsen) enthält. Auf der Höhe der Mamille münden 15–20 Milchgänge. Entsprechend der Zahl der Ausmündungsgänge besteht die Brustdrüse aus 15—20 Einzeldrüsen (Lobi) in radiär divergierender Anordnung. Jeder **Drüsenlappen** setzt sich aus einer verschieden großen Zahl von Läppchen (Lobuli) zusammen. Die Zahl der Lobuli ist abhängig vom Arborisationsgrad des Gangsystems. Der Lobulus ist die Basisstruktur der Brustdrüse. Die Drüsenendstücke (Acini) und die terminalen Gänge werden von einer inneren Lage sekretorischer Zellen und einer äußeren Myoepithelschicht gebildet und von einem Kollagenfasergerüst umschlossen (intralobuläres Mantelgewebe). Ein breites Kollagenlager umgibt den gesamten Lobulus (zirkumlobuläres Mantelgewebe). Die terminalen Gänge vereinigen sich in einem intralobulären Ausführungsgang. Diese münden in die **Hauptausführungsgänge**, welche sich im retromammillären Bereich sinusoid erweitern, bevor sie auf der Höhe der Mamille enden. Die interlobulären und großen Milchgänge sind von einem zweischichtigen Epithel ausgekleidet, das aus einer kubischen Basalzellschicht und einer zylindrischen Superfizialzellschicht besteht. Myoepithelzellen folgen dem Verlauf der Gänge in zentripetaler Richtung bis in die interlobulären Abschnitte. Im Bereich der großen Ausführungsgänge sind Myoepithelzellen im allgemeinen nicht mehr nachweisbar.

Die **Blutversorgung** der Brustdrüse erfolgt hauptsächlich aus Ästen der A. thoracica interna und den lateralen Thoraxarterien. Die Interkostalarterien und Äste der A. subclavia und A. axillaris tragen zusätzlich zur arteriellen Versorgung bei.

Die **Innervation** der Brust geschieht durch somatisch sensorische und autonom motorische Nerven. Die sensorischen Fasern entstammen dem Plexus cervicalis und den interkostalen Thoraxnerven. Postganglionäre sympathische Fasern stammen von den Ganglien der paravertebralen sympathischen Kette des oberen Thorax.

Der **Lymphabfluß** der Brust erfolgt über drei Wege:

— oberflächlich kutan
— areolär
— glandulär.

Das wichtigste Lymphabflußgebiet ist die Axilla (vordere axilläre und zentrale axilläre Lymphknoten). Über die zentralen axillären Lymphknoten im Apex der Axilla werden die supraklavikulären Lymphknotengruppen erreicht. Von den medialen Anteilen der Brustdrüse erfolgt der Lymphabfluß entlang den Gefäßzweigen der Arteria mammaria interna in die parasternalen und mediastinalen Lymphknoten. Die Lymphgefäße der oberflächlichen medialen Brustanteile haben Verbindung zur gegenüberliegenden Brustdrüse.

1.2.2 Fehlbildungen

Inneres Genitale

Tuben

Seltene Fehlbildungen der Eileiter sind die **Tubenhypoplasie** sowie ein- oder doppelseitige **Nebentuben**, die meist in die Haupttuben einmünden. Einseitige Agenesie des *Müller*-Ganges resultiert in Aplasie der Tube und Ausbildung eines Uterus unicornis, da der gegenseitige *Müller*-Gang die Uterusanlage weiterentwickelt.

Uterus

Die häufigsten Hemmungsfehlbildungen des Genitaltraktes betreffen die Gebärmutter. Sie sind zumeist die Folge einer unvollständigen Verschmelzung der kaudalen Abschnitte der *Müller*-Gänge (Abb. 1.9). Bei leichten Graden ist das Corpus uteri septiert (**Uterus septus oder subseptus**) oder der Fundus uteri eingedellt (**Uterus arcuatus**). Beim **Uterus bicornis** bestehen zwei Uterushörner. Isolierte Aplasie eines *Müller*-Ganges führt zum **Uterus unicornis**. Ein rudimentäres Nebenhorn kann entwickelt sein. Bei vollständig ausgebliebener Verschmelzung der *Müller*-Gänge entsteht ein doppelter Uterus (**Uterus duplex**). Die Septierung kann sich auf die Scheide fortsetzen.

Vagina

Bei der **Vagina septa** ist die Scheide vollständig oder partiell durch ein sagittales Septum unterteilt. **Vaginalatresie** entsteht durch ausbleibende Luminisierung des ursprünglich soliden Vaginalstranges. Vaginalatresie kann isoliert oder in Kombination mit Uterusatresie auftreten (**Rokitansky-Küster-Mayer-Syndrom**).

Bei der **Hymenalatresie** (Hymen occlusivus) unterbleibt der definitive Durchbruch des Ostium vaginae.

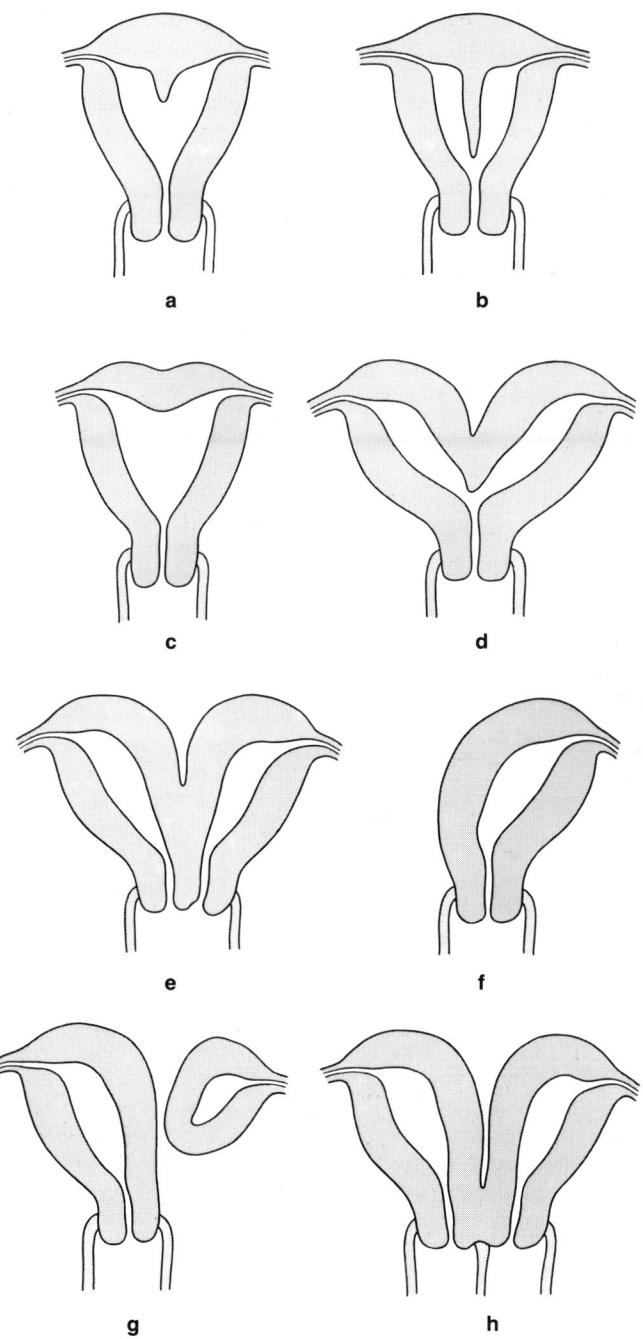

Abb. 1.9 a–h   Fehlbildungen des Uterus
a Uterus subseptus, **b** Uterus septus, **c** Uterus arcuatus, **d** Uterus bicornis, **e** Uterus didelphis,
f Uterus unicornis, **g** Uterus unicornis mit rudimentärem Nebenhorn, **h** Uterus duplex mit Vagina
septa

Äußeres Genitale

Eine **Fusion der labia majora** ist häufig vorgetäuscht durch eine Verklebung der Labien beim Neugeborenen.

Bei **persistierender Kloake** münden Enddarm, Vagina und Urethra in einen gemeinsamen Raum, der sich nach außen öffnet. Die Vulva erscheint äußerlich unauffällig.

Verdoppelung bzw. Spaltung der Klitoris (Epispadie) ist nicht selten mit einer Blasenektopie und unteren Bauchspalte kombiniert.

Die zum Formenkreis der Intersexualität gehörenden Fehlbildungen des äußeren Genitale sind in Kap. 1.1.2 dargestellt.

Enddarm

Während bei der **Rektumatresie** mehr oder weniger große Abschnitte des Enddarmes atretisch sind, findet sich bei der **Analatresie** meist nur ein membranartiger Verschluß des Mastdarmes nach außen. Die Analanlage kann durch eine muldenförmige Vertiefung angedeutet sein. **Rektovaginalfisteln** sind gelegentlich mit Analatresie kombiniert.

Klinik, Diagnostik und Therapie von Fehlbildungen des Urogenital- und Darmtraktes

Die rechtzeitige Erkennung von Fehlbildungen des **Darmtraktes** beim Neugeborenen kann von vitaler Bedeutung sein. Analatresien und Rektumstenosen sind durch die digitale Austastung des Enddarmes zu erfassen. Bei den höhergelegenen Atresien und Stenosen entwickeln sich die Symptome (Erbrechen von Mekonium oder fäkulentem Material, kein Stuhlabgang. Auftreibung des Leibes, Tympanie) oft erst nach Stunden oder Tagen. Die Diagnose erfolgt durch Sondierung, Endoskopie und Röntgenkontrastuntersuchung.

Alle Atresien und Stenosen des Verdauungstraktes erfordern sofortige chirurgische Intervention.

Hypospadien verschiedener Grade, Epispadie und Blasenektopie werden erst später operativ angegangen. Das gleiche gilt für die verschiedenen Grade der Gynatresie. Die angeborenen Fehlbildungen der Niere und ableitenden

Harnwege wie einseitige Nierenaplasie, Zystenniere, Doppelniere, Ureterstenose und -atresie, Megaureter und Urethralklappen bleiben zumeist klinisch stumm. Nur in seltenen Fällen führen sie zu Niereninsuffizienzsymptomen.

Viele Mißbildungen des **Genitaltraktes** bleiben unbemerkt bis zum Erwachsenenalter. Sie werden evident durch das Nichteintreten der Menarche oder im Rahmen einer Sterilitätsdiagnostik.

Gynatresien bewirken eine **primäre Amenorrhoe**. Der äußere Habitus kann unauffällig weiblich sein. Ist ein (normaler oder mißgebildeter) Uterus mit funktionsfähigem Endometrium vorhanden und der distale Teil des Genitaltraktes atretisch, so beginnt mit der Menarche eine Retention des Menstrualblutes (**Kryptomenorrhoe**), da ein Abfluß nach außen nicht möglich ist. Die Folge sind periodische, sich allmählich steigernde krampfhafte Unterbauchschmerzen (Molimina menstruationis sine menstruatione). Das Blut staut sich im Uterus (Hämatometra) und in den Tuben (Hämatosalpinx). Bei distaler Scheidenatresie oder Hymenalatresie sammelt sich das Blut in der Vagina (Hämatokolpos). Die Intensität der Beschwerden hängt von der Menge des angestauten Blutes ab. Im extremen Fall ist der Hymen prall vorgewölbt und livide gefärbt.

Uterusfehlbildungen können Ursache wiederholter **Spontanaborte** (habituelle Aborte) sein.

Die Diagnose von Genitalfehlbildungen stützt sich auf die Inspektion und Palpation. Sie kann je nach Lage des Falles ergänzt werden durch Sondierungen, Röntgenkontrastdarstellungen (Hysterosalpingographie), endoskopische und sonographische Verfahren oder Explorativlaparotomie. Wegen der häufigen Kombination mit Anomalien des Harnwegsystems ist immer eine zusätzliche spezielle urologische Diagnostik notwendig.

Brustdrüse

Angeborene Anomalien können das Corpus mammae sowie die Areola und Brustwarze betreffen. Überzählige Warzen (**Hyperthelie**) entstehen durch unvollständige Rückbildung der Milchleiste. Sie sind entsprechend dem ursprünglichen Verlauf der Milchleiste verteilt. **Hohl- und Flachwarzen** können die Stillfähigkeit beeinträchtigen. Unter den Anomalien des Brustdrüsenkörpers bildet die **Amastie (Agenesie)** den stärksten Grad. Sie kann mit Entwicklungsdefekten des knöchernen Thorax sowie der Thoraxmuskulatur (M. pectoralis, M. deltoideus, M. serratus, M. latissimus dorsi) kombiniert sein. Bei der **Hypoplasie** besteht eine ungenügende Entwicklung des Brustdrüsenparenchyms. Die Brustwarze ist in der Regel normal ausgebildet. Bei der **Polymastie** finden sich überzählige, meist kleinere Mammae (Mikrobrüste) im Ausbreitungsgebiet der Milchleiste, am häufigsten in der Achselhöhle. In gleichartiger Verteilung kann sich akzessorisches Drüsenparenchym entwickeln. Kleine, subkutan liegende akzessorische (aberrante) Parenchymanteile bleiben oft unentdeckt. In der Stillperiode können sie zu schmerzhaften Knoten anschwellen.

1.3 Vorbereitung der Fortpflanzungsfunktionen von der Geburt bis zur Pubertät

1.3.1 Veränderungen der Fortpflanzungsorgane und Entwicklung der sekundären Geschlechtsmerkmale

Der Organismus des Neugeborenen steht noch unter dem Einfluß der mütterlichen Hormone, die während der Schwangerschaft über die Plazenta auf den Feten übergehen und dort auf die hormonsensitiven Gewebe — insbesondere die Genitalorgane — einwirken. Die von den maternen Hormonen beeinflußte **Neugeborenenperiode** dauert bis zur dritten Woche post partum. Ihr schließt sich die **hormonale Ruheperiode** des Frühkindsalters an, die von der 3. Lebenswoche bis ca. zum 7. Lebensjahr reicht. Mit der Ausdifferenzierung der endokrinen Steuerzentren beginnt nach dem 7. Lebensjahr die **genitale Reifungsperiode**, die in der **Menarche** kulminiert, postmenarchal aber noch über wenige Jahre andauert, um mit Beendigung der Wachstumsvorgänge und dem Erreichen der vollen Geschlechtsreife zum Abschluß zu kommen.

Strukturelle Veränderungen an den Fortpflanzungsorganen

Vulva

Die **Labia minora** des Neugeborenen sind stark durchblutet und sukkulent, auch der **Hymen** ist wulstig und durch starke Kongestion dunkelrot gefärbt. Die **großen Labien** bilden durch subkutanes Fett gepolsterte Längswülste, die auch beim reifen neugeborenen Mädchen die kleinen Labien meist nicht vollständig überdecken. Nach dem Abklingen des mütterlichen Hormoneinflusses geht die vaskuläre Blutfülle am äußeren Genitale zurück, die Haut wird dünn und blaß, der Hymen membranös. Erst in der Reifungsperiode nehmen Vaskularisation und Durchblutung wieder zu. Der Hymen wird erneut sukkulent und dehnbar. Die **Klitoris** ist beim Neugeborenen relativ stark entwickelt, sie vergrößert sich in der kindlichen Ruheperiode, gemessen am allgemeinen Wachstum, nur geringgradig.

Vagina

Die Scheidenlänge beträgt beim neugeborenen Mädchen ca. 3 cm. Diese Länge bleibt während der hormonalen Ruheperiode relativ konstant. Erst prämenarchal setzt ein Wachstumsschub ein. Um die Menarche erreicht die Vagina eine Länge von durchschnittlich 7,5 cm. Das **Vaginalepithel** ist im späten Fetalalter und beim neugeborenen Mädchen — stimuliert durch die mütterlichen Östrogene — gut ausgereift. Es besteht aus ca. 20 Zellschichten. Die Epithelstruktur ist locker und wabig. Der zytologische Abstrich enthält bis zum 2. Lebenstag Zellen vom Intermediärtyp. Das Fehlen von Bakterien, Leukozyten und Detritus gibt dem Ausstrich ein klares Bild. Vom 3. Lebenstage an sind den Epithelzellen Bakterien und Leukozyten beigemengt. Vom 4. Tage bis in die 2. Lebenswoche finden sich zyanophile und eosinophile Superfizialzellen. Im Verlaufe der 2. und 3. Lebenswoche treten Zellen aus den tiefen Epithelschichten in den Vordergrund. Unter fortlaufender Verminderung der Intermediärzellen zu Gunsten der Parabasalzellen macht das Proliferationsbild der ersten Tage einem atrophischen Zellbild Platz, das bis zur prämenarchalen Periode bestehen bleibt. Der pH des **Vaginalsekretes** liegt nach der Geburt mit durchschnittlich 5,5 im sauren Bereich. Nach der 3. Lebenswoche wird das Vaginalsekret auf Grund mangelhafter Milchsäurebildung alkalisch. Der unzureichende biologische Säureschutz begünstigt vaginale Infektionen im Kindesalter.

Uterus

Der Uterus des Neugeborenen unterscheidet sich nicht nur in der Gesamtgröße, sondern auch in den äußeren Proportionen von dem der erwachsenen Frau. Die Zervix ist stärker als das Korpus durch die maternen Hormone stimuliert. Der Zervixanteil macht 2/3 der Gesamtlänge des Uterus aus. Im Kindesalter und während der genitalen Reifungsperiode ändern sich Größe und Form des Organs. Die Relation Zervix/Korpus verschiebt sich von 2:1 beim Neugeborenen auf 1:3 beim prämenarchalen Mädchen.

Eine Proliferation des **Endometriums** ist schon im späten Fetalalter nachzuweisen. Beim Neugeborenen findet sich eine mäßiggradig proliferierte Schleimhaut mit angedeuteter sekretorischer Umwandlung. Durch den Östrogenabfall post partum bildet sich das Endometrium zurück. Dabei können mikroskopisch oder makroskopisch nachweisbare Diapedeseblutungen auftreten. Die **Portio** des Neugeborenen ist zapfenförmig, in ca. 40 % sind Anteile des zervikalen Drüsenfeldes auf der Portiooberfläche sichtbar (angeborenes Ektropion).

In der hormonalen Ruheperiode ist die Portio glatt und vollständig von Plattenepithel bedeckt, das Endometrium niedrig und sekretorisch inaktiv. Erst in der Reifeperiode setzt seine zunächst unregelmäßige endometriale Proliferation ein. Die sekretorische Transformation ist auch in den ersten Zyklen zumeist unvollständig.

Ovarien

Die Ovarien sind bei der Geburt knapp bohnengroß und flach. Die Zahl der Primärfollikel wird auf 200000—500000 geschätzt. Sowohl im Neugeborenen- als auch im Kindesalter finden sich gelegentlich vereinzelte Bläschenfollikel. Die Thekazellen können leicht stimuliert sein. Steroidaktive interstitielle Zellen sind schon im Fetalalter nachweisbar. Sie

haben strukturelle Ähnlichkeit mit den *Leydig*-Zellen des fetalen Hodens.

Tuben

Die Eileiter sind beim Neugeborenen dünn und fadenförmig. Das Epithel enthält nur wenige Flimmerzellen. Sekretionsvorgänge sind andeutungsweise vorhanden. Das Längenwachstum der Tuben ist gleichmäßig bis zur Menarche. Prämenarchal nimmt die Schleimhautfältelung der Endosalpinx zu. Das Tubenlumen erweitert sich.

Brustdrüsen

Unter dem Einfluß der maternen Östrogene tritt bei neugeborenen Mädchen und Knaben eine Schwellung der Brustdrüsen auf, die in der zweiten und dritten Lebenswoche ein Maximum erreicht. Gelegentlich wird kolostrumartige Flüssigkeit — die sog. **Hexenmilch** — sezerniert. In der hormonalen Ruheperiode sind keine Wachstums- oder Differenzierungsvorgänge an der Brustdrüse nachweisbar.

Entwicklung der sekundären Geschlechtsmerkmale

Die sekundären Geschlechtsmerkmale sind äußerlich erkennbare Zeichen der hormonellen Wirkung der Ovarien (Mammae-Entwicklung, geschlechtsspezifische Fettgewebsentwicklung) und der Nebennieren (Scham- und Achselbehaarung). Die Reihenfolge, in der die Reifezeichen auftreten, ist inkonstant. Die Brustdrüsenentwicklung geht im allgemeinen den anderen Reifezeichen voraus. Die erste sichtbare Brustdrüsenvergrößerung tritt zwischen dem 9. und 12. Lebensjahr ein (**Thelarche**). Die Mammaentwicklung verläuft in Stufen:

Stufe 1: Präadoleszenz: Leichte Wölbung der Mamille.

Stufe 2: Knospenbrust: Vortreten der Brust und der Mamille als kleiner Hügel, Verbreiterung der Areola.

Stufe 3: Weitere Vergrößerung und Wölbung der Brust und Areola. Beide liegen im gleichen Niveau.

Stufe 4: Hervortreten der Areola und Mamille.

Stufe 5: Maturität: Die Mamille erhebt sich über die Kontur der Brust, die Areola liegt im Niveau der Mamma.

Das Wachstum der Schambehaarung (**Pubarche**) beginnt etwas später als die Brustentwicklung (9.–14. Lebensjahr). Die ersten Schamhaare finden sich im Bereich der Labia majora, danach breitet sich das Haarfeld über die gesamte Schamregion aus mit horizontaler oberer Begrenzung (femininer Typ). Die Behaarung der Axilla (**Adrenarche**) beginnt kurze Zeit nach dem Auftreten der Schambehaarung (10.–15. Lebensjahr).

Pubertät

Die Pubertät bezeichnet strenggenommen den Zeitpunkt, an dem die Reproduktionsfähigkeit erreicht ist. Im üblichen Sprachgebrauch beschreibt sie aber die gesamte Periode der Reifeentwicklung. Äußerlich ist diese Entwicklungsphase durch eine **Beschleunigung des allgemeinen Körperwachstums** (Pubertätswachstumsschub s. Kap. 1.3.3) und durch das **Auftreten der sekundären Geschlechtsmerkmale** gekennzeichnet. Mit der Menarche (s. Kap. 1.3.2) ist der Reifungsprozeß allerdings noch nicht abgeschlossen. Bis zur Stabilisierung des Genitalzyklus und bis zum Abschluß des Wachstumsprozesses vergehen noch weitere 3–4 Jahre.

Die puberalen Wachstums- und Reifungsvorgänge werden durch das hypophysäre **Wachstumshormon** (Human-Growth-Hormon: HGH) und die **Steroidhormone** reguliert. Vor Beginn des Pubertätswachstumsschubes steigt die Androgen- und Östrogenbildung. Knochenwachstum, Schluß der Epiphysenfugen, Entwicklung der Körperbehaarung wie auch die häufige Pubertätsakne sind Folgen der Androgenwirkung. Auch die Östrogene beeinflussen das Skelettwachstum und den Epiphysenschluß. Ihre Wirkung auf den Lipidstoffwechsel führt zu der für das weibliche Geschlecht typischen Verteilung des Unterhautfettgewebes.

Die genetisch und hormonal gesteuerte Reifentwicklung wird durch **exogene Einflüsse** modifiziert. Durch Mangelernährung wird das Wachstum verlangsamt und der Eintritt der Menarche hinausgeschoben.

Die äußerlich sichtbaren somatischen Zeichen der puberalen Reifung sind von **physiologischen** und **psychischen Veränderungen** begleitet.

Die durchschnittliche Herzfrequenz sinkt von 75 SpM auf 65 SpM. Die durchschnittliche Körpertemperatur fällt um 0,2–0,3 °C.

Identifikationsschwierigkeiten und emotionale Labilität bis zu krisenhaften Zuständen kennzeichnen die psychische Situation der Pubertätsperiode.

Die **Auslösemechanismen** der Reifeentwicklung sind unvollständig geklärt. In der Kindheit besteht eine hohe Sensibilität des negativen Rückkopplungsmechanismus. Geringe Steroidmengen reichen aus, um die hypothalamisch-hypophysär regulierte Gonadotropinsynthese und -sekretion zu unterdrücken (negative Rückkopplung). Die Pubertätsphase ist durch eine Abnahme der Sensibilität der hypothalamischen Zentren gegenüber der suppressiven Wirkung der zirkulierenden Sexualsteroide gekennzeichnet. Als Folge dieses Prozesses kommt es zur Freisetzung von GnRH und damit zum Beginn der Gonadotropinsynthese und -sekretion. Die GnRH-Sekretion ist durch eine pulsatile Freisetzung gekennzeichnet. Die pulsatile Einwirkung auf die Ovarien setzt dort die Synthese des Östradiols in Gang. Zyklusunregelmäßigkeiten mit anovulatorischen Zyklen kennzeichnen die frühe postmenarchale Periode. Erst über einen Zeitraum von einigen Jahren stabilisiert sich die ovulatorische Funktion.

1.3.2 Menarche

Die erste Regelblutung erfolgt im Mittel mit 12 1/2 Jahren mit einer Streubreite von 10–16 Jahren. In den ersten Zyklen sind die Menstruationsintervalle sehr variabel. **Anovulatorische Zyklen** sind im ersten und zweiten Jahr nach der Menarche relativ häufig.

Ernährung und sozioökonomische Faktoren, in geringerem Maße auch klimatische Bedingungen, beeinflussen das Menarchealter. Unterernährung führt durch kalorisches Defizit und Vitaminmangel zu einer Verschiebung des Menarchealters. Zwischen Körpergewicht und Menarchealter besteht eine direkte Korrelation. Das kritische Gewicht liegt bei 48 kg bei einer Körperlänge von 156–160 cm. Auch psychosoziale Einflüsse spielen eine Rolle. Sogenannte „Heimkinder" zeigen gegenüber „Familienkindern" statistisch eine verzögerte psychische und somatische Reifeentwicklung.

1.3.3 Störungen der Entwicklung

Pubertas praecox

Eine Pubertas praecox liegt vor, wenn die erste Menstruation vor dem 9., die Mammaentwicklung vor dem 8. Lebensjahr erfolgt. Bei der Pubertas praecox ist die Reifeentwicklung verfrüht, der Ablauf gleicht jedoch dem der normalen Pubertät. Die Ovarien zeigen **zyklische Funktion** mit Ovulationen und Gelbkörperbildung.

Bei der konstitutionellen oder idiopathischen Pubertas praecox sind keine krankhaften Veränderungen im ZNS oder den Gonaden nachzuweisen. Seltenere Ursachen der Pubertas praecox sind entzündliche oder raumfordernde intrakraniale Prozesse.

Pseudopubertas praecox

Die Pseudopubertas praecox des Mädchens entsteht durch unphysiologische Einwirkung von Östrogenen, z.B. bei hormonbildenden Ovarialtumoren (Granulosazelltumoren, Thekazelltumoren, teratoiden Geschwülsten), Nebennierenrindenhyperplasie (adrenogenitales Syndrom) oder exogene Zufuhr von Sexualhormonen. **Eine zyklische Ovarialfunktion fehlt**, regelähnliche Blutungen können aber auftreten.

Pubertas tarda

Eine Pubertas tarda liegt vor, wenn bis zum 14. Lebensjahr noch keine sekundären Geschlechtsmerkmale und bis zum 16. Lebensjahr noch keine Menarche aufgetreten ist. Die Spätentwicklung kann eine Variante des Normalen sein (late starter), eine differentialdiagnostische Abklärung sollte aber möglichst bald eingeleitet werden, um anatomische Fehlbildungen (Gynatresien) auszuschließen.

Wachstumsanomalien

Größenabweichungen vom Altersmittel können konstitutionell bedingt sein oder Folgen einer prä- oder postnatalen Erkrankung sein.

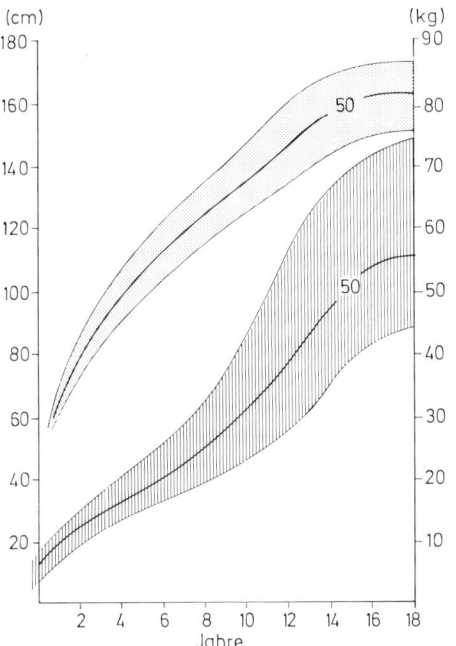

Abb. 1.10 Größen- und Gewichtsentwicklung beim Mädchen in Perzentilen (nach *von Harnack* 1964)

Die Darstellung von Wachstumsgrößen erfolgt üblicherweise in Form von Perzentilenkurven (Abb. 1.10). Sie werden gewonnen, indem die Einzelmeßwerte einer vergleichbaren Untersuchungsgruppe der Größe nach geordnet werden. Die Mitte der so erhaltenen Zahlenwerte ist der Median oder die 50. Perzentile. 50 % aller Zahlen sind größer und 50 % kleiner als dieser Wert.

Das **kindliche Längenwachstum** zeigt bis zum Beginn des Pubertätswachstumsschubes bei beiden Geschlechtern übereinstimmenden gleichförmigen Verlauf. Bei Mädchen nimmt die Wachstumsgeschwindigkeit um das 9. bis 12. Lebensjahr zu, um anschließend relativ steil abzufallen. Bei Knaben setzt der Wachstumsschub 2 bis 3 Jahre später ein.

Abweichungen vom Altersmittel nach unten werden als **Minderwuchs**, Abweichungen nach oben als **Hochwuchs** bezeichnet. Extremformen des Minderwuchses werden auch Zwergwuchs genannt.

Minderwuchs ohne Entwicklungshemmung findet sich bei Erkrankungen des Skelettsystems (z.B. Achondroplasie) oder bei Störungen des Mineralstoffwechsels (Rachitis, Pseudoparathyreoidismus). Proportionaler Minderwuchs kann weiterhin genetisch bedingt sein (Zwergrassen, familiärer Kleinwuchs).

Minderwuchs mit Entwicklungshemmung findet sich bei endokrinen Erkrankungen (hypothalamisch-hypophysärer Zwergwuchs, thyreogener Zwergwuchs, diabetogener Zwergwuchs, Gonadendysgenesie) oder bei Störungen der allgemeinen Gewebsernährung (angeborene Herzfehler, intestinaler, renaler, hepatogener Zwergwuchs).

Unphysiologische **Östrogenzufuhr** in der präpuberalen und puberalen Wachstumsperiode kann einen vorzeitigen Epiphysenschluß bewirken. Durch gezielte präpuberale Östrogen-Gestagentherapie kann der Epiphysenschluß vorverlegt und ein exzessives Längenwachstum gehemmt werden.

Hochwuchs kann genetisch oder durch endokrine Störungen bedingt sein.

Weitaus häufigste Ursache des Hochwuchses bei Mädchen ist der konstitutionelle Hochwuchs.

Solange die Epiphysenfugen offen sind, kann das Wachstumshormon der Hypophyse das Längenwachstum über die genetisch determinierte Körpergröße hinaus steigern. Eine Überproduktion an Wachstumshormon ist oft durch ein Adenom des Hypophysenvorderlappens verursacht. Der eunuchoide Hochwuchs des Mannes kommt durch Verzögerung des Epiphysenschlusses zustande. Eine Frühkastration beim Mädchen führt dagegen in der Regel nicht zu abnormem Längenwachstum.

1.3.4 Gynäkologische Erkrankungen und Verletzungen in der Neugeborenenperiode und im Kindesalter

Entzündungen

Entzündliche Genitalerkrankungen sind im Kindesalter meist auf die äußeren Genitalorgane beschränkt. Die häufigste Genitalerkrankung ist die **Vulvovaginitis.**

Unspezifische bakterielle Infektionen finden durch die mangelhafte biologische Infektab-

wehr in der hormonalen Ruheperiode günstige Voraussetzungen. Sie treten meist im Gefolge von Schmutz- und Schmierinfektionen auf. Als Erreger kommen vorwiegend Darmkeime (Escherichia coli) in Betracht, aber auch Entero-, Strepto- und Staphylokokken. Auch Eingeweideparasiten (Oxyuren, Enterobius vermicularis) spielen eine Rolle.

Die Symptome der unspezifischen Vulvovaginitis sind Brennen, Jucken und Dysurie. In akuten Fällen findet sich gelblicher eitriger Fluor. Die Vulva ist ödematös und entzündlich gerötet. Bei Sekundärinfektion durch Darmparasiten steht der nächtliche Pruritus im Vordergrund. Die **Diagnose** stützt sich auf den klinischen Befund und den Erregernachweis (Nativ- oder Färbepräparat, kulturelle Untersuchung). Die **Behandlung** besteht in lokaler Antibiotikatherapie (Salben, Tropflösungen), unterstützt durch hygienische Maßnahmen. Östrogenhaltige Präparate in vorsichtiger Dosierung stärken die Regeneration und Abwehrfähigkeit des Scheidenepithels (Östriol- und Östradiolprodukte). Eine Darmparasitose erfordert spezifische Anthelminthika (z.B. Vermox®, Vermizym®, Helmex®, Oxymors®).

Die **Fremdkörpervaginitis** spielt in der Kindergynäkologie eine besondere Rolle. Fremdkörper werden in spielerischer oder masturbatorischer Absicht in die Scheide eingeführt und verursachen dort nach kurzer Zeit eine unspezifische reaktive Entzündung mit Sekundärinfektion. Leitsymptom ist übelriechender, manchmal blutiger Fluor. Die Diagnose wird durch rektale und vaginoskopische Untersuchung gestellt.

Unter den **spezifischen** Infektionen stehen die **Gonorrhoe** und die **Genitalmykose** im Vordergrund.

Die **Vulvovaginitis gonorrhoica** ist beim Kleinkind durch die allgemeine Verbesserung der Lebensverhältnisse und durch konsequente Prophylaxe nur noch selten zu beobachten. Beim heranwachsenden Mädchen sind gonorrhoische Infektionen durch die frühzeitige Aufnahme sexueller Beziehungen wieder häufiger. Die Infektion verläuft in der Adoleszenz wie bei der erwachsenen Frau. Symptome sind entzündliche Rötung von Vulva und Vagina mit reichlich eitrigem Fluor. Zur **Diagnose** dienen die Methylenblau- oder Gramfärbung (gramnegative intrazelluläre Diplokokken) und die Bakterienkultur (Beimpfung von Transportnährböden mit Urethral- und Zervikalsekret). Die **Therapie** besteht in der parenteralen Verabfolgung von Penicillin (Behandlungsdauer 2—3 Tage, täglich eine Injektion i.m.).

Die Dosierung richtet sich nach dem Alter des Kindes.

Hefemykosen (Soormykosen) können bei der Geburt von der Mutter auf das Kind übertragen werden. Die Mykose des Neugeborenen manifestiert sich vorwiegend an Haut und Mundschleimhaut. Beim **Windelsoor** finden sich flächenhafte lachsrote Exantheme in der Perinealregion. Das Allgemeinbefinden des Säuglings ist meist kaum gestört. In der hormonalen Ruheperiode des Kindesalters ist die Hefepilzinfektion des Genitale selten. Beim heranwachsenden Mädchen und von der Pubertät an tritt die Soorkolpitis häufiger in Erscheinung. Stoffwechselstörungen, reduzierter Allgemeinzustand, Behandlung mit Antibiotika und Ovulationshemmern begünstigen die Infektion.

Die Vulvovaginitis candidomycotica zeigt im akuten Stadium eine starke Sukkulenz und ödematöse Schwellung des äußeren Genitale und des Introitus. Die Vaginalhaut und kutane Schleimhaut des Introitus sind von grau-weißen membranösen Belägen bedeckt, fast immer besteht starker Pruritus. Zur Therapie stehen eine Reihe hochwirksamer Antimykotika zur Verfügung (Nystatin, Clotrimazol, Natamycin, Amphotericin B, Miconazol, Griseofulvin). Die Applikation erfolgt beim Kleinkind in Form von Tropflösungen oder Cremes, bei größeren Mädchen auch als Vaginalsuppositorien.

Zur Prophylaxe einer mykotischen Neugeboreneninfektion sollte antepartal eine Scheidensanierung bei der Schwangeren durch antimykotische Lokalbehandlung durchgeführt werden (z.B. Canesten®, Moronal®, Gyno-Pevaryl®).

Die Genitoanalregion ist Prädilektionsort verschiedener **viraler Infektionen.** Windpocken und Masern können charakteristische Exantheme der Scheide, Vulva und Perianalregion hervorrufen. Der Herpes genitalis und die Condylomata acuminata sind seltene Genitalaffektionen des Kindesalters.

Allergische Vulvitiden sind häufig Folgen einer ungenügenden Hygiene oder einer Unverträglichkeit von Wasch- und Desinfektionsmitteln. Die Behandlung besteht im Ausschalten der Noxe, allgemeinen hygienischen Maßnahmen, in hartnäckigen Fällen mit Kortikoidsalben.

Nicht immer ist genitaler Fluor im Kindesalter Ausdruck einer entzündlichen Infektion. Ein keimfreier wäßriger **Östrogenmangelfluor** kann in der hormonalen Ruheperiode auftreten. In der prämenarchalen Periode kommt es nicht selten zu einem nichtentzündlichen **Desquamationsfluor.** In der Pubertät kann **zervikale Hypersekretion** zu einer lästigen Absonderung führen.

Genitale Blutungen im Kindesalter

Physiologische Mikro- oder Makroblutungen können beim neugeborenen Mädchen durch Desquamation des Endometriums nach Entzug der maternen Sexualhormone auftreten (*Halban*-Reaktion). In der hormonalen Ruheperiode bis zur Menarche gibt es keine physiologischen Blutungen. Als Ursache einer **pathologischen** Genitalblutung kommen Verletzungen, Entzündungen, hormonale Störungen und Geschwülste in Betracht.

Verletzungen: Geburtstraumen der Genitalregion können in seltenen Fällen bei operativer Entbindung auftreten.

Im Kindesalter sind intravaginal eingeführte Fremdkörper oder Pfählungsverletzungen die häufigste Ursache von Genitalblutungen. In der Reifungsperiode sind Deflorationsblutungen in Betracht zu ziehen.

Entzündungen: Die spezifischen und unspezifischen Infektionen des Genitale gehen meist mit entzündlichem oft auch hämorrhagischem Fluor einher.

Hormonale Störungen: Hierzu zählen genitale Blutungen bei der Pubertas praecox und Pseudopubertas praecox.

Tumoren: Die Blutung kann Leitsymptom einer benignen oder malignen Geschwulst des Genitaltraktes sein. Jede Genitalblutung im Kindesalter verlangt daher eine gründliche diagnostische Abklärung.

Gynäkologische Tumoren im Kindesalter

Genitaltumoren sind seltene Erkrankungen des Kindes- und Jugendalters. Nur 1 % aller gynäkologischen Tumoren treten in dieser Lebensperiode auf. Die bösartigen, oft sehr aggressiven Geschwülste überwiegen. Das Ovar ist am häufigsten betroffen, danach folgen Uterus, Vagina und Harnblase (10:6:5:3). Die Seltenheit von Geschwulstkrankheiten führt leicht zum Verkennen der Symptome.

Eine der häufigsten malignen Geschwülste des Genitaltraktes ist das sog. **Traubensarkom** (Sarcoma botryoides). Es tritt überwiegend im ersten und zweiten Lebensjahr auf. Das Sarcoma botryoides ist histologisch eine Variante der gemischten mesodermalen Sarkome. Es kann quergestreifte Muskelfasern enthalten (Rhabdomyosarkom). Die Geschwulst entwickelt sich in der Cervix uteri, der Vagina oder der Vulva. In fortgeschrittenen Stadien ist die Scheide von den weichen papillomatösen Wucherungen vollständig ausgefüllt. Die Prognose ist schlecht.

Adenokarzinome des Vulvovaginalbereiches leiten sich vom Epithel des *Müller*-Ganges her (mesodermale Karzinome und Karzinosarkome) oder von paravaginalen Resten des *Wolff*-Ganges.

Bei der gutartigen **Adenosis der Vagina** handelt es sich um dystope Schleimhautbezirke mit vorwiegend zervikaler Differenzierung der Drüsen. Sie bilden rötliche samtartige Areale im Scheidenbereich, die auf Berührung bluten. Die Adenosen neigen zur sekundären malignen Entartung.

Vaginale Adenokarzinome wie auch gutartige Adenosen sind gehäuft bei Kindern beobachtet worden, deren Mütter in der Schwangerschaft mit Stilbenen behandelt wurden.

Uteruskarzinome sind im Kindesalter Raritäten. **Präkanzeröse Dysplasien** des Portioepithels können aber bereits bei Mädchen unter 20 Jahren auftreten. Die steigende Häufigkeit dieser Befunde ist möglicherweise Folge des veränderten Sexualverhaltens der Jugendlichen. Frühzeitige sexuelle Beziehungen mit dem erhöhten Risiko genitaler Infektionen, insbesondere durch onkogene Viren (z.B. Papillomaviren), begünstigen die Entstehung von gutartigen Feigwarzen (Condylomata acuminata) wie auch Epitheldysplasien. Die virogenen Dysplasien des zervikalen Plattenepithels (zervikale intraepitheliale Neoplasie: CIN) zeigen häufig spontane Rückbildung, können aber auch — beim Zusammentreffen mit anderen (mutagenen) Noxen — zum Zervixkarzinom fortschreiten.

Unter den **malignen Tumoren der Ovarien** haben Keimzelltumoren (Dottersacktumoren, Teratome, Dysgerminome) und Keimstrang-Stromatumoren (Granulosazelltumoren, Androblastome) die größte Bedeutung (s. Kap. 8.1.5).

1.4 Hormone

In der Fortpflanzungsfunktion nehmen die **Sexualhormone** eine zentrale Stellung ein. Sie werden in den Gonaden, der Nebennierenrinde und der Plazenta gebildet. Biosynthese und Sekretion der gonadalen Sexualhormone werden durch die **gonadotropen Hormone** (Gonadotropine) des Hypophysenvorderlappens (Adenohypophyse) reguliert. Die Hypophyse unterliegt wiederum der Wirkung eines übergeordneten hypothalamischen Steuerzentrums. Im Hypothalamus gebildete **Freisetzungshormone (Releasinghormone)** erreichen über Neurone das hypophysäre Pfortadersystem (neurovaskuläre Kette) und bewirken im Hypophysenvorderlappen die Freisetzung der gonadotropen Hormone.

1.4.1 Struktur, Bildung und Metabolismus

Steroidhormone

Zu den Steroidhormonen gehören **Östrogene, Gestagene, Androgene** und **Kortikosteroide**. Grundstruktur aller Steroidhormone ist das **Steran**, eine Verbindung von 3 Sechserringen mit einem Fünferring (Cyclopentanoperhydrophenanthren). Die Steroidringe sind mit den Buchstaben A—D bezeichnet. Das Steranmolekül ist perhydriert. Die Kohlenstoffatome werden von Ring A—D fortlaufend numeriert (Abb. 1.11).

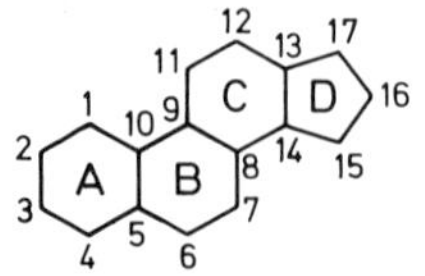

Abb. 1.11 Steranring

Entsprechend der Anzahl ihrer Kohlenstoffatome werden die Steroide in C_{21}-Steroide (Östranderivate), C_{19}-Steroide (Androstanderivate) und C_{21}-Steroide (Pregnanderivate) eingeteilt.

Zu den C_{18}-Steroiden gehören alle Steroidöstrogene. Zu den C_{19}-Steroiden gehören Testosteron, Androstendion und ihre Metabolite (Androgene). Zu den C_{21}-Steroiden gehören das Progesteron und die Nebennierenrindenhormone. Die biologische Wirksamkeit der Hormone wird von ihrer Struktur bestimmt. Die Unterschiede beruhen hauptsächlich auf der Anwesenheit von Substituenten und Doppelbindungen.

Steroidhormone werden in den dazu befähigten Organen aus Azetat oder Cholesterin synthetisiert. Ovarien, Hoden und Nebennieren unterscheiden sich in der Konzentration hydroxylierender und aromatisierender Enzyme. So erfolgt in den Ovarien die 17-Hydroxylierung, die Abspaltung der Seitenkette des Progesterons und über Androgene die Aromatisierung zu Östrogenen. Im Corpus luteum bleibt die Biosynthese auf der Stufe des Progesterons stehen. In der Nebennierenrinde spielt die C_{11}-Hydroxylierung die größte Rolle (Abb. 1.12).

Östrogene

Als Östrogene werden Stoffe bezeichnet, die beim kastrierten weiblichen Nagetier Brunst erzeugen (Oestrus = Brunst). Zu den klassischen Steroidöstrogenen zählen **Östron, 17β-Östradiol** und **Östriol**. Beim Menschen sind ca. 30 weitere **natürlich** vorkommende Östrogene beschrieben worden.

Synthetische Östrogene sind die sog. **Stilbene.** Sie bestehen aus zwei dreifach ungesättigten Sechserringen, die endständig hydroxyliert und durch eine Kohlenstoffbrücke mit zwei Äthylgruppen verbunden sind.

Wichtigste Syntheseorte der Steroidöstrogene sind die **Ovarien** und die **Plazenta.** Die Biosynthese erfolgt über Pregnenolon und Progesteron.

Östrogene werden vorwiegend als Konjugate der Glukuronsäure oder Schwefelsäure inaktiviert und im Harn ausgeschieden. Zuvor durchlaufen sie mehrfach das Organsystem Leber-Galle-Darm-Leber (enterohepatischer Kreislauf). Die renale Ausscheidung erfolgt durch glomeruläre Filtration und tubuläre Sekretion.

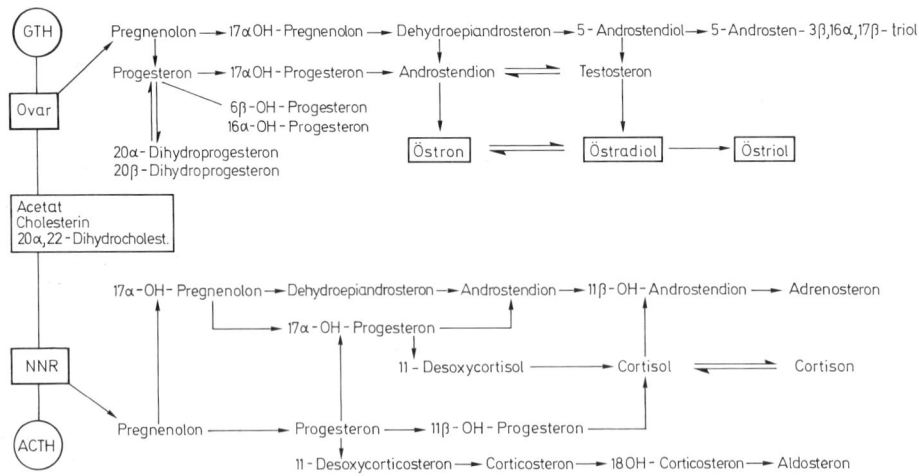

Abb. 1.12 Biosynthese der Steroidhormone in Ovar und Nebennierenrinde (modif. nach *Dorfman* 1956)

Gestagene

Wichtigster Vertreter ist das **Progesteron**. Es kommt im Corpus luteum des Ovars und in der Plazenta sowie als Zwischenprodukt der Hormonbiosynthese auch in der Nebennierenrinde vor. Aus Progesteron entsteht durch Reduzierung über Pregnandion das biologisch weitgehend inaktive **Pregnandiol**. Pregnandiol wird im Harn in Form des C-3-Glukuronsäurekonjugats als Natriumsalz ausgeschieden.

Androgene

Testosteron ist das biologisch aktivste natürliche Androgen.

Weitere Vertreter der androgenen Wirkstoffe sind das **Androstendion** und **Dehydroepiandrosteron**.

Testosteron wird in den *Leydig*-Zellen der Testes synthetisiert. In kleinen Mengen ist es auch bei der Frau nachweisbar.

Die Produktionsrate von Testosteron beträgt bei der Frau im geschlechtreifen Alter 0,2–0,3 mg pro Tag. Hiervon wird etwa ein Viertel in der Nebennierenrinde und ein Viertel im Ovar gebildet. Die andere Hälfte entsteht durch Konversion von Androstendion zu Testosteron.

Gonadotropine

Die gonadotropen Hormone **FSH** (follikelstimulierendes Hormon, neue Nomenklatur: Follitropin) und **LH** (luteinisierendes Hormon, neue Nomenklatur: Lutropin) zählen zu den Proteohormonen. Sie setzen sich aus 207 bzw. 205 peptidartig verknüpften Aminosäuren zusammen. Beide enthalten außerdem kovalent gebundene Zuckeranteile und werden daher als Glykoproteine bezeichnet. FSH wird in den basophilen Zellen der Adenohypophyse, LH in den chromophoben Zellen gebildet.

Eine vollständige Strukturaufklärung der Gonadotropine war bisher nicht möglich.

FSH und LH bestehen jeweils aus 2 nicht-identischen Untereinheiten (α- und β-Untereinheiten). Die Untereinheiten von FSH, LH wie auch des hCG (humanes Choriongonadotropin) sind weitgehend übereinstimmend und

damit austauschbar. Die Kohlenhydrat-Seitenketten sind an bestimmten Positionen sowohl in der α- als auch der β-Kette mit dem Proteinkörper fest verankert. Die Anzahl der Seitenketten ist bekannt, die Zuckersequenzen sind jedoch noch nicht vollständig geklärt.

Auch über den Metabolismus bestehen noch unvollständige Kenntnisse. Gonadotropine werden im Gegensatz zu den Steroiden zumindest zum Teil in aktiver Form ausgeschieden.

Sie können aus dem Urin extrahiert, gereinigt und therapeutisch zur Behandlung von Ovarfunktionsstörungen eingesetzt werden (s. hMG-Behandlung, Kap. 1.6.4).

Prolaktin (laktogenes Hormon, LTH) ist ein Polypeptidhormon. Es enthält 198 Aminosäuren und hat ein Molekulargewicht von 22000. Mit dem Wachstumshormon (somatotropes Hormon: STH) ist es chemisch und immunologisch eng verwandt. Es wird in den azidophilen Zellen der Adenohypophyse gebildet. Während der Schwangerschaft und in der Stillperiode zeigen die azidophilen Zellen eine verstärkte sekretorische Aktivität. Durch Verlust der azidophilen Färbeeigenschaft entstehen große chromophobe Schwangerschaftszellen.

Die Sekretion erfolgt in pulsatilen Schüben, die auf eine kontinuierliche Sekretion aufgesetzt sind, und folgt zudem einem Tagesrhythmus: im Schlaf steigt sie an.

Releasinghormone

Das hypothalamische Hormon, welches die Sekretion von FSH und LH kontrolliert, besteht aus 10 Aminosäuren und wird als Gonadotropin-Releasinghormon (GnRH) bezeichnet. Es wird hauptsächlich in den Neuronen des Nucleus arcuatus synthetisiert und über den Tractus tubero-infundibularis in den hypophysären Pfortaderkreislauf abgegeben. Die Freisetzung des GnRH aus den hypothalamischen Kerngebieten erfolgt **pulsatil** (episodisch). Die im Abstand von 60–120 Min. erfolgende pulsatile Sekretion ist die Grundvoraussetzung der normalen zyklischen Ovarialfunktion.

Der **prolaktininhibierende Faktor (PIF)**, der die Prolaktinbildung in der Adenohypophyse hemmt, ist mit großer Wahrscheinlichkeit mit Dopamin identisch; er ist durch Dopaminantagonisten hemmbar.

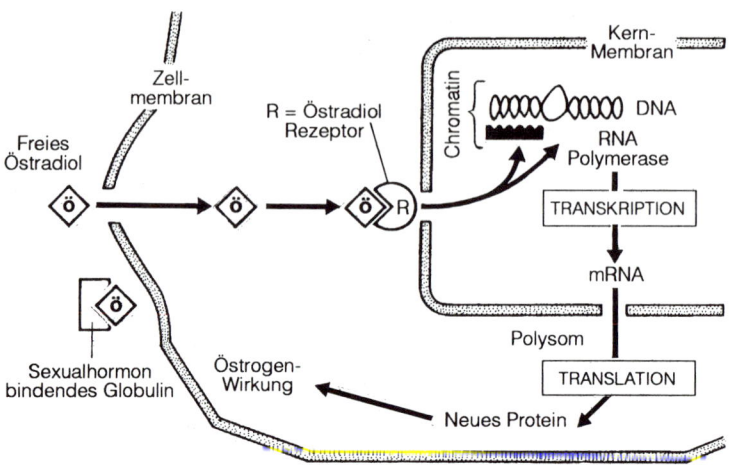

Abb. 1.13 Hormonwirkung an der Zelle

1.4.2. Wirkmechanismen

Steroidhormone

Die Wirkung der Steroidhormone richtet sich auf bestimmte Zielorgane (target organs) des Organismus (Uterus, Vagina, Brustdrüse).

Sie wird durch spezifische intrazellulär gelegene **Rezeptorproteine** vermittelt. Die Hormone gelangen durch Diffusion über die Zellmembran in das Zellinnere und binden sich dort an das Rezeptorprotein. Der Hormon-Rezeptorkomplex induziert im Zellkern nach Bindung an die DNS des Zellkerns (Transformation) die Produktion von **m-RNS** (Transkription). Die Messenger-RNS induziert im Zytoplasma die **Synthese spezifischer Proteine**, die als Enzymproteine für den Zellstoffwechsel oder als Sekretionsprodukte Bedeutung haben (Abb. 1.13).

Daneben gibt es weitere zelluläre Wirkungen der Steroidhormone, die nicht am Genom angreifen. So kann durch Bindung des Hormons an Rezeptoren der Zellmembran die Aktivität des Enzyms Adenylzyklase gesteigert werden. Dadurch wird vermehrt zyklisches Adenosinmonophosphat (cAMP) aus ATP gebildet. cAMP vermag verschiedene enzymatische Prozesse in der Zelle zu aktivieren, z.B. die Phosphorylierung von Proteinen durch Proteinkinase.

Gonadotropine

Der Wirkungsmechanismus der **Gonadotropine** beruht auf einer Stimulierung derjenigen Enzyme, welche die Steroidbildung aus Azetat und Cholesterin sowie die Umwandlung von Δ^5-3-Hydroxy- zu Δ^4-3-Oxosteroiden fördern (z.B. Pregnenolon $\rightarrow$ Progesteron). Voraussetzung ist die Bindung von FSH und LH an spezifische Membranrezeptoren der zur Synthese von Steroidhormonen befähigten Zellen.

Releasinghormone

GnRH wird an Membranrezeptoren der gonadotropinproduzierenden Zellen spezifisch gebunden. Die Dichte der Rezeptoren an der Zelloberfläche wird durch Steroidhormone und durch GnRH selbst reguliert.

1.5 Ovulatorischer Zyklus

1.5.1 Regelung und Veränderungen an den Fortpflanzungsorganen

Die weibliche Fortpflanzungsfunktion wird durch geschlechtsspezifische Regulationsmechanismen gesichert. Zu den vorbereitenden Mechanismen gehört die **zyklische Bereitstellung befruchtungsfähiger Eizellen.**

Der ovarielle Zyklus ist einer von zahlreichen Biorhythmen des Organismus, die, obgleich nicht unabhängig von äußeren Einflüssen, einer primär endogenen Steuerung unterliegen. Die Periodizität wird durch kybernetische Systeme stabilisiert.

Der ovulatorische Zyklus beginnt mit der Stimulation der Follikel und kulminiert in der Freigabe des Eies (Follikelsprung, Ovulation). Tritt keine Befruchtung ein, so endet er mit der Abstoßung des für die Implantation vorbereiteten Endometriums (**Menstruation**). Die menstruelle Blutung ist die äußerlich erkennbare Manifestation der endokrinen Periodik. Der rhythmische Wechsel erfaßt den gesamten weiblichen Organismus. Für das Selbstverständnis der erwachsenen Frau ist er von wesentlicher Bedeutung.

Der ovarielle Zyklus wird durch das hypothalamisch-hypophysäre System gesteuert. Die Ovarien sind durch die Sekretion von Steroidhormonen dem hypothalamischen **Regler** und dem gonadotropen **Effektor** im Hypophysenvorderlappen in einem Regelkreis durch **Rückkopplung (Feedback)** verbunden. Aufgabe dieses kybernetischen Systems ist die **Konstanthaltung des Steroidspiegels**. Der Feedback-Mechanismus der Östrogene und des Progesterons bewirkt eine bedarfsangepaßte Regelung der gonadotropen Releasinghormone. Bei **niedrigem** Östrogenspiegel erfolgt reaktiv eine starke Gonadotropinausschüttung, ein **hoher** Östrogenspiegel hemmt die hypophysäre Gonadotropinbildung und -sekretion. Niedrige Östrogenspiegel zu Beginn des Zyklus bewirken zunächst eine verstärkte FSH-Ausscheidung, die mit steigender Östrogenmenge in der Mitte des Zyklus gebremst wird. Die hohen Östrogen- und Gestagenspiegel in der postovulatorischen Phase bremsen die FHS- und LH-Ausschüttung.

Für FSH und LH gibt es auch eine **kurze Rückkopplung**: Hypohysenvorderlappen – Hypothalamus. Inkretorisches System und Nervensystem wirken bei der Koordinierung der zyklischen Vorgänge eng zusammen (Abb. 1.14).

Hypothalamus und Releasinghormone

Der medio-basale Hypothalamus enthält Kerngebiete (Nucleus arcuatus, Nucleus periventricularis anterior, Regio supra- et retrochiasmatica), welche die Höhe der Steroidhormonkonzentration registrieren (Fühlersystem). Diese Information setzt Releasinghormone frei, die auf neurovaskulärem Wege in die Portalgefäße und von dort in den Hypophysenvorderlappen gelangen: das **Gonadotropin-Releasinghormon** (GnRH) und der **Prolaktin-inhibierende Faktor** (PIF). GnRH bewirkt Sekretion und Neusynthese von follikelstimulierendem Hormon (FSH) und luteinisierendem Hormon (LH). PIF hemmt die Gonadotropinbildung in der Adenohypophyse.

Hypophysenvorderlappen und Gonadotropine

FSH stimuliert das Wachstum der größeren Sekundärfollikel und der Tertiärfollikel. Die Entwicklung der Primärfollikel ist anscheinend unabhängig von der FSH-Einwirkung.

LH ist für die Differenzierung der steroidsynthetisierenden Zellen des Follikels (Thekazellen) und des ovariellen Interstitiums verantwortlich. Zusammen mit FSH bewirkt es die Reifung des Follikels, die Stimulierung der Östrogenbiosynthese und schließlich den Follikelsprung.

Prolaktin stimuliert die Milchsekretion in der Brustdrüse (Laktogenese und Laktopoese). Im Tierversuch zeigt es neben der laktogenen auch eine luteolytische und luteotrophe Wirkung. Die physiologische Bedeutung von Prolaktin im menschlichen Menstruationszyklus ist noch nicht endgültig geklärt. Geringe Konzentrationen sind wahrscheinlich für die Steroidbiosynthese im Ovar erforderlich. Die **Plasmakonzentrationen** von FSH und LH zeigen im Zyklus charakteristische Veränderungen (Abb. 1.15).

Die FSH-Konzentration beträgt post menstruationem 20–30 mU/ml. Sie steigt in der frühen und mittleren Follikelphase allmählich an, um in Zyklusmitte einen Gipfel zu erreichen. Das Ausscheidungsmaximum liegt im Durchschnitt bei 35 mU/ml. Postovulatorisch fällt die Kurve ab und bleibt während der gesamten Lutealphase relativ niedrig.

Die LH-Konzentration steigt aus einem niedrigen Niveau in der frühen Follikelphase zu ei-

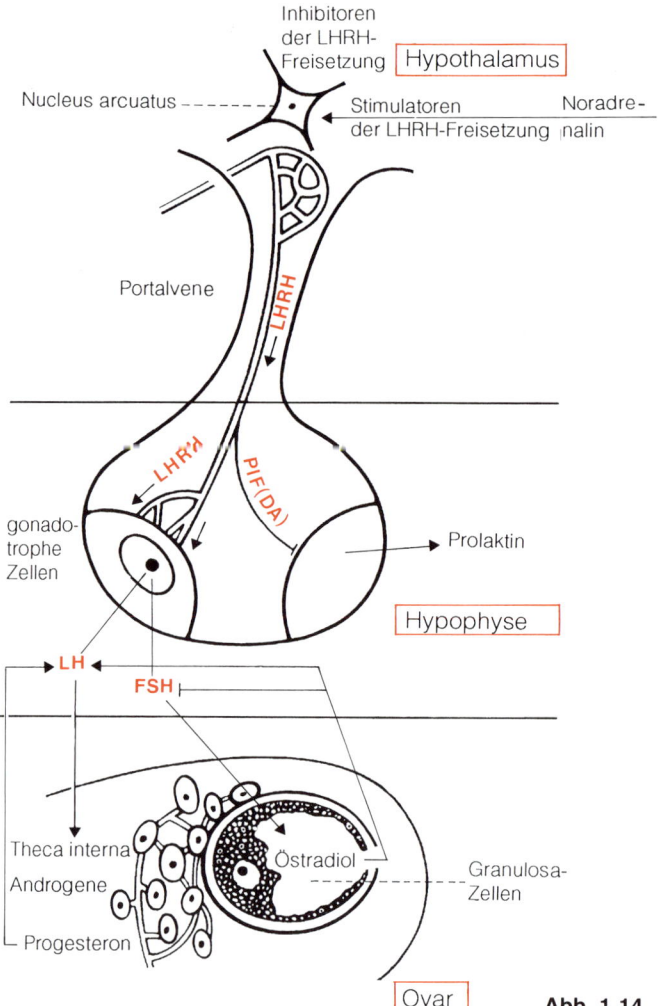

Abb. 1.14 Steuerung der Ovarialfunktion

nem steilen Gipfel in Zyklusmitte an mit Maximalwerten von 30 bis 120 mU/ml. Postovulatorisch werden niedrige Werte um 10 mU/ml gemessen.

Die Normalwerte von **Prolaktin im Plasma** liegen zwischen 5 und 20 ng/ml. In der postovulatorischen Phase finden sich höhere Werte als präovulatorisch.

Ovar und Steroidhormone

Im Ovar werden unter dem Einfluß der Gonadotropine die Östrogene (Östron und 17β-Östradiol), im Corpus luteum die Gestagene (Progesteron, 20α-Dihydroprogesteron und 20β-Dihydroprogesteron) gebildet.

Nach der 2 Zell-2 Gonadotropin-Theorie bewirkt LH in den Thekazellen des Follikels, ausgehend vom Cholesterol, in einem ersten Schritt die de-novo-Synthese von Androgenen. Diese diffundieren zentripetal in die benachbarten Granulosazellen, die die Eizelle umgeben, und werden dort unter dem Einfluß von FSH zu Östrogenen aromatisiert.

Das entstehende Östradiol stimuliert synergistisch mit FSH die mitotische Aktivität im Granulosaepithel und somit das Follikelwachstum. Gleichzeitig erfolgt die Induktion von LH-Rezeptoren in Vorbereitung auf die spätere Luteinisierung.

Mit Hilfe von radioimmunologischen Methoden ist es möglich, die Konzentrationen des

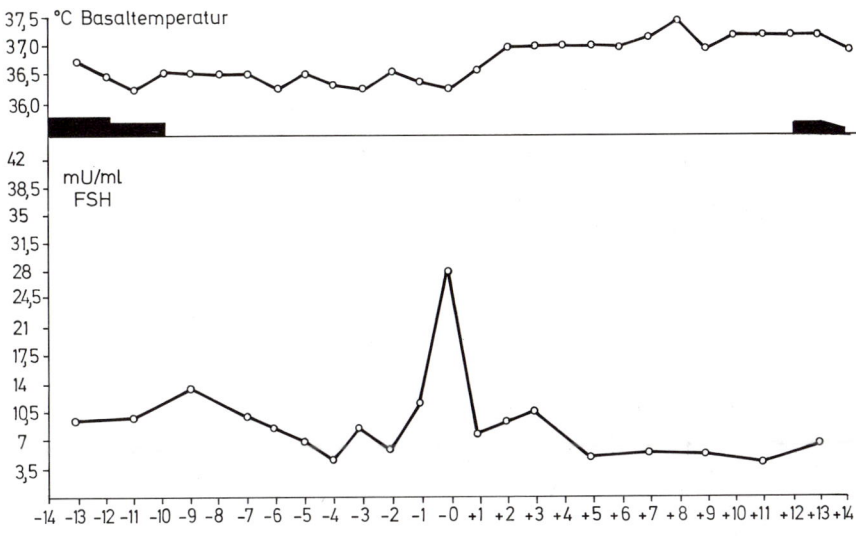

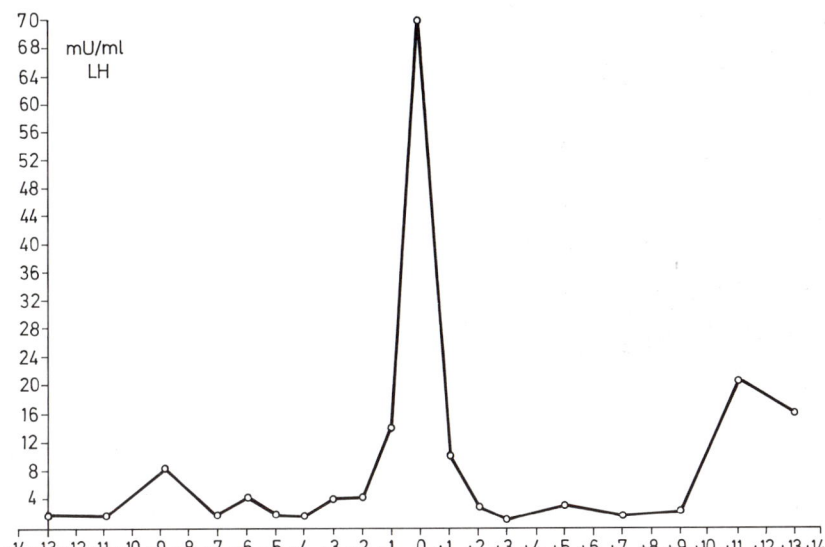

Abb. 1.15a, b Synoptische Darstellung der Basaltemperatur (**a**) sowie der Plasmaspiegel von FSH (**a**) u. LH (**b**) im Zyklus

Östrogens und Progesterons im Piko- bzw. Nanobereich zu erfassen. Abb. 1.16 zeigt das Verhalten der Östrogen- und Progesteronspiegel im Normalzyklus.

Etwa 4—6 Tage vor der Ovulation beginnen die Plasma-Östrogenspiegel anzusteigen. Etwa 12—24 Stunden vor dem LH-Gipfel erreichen sie ein Maximum. Danach kommt es

zu einem steilen Abfall der Östrogenspiegel, der von einem zweiten kleineren Gipfel in der Mitte der Lutealphase gefolgt wird. Progesteron beginnt 1—2 Tage vor dem LH-Gipfel aus einer niedrigen Basissekretion anzusteigen. In der Mitte der Lutealphase erreicht es ein Maximum mit Werten zwischen 15 und 20 ng/ml.

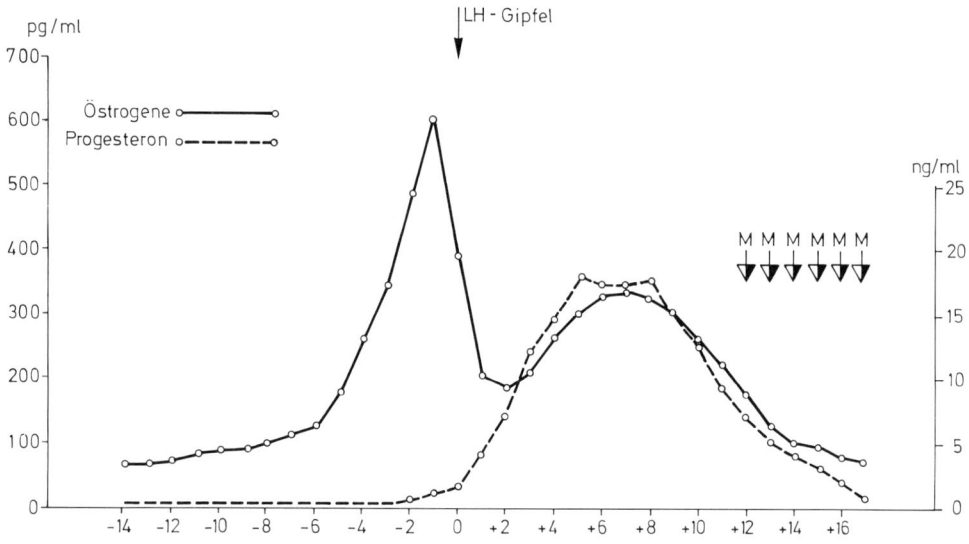

Abb. 1.16 Serumspiegel der Östrogene und des Progesterons im Zyklus

Östrogene und 17α-Hydroxyprogesteron haben einen synchronen zweigipfeligen Verlauf. Der Abfall der Östrogene nach dem ovulatorischen Gipfel ist auf die Produktionsverminderung des gesprungenen Follikels zurückzuführen, der nachfolgende Anstieg auf die wieder ansteigende Produktion im Corpus luteum. Da Progesteron fast ausschließlich im Gelbkörper gebildet wird, spiegeln die Plasmakonzentrationen die funktionelle Entwicklung des Corpus luteum wider.

Die Progesteronproduktion im Gelbkörper unterliegt zudem der Kontrolle des LH, dessen Wirksamkeit von der Ausstattung der Lutealzellen mit LH-Rezeptoren abhängt.

Der ovarielle Zyklus

Follikelreifung (Abb. 1.17)

Unter dem Einfluß von FSH und LH werden selektiv Wachstums- und Reifungsvorgänge in den größeren Follikeln in Gang gesetzt. Bereits am Ende der Lutealphase des vorausgehenden Zyklus wird eine „Follikelkohorte" rekrutiert, aus der durch einen multifaktoriellen Selektionsprozeß der **dominante**, für die Ovulation bestimmte Follikel (der spätere *Graaf*sche Follikel) ausgewählt wird. Der dominante Follikel unterdrückt über intraovarielle Mechanismen die Weiterentwicklung

der übrigen Follikel der Kohorte und bewirkt deren Atresie. In der Follikulogenese werden verschiedene Stadien unterschieden. Eizelle und Follikelepithel sind bereits im **Primärfollikel** durch eine Glykoproteidhülle – die Zona pellucida – voneinander getrennt. Über feine Zytoplasmafortsätze, welche die Zona pellucida durchziehen, bleiben die Follikelzellen mit der Oozyte in direkter Verbindung. Die Zytoplasmafortsätze haben Bedeutung für die Zufuhr nutritiver Stoffe zur Eizelle. Der **Sekundärfollikel** enthält noch kein Lumen, die Follikelzellen bilden eine kompakte Hülle um die Eizelle. Durch Absonderung von Follikelflüssigkeit wird der Epithelverband dissoziiert. Es entsteht ein größerer Hohlraum (Antrum), der sich durch weitere Ansammlung von Liquor folliculi zur Follikelhöhle des **Bläschenfollikels (Tertiärfollikel,** *Graaf*scher Follikel) aufweitet. Der reife *Graaf*sche Follikel hat kurz vor der Ovulation einen Durchmesser von 15–20 mm. Er ist von der gefäßreichen steroidbildenden Theca interna und der fibrösen Theca externa umgeben. Die Eizelle hat einen Durchmesser von 100–140 μm.

Ovulation

Das erste sichtbare Zeichen der bevorstehenden Ovulation ist ein kleiner kreisförmiger Verdünnungsbezirk auf der Kuppe des vorge-

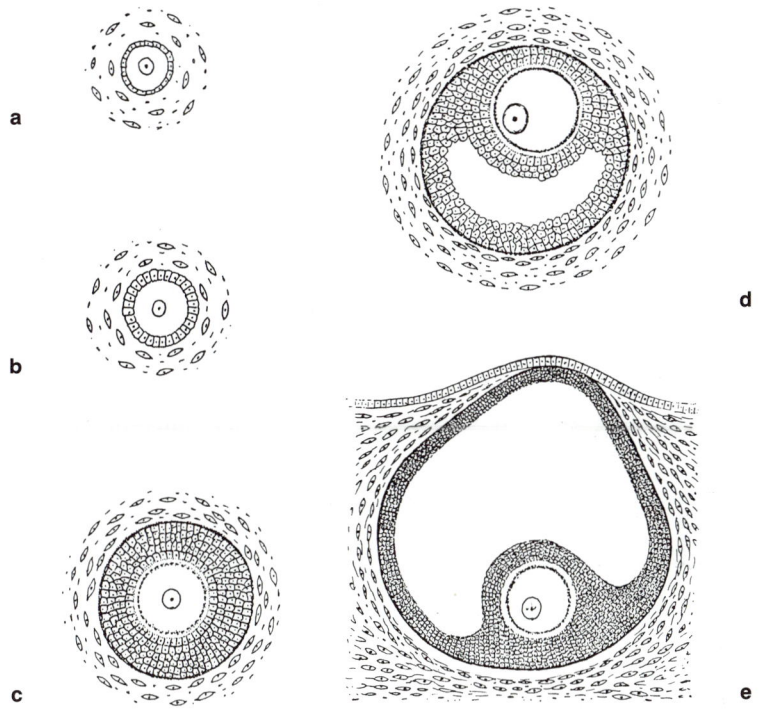

Abb. 1.17 Stadien der Follikulogenese
a Primordialfollikel
b Primärfollikel
c Sekundärfollikel

d Tertiärfollikel (beginnende Antrumbildung)
e Sprungbereiter (*Graaf*scher) Follikel

wölbten Follikelbläschens (**Stigmabildung**). Dieser Bereich ist frei von Kapillaren. Unter ansteigendem Binnendruck des Follikels und lokalen enzymatischen Einflüssen (proteolytische Enzyme) springt der Follikel am 14. Tag des Zyklus im Bereich des Stigmas und gibt die Eizelle frei. Endoskopische Direktbeobachtungen haben gezeigt, daß es sich um keinen eruptiven Vorgang handelt. Die leicht visköse Follikelflüssigkeit, die die Eizelle enthält, strömt bei der Ovulation relativ gleichmäßig aus dem eröffneten Porus. Nach der Ovulation fällt der Follikel zusammen. Durch Bildung eines zentralen Hämatoms entsteht das sog. **Corpus rubrum**. Aus der Theca interna sprossen Gefäße in das Follikelepithel (Granulosaepithel). Die Zellen differenzieren sich unter dem Einfluß des luteinisierenden Hormons zu den lipidreichen gelbgefärbten Granulosaluteinzellen (**Corpus luteum**).

Das Corpus luteum ist eine temporäre endokrine Drüse, deren wichtigstes Syntheseprodukt das Progesteron ist.

Im Zuge der Transformation von Follikel- oder Granulosazellen zu Granulosaluteinzellen tritt eine grundlegende Veränderung im zellulären Organellensortiment ein. Die strukturellen Umgestaltungen reflektieren die veränderten Zellfunktionen.

Das inaktive vernarbte Corpus luteum wird als **Corpus albicans** bezeichnet.

Hormonale Wirkung an den Zielorganen

Der hormonelle Zyklus bewirkt charakteristische, auf die Fortpflanzungsfunktion abgestimmte Struktur- und Funktionsänderungen an den verschiedenen Abschnitten des Genitaltraktes.

Tuben

Östrogene und Gestagene regulieren die zur **Fortbewegung** und **Ernährung der Eizelle** notwendigen Funktionen. Wie im Endometrium sind auch im Tubenepithel steroidhormonbindende Rezeptoren als Vermittler der Sexualhormonwirkung nachzuweisen. Neben den zirkulatorischen Steroidhormonen erreichen ovarielle Östrogene und Progesteron die Tube direkt durch die postovulatorische Aufnahme von hormonhaltiger Follikelflüssigkeit. Der Transport der Eizelle in der Tube dauert drei bis vier Tage. Im fruchtbaren Zyklus vereinigen sich Ei- und Samenzelle im ampullären Tubenabschnitt. Während des tubaren Eitransportes entwickelt sich die befruchtete Eizelle bis zum Blastozystenstadium. In dieser Entwicklungsperiode teilt sich das Ei in rascher Folge, es verändert aber auch schrittweise seine Stoffwechselkapazitäten. Die Sekrete des Tubenepithels sorgen für die Bereitstellung der Substrate des Energie- und Differenzierungsstoffwechsels. Die Aktivität der sekretorischen Zellen des Tubenepithels wird durch Progesteron verstärkt. Spezifische Sekrete bilden aber einen nur geringen Anteil an der Gesamtmenge der intraluminalen Tubenflüssigkeit. Das Hauptvolumen entsteht durch Schleimhauttransudation mit Bereitstellung energieliefernder Substrate für die befruchtete Eizelle (Glukose, Pyruvat).

Die Fortbewegung der Eizelle wird durch den Flimmerschlag der Epithelzellen und die Tubenperistaltik bewirkt. Beides sind hormonell abhängige Funktionen. Die **Flimmerschläge** sind synchronisiert, die Schlagfrequenz liegt bei 1000/min. Sie wird durch Progesteron gesteigert. Dadurch nimmt die Zilienaktivität postovulatorisch zu. Die **muskuläre Peristaltik** wird dagegen durch Progesteron gedämpft. Östrogene stimulieren die Peristaltik. Durch unphysiologisch hohe Östrogengaben werden Dyskinesien ausgelöst, die die Verweildauer der Eizelle in der Tube erhöhen (Tube locking effect). Auf diesem Prinzip beruht u.a. die Wirkung postkoitaler Kontrazeptiva (z.B. morning after pill, Notfallpille).

Endometrium

Zum Endometrium gehört die gesamte Schleimhautauskleidung des Uterus (Korpus, Isthmus- und Zervixabschnitt). Das Korpusendometrium zeigt die stärksten strukturellen Veränderungen im Zyklus.

Im Endometriumzyklus werden **Proliferations-, Sekretions-, Menstruations-** und **Regenerationsphase** unterschieden. In der Proliferationsphase überwiegt der Östrogeneinfluß. Nach der Ovulation zeigen sich unter der dominierenden Wirkung des Progesterons deutliche Struktur- und Funktionsänderungen, die als sekretorische Umwandlung bezeichnet werden; das Endometrium tritt in die Sekretionsphase ein.

In der frühen **Proliferationsphase** (4.–7. Tag) ist die Schleimhaut niedrig, die Drüsen sind gestreckt, die Lumina eng (Abb. 1.18a). Unter dem steigenden **Östrogeneinfluß** erreicht das Endometrium in der mittleren Proliferationsphase (8.–10. Tag) die größte Höhe. Die Epithelzellen der schlanken Drüsen sind hochzylindrisch. Zahlreiche Mitosen im Drüsenepithel und Stroma weisen auf die starke proliferative Aktivität hin. Das Stroma ist ödematös aufgelockert. In der späten Proliferationsphase (11.–14. Tag) klingt das Ödem ab, die Drüsen beginnen sich zu schlängeln, die Epithelzellen Glykogen einzulagern. Mitosen sind noch zahlreich.

In der frühen **Sekretionsphase** (15.–19. Tag) wird unter **Progesteroneinfluß** Glykogen im infranukleären Bereich der Epithelzellen eingelagert. Durch die histologische Präparation werden die Glykogendepots herausgelöst. Dadurch entstehen große retronukleäre Zytoplasmavakuolen. Die ursprünglich basal gelegenen Zellkerne rücken in die Zellmitte. Die Drüsen sind geschlängelt, die Lumina erweitert. Die mitotische Aktivität der Drüsen und Stromazellen klingt ab. In der mittleren Sekretionsphase (20.–24. Tag) verschwinden die retronukleären Vakuolen. Die Zellkerne kehren in die basale Position zurück. Im apikalen Bereich der Drüsenzellen finden sich Zeichen der Sekretion. Am 21. und 22. Zyklustag ist das Stroma hochgradig ödematös aufgelockert. Ist eine Befruchtung eingetreten, so folgt in diesem Stadium des endometrialen Zyklus die **Nidation** der Blastozyste. Die Gliederung der Schleimhaut in **Kompakta** und **Spongiosa** wird erst in der späten Sekretionsphase (25.–28. Tag) deutlich. In der Umgebung der Spiral-

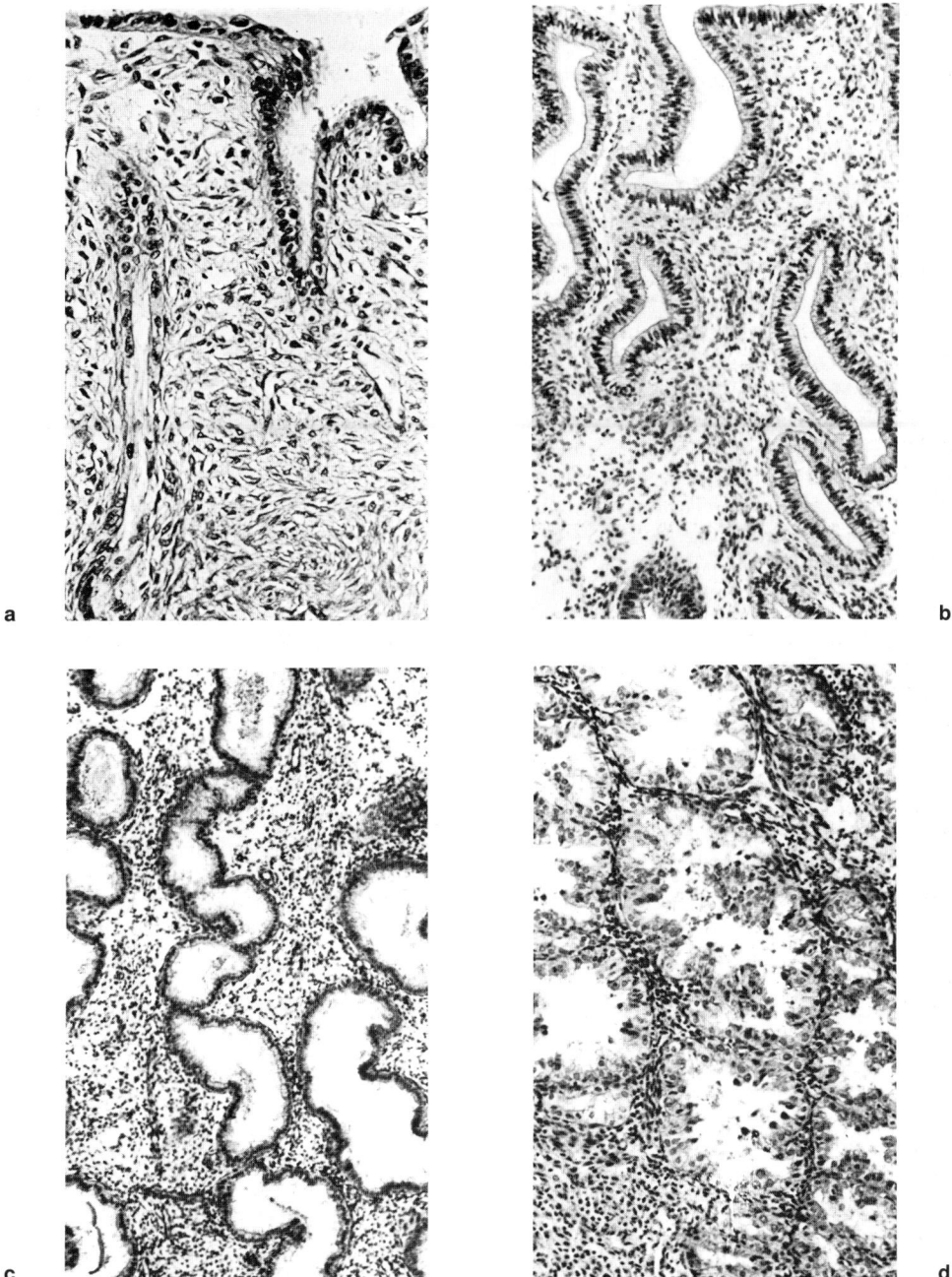

Abb. 1.18 a–d Endometriumzyklus
a Frühe Proliferationsphase mit gestreckten englumigen Drüsen
b Frühe Sekretionsphase, Schlängelung der Drüsen, retronukleäre Vakuolen im Drüsenepithel
c Mittlere Sekretionsphase, Ektasie der Drüsenlumina, Sekretionsvorgänge am Drüsenepithel, ödematöse Auflockerung des Stroma
d Späte Sekretionsphase, sägeblattartige Struktur der sekretorisch hochaktiven Endometriumdrüsen. Großzellige, prädeziduale Umwandlung der Stromazellen

arterien werden die Stromaretikulumzellen voluminös und lagern sich eng zusammen (**prädeziduale Umwandlung**). Die Drüsen nehmen sägeblattartige Form an, die wasserklaren Epithelzellen zeigen starke Sekretion (Abb. 1.18 b–d).

Unmittelbar ante menstruationem tauchen im Stroma sog. endometriale Körnchenzellen auf. Die Zytoplasmagranula dieser Zellen speichern **Relaxin**, das zu Beginn der Menstruation freigesetzt wird und eine lokale Auflösung der Retikulinfasern bewirkt. Der steile Abfall der Östrogene und des Progesterons löst in der **Menstruationsphase** die Abstoßung der Funktionalis aus. Der menstruellen Abstoßung gehen degenerative Veränderungen an den Spiralarterien und Kapillaren voraus. Erhöhte Kapillarbrüchigkeit führt zu Blutaustritten (Diapedeseblutungen), die — unterstützt durch fibrinolytische und proteolytische Enzyme — eine Dissoziation des retikulären Stroma verursachen. Die Schleimhautabstoßung erfolgt an der Grenze zur Tunica basalis. Vor Beginn der erneuten Proliferation wird in einer 1–2 Tage dauernden **Regenerationsphase** die Wundfläche reepithelisiert.

Die geschilderten strukturellen Veränderungen am Endometrium erlauben eine relativ genaue morphologische Zyklusdatierung am Abradat. Dabei sind zahlreiche physiologische Varianten in Rechnung zu stellen.

Cervix uteri

Der steigende Östrogeneinfluß in der Proliferationsphase stimuliert die Muzinsekretion der Zervixdrüsenzellen. Zellhöhe und -volumen zeigen zyklusabhängige Veränderungen. Das Zervixsekret besteht aus einer **wäßrigen Komponente,** die Elektrolyte und niedermolekulare organische Stoffe enthält und einer **viskösen Komponente** mit hochmolekularen Proteiden (Muzinen). Die hochmolekulare Gelphase zeigt eine zyklusabhängige filamentäre Organisation. Die **Viskosität** des Schleims beruht auf der Anordnung und Verbindung der filamentären Glykoproteidmoleküle. Unter der Wirkung der Östrogene wird das makromolekulare Netzwerk in ein mizelläres Kanalsystem umgewandelt, das eine gerichtete Spermatozoenpenetration ermöglicht.

Verminderung der Viskosität führt in der präovulatorischen Phase zur verstärkten **Spinnbarkeit** des Zervixschleims. Die Schleimfäden lassen sich auf eine Länge von 10–20 cm ausziehen. Die Konzentration von Salzen und Proteinen bewirkt in der präovulatorischen Phase bei Austrocknung des Schleims ein farnartiges Kristallisationsmuster (**Farnkrautphänomen**).

In der postovulatorischen Phase nehmen Menge, Transparenz und Spinnbarkeit des Zervixschleims ab, das Farnkrautphänomen ist etwa vom 22. Zyklustag an nicht mehr nachweisbar.

Vagina

Das geschichtete Plattenepithel der Vagina ist ein hochempfindlicher Indikator für die Sexualhormone. Östrogene verursachen eine Proliferation, Gestagene die Glykogeneinlagerung und funktionelle Differenzierung des Epithels. Unter den östrogenen Hormonen hat Östriol die stärkste proliferative Wirkung am Vaginalepithel. Die zyklischen Veränderungen sind am Zellabstrich weitaus deutlicher als am histologischen Präparat zu erkennen. Für die endokrinologische Praxis ist die zytologische Bestimmung des Hormoneffektes ein methodisch einfaches Diagnostikum, das in vielen Fällen quantitative chemische Hormonanalysen entbehrlich macht.

Östrogenmangel manifestiert sich am Scheidenepithel in verminderter Epithelproliferation und mangelhafter Zelldifferenzierung. Anstelle der reifen Superfizialzellen enthält der Scheidenabstrich dann Zellen aus der tiefen noch undifferenzierten Epithelschicht.

Anhand des vorherrschenden Zelltyps sind verschiedene Grade eines relativen Östrogenmangels zytologisch bestimmbar (semiquantitative Beurteilung des Östrogeneffektes, Abb. 1.19).

Die Wirkung **zugeführter Östrogene** wird nach einer Latenzzeit von 24 Stunden bis 6 Tagen am Scheidenepithel sichtbar. Die zur Ausreifung eines atrophischen Scheidenepithels notwendige Minimaldosis (Proliferationsdosis) ist von der Art des Hormonpräparates, der

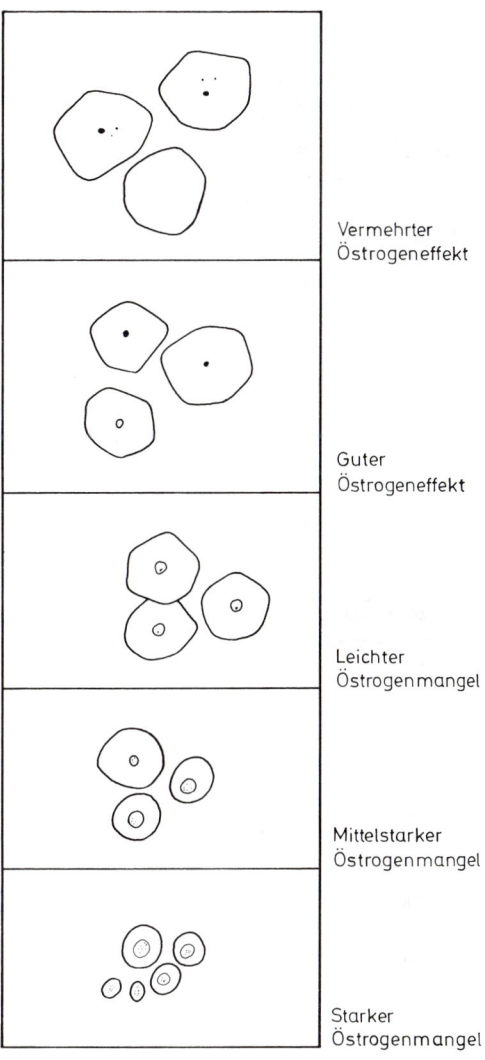

Vermehrter
Östrogeneffekt

Guter
Östrogeneffekt

Leichter
Östrogenmangel

Mittelstarker
Östrogenmangel

Starker
Östrogenmangel

Abb. 1.19 Östrogeneffekt am Scheidenabstrich. Reife Superfizialzellen finden sich nur bei ausreichend gutem Östrogenstimulus. Bei Östrogenmangel enthält der Ausstrich Zellen aus den tiefen Epithelschichten, Superfizialzellen fehlen

Applikationsform und dem endokrinen Status der Patientin abhängig.

Im **Zyklus** ändert sich der Scheidenabstrich in direkter Abhängigkeit von den Konzentrationsschwankungen der Sexualhormone (Abb. 1.20). Die zyklischen Änderungen betreffen Lage, Form und färberisches Verhalten der Plattenepithelzellen. Zu Beginn der **Follikelphase** finden sich nach Papanicolaoufärbung

überwiegend zyanophile Superfizialzellen. In der späten Follikelphase nehmen die eosinophilen Superfizialzellen mit pyknotischen Kernen an Zahl zu. Sie beherrschen am **Ovulationstermin** das Zellbild. Die großen polygonalen Zellen liegen flach ausgebreitet und isoliert. Die Färbung des Zytoplasma ist klar und transparent. Die **Corpus luteum-Phase** ist durch relative Zunahme der zyanophilen Superfizialzellen gekennzeichnet. Die Zellen liegen jetzt in Gruppen oder Haufen beieinander. Sie sind gefaltet oder eingerollt. Leukozytäre Beimengungen geben dem Ausstrich ein „unsauberes" Bild.

Brustdrüse

Sowohl das dukto-azinäre Epithel als auch das die Drüsenläppchen umgebende mesenchymale Mantelgewebe unterliegen dem Einfluß der Sexualhormone. **Östrogene** stimulieren die Epithelproliferation, **Progesteron** bewirkt Differenzierung und Sekretionsbereitschaft des Lobulusepithels. Die zyklischen Einflüsse der Steroidhormone sind im mikroskopischen Bild des Drüsenparenchyms wenig ausgeprägt. Eine Phasendiagnostik ist nicht zuverlässig möglich.

In der **präovulatorischen Phase** sind die Azini dicht gelagert, die Epithelzellen schlank zylindrisch, die Lumina der terminalen Gänge eng. Die Ultrastruktur spricht für einen sekretorisch inaktiven Zustand des azinären Epithels.

In der **postovulatorischen Phase** nimmt das Volumen der Azinuszellen zu. Im Zytoplasma wird Glykogen eingelagert. Am Zellapex erscheinen Sekretgranula. Die Lumina der terminalen Gänge sind aufgeweitet, das mesenchymale Mantelgewebe ist ödematös aufgelockert.

1.5.2 Diagnostik der Zyklusphasen

Einfache ohne Laboraufwand durchführbare Methoden zur Zyklusdiagnostik sind:

— Basaltemperaturmessung
— Untersuchung des Zervixsekretes
— Vaginalzytologie (Nativpräparat).

Aufwendigere Methoden zur Zyklusdiagnostik und Abklärung endokriner Störungen sind:

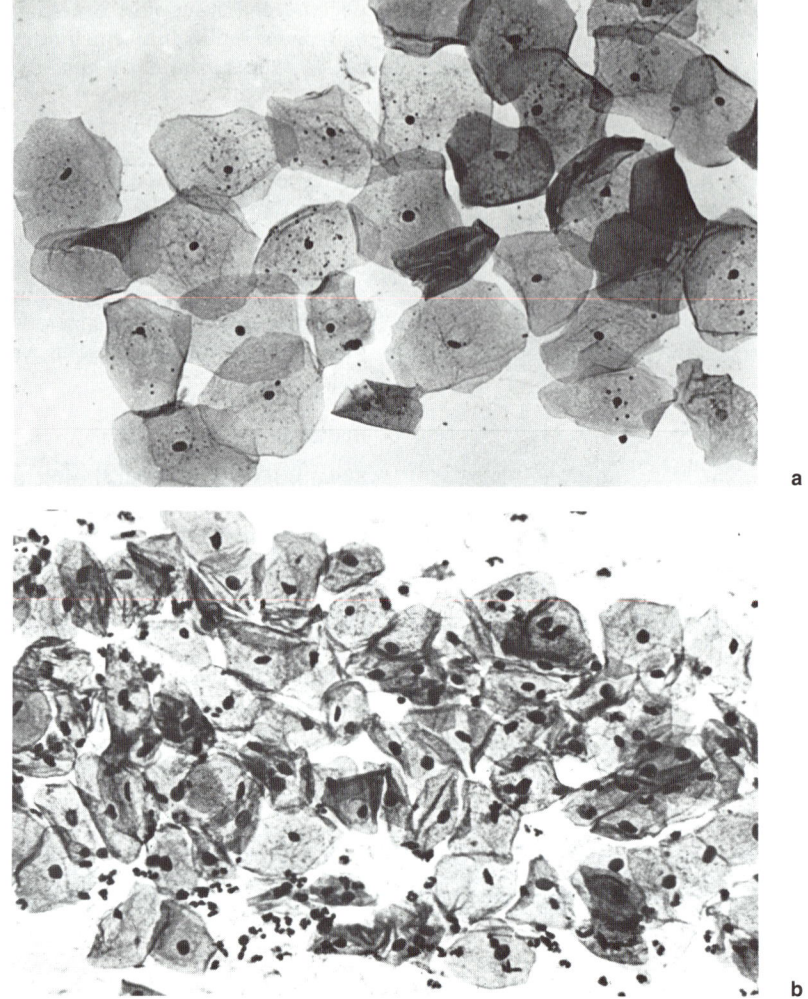

Abb. 1.20 a, b Zyklische Veränderungen am Vaginalepithel
a Proliferationsphase. Der Zellausstrich enthält überwiegend reife Superfizialzellen. Die großen polygonalen Zellen liegen isoliert und flach ausgebreitet. Das Zytoplasma ist klar und transparent
b Sekretionsphase. Superfizial- und Intermediärzellen liegen in Haufen beieinander. Die Zellen sind gefaltet oder eingerollt

— Quantitative Hormonanalysen
— Vaginalzytologie (gefärbtes Präparat)
— Endometriumbiopsie
— Ultrasonographie
— Endoskopie (Laparoskopie und Hysteroskopie).

Basaltemperaturmessung

Durch den sog. **thermogenetischen Effekt des Progesterons** zeigt die Basaltemperatur der ge-

sunden Frau im Zyklus einen biphasischen Verlauf (Abb. 1.21). Die morgens nach dem Erwachen rektal gemessenen Werte liegen präovulatorisch zwischen 36,2 und 36,7 °C. Ein bis zwei Tage post ovulationem steigt die Temperatur um 0,4—0,7 °C. Die **hypertherme Phase** dauert im normalen biphasischen Zyklus 10—14 Tage. Mit Beginn der Menstruation sinkt die Temperatur wieder auf präovulatorische Werte ab. Kurven mit einer geringeren Temperaturanhebung bzw. einem verzöger-

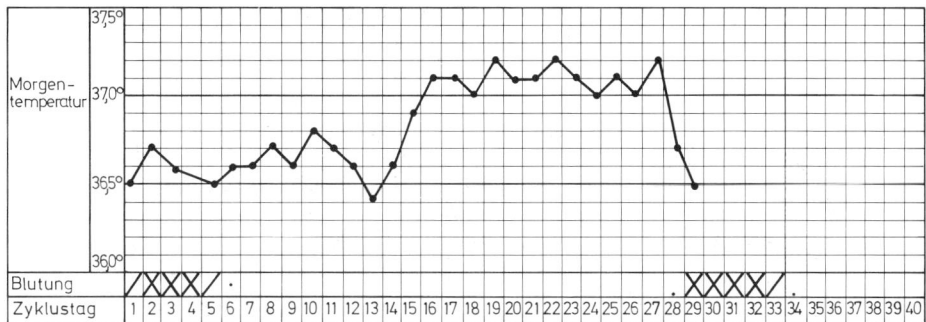

Abb. 1.21 Regelrechter (biphasischer) Verlauf der Basaltemperatur im Zyklus

ten postovulatorischen Anstieg (sog. Kletter-typ) weisen auf eine Insuffizienz der Gelbkörperfunktion hin.

Untersuchung des Zervixsekretes

Unter zunehmender Östrogenwirkung eröffnet sich der äußere Muttermund in der präovulatorischen Phase bis auf ca. 4–5 mm. Die Sekretmenge steigt bis zum Ovulationstermin kontinuierlich. Das Sekret wird klar und transparent, die Spinnbarkeit nimmt zu, das Kristallisationsphänomen (Farnkrauttest) wird nachweisbar. Aus **Menge, Spinnbarkeit** und **Farnkrauttest** ergeben sich indirekte Hinweise auf die Ovulation. Die drei Parameter sind einfach zu überprüfen und finden als Test bei der Sterilitätsdiagnostik Anwendung.

Prüfung der Sekretmenge

Nach Reinigung der Portio mit einem Tupfer quillt in der Ovulationsphase reichlich klares Sekret aus dem Zervikalkanal.

Prüfung der Spinnbarkeit

Aus dem Zervikalkanal wird mit einer Saugpipette Sekret entnommen und zwischen zwei Objektträgern ein Schleimfaden ausgezogen, bis dieser abreißt. Spinnbarkeit von mehr als 8 cm spricht für eine Ovulation.

Farnkrauttest

Zervixsekret wird auf einem Objektträger ausgestrichen. Mikroskopische Betrachtung während der Lufttrocknung oder nach leichtem Erwärmen zeigt ein farnkrautähnliches Kri-

stallisationsmuster des antrocknenden Sekretes. Ausgeprägte Kristallisation spricht für Ovulation.

Vaginalzytologie

Die steigende Östrogeninkretion in der Follikelphase bewirkt eine Reifung des Vaginalepithels. Im Ausstrich erreicht die Anzahl ausdifferenzierter Superfizialzellen mit eosinophilem Zytoplasma und pyknotischen Zellkernen ein Maximum. Die Zellen liegen ausgebreitet und isoliert. Zur hormonalen Zytodiagnostik eignen sich nur Abstriche von gesundem Scheidenepithel. Läsionen und Entzündungen irritieren das Zellbild. Zur Objektivierung des zytohormonalen Bildes dienen der **Karyopyknoseindex** (das Verhältnis von Superfizialzellen mit pyknotischen Kernen zu Intermediärzellen mit vesikulösen Kernen) und der **Eosinophilenindex** (das Verhältnis von reifen eosinophilen zu reifen zyanophilen Plattenepithelzellen).

In der Praxis ist eine zytohormonale Diagnostik am ungefärbten Abstrichpräparat (Nativpräparat: Zellsuspension in physiologischer NaC1-Lösung) mit dem Phasenkontrastmikroskop oder bei abgeblendetem Hellfeld möglich. Die färberischen Charakteristika sind nur nach Spezialfärbung (*Papanicolaou, Shorr*) zu erfassen.

Quantitative Hormonanalysen

Zur diagnostischen Abklärung von Funktionsstörungen innerhalb der Regelkreise Hypothalamus-Hypophyse-Ovar werden neben den klinischen Parametern hormonanalytische Bestimmungen herangezogen. Die klassischen analytisch-chemischen Verfahren sind heute nahezu vollständig durch Bindungsanalysen verdrängt worden. Von diesen haben die **radioimmunologischen Verfahren** (Radioimmunoassay: RIA) die größte praktische Bedeutung. Die besondere Bedeutung verdankt der RIA seiner hohen Empfindlichkeit bis in den Picogrammbereich (10^{-12} g) und seiner für immunologische Reaktionen charakteristischen hohen Spezifität.

Endometriumbiopsie

Mit Hilfe einer feinen Kürette (Strichkürette) entnommene Endometriumstreifen dienen zur histologischen Bestimmung der Zyklusphase. Anhand der histomorphologischen Veränderungen der Korpusschleimhaut ist eine relativ genaue Zyklusdatierung möglich.

Sonographie

Mit hochauflösenden Realtime Ultraschallgeräten sind die Ovarien mit ihren Funktionsstrukturen (Follikel) transabdominal oder transvaginal darstellbar.

Der *Graaf*sche Follikel erreicht zum Zeitpunkt der Ovulation einen Durchmesser von 20—25 mm. Zur Bestimmung des Ovulationszeitpunktes ist die Sonographie — am besten in Verbindung mit Messung der Östrogensekretion — inzwischen unerläßlich geworden. Die postovulatorische Umwandlung zum Corpus luteum geht mit charakteristischen Veränderungen der Zirkumferenz und Binnenstruktur einher.

Endoskopie

Direktbeobachtung der Ovarien, u.U. in Verbindung mit Gewebsentnahmen (Biopsie) ist durch **Laparoskopie** möglich. Die **Hysteroskopie** ermöglicht die direkte visuelle Betrachtung der Korpusschleimhaut.

1.5.3 Psychische und körperliche Veränderungen

Die zyklischen Schwankungen der Östrogene und des Progesterons zeigen regelhafte Einwirkung auf das körperliche Befinden und das psychisch emotionale Verhalten der Frau. Die **Follikelphase** ist die Phase erhöhter körperlicher Leistungsfähigkeit und emotionaler Stabilität. Das psychische Hochgefühl der Follikelphase weicht in der späten **Corpus luteum-Phase** einem Leistungstief mit Antriebsarmut, Neigung zu Depressionen, Unausgeglichenheit und Gereiztheit. Berufliche und sportliche Leistungsfähigkeit können durch die endokrine Periodik erheblich beeinflußt werden. In ausgeprägten Fällen von sog. **prämenstruellem Syndrom** gewinnt der phasenspezifische hormonale Einfluß auf körperliches und psychisches Befinden Krankheitswert.

1.5.4 Menstruelle Blutung

Die menstruelle Blutung ist das äußere Zeichen des abgelaufenen Zyklus. Die **Zykluslänge** ist das Intervall zwischen zwei menstruellen Blutungen. Der **Zyklusbeginn** ist nach Übereinkunft durch den **ersten Blutungstag** markiert. Die Menstruationsintervalle zeigen bei der einzelnen Frau wie auch im Kollektiv gleichaltriger Frauen erhebliche Schwankungen. Als idealer Zyklus gilt der 28-Tage-Zyklus.

Die Häufigkeitsverteilung der Zyklen ist in Abb. 1.22 dargestellt. Mit zunehmendem Alter ist eine Verkürzung der Menstruationsintervalle zu beobachten. Variationen der Zykluslänge betreffen die Follikelphase stärker als die relativ konstante Gelbkörperphase.

Die menstruelle Blutung dauert 4—5 Tage. Das Blutungsmaximum liegt am zweiten Tag. Der durchschnittliche Blutverlust beträgt 30 ml. Von seiten der Patientin ist die Blutungsstärke schwierig zu objektivieren. Sie wird an Hand der täglich erforderlichen Vorlagen oder Tampons geschätzt. Menstrualblut gerinnt nicht. Für die Ungerinnbarkeit spielen enzymatische Reaktionen, vor allem die proteolytische Aktivität des Endometriums eine Rolle. Fibrinogen fehlt, die Gerinnungsfaktoren II, V, VII, VIII und X sind stark vermindert.

Menstruationshygiene

Zur Aufsaugung des Menstrualblutes dienen **Binden** (Vorlagen) oder **Tampons**. Unter-

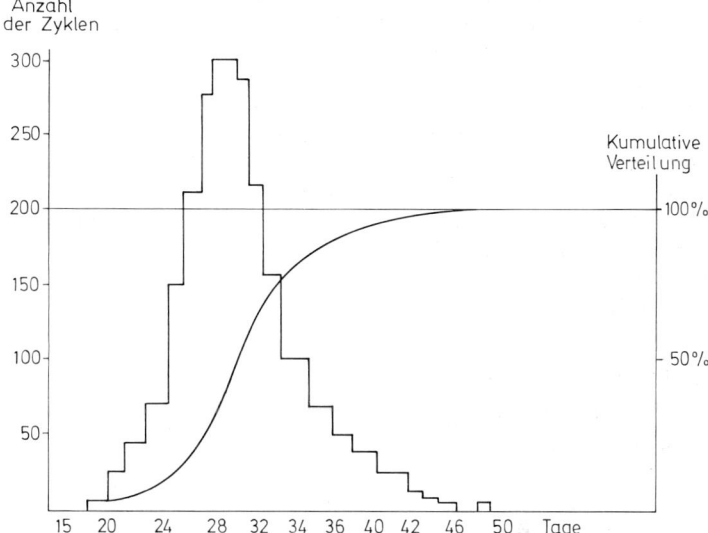

Abb. 1.22 Häufigkeit und kumulative Verteilung der Zyklusintervalle bei Frauen im Alter von 20—29 Jahren (nach *Matsumoto* et al. 1962)

schiedliche Größen ermöglichen auch Jugendlichen und Virgines die Verwendung von Scheidentampons. Unter Umständen ist eine ärztliche Prüfung der Beschaffenheit und Dehnbarkeit des Hymenalringes erforderlich.

Bei relativ starken Blutungen des ersten und zweiten Zyklustages ist Menstruationsbinden der Vorzug zu geben. Mit abklingender Periode kann auf Tampons übergegangen werden. Die Tampons sind wenigstens einmal innerhalb von 12 Stunden zu wechseln, bei starker Blutung häufiger. Während der Periode genügen die üblichen Maßnahmen der allgemeinen Körperhygiene wie Waschen, Duschen und Baden. Intravaginale Spülungen sind nicht erforderlich. Sie stören die biologischen Selbstreinigungsmechanismen der Vagina. Intimsprays können bei hautempfindlichen Frauen allergische Vulvitiden und Kolpitiden hervorrufen.

Dem jungen Mädchen ist frühzeitig klarzumachen, daß die Menstruation ein physiologischer Vorgang ist, der keinen Ausschluß von den Ansprüchen des täglichen Lebens erforderlich macht. Das gilt auch für sportliche Betätigung. Für sportliche Wettkämpfe gelten wegen des phasenspezifischen Leistungstiefs besondere Bedingungen.

Während der Menstruation — auch im abklingenden Stadium — ist die Gefahr einer **Keimas**zension und **Entzündung des inneren Genitale** erhöht. Latente Entzündungen neigen während der Regel zur Exazerbation.

Verschiebung der Menstruation

Eine Verschiebung der menstruellen Blutung kann dann notwendig werden, wenn der natürliche Menstruationstermin mit besonderen Ereignissen und Belastungen im Leben der Patientin zeitlich kollidiert (z.B. Examina, Reisen, sportliche Wettkämpfe, geplante Operationen). Für diese Fälle ist sowohl eine **Vorverlegung** als auch ein **Hinausschieben** der Regelblutung durch modifizierte Anwendung hormonaler Kontrazeption möglich.

Vorverlegung der Blutung

Bei Einphasenpräparaten (Kombinationspräparaten) wird das Präparat vorzeitig abgesetzt. Die Entzugsblutung tritt entsprechend früher ein. Auch bei Sequenzpräparaten ist eine Verkürzung der zweiten Phase (Östrogen-Gestagenphase) um mehrere Tage möglich.

Hinausschieben der Blutung

Bei Einphasenpräparaten (Kombinationspräparaten) wird die Pille regelmäßig bis zu dem Zeitpunkt genommen, der 2—3 Tage vor der erwünschten Blutung liegt. Bei Sequenzpräparaten (Zweiphasenpräparaten) müssen zur Verschiebung der Entzugsblutung im Anschluß an die letzte Tablette einer Packung die Tabletten der 2. Phase einer neuen Packung über die gewünschte Dauer weiter genommen werden.

1.5.5 Dysmenorrhoe und prämenstruelles Syndrom

Dysmenorrhoe

Unter Dysmenorrhoe (Algomenorrhoe) versteht man eine übermäßig schmerzhafte Menstruation. Die Schmerzen sind krampfartig ziehend und mit allgemeinem Krankheitsgefühl, häufig auch mit Kopfschmerzen, Übelkeit und Brechreiz verbunden. Die Beschwerden beginnen prämenstruell und sind am 1. und 2. Blutungstag gewöhnlich am stärksten.

Als Ursache einer **primären**, d.h. von der Menarche ab bestehenden **Dysmenorrhoe** kommen in Betracht:

— Uterushypoplasie (bei allgemein asthenischem Habitus)
— Lageanomalien des Uterus (Retroflexio, Hyperanteflexio uteri)
— Fehlbildungen des Uterus
— gestörte Östrogen-Gestagen-Balance
— übermäßige Prostaglandinbildung im Endometrium
— psychische Faktoren (z.B. Störungen im Schmerzerleben und in der Schmerzverarbeitung).

Die anatomischen Ursachen werden nicht selten überbewertet und als Begleitbefunde fälschlich für die Dysmenorrhoe verantwortlich gemacht. **Prostaglandine** spielen bei funktioneller Dysmenorrhoe offenbar eine zentrale Rolle. Im Überschuß gebildetes Prostaglandin F2α bewirkt myometrane Hyperaktivität und durch uterine Ischämie spastische Schmerzen. Die **psychischen Faktoren** sind oft schwierig zu deuten. Am Vorbild der Mutter erworbene Verhaltensweisen können eine Rolle spielen. Auf die psychische Ätiologie weist die häufige Kombination mit anderen neurotischen Symptomen hin.

Ursachen einer **sekundär erworbenen Dysmenorrhoe** sind vor allem:

— Endometriosen (Adenomyosis uteri interna)
— entzündliche Erkrankungen des Genitale
— Uterus myomatosus
— Schleimhautpolyposis
— Stenosierung des Zervikalkanals.

Auch bei der sekundären Dysmenorrhoe können psychische Faktoren (Konfliktsituationen) mitbeteiligt sein.

Therapie

Die Behandlung der organisch bedingten Dysmenorrhoe richtet sich nach dem Grundleiden. Eine Uterushypoplasie kann durch kombinierte Östrogen-Gestagen-Therapie (sog. Pseudogravidität), die u.U. über Monate fortgeführt werden muß, gebessert werden. Eine gleichartige Kombinationsbehandlung mit niedrigem Östrogen- und hohem Gestagenanteil in konstanter oder ansteigender Dosierung ist auch wirksam bei den durch **Endometriosen** verursachten Dysmenorrhoen. Bei funktionellen Ursachen kann eine temporäre Ovulationsunterdrückung durch hormonale Kontrazeptiva oder eine prämenstruelle Gestagensubstitution (z.B. vom 18.—25. Zyklustag) erfolgreich sein. **Unterstützende Maßnahmen** bei allen Formen der Dysmenorrhoe sind Spasmolytika und Analgetika (Prostaglandinhemmer) sowie krankengymnastische und physikalische Therapie. Ein großer Teil der Dysmenorrhoen junger Mädchen heilt spontan, sei es durch Milieuveränderung, Wegfall des „Krankheitsgewinns" oder infolge fortschreitender psychosexueller Reifung. Bei neurotischer Konstellation ist spezielle Psychotherapie erforderlich.

Prämenstruelles Syndrom

Unter dem prämenstruellen Syndrom werden zyklusabhängige psychische und körperliche Störungen zusammengefaßt, die sich im Schweregrad von den üblichen prämenstruellen Beschwerden unterscheiden.

Zu den psychischen Symptomen zählen:
— nervöse Spannung
— Reizbarkeit und Aggressivität

– Stimmungslabilität und Depressionen
– Antriebslosigkeit
– Schlaflosigkeit
– gesteigerte Libido.

Die körperlichen Beschwerden bestehen in:

– Mastodynien
– Migräne
– Übelkeit
– Völlegefühl im Abdomen
– Ödembildung an den Extremitäten
– Herzjagen.

Die Symptomatik kann sich in Einzelfällen zu emotionalen Krisen mit affektiven Kurzschlußhandlungen steigern. Das Zustandsbild wird auf eine **hormonale Dysbalance** zurückgeführt. Eine Korrelation der Beschwerden mit pathologischen Hormonwerten konnte allerdings nicht gefunden werden. Hyperprolaktinämie, erhöhte antidiuretische Aktivität und vermehrte Aldosteronbildung werden als pathogenetische Faktoren diskutiert.

Psychische Störungen spielen eine wichtige Rolle. Das Zusammentreffen mit psychisch labilem Konstitutionstyp bzw. mit einer latenten neurotischen Haltung ist häufig.

Therapie

Die besten Resultate sind mit kombinierter psychischer und medikamentöser Behandlung zu erreichen. Unter den Medikamenten sind Tranquilizer, Diuretika, Aldosteronantagonisten, Ovulationshemmer sowie Gestagene wirksam. Die manchmal erheblichen Mastodynien sprechen am besten auf Prolaktin-Antagonisten an.

1.5.6 Blutungsanomalien

Blutungsanomalien im ovulatorischen Zyklus werden in **Rhythmusstörungen** (Tempostörungen) und **Typusstörungen** unterteilt (Abb. 1.23).

Rhythmusstörungen

Bei den Rhythmusstörungen sind die Menstruationsintervalle entweder verkürzt (Polymenorrhoe: Blutungen im Abstand von weniger als 25 Tagen) oder verlängert (Oligomenorrhoe: Blutungen im Abstand von mehr als 35 Tagen). Die Blutungsstärke ist dabei zumeist normal.

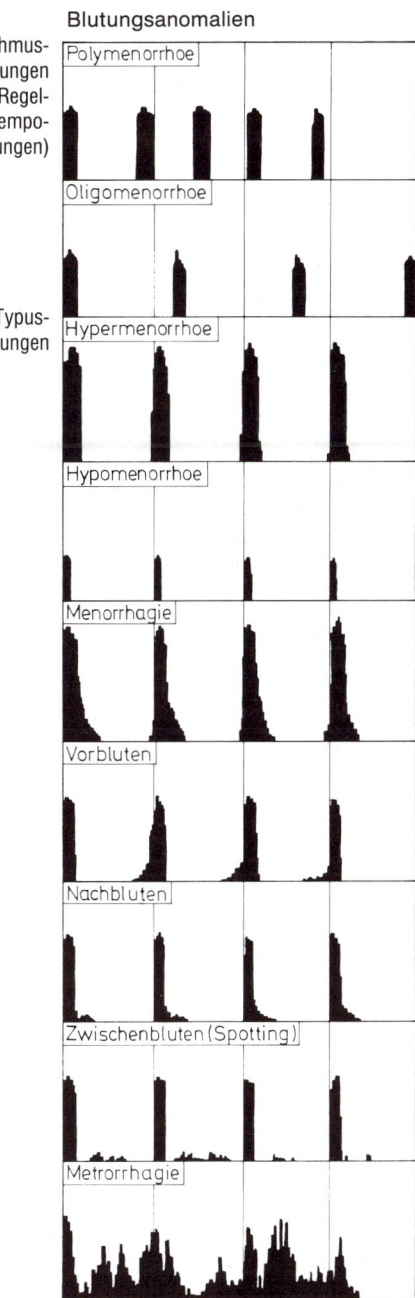

Abb. 1.23 Schematische Darstellung der wichtigsten Anomalien des menstruellen Zyklus

Bei der **Polymenorrhoe** kann die Follikelphase oder die Corpus luteum-Phase verkürzt sein. Auch anovulatorische Blutungen können als Polymenorrhoen in Erscheinung treten. Anhand der Basaltemperaturkurve (BTK) ist eine genauere Differenzierung möglich. Eine Behandlung der Polymenorrhoe ist notwendig, wenn:

- eine Sterilität vorliegt
- die häufige Blutung zu einer sekundären (Eisenmangel-)Anämie geführt hat.

Entscheidend für die Therapie ist die Frage, ob die **Behebung der Sterilität** oder lediglich eine **Normalisierung der Regelabstände** angestrebt wird. Eine Verlängerung der Blutungsintervalle auf den normalen 28-Tage-Rhythmus ist durch Östrogen-Gestagen-Substitution in der 2. Zyklushälfte (z.B. vom 18.–25. Tag) oder durch orale Kontrazeptiva in Form von Sequenz- oder Kombinationspräparaten zu erreichen.

Über die Behandlung der Sterilität s. Kap. 1.7.3.

Bei der **Oligomenorrhoe** ist meist die Follikelphase verlängert, die Corpus luteum-Phase dagegen relativ konstant. Eine Regulierung der Zyklusintervalle ist wie bei der Polymenorrhoe durch orale Östrogen-Gestagen-Substitution zu erreichen.

Bei Sterilität besteht die Therapie in der Herbeiführung einer Ovulation in Zyklusmitte durch Behandlung mit Clomiphen oder Gonadotropinen (s. Kap. 1.7.3).

Typusstörungen

> Bei den **Typusstörungen** unterscheidet man die zu starke Regelblutung (Hypermenorrhoe) und die zu schwache Regelblutung (Hypomenorrhoe).

Die **Hypermenorrhoe** ist in den meisten Fällen durch **organische Krankheiten** bedingt (intramurale und submuköse Myome, Adenomyosis uteri interna, Schleimhautpolypen). Die Behandlung richtet sich nach dem organischen Grundleiden. Unter den selteneren **funktionellen Ursachen** der Hypermenorrhoe steht Gestagenmangel im Vordergrund. Ein relatives Gestagendefizit kann durch Substitution in der postovulatorischen Phase ausgeglichen werden. Kontraktionsmittel (Sekalepräparate) erhöhen die Kontraktionsfähigkeit und haben dadurch einen blutstillenden Effekt.

Unter **Menorrhagien** versteht man **verstärkte und verlängerte** Regelblutungen. Sie haben die gleichen Ursachen wie die Hypermenorrhoe.

Die **Hypomenorrhoe** kann Anzeichen einer Ovarialinsuffizienz oder einer unvollkommenen oberflächlichen Abstoßung der Funktionalis sein. Sie erfordert im allgemeinen keine Behandlung.

Andere Blutungsanomalien

Weitere Anomalien im ovulatorischen Zyklus sind die **prämenstruellen Blutungen (Vorbluten)** und die **postmenstruellen Blutungen (Nachbluten)**. Es sind wenige Tage andauernde Schmierblutungen, die immer in zeitlichem Zusammenhang mit der Regelblutung stehen. Ursächlich spielen vorzeitiger Hormonabfall in der postovulatorischen Phase, Gelbkörperschwäche sowie verzögerte Abstoßung der Funktionalis oder ungenügende Regeneration des Endometriums eine Rolle.

Die Therapie besteht in prämenstruellen Östrogen-Gestagen-Gaben bis zum 25. Zyklustag oder in der Verabfolgung von kleinen Östrogendosen zwischen dem 1. und 7. Zyklustag mit dem Ziel, die Schleimhautregeneration zu fördern.

Zwischenblutungen (spotting) zeigen keinen zeitlichen Zusammenhang mit der Regelblutung. Sie haben in den meisten Fällen organische Ursachen (z.B. Uteruskarzinome, Zervix- oder Korpusschleimhautpolypen, Portioerosionen, submuköse Myome, Entzündungen der Uterusschleimhaut).

Die **Metrorrhagie** — eine azyklische Uterusblutung — ist ein Kardinalsymptom bösartiger Geschwülste des Uterus.

1.6 Störungen der Ovulation

1.6.1 Symptomatik

Ovulationsstörungen können als **primäre** und **sekundäre Amenorrhoe** oder als **anovulatorische Zyklen** in Erscheinung treten.

> Unter **Amenorrhoe** versteht man das Fehlen oder Ausbleiben der menstruellen Blutung. Eine physiologische Amenorrhoe besteht in der Schwangerschaft und während der Stillperiode.
>
> Eine **primäre Amenorrhoe** liegt vor, wenn das normale mittlere Menarchealter (12 1/2

Jahre) um mehr als 2 Jahre überschritten ist, ohne daß eine Regelblutung eingetreten ist.

Von einer **sekundären Amenorrhoe** spricht man bei einem blutungsfreien Intervall von mehr als drei Monaten.

Nach endokrinologischen Befunden sind zu unterscheiden:

1. Amenorrhoen mit normaler oder erniedrigter Gonadotropinproduktion (normo- oder hypogonadotrope Amenorrhoe)
2. Amenorrhoen mit erhöhter Gonadotropinproduktion (hypergonadotrope Amenorrhoe)
3. Amenorrhoen mit erhöhter Prolaktinproduktion (hyperprolaktinämische Amenorrhoe)
4. Amenorrhoen mit erhöhter Androgenproduktion (hyperandrogenämische Amenorrhoe).

Anovulatorische Zyklen äußern sich in mehr oder weniger regelmäßigen Abbruchblutungen der proliferierten, aber nicht sekretorisch umgewandelten Uterusschleimhaut. Eine Ovulation findet nicht statt, die ovariellen Östrogene reichen jedoch zur Stimulierung des Endometriums aus.

1.6.2 Ursachen

Primäre Amenorrhoen

Die **ovariell bedingten Amenorrhoen** machen ca. 40 % der primären Amenorrhoen aus. Ursachen sind primäre Fehl- oder Mangelentwicklungen der Gonaden zumeist in Verbindung mit chromosomalen Aberrationen:

— Die **Gonadenagenesie** (vollständiges Fehlen der Keimdrüsen) ist der stärkste Grad der primären Anlagestörung
— Die **Gonadendysgenesie** ist durch das Fehlen von Keimzellen und deren assoziierten Strukturen (Follikel) gekennzeichnet. An Stelle der Gonaden finden sich nur schmale bindegewebige Stränge, die Hiluszellen enthalten (Streak gonads). Im *Ullrich-Turner*-Syndrom ist die Gonadendysgenesie mit somatischen Fehlbildungen kombiniert (s. Kap. 1.1.2).
— Die **Gonadenhypoplasie** zeigt eine mangelhafte Entwicklung des Keimgewebes in unterschiedlichem Ausmaß.

Das äußere Genitale ist bei der Gonadenagenesie auf infantiler Stufe stehengeblieben, bei Gonadendysgenesie meist weiblich, gelegentlich auch intersexuell, bei Ovarhypoplasie weiblich. Durch das unzureichende oder fehlende Keimgewebe ist die Gonadotropinausscheidung erhöht (hypergonadotrope Amenorrhoe).

Die primäre Hypophyseninsuffizienz ist eine seltene, durch Wachstumsretardierung und Infantilismus charakterisierte Erkrankung. Neben einer extrem niedrigen Produktion von Gonadotropinen (FSH und LH) findet sich auch eine Minderproduktion von STH, TSH und ACTH (Panhypopituitarismus).

Anatomisch bedingte primäre Amenorrhoen beruhen auf partiellen oder vollständigen Atresien des Uterovaginaltraktes. Bei normaler zyklischer Ovarfunktion und einem Verschluß lediglich der unteren Anteile des Uterovaginaltraktes resultiert eine Retention des Menstrualblutes (Kryptomenorrhoe) (s. Kap. 1.2.2).

Sekundäre Amenorrhoe

Der normo- oder hypogonadotropen Amenorrhoe liegt in den meisten Fällen eine **hypothalamisch-hypophysäre Störung** zu Grunde. Die zentrale Störung kann auf einer organischen Krankheit (entzündlicher, traumatischer, raumfordernder oder degenerativer Prozeß) oder auf psychogenen Insulten beruhen.

Die **funtionelle hypothalamische Insuffizienz** ist das Resultat einer mehr oder weniger eingeschränkten hypothalamischen Sekretion von Gonadotropin-Releasinghormon (GnRH), deren Ursachen vielfältig sein können und bislang noch unzureichend geklärt sind.

Zu den **organischen Erkrankungen** des hypothalamisch-hypophysären Bereiches zählen Tumoren (Kraniopharyngeome, Adenome wie z.B. Prolaktinome) sowie posttraumatische entzündliche Prozesse (Meningitis, Meningo-Enzephalitis). Ursachen einer postpartalen Hypophyseninsuffizienz können degenerative Prozesse (ischämische Nekrosen) der Hypophyse sein (*Sheehan*-Syndrom s. Kap. 6.1.1).

Zu den **psychogen bedingten Amenorrhoen** werden alle Amenorrhoen ohne erkennbare organische Ursache gerechnet. Sie bilden das größte Kontingent unter den sekundären Amenorrhoen. Psychischer Streß oder neurotische Erlebnisverarbeitung können durch Einwirkung auf die Zentren der Gonadotropinfreisetzung zu einer Amenorrhoe führen. Die Notstands-, Flucht- oder Internierungsamenorrhoe sind Beispiele einer anovulatorischen (monophasischen) Zyklusstörung durch außergewöhnliche psychische Belastungen. Aber auch andere psychische Einflüsse und Insulte (Prüfungsdruck, gestörte Partnerbeziehungen, Leistungssport u.a.) können reaktiv eine Amenorrhoe auslösen.

Die Extremform einer psychisch-reaktiven Amenorrhoe ist die mit Magersucht verbundene **Anorexia nervosa**. Sie tritt gehäuft im Adoleszentenalter auf. Die Ursachen sind vielschichtig. Beherrschend ist die Vorstellung, übergewichtig zu sein. Häufig findet sich eine affektbetonte neurasthenische Haltung mit der Unfähigkeit, die eigene Weiblichkeit zu akzeptieren. Der Eintritt der Amenorrhoe korreliert mit dem Körpergewicht (kritischer Grenzwert bei ca. 48 kg).

Eine andere Form der psychogenen Amenorrhoe ist die **Grossesse nerveuse** (eingebildete Schwangerschaft). In diesen Fällen können krankhaft übersteigerter Kinderwunsch oder auch Angst vor einer Schwangerschaft alle typischen Symptome einer Gravidität hervorrufen.

Zu den **sekundären ovariellen Amenorrhoen** zählen die chirurgische oder radiologische Kastration. Temporäre oder bleibende Amenorrhoen können auch nach Chemotherapie eintreten. Verschlüsse und Stenosen im **Uterus** können durch Vernarbung nach schweren Entzündungen, Verätzungen und forcierten Kürettagen auftreten und eine Amenorrhoe verursachen (*Asherman*-Syndrom).

Ovarialtumoren als Ursache von sekundären Amenorrhoen

Unter den **Ovarialtumoren** sind es besonders die Geschwülste mit endokriner Aktivität, die Zyklusanomalien bis hin zur Amenorrhoe verursachen können. Sowohl die Östrogen-bildenden Tumoren (Granulosazelltumoren, Thekazelltumoren) wie auch Androgen-bildende Tumoren (Androblastome) bewirken

über einen negativen Feed-back eine Hemmung der hypothalamisch-hypophysären Regulationszentren. Bei den Androgen-bildenden Tumoren (s.u.) finden sich zusätzlich zur Amenorrhoe die äußeren Zeichen der Virilisierung (Klitorishypertrophie, Akne, Hirsutismus).

Hyperprolaktinämische Amenorrhoen

Eine Überproduktion von Prolaktin wirkt sich potentiell auf verschiedene Organfunktionen aus (z.B. Ovarien, Nebennierenrinde, Mammae). Die physiologische Hyperprolaktinämie in der Laktationsperiode supprimiert die zyklische Ovarfunktion (postpartale Amenorrhoe). Wie die physiologische Hyperprolaktinämie beim Stillen, führt auch die pathologische Prolaktinproduktion zu Störungen der Ovarfunktion in wechselndem Ausmaße und damit zur Sterilität.

Die möglichen Ursachen einer pathologischen Hyperprolaktinämie sind äußerst vielfältig.

Neben Erkrankungen endokriner Organe und deren Regulationszentren (z.B. Enzephalitis, Neoplasien im Bereich des Hypothalamus und der Hypophyse wie Prolaktinome) haben körpereigene Substanzen und verschiedene Medikamente (z.B. Antidepressiva, Neuroleptika, Antihypertensiva) Einfluß auf die Steigerung oder Hemmung der Prolaktinsekretion.

Klinische Hinweissymptome auf eine Hyperprolaktinämie sind **Galaktorrhoe in Verbindung mit Zyklusstörungen** (Oligomenorrhoe, Amenorrhoe) sowie gelegentlich Androgenisierungserscheinungen.

Hyperandrogenämische Amenorrhoen

Störungen im Androgenhaushalt machen sich durch eine Reihe klinischer Symptome bemerkbar, unter denen **Androgenisierungserscheinungen** (Hirsutismus, Akne, Alopezie, Virilisierung) im Vordergrund stehen. Die ovariellen Funktionsstörungen reichen von einer diskreten Lutealinsuffizienz bis hin zur anhaltenden Amenorrhoe.

Pathogenetisch kommen endokrine Funktionsstörungen verschiedener Ätiologie in Betracht.

Störungen im Androgenhaushalt können vor allem durch

— angeborene oder erworbene Erkrankungen der Nebennierenrinde (adrenogenitales Syndrom: AGS)
— morphologisch-funktionelle Störungen der Ovarien (polyzystisches Ovarsyndrom: PCO-Syndrom)
— Androgen-bildende Tumoren und Hyperplasien Androgen-produzierender Zellen

hervorgerufen werden.

Unter dem Begriff des **adrenogenitalen Syndroms (AGS)** werden vererbbare Enzymstörungen der Nebennierenrinde zusammengefaßt, welche die normale Syntheseleistung der Nebennierenrinde (Kortisol-, Androgen- und Aldosteronsynthese) beeinträchtigen. Die Folge der angeborenen Enzymdefekte ist eine kompensatorische, ACTH-induzierte Nebennierenrindenhyperplasie mit verstärkter Androgenbildung. Das Spektrum der exzessiven Androgenwirkung reicht von der hyperandrogenämischen Amenorrhoe mit mehr oder weniger stark ausgeprägten Hauterscheinungen (Akne, verstärkte Körperbehaarung) bis hin zur kompletten Vermännlichung eines primär weiblich angelegten äußeren Genitale beim angeborenen klassischen AGS in Form eines Pseudohermaphroditismus femininus (s. Kap. 1.1.2).

Das **polyzystische Ovarsyndrom (PCO-Syndrom)** ist ein Symptomenkomplex aus polyzystisch vergrößerten Ovarien in Verbindung mit Zyklusanomalien, Zeichen der Androgenisierung und Adipositas. Die Ovarien enthalten dicht beieinanderliegende 2—10 mm große Zystchen. Die Tunica albuginea ist verbreitert, das kortikale Stroma hyperplastisch. Als Quelle der unphysiologischen Androgenproduktion kommt eine primär Hyperplasie Androgen-bildender Zellen (Thekazellen, Hiluszellen) in Betracht.

Androgen-bildende Tumoren sind seltenere Ursachen einer hyperandrogenämischen Ovarfunktionsstörung. Androblastome (*Sertoli-Leydig*-Zelltumoren) stehen im Vordergrund. **Zeichen einer vermehrten Androgenbildung mit den Sekundärwirkungen auf die Ovarialfunktion (Oligomenorrhoe, sekundäre Amenorrhoe) gehören auch zum Cushing-Syndrom.** Als Ursache der Erkrankung, deren klinisches Bild im wesentlichen durch eine vermehrte Kortisolbildung geprägt wird, kommen eine Dysfunktion im Hypothalamus, ein Hypophysenadenom oder auch ein Tumor (Karzinom, Adenom) der Nebennierenrinde in Betracht.

WHO-Klassifikation der Amenorrhoen

Das von der Weltgesundheitsorganisation (WHO) vorgeschlagene Schema ermöglicht eine gezielte und folgerichtige Abklärung der einer Amenorrhoe zu Grunde liegenden Pathomechanismen und ist die Voraussetzung für eine adäquate Therapie (Abb. 1.24). Die WHO-Klassifikation von 1976 umfaßt 7 verschiedene Funktionsstörungen (Tab. 1.1).

Tabelle 1.1 WHO-Klassifikation der Amenorrhoen

Gruppe I	Hypogonadotrope, normoprolaktinämische Ovarialinsuffizienz (z.B. primäre hypophysäre Insuffizienz, *Sheehan*-Syndrom, Anorexia nervosa)
Gruppe II	Normogonadotrope, normoprolaktinämische Ovarialinsuffizienz (z.B. Corpus luteum-Insuffizienz, anovulatorische Zyklen, Amenorrhoe)
Gruppe III	Hypergonadotrope Ovarialinsuffizienz (z.B. Gonadendysgenesie, *Ullrich-Turner*-Syndrom, prämature Menopause)
Gruppe IV	Anatomisch bedingte Amenorrhoe (z.B. angeborene Vaginalaplasie, *Rokitansky-Küster-Mayer*-Syndrom)
Gruppe V	Hyperprolaktinämische Ovarialinsuffizienz (durch Prolaktinom)
Gruppe VI	Hyperprolaktinämische Ovarialinsuffizienz (z.B. durch endogenen Gn-RH-Mangel)
Gruppe VII	Tumoren der Hypothalamus-Hypophysenregion (z.B. Kraniopharyngeom)

1.6.3 Diagnostik (Abb. 1.24)

Anamnese

Die Anamnese gibt erste wichtige Hinweise. Primäre und sekundäre Amenorrhoe sind zu unterscheiden. Eine physiologische Amenorrhoe ist auszuschließen.

Die **Familienanamnese** kann zur Vorklärung beitragen (Psychosen, endokrine Erkrankungen, Fehlbildungen).

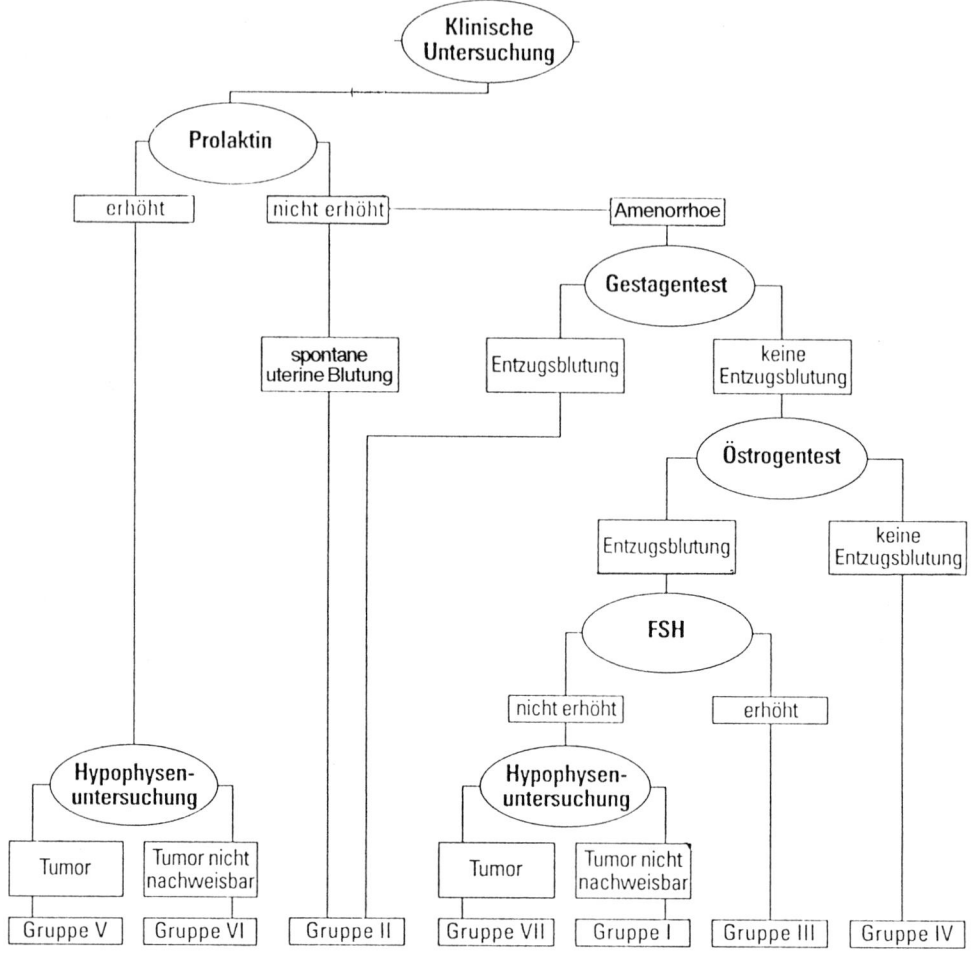

Abb. 1.24 Schema des Untersuchungsgangs bei Amenorrhoe

Die **Eigenanamnese** beginnt pränatal unter Einbeziehung von Erkrankungen und medikamentösen Behandlungen der Mutter während der Schwangerschaft. Erkrankungen während der frühkindlichen Entwicklung sind zu registrieren (Meningitis, Enzephalitis, Tbc). Der Zeitabschnitt der Pubertät ist besonders zu beachten (Thelarche, Menarche, Pubarche).

In der **Zyklusanamnese** sind präzise Angaben über das Menarchealter und den Primärzyklus notwendig. Blutungsstärke, Blutungsdauer, Zwischenblutungen, schmerzhafte Blutungen und blutungsfreie Intervalle sind zu erfragen, Art und Dauer vorausgegangener Hormonbehandlungen zu registrieren.

Die **Fertilitätsanamnese** berücksichtigt Sterilität, Fehlgeburten und Geburten sowie auch Art und Zeitpunkt antikonzeptioneller Maßnahmen. Wichtig sind Komplikationen und Störungen bei Entbindungen und im Verlauf des Wochenbettes (starke Blutverluste sub partu, Stillschwierigkeiten, postpartale Zyklusanomalien).

Die **Galaktorrhoe**, d.h. die Absonderung von milchigem Sekret außerhalb von Gravidität und Wochenbett ist ein wichtiges Leitsymptom, das auf eine zentrale Störung hinweist (hyperprolaktinämische Amenorrhoe). Schließlich sind vorausgegangene **gynäkologische Erkrankungen** (Entzündungen, Geschwülste, Operationen) sowie auch aktuelle **psychische**

Konfliktsituationen (familiäre, berufliche, persönliche Belastungen) sorgfältig zu eruieren.

Allgemeinuntersuchung

Die **klinische Untersuchung** muß an der vollständig entkleideten Patientin erfolgen. Auf Erscheinungen des Infantilismus, Virilismus und anderer körperlicher Stigmata ist zu achten (Körperproportionen, Hochwuchs, Zwergwuchs, Fettsucht). Mangelhafte Brustentwicklung (Hypoplasie) spricht für eine stark verminderte Östrogenbildung. Eine Galaktorrhoe wird durch Exprimieren der Drüsenkörper und Brustwarzen festgestellt. Das Sekret wird zytologisch untersucht. Hautveränderungen (Feuchtigkeit, Dermographismus) geben Hinweise auf endokrine Störungen.

Von großer Bedeutung ist die Beachtung der **Körperbehaarung**. Oberlippenbehaarung, vermehrte Extremitätenbehaarung und maskuliner Schambehaarungstyp weisen auf vermehrte Androgenbildung hin (**Hirsutismus**). Ein **Virilismus** liegt vor, wenn zum männlichen Behaarungstyp weitere maskuline Merkmale kommen (z.B. Klitorishypertrophie). Fehlende Scham- und Achselbehaarung findet sich bei infantilem Habitus oder beim Syndrom der testikulären Feminisierung (hairless women). Die **Stimmqualität** kann sich bei endokrinen Störungen (Androgenwirkung) ändern.

Gynäkologische Untersuchung

Die gynäkologische Untersuchung beginnt mit der Inspektion des äußeren Genitale. Die normale Entwicklung der großen und kleinen Schamlippen ist von einer ausreichenden Östrogenwirkung abhängig. Auf Fehlbildungen und Zeichen der Intersexualität ist zu achten. Eine enge atrophe Scheide sowie eine kleine konisch verlaufende Portio sprechen für ein Östrogendefizit. Die Palpation des inneren Genitale berücksichtigt Größe und Lage des Uterus. Pathologische Resistenzen im Bereich der Adnexe sind auszuschließen (Tumoren, polyzystische Ovarien).

Die gynäkologische Untersuchung wird ergänzt durch die Abnahme eines **Scheidenabstriches** zur zytologischen Untersuchung (semiquantitative Bestimmung des Östrogeneffektes, Zyklusphase) sowie durch die Überprüfung des **Zervixsekretes** (Spinnbarkeit, Farnkrauttest).

Ultrasonographische Untersuchungen ermöglichen eine genauere Beurteilung der Adnexe (Follikel, Zysten, Tumoren) und der Schleimhautauskleidung des Uterus.

Vor einer weitergehenden speziellen Diagnostik sollte die Patientin über 2–3 Monate eine Messung der **Basaltemperatur** durchführen.

Zur definitiven Abklärung der Ursachen einer primären oder sekundären Amenorrhoe sind schließlich Hormonanalysen in Verbindung mit Funktionstests erforderlich.

Funktionstests

Gestagen-Test

Der Gestagen-Test prüft, ob signifikante Mengen an endogenem Östrogen produziert werden.

Prinzip: Verabfolgung eines Gestagens in einer Dosis, die zur Transformation des Endometriums ausreicht.

Durchführung: Durch Verabreichung eines Gestagenpräparates (z.B. 10 mg Medroxyprogesteronazetat) über 10–14 Tage läßt sich bei einem proliferierten, d.h. unter Östrogeneinfluß stehenden Endometrium eine Blutung auslösen.

Interpretation: Ein positives Ergebnis liegt vor, wenn innerhalb von 2–4 Tagen nach Absetzen des Gestagens eine Entzugsblutung eintritt. Bei negativem Ergebnis (Hinweis auf absoluten oder relativen Östrogenmangel) sollte sich ein Östrogen-Gestagen-Test anschließen.

Östrogen-Gestagen-Test

Der Östrogen-Gestagen-Test gibt Antwort auf die Frage, ob ein stimulierbares Endometrium vorhanden ist (Ausschluß einer uterinen Amenorrhoe).

Prinzip: Gabe von Östrogenen in einer Dosis, die zur vollen Proliferation des Endometriums ausreicht.

Durchführung z.B. 20 Tage lang 0,06 mg Ethinylöstradiol (z.B. 3 x 1 Tabl. Progynon C) täglich oral; vom 11.–20. Tag zusätzlich ein Gestagenpräparat in voller Transformationsdosis.

Interpretation: Ein positives Ergebnis liegt vor, wenn innerhalb einer Woche nach Absetzen der Präparate eine Entzugsblutung eintritt. Ein negatives Ergebnis findet sich beim Fehlen eines stimulierbaren Endometriums. Beim Vorliegen einer Schwangerschaft ist der Test ebenfalls negativ.

Hormonanalysen

Prolaktin

Die Prolaktionsbestimmung ist angezeigt beim Amenorrhoe-Galaktorrhoe-Syndrom, aber auch beim Fehlen klinischer Zeichen einer Hyperprolaktinämie, da auch leichte Grade der Überproduktion Follikelreifungsstörungen und/oder Lutealinsuffizienz auslösen können.

Referenzbereiche:

6—10 ng/ml Follikelphase
8—12 ng/ml Ovulationsphase
10—16 ng/ml Lutealphase
4— 8 ng/ml Postmenopause

Bei Werten über 50 ng/ml muß an ein Prolaktinom gedacht werden (CT oder kernspintomographische Untersuchung der Sella!).

Gonadotropine

FSH- und LH-Bestimmung sind vor allem angezeigt bei fehlender endogener Östrogenbildung und dienen der Unterscheidung von hypo-, normo- und hypergonadotropen Formen der Ovarialinsuffizienz.

Referenzbereiche:

FSH   2—10 mlE/ml Follikelphase
      8—20 mlE/ml Ovulationsphase
      2— 8 mlE/ml Lutealphase
        20 mlE/ml Postmenopause
LH   3—15 mlE/ml Follikelphase
      20—50 mlE/ml Ovulationsphase
      5—10 mlE/ml Lutealphase
      20—100 mlE/ml Postmenopause

Östrogene

Die Bestimmung von Östradiol ist in der Primärdiagnostik der Ovarialinsuffizienz von geringer Bedeutung. Sie ist wichtig als Kontrollparameter bei medikamentöser Therapie (z.B. medikamentöse Ovulationsauslösung).

Referenzbereiche für 17β-Östradiol:

Frauen in der Geschlechtsreife: zyklusabhängig
300—500 pg/ml präovulatorischer Gipfel
150—250 pg/ml in der Lutealphase
postmenopausal 15—20 ng/ml

Progesteron

Progesteron ist ein Parameter der Gelbkörperfunktion. Werte unter 5 ng/ml zeigen — gemessen zwischen dem 16. und 25. Tag des Zyklus — das Fehlen eines Gelbkörpers und damit einer stattgehabten Ovulation an. Befunde im niedrigen Normalbereich sprechen für eine Lutealinsuffizienz.

Referenzbereich:

0—3 ng/ml Follikelphase
12 ng/ml Lutealphase
1 ng/ml Postmenopause

Androgene

Bei entsprechender klinischer Symptomatik (Hirsutismus, Virilisierung) ist die Bestimmung von Testosteron und Dehydroepiandrosteron (DHEA) erforderlich. Erhöhte Werte (in Kontrollen) machen eine weitergehende Diagnostik zur Klärung der Pathogenese der pathologischen Androgenbildung notwendig (z.B. Dexamethason-Hemmtest zur Unterscheidung adrenaler und ovarieller Bildungsorte, Sonographie der Ovarien zum Ausschluß eines PCO oder Ovarialtumors).

Referenzwerte:

Testosteron (Geschlechtsreife)
                        0,15—0,70 ng/ml
Androstendion   0,8—3,0 ng/ml
Dehydroepiandrosteron   1,5—8,0 ng/ml

1.6.4 Therapie ovarieller Funktionsstörungen

Die endokrine Ausgangslage ist richtungsweisend für die Therapie. Bei Zyklusstörungen mit Oligo- oder Amenorrhoe hängt die Therapie zudem von der Frage ab, ob lediglich eine zyklische Blutung ausgelöst oder die durch Amenorrhoe bedingte Sterilität behandelt werden soll.

Die **Regulierung des Blutungszyklus** erfolgt durch vollständige oder partielle Substitution mit Sexualsteroiden (z.B. durch mono- oder biphasische Ovulationshemmer). Auf diese Weise lassen sich **Entzugsblutungen** in regelmäßigen Abständen provozieren.

Therapie bei Kinderwunsch

Bei **Kinderwunsch** besteht die Therapie in der Wiederherstellung eines ovulatorischen Zyklus bzw. der medikamentösen Ovulationsauslösung.

Je nach pathogenetischer Ausgangslage stehen folgende Medikamente zur Verfügung:

1. das synthetische **Clomiphen**, welches seine Wirkung im Hypothalamus-Hypophysenbereich entfaltet und indirekt die Follikelreifung fördert.
2. **GnRH**, das – in rhythmischer Form verabreicht – die Hypophysenfunktion normalisiert.
3. **Gonadotropine** (hMG-hCG oder FSH-hCG) zur direkten Stimulation der Ovarfunktion.
4. Die **Prolaktinhemmer**, durch die eine Normalisierung erhöhter Prolaktinwerte erreicht wird.
5. **Kortikoide**, mit denen eine adrenale Hyperandrogenämie normalisiert werden kann.

Clomiphenbehandlung

Die Behandlung beginnt am 3.–5. Tag nach einer spontanen oder induzierten Blutung mit einer Initialdosis von 50 mg/die über 5 Tage unter Kontrolle der Basaltemperatur und der zervikalen Sekretion. Falls anhand der Basaltemperatur-Kurve keine Ovulation nachweisbar ist, wird die Dosis auf das Doppelte erhöht bzw. zusätzlich hCG (z.B. Primogonyl 5000–10000 IE) gegeben.

Behandlung mit Gonadotropin-Releasinghormon (GnRH)

HMG wird durch Extraktion aus dem Urin postmenopausaler Frauen gewonnen.

Eine Behandlung mit GnRH kommt in Betracht bei fehlender Stimulation der Hypophyse durch im Hypothalamus gebildetes LH-RH. Durch intravenöse pulsatile Verabreichung von LH-RH über eine computergesteuerte Pumpe (Zyklomat) läßt sich die Hypophyse reaktivieren und eine normale Follikelstimulation erzielen.

Gonadotropinbehandlung

Die Behandlung mit humanem Menopausengonadotropin (hMG) ist die Therapie der Wahl bei der hypogonadotropen Ovarialinsuffizienz, d.h. bei amenorrhoischen Patientinnen mit niedrigen FSH- und LH-Werten und negativem Gestagen-Test.

Die Therapie beginnt am 2.–5. Tag nach einer spontanen oder induzierten Blutung mit einer Initialdosis von 75–150 IE FSH/LH pro Tag in Form von Menopausengonadotropin (hMG) über die Dauer von 4 Tagen. Die weitere Dosierung ist abhängig von der ovariellen Reaktion (Östradiolanstieg, Zervixfaktor, Follikelreifung im Ultraschall). Zur Ovulationsauslösung wird humanes Choriongonadotropin (hCG) verabreicht.

Unter den **Nebenwirkungen** der Clomiphen- und Gonadotropinbehandlung spielt das Überstimulationssyndrom die größte Rolle. In leichten Fällen treten Schmerzen im Abdomen auf, in schweren Fällen entwickeln sich ovarielle Luteinzysten von beträchtlicher Größe, u.U. begleitet von Aszites. Die Zysten bilden sich nach Absetzen der Clomiphen- oder Gonadotropinpräparate spontan zurück. Ein weiteres Risiko der medikamentösen Ovulationsauslösung ist die erhöhte Rate an Mehrlingsschwangerschaften und Aborten.

Behandlung mit Prolaktinhemmern (Doperginagonisten)

Prolaktinhemmer kommen zur Anwendung bei hyperprolaktinämischer Amenorrhoe (Amenorrhoe-Galaktorrhoe-Syndrom) in einer Dosierung von z.B. initial 1 x tägl. Bromergocriptin 2,5 mg oder Lisurid 0,2 mg.

Die wirksame Dosis wird vom Ausmaß der Prolaktinsenkung abhängig gemacht und im Zuge einer Sterilitätsbehandlung bis zum Eintritt einer Gravidität beibehalten.

Auf Grund der dopaminergen Wirkung der Prolaktinhemmer kann es zu **gastrointestinalen und kardiovaskulären Störungen** kommen

(Übelkeit, Kopfschmerzen, Kreislaufstörungen).

Kortikoidtherapie

Bei hyperandrogenämischer Amenorrhoe ist durch Normalisierung der Androgenwerte eine Verbesserung der zyklischen Ovarfunktion zu erreichen (z.B. zur Supprimierung der Androgene: 5–7,5 mg Prednison oder 0,5–1 mg Dexamethason täglich).

Therapie spezieller Formen von Ovulationsstörungen

Bei **Androgenisierungserscheinungen** sind Antiandrogene eine wirksame Therapieform. Cyproteronazetat und Chlormadinonazetat hemmen jedoch gleichzeitig die Hypophysenfunktion und sind daher nicht zur Sterilitätstherapie geeignet.

Bei den **hypergonadotropen Amenorrhoen** z.B. durch Gonadendysgenesie, Ovarialhypoplasie oder prämaturer Menopause ist wegen des Mangels an Erfolgsgewebe (stimulierbare Follikel) eine Clomiphen- oder Gonadotropinbehandlung aussichtslos. Das Behandlungsziel ist in diesen Fällen ausschließlich die Entwicklung und Sicherung des weiblichen Phänotyps und die Verhütung von Östrogenmangelstörungen. Durch Substitution mit Östrogenen und Östrogen-Gestagenpräparaten können Symptome des Infantilismus beseitigt werden. Die zyklische Auslösung von Blutungen fördert außerdem in der Patientin das Gefühl der Vollwertigkeit. Eine Herstellung der Fortpflanzungsfähigkeit ist ausgeschlossen.

Bei *Zyklusanomalien infolge organischer Erkrankungen* (z.B. Tumoren, Entzündungen) richtet sich die Behandlung nach dem Grundleiden.

1.7 Sterilität und Infertilität

Unter **Sterilität** (Unfruchtbarkeit) versteht man die Unfähigkeit zur Konzeption. Als **Infertilität** wird die Unfähigkeit bezeichnet, eine Schwangerschaft auszutragen.

Eine **primäre Sterilität** liegt vor, wenn eine gewünschte Schwangerschaft trotz regelmä-

ßiger Kohabitationen in einem Zeitraum von 1–2 Jahren nicht eintritt.

Eine **sekundäre Sterilität** liegt vor, wenn nach vorausgegangenen Schwangerschaften und Geburten durch zwischenzeitlich eingetretene Erkrankungen oder Störungen keine weitere Konzeption erfolgt.

1.7.1 Ursachen

10–15 % aller Ehen sind ungewollt kinderlos. In ca. 50 % der Fälle ist die Konzeptionsfähigkeit der Frau gestört. 35–40 % sind auf eine Zeugungsunfähigkeit des Mannes zurückzuführen. In ca. 30 % der Fälle liegen die Sterilitätsursachen bei beiden Partnern. In 10–15 % bleiben die Ursachen ungeklärt.

Sterilitätsursachen bei der Frau

Die relative Häufigkeit der verschiedenen organbezogenen Sterilitätsursachen zeigt Tabelle 1.2.

Tabelle 1.2 Relative Häufigkeit von Sterilitätsursachen der Frau (in %)

Ovarielle Ursachen	35–40
Tubare Ursachen	ca. 30
Uterine Ursachen (Corpus uteri)	ca. 7
Zervikale Ursachen	5–10
Vaginale Ursachen	5–10
Psychische Ursachen	ca. 1
Extragenitale Ursachen	ca. 2
Ungeklärte Ursachen	ca. 15

Ovarielle Sterilität

Ovarielle Störungen bilden mit ca. 40 % das größte Kontingent der Sterilitätsursachen. Die ovarielle Sterilität beruht auf dem vollständigen Fehlen der Ovulation (Anovulation), auf zu seltenen Ovulationen oder auf einer Insuffizienz der Follikelreifung bzw. Corpus luteum-Funktion. Die Ursache kann im Ovar oder in den übergeordneten hypothalamisch-hypophysären Regulationszentren liegen. Corpus luteum-Insuffizienz, Oligomenorrhoe und anovulatorische Zyklen sind dabei verschiedene Schweregrade einer zentralen Regulationsstörung.

Klinisch treten die ovariellen Funktionsstörungen als primäre oder sekundäre Amenorrhoe (s. Kap. 1.6.1) oder als Rhythmus- und Typusanomalien des Menstruationszyklus (s. Kap. 1.5.6) in Erscheinung. Die Corpus luteum-Insuffizienz ist klinisch durch eine verkürzte hypertherme Phase oder einen treppenförmigen Anstieg der Basaltemperatur gekennzeichnet.

Weitere ovarielle Sterilitätsursachen sind **zystische Veränderungen** (kleinzystische Degeneration, *Stein-Leventhal*-Syndrom) und **Geschwülste** sowie die **Endometriose** der Ovarien.

Tubare Sterilität

Bei der tubaren Sterilität sind **anatomische** und **funktionelle Ursachen** zu unterscheiden. Tubare und peritubare Adhäsionen sowie Tubenverschlüsse sind zumeist bedingt durch vorausgegangene entzündliche Erkrankungen der Adnexe (unspezifische Adnexitiden durch Chlamydien, Mykoplasmen, Anaerobier, Gonorrhoe, Tuberkulose) oder durch übergreifende Entzündungen benachbarter Organe (z.B. Appendizitis). Auch die Endometriose der Adnexe verursacht grobe anatomische Veränderungen (Konglomerattumoren) mit Beeinträchtigung der Tubenmotilität oder vollständigem Tubenverschluß. Funktionelle Störungen der Tubenmotilität (Dyskinesien) entstehen durch endokrine Imbalancen.

Uterine Sterilität

Zu den uterinen Ursachen gehören Geschwülste des Uterus (z.B. submuköse und intramurale Myome), Uterusfehlbildungen verschiedener Grade (s. Kap. 1.2.2), endometriale Synechien und Vernarbungen (*Asherman*-Syndrom), Endometriumdefekte nach Abrasionen und mangelhafte Ansprechbarkeit der Uterusschleimhaut auf die Steroidhormone.

Zervikale Sterilität

Die von der Cervix uteri ausgehenden funktionellen und anatomischen Sterilitätsursachen werden im allgemeinen unter dem Begriff des **Zervixfaktors** zusammengefaßt. **Anatomische Ursachen** sind alte Zervixrisse (*Emmet*-Risse), narbige Stenosen des Zervikalkanals und lokale Entzündungen. Zu den **funktionel-** len Ursachen zählen qualitative und quantitative Abweichungen in der Zusammensetzung der wässrigen Phase oder in der biophysikalischen Beschaffenheit der Gelphase (mangelhafte Spinnbarkeit, fehlendes Kristallisationsphänomen). Sie sind in den meisten Fällen die unmittelbare Folge einer ungenügenden präovulatorischen Östrogenstimulation.

Unter **Spermaimmunität** versteht man die Behinderung der Spermienaszension durch immobilisierende oder agglutinierende Antikörper im Zervixschleim. Bei Frauen aus sterilen Ehen finden sich Spermaantikörper 10mal häufiger (30—40%) als bei Frauen aus fertilen Ehen (3—4%).

Vaginale Sterilität

Vaginale Ursachen sind Aplasie oder Atresie der Scheide, posttraumatische Stenosen, entzündliche Erkrankungen (unspezifische Kolpitiden, Trichomonaden- und Candida-Kolpitis). Die pathogenen Keime können direkt oder über eine histiozytäre Reaktion auf die Spermatozoen einwirken.

Psychogene Sterilität

Funktionelle Störungen im Bereich der Genitalorgane (z.B. zervikale Hypersekretion, Tubendyskenesien, Anovulation) können die Folge einer psychischen Konflikt- oder Streßsituation sein. Unbewußte Furcht vor der Mutterschaft oder psychische Spannung bei übersteigertem Kinderwunsch (Erwartungsneurose) sind nicht immer objektivierbare, aber mögliche Ursachen. Die gleichen Gründe können zu Frigidität und Vaginismus führen und damit die harmonische Partnerschaft als Voraussetzung einer Konzeption stören. Mehr noch als die psychoanalytisch orientierte Untersuchung der Frau allein kann der Einblick in die Beziehungsstruktur einer Partnerschaft Hinweise auf psychodynamische Hintergründe der Kinderlosigkeit geben.

Extragenitale Ursachen

Durch die enge funktionelle Verknüpfung kann nahezu jede **endokrine Störung** die Fortpflanzungsfunktion beeinträchtigen. Durch funktionelle Insuffizienz oder Tumoren (Adenome, Prolaktinome) der Hypophyse wird die zentrale Regulation des ovariellen Zyklus unmittelbar betroffen. Ferner sind zu nennen: Erkrankungen der Nebenniere (angeborenes oder erworbenes adrenogenitales Syndrom, Morbus *Cushing,* Morbus *Addison*, Androgen-bildende Tumoren). Erkrankungen der Schilddrüse (Adenome, Hypo- und Hyperthyreosen), Erkrankungen des Pankreas mit Beeinträchtigung des Inselsystems (Diabetes mellitus). Schließlich wirken sich **Nikotin-** und **Medikamentenabusus** (insbesondere dienzephal angreifende Mittel), **Übergewicht, Streßsituationen** und verschiedene **Umweltfaktoren** nachteilig auf die Fortpflanzungsfunktion aus.

1.7.2 Diagnostik

Die Abklärung der Ursachen einer ungewollt kinderlosen Ehe muß immer **beide Partner** einbeziehen. Durch die Vielfalt der extragenitalen Einflüsse müssen außer dem Gynäkologen und Andrologen häufig auch Vertreter anderer Fachdisziplinen einbezogen werden (z.B. Internist, Psychologe, Genetiker, Radiologe).

Bei der Sterilitätsberatung und Untersuchung sollten zunächst diejenigen Faktoren Beachtung finden, die ohne Risiko für die Patientin und ohne wesentlichen klinischen und laborchemischen Aufwand geklärt werden können. Die erweiterte Diagnostik umfaßt spezielle klinische Maßnahmen zur Überprüfung von Struktur und Funktion der inneren Genitalorgane sowie technisch aufwendige Laboruntersuchungen.

Die **Anamnese** hat folgende Faktoren zu berücksichtigen: Allgemeiner Habitus, Zyklus, Aborte und Geburten, Menarche, Pubarche, Thelarche, Galaktorrhoe, innere Erkrankungen, entzündliche oder Geschwulsterkrankungen im Genitalbereich und kleinen Becken, vorausgegangene Operationen, Familienanamnese und Sexualanamnese, Koitusfrequenz.

Die **Untersuchung** besteht aus der allgemeinen körperlichen Inspektion, die Hinweise auf nichtgynäkologische endokrine Erkrankungen, Stoffwechselkrankheiten (Adipositas, Magersucht, Diabetes mellitus), genitale Fehlbildungen oder genetische Störungen liefert.

Die **gynäkologische Untersuchung** besteht aus Inspektion und Palpation des Genitale, Vaginal- und Zervixabstrich zur zytologischen und mikrobiellen Untersuchung, ergänzt durch biologische Funktionsproben (hormonanalytische Funktionstests).

Zu den **biologischen Funktionsproben** gehören:

— Messung der Basaltemperatur
— Kontrolle des Östrogeneffektes am Zervixsekret (Spinnbarkeit, Farnkrautphänomen)
— Gestagentest
— Östrogentest
— Postkoitaltest (*Sims-Huhner*-Test)
— Invasionstest (*Kurzrok-Miller*-Test).

Die **Basaltemperaturkurve** zeigt an, ob ein ovulatorischer oder anovulatorischer Zyklus vorliegt. Sie gibt Hinweise auf eine gestörte Follikelreifungsphase oder eine Insuffizienz der Corpus luteum-Phase (Abb. 1.25).

Ungenügende Spinnbarkeit des **Zervixsekretes** und fehlendes Kristallisationsphänomen in der präovulatorischen Phase sind Ausdruck einer mangelhaften Östrogenwirkung.

Die Indikation zum **Gestagentest** ist die Amenorrhoe. Kommt es nach mehrtägiger Applikation eines reinen Gestagens zu einer uterinen Blutung, so beweist dies eine ausreichende Basalsekretion von Östrogenen und Gonadotropinen (FSH und LH). Die Patientin gehört demzufolge in die Gruppe der normogonadotropen Amenorrhoe. Bleibt die Blutung aus, so handelt es sich um eine unzureichende Proliferation des Endometriums infolge eines Östrogenmangels. Der Östrogenmangel kann bedingt sein durch ungenügende gonadotrope Stimulation (hypogonadotrope Amenorrhoe) oder ungenügende Stimulierbarkeit der Ovarien bei unzureichender Zahl von Follikeln (primäre Ovarialinsuffizienz). Zur weiteren Klärung ist in diesem Falle die Analyse der gonadotropen Hormone erforderlich.

Der **Östrogentest** (Östrogen-Gestagentest) besteht in der kombinierten Verabfolgung von Östrogen und Gestagen. Tritt nach Absetzen der Präparate keine Entzugsblutung ein, so ist auf eine uterine Amenorrhoe zu schließen (fehlendes oder ungenügend stimulierbares Endometrium, Abflußhindernis).

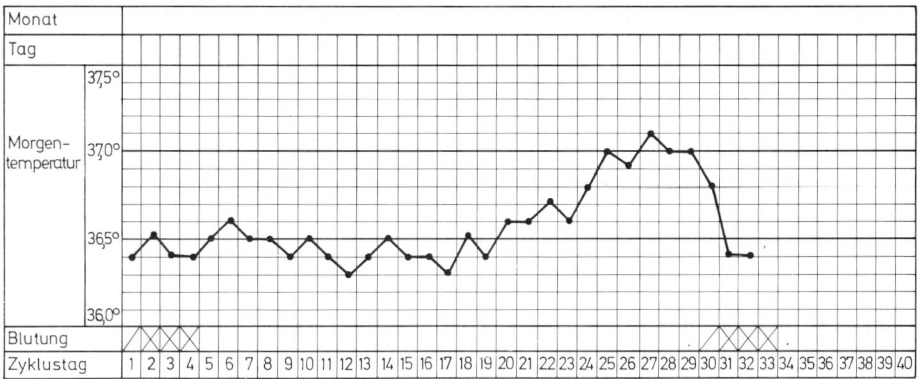

Abb. 1.25 Basaltemperaturkurve bei Corpus luteum-Insuffizienz. Stufenweiser Anstieg der Basaltemperatur – sog. Klettertyp – bei verkürzter hyperthermer Phase

Die Durchführung beider Tests ist in Kap. 1.6.3 beschrieben.

Beim *Sims-Huhner*-**Test** wird unmittelbar vor der Ovulation 6—10 Stunden nach einer Kohabitation die Zahl und Vitalität der in den Zervixschleim eingedrungenen Spermien geschätzt. Der Test ist negativ, wenn keine oder nur immobile Spermien nachweisbar sind.

Der *Kurzrok-Miller*-**Test** stellt fest, ob eine mangelhafte Penetrationsfähigkeit der Spermien in den Zervikalschleim auf Faktoren der Spermien des Partners oder des Zervikalschleims der Partnerin zurückzuführen sind. Hierbei wird auf einem Objektträger die Penetrationsfähigkeit der Spermien des Probanden im Zervixschleim einer sicher fertilen Frau geprüft und umgekehrt die Penetrationsfähigkeit der Spermien eines sicher fertilen Mannes im Zervikalschleim der Probandin (gekreuzter Penetrationstest).

Zu den Methoden der **klinischen Abklärung** ovarieller, tubarer und uteriner Ursachen der Sterilität gehören:

— Sonographie
— Pertubation (Insufflation)
— Hysterosalpingographie
— Laparoskopie
— Hysteroskopie
— Endometriumbiopsie
— Hormonanalytik.

Die **Vaginalsonographie** ermöglicht die Beurteilung des präovulatorischen Zustandes der Follikel (Größe und Struktur) sowie eine Abschätzung des endometrialen Proliferations-

grades durch Messung der Endometriumdicke. Sie dient weiterhin dem Ausschluß polyzystischer oder tumoröser Ovarveränderungen.

Bei der **Pertubation** wird Kohlensäure unter Kontrolle des Druckes und der Durchflußmenge durch den Zervikalkanal in das Uteruskavum geleitet. Zur hermetischen Abdichtung des Gasleitungssystems an der Portio dient ein Vakuumadapter. Ein Druckabfall im System kann also nur bei freier Tubenpassage erfolgen (Austritt des Gases in die freie Bauchhöhle). Bei der **Chromopertubation** wird eine Farbstofflösung transzervikal injiziert mit laparoskopischer Verfolgung von Durchfluß und Austritt der Farbstofflösung aus dem Fimbrientrichter.

Bei der **Hysterosalpingographie** werden Uteruskavum und Tubenlumina mittels eines wasserlöslichen Kontrastmittels röntgenologisch dargestellt.

Die **Laparoskopie** ermöglicht die direkte optische Untersuchung der Organe des kleinen Beckens. Die mit einer starken Lichtquelle ausgerüsteten Endoskope werden durch die Bauchdecken nach Anlegen eines Pneumoperitoneums (CO_2-Insufflation) in das Abdomen eingeführt. Mit diesem Verfahren läßt sich die Tubenpassage im Zuge der Chromopertubation überprüfen, aber auch peritubare Verwachsungen (Adhäsionen), welche die Tubenmotilität behindern, und andere organische Veränderungen sind genau zu erfassen.

Die **Hysteroskopie** ist ein Verfahren zur Direktbetrachtung des Uteruskavums. Synechien, Narben, Deformitäten und Schleimhautvarianten sind damit optisch erkennbar.

Endometriumbiopsie: Lutealinsuffizienzen lassen sich aufgrund der Basaltemperaturkurve und anhand der Progesteronwerte diagnostizieren, ihre Auswirkung auf das Endometrium ist aber nur durch direkte histologische Untersuchung der Korpusschleimhaut beurteilbar. Das Material wird am besten 2—3 Tage vor der erwarteten Menstruation mittels Strichkürette aus dem Corpus uteri gewonnen. Histologisch wird der Grad der sekretorischen Transformation und die Zykluskonkordanz überprüft.

Hormonanalytik: Ausgenommen bei Zyklusstörungen — insbesondere Oligo- und Amenorrhoe — sind zur Sterilitätsabklärung meist nur wenige selektive Hormonanalysen notwendig, die heute fast ausnahmslos radioimmunologisch im Serum durchgeführt werden (s. Kap. 1.6.3).

1.7.3 Therapie

Ovarielle Funktionsstörungen

Erfolgreich zu behandelnde Störungen der Ovarialfunktion sind:

— Corpus luteum-Insuffizienz
— Oligomenorrhoe
— normogonadotrope und hypogonadotrope Amenorrhoe.

Die **Corpus luteum-Insuffizienz** wird heute als Folge einer gestörten Follikelreifung aufgefaßt. Anstelle der früher üblichen Substitution der Gelbkörperphase durch Gestagene ist daher die Regulation der Follikelreifung und des Eisprunges durch follikelstimulierende und ovulationsauslösende Präparate (Clomiphen, Gonadotropine) getreten.

Die Behandlung mit Clomiphen oder Gonadotropinen ist auch die Methode der Wahl bei **Oligomenorrhoe** sowie der **normo- und hypogonadotropen Amenorrhoe** (s. Kap. 1.6.4). Der Erfolg der Behandlung wird am Verlauf der Basaltemperaturkurve registriert, das Konzeptionsoptimum anhand der Zervixfaktoren (Spinnbarkeit, Farnkrauttest), dem Östradiolanstieg und der sonographisch kontrollierten Follikelreifung ermittelt.

Über die Behandlung der **hyperprolaktinämischen** und **hyperandrogenämischen Funktionsstörungen** s. Kap. 1.6.4.

Tubare Sterilität

Zur Behandlung des **Tubenverschlusses** sind operative mikrochirurgische Verfahren notwendig. Der Erfolg hängt vom Ausmaß und der Lokalisation der Störung ab. Sofern nur peritubare Verwachsungen oder ein peripherer Tubenverschluß vorliegen, sind durch Salpingolyse oder Salpingostomie gute Erfolgschancen gegeben. Resektionen im Bereich der uterusnahen Tubenabschnitte und Tubenimplantationen haben geringere Erfolgsaussichten. Insgesamt liegen die Erfolgsquoten der operativen Verfahren zur Behandlung der tubaren Sterilität zwischen 15 und 25 %. Bei operativ irreparablen Fällen geben heute in vitro-Fertilisation und Embryotransfer gute Chancen zur Behebung der Sterilität.

In vitro-Fertilisation und intrauteriner Embryotransfer

Die Methoden der **extrakorporalen Befruchtung** wurden in erster Linie zur Behandlung der tubaren Sterilität entwickelt. In zunehmenden Maße findet die in vitro-Fertilisation mit intrauterinem Embryotransfer aber auch bei anderen Sterilitätsursachen, so bei andrologischer und immunologischer Sterilität, Anwendung.

Das Verfahren umfaßt folgende Schritte:

1. Kontrolle des Zyklus und medikamentöse Stimulation der Follikelreifung und Ovulation.
2. Gewinnung einer präovulatorischen Eizelle durch Follikelpunktion unter laparoskopischer oder transvaginaler sonographischer Kontrolle (Abb. 1.26).
3. Einbringen der Eizelle (Kumulus-Eizellkomplex) in ein Kulturmedium (z.B. *Earle*-sches Medium, *Ham*-F-10 Medium oder *Menozo*-B-2-Medium).
4. Präinkubation der Eizelle und Fertilisation in vitro durch Zugabe von aufbereitetem Ejakulat. Die Aufbereitung dient der Anreicherung und Kapazitierung motiler befruchtungsfähiger Spermien (z.B. durch ,,swim-up-Technik'' oder Filtration durch Glaswolle).

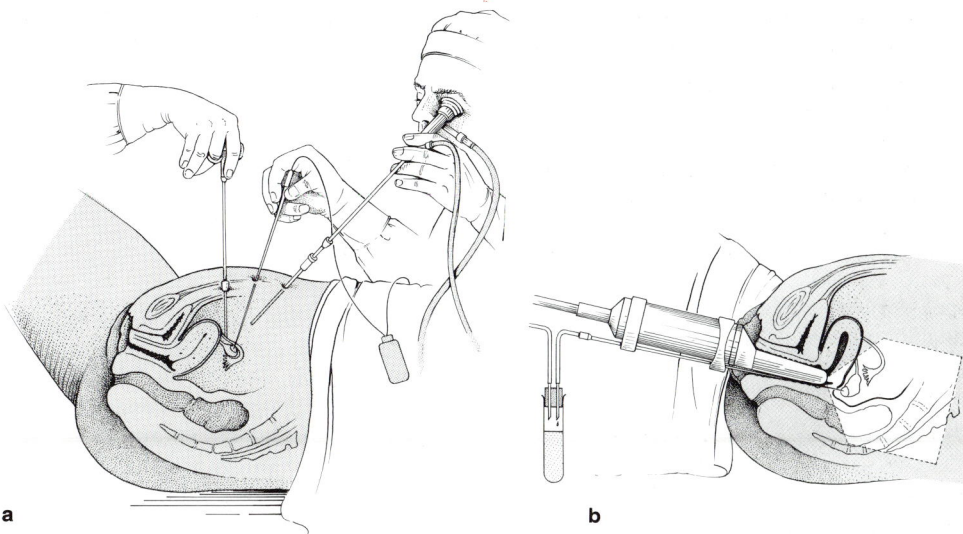

Abb. 1.26 a, b Follikelpunktion
a laparoskopisch **b** sonographisch

5. Kultivierung der befruchteten Eizelle bis zum 4- oder 8-Zell-Stadium.
6. Embryotransfer: Übertragung des Embryos mittels eines Katheters transzervikal in den Uterus nach Bestimmung des Konzeptionsoptimismus bzw. hormonaler Gleichschaltung des Endometriums.

Intratubarer Embryotransfer

Beim intratubaren Embryotransfer erfolgt die Fertilisation im physiologischen Milieu des Eileiters. Nach laparoskopischer Eizellgewinnung wird die Eizelle unter Zugabe eines Spermienkonzentrates mit Hilfe eines Transferkatheters in das Ostium abdominale tubae eingespült.

Die **Befruchtungsrate** liegt bei in vitro-Fertilisation und Embryotransfer nach Sammelstatistiken bei 60–80 %, die Schwangerschaftsrate bei ca. 15 %.

Im Hinblick auf die ethischen Bedenken, insbesondere auch der Möglichkeit der Manipulation menschlicher Reproduktion sind von der Bundesärztekammer strenge Richtlinien für die Durchführung dieser Methoden beschlossen und in das Standesrecht aufgenommen worden. Die Richtlinien regeln die Anwendung der in vitro-Befruchtung und des an-

schließenden Embryotransfers hinsichtlich Indikationsstellung, elterlichen Voraussetzungen und Durchführung.

Uterine und zervikale Sterilität

Die operative Behandlung einer **uterinen Sterilität** richtet sich nach der Grundkrankheit (z. B. Myomenukleation, plastische Korrektur bei angeborenen Fehl- und Doppelbildungen, Lösung von Synechien). Bei Verlust des Endometriums nach forcierten oder gehäuften Kürettagen sind in Einzelfällen Endometriumtransplantationen versucht worden.

Bei der **zervikalen Sterilität** steht die Normalisierung des pathologisch veränderten Zervixsekretes im Vordergrund der therapeutischen Maßnahmen. Bei hormonal gestörter Sekretion wirkt sich eine Östrogensubstitution ante ovulationem günstig aus. Bakterielle Entzündungen der Zervix machen eine gezielte lokale oder systemische Antibiotikatherapie erforderlich.

Sowohl bei zervikaler wie auch bei andrologischer Sterilität kommen auch **Inseminationsverfahren** in Betracht.

Als Insemination bezeichnet man das instrumentelle Einbringen von Sperma in den weiblichen Genitaltrakt. Wird dazu das Ejakulat des Ehemannes verwendet, so handelt es sich um eine **homologe Insemination**. Bei Verwendung von Fremdsperma spricht man von **heterologer Insemination**.

Für die Insemination kann natives Gesamtejakulat benutzt werden. Zur Verbesserung der Spermienqualität können fraktionierte Ejakulate verwendet werden. Spezielle Aufbereitungsverfahren dienen der Trennung des Seminalplasmas von den Spermien mit Anreicherung der propulsiv beweglichen Spermatozoen. Inseminationen können intravaginal, intrazervikal, intratubal oder intrauterin vorgenommen werden.

1.7.4 Adoption

Die gesetzlichen Voraussetzungen für die Adoption eines Kindes sind im Bürgerlichen Gesetzbuch (BGB 1) in der ab 1.1.1977 gültigen Fassung des Familienrechtes §§ 1741—1772 festgelegt.

Nach diesen Bestimmungen ist die Annahme als Kind dann zulässig, wenn sie dem Wohle des Kindes dient und zu erwarten ist, daß zwischen den Annehmenden und dem Kind ein Eltern-Kind-Verhältnis entsteht. Bei der Annahme durch ein Ehepaar muß ein Ehegatte das 25. Lebensjahr, der andere das 21. Lebensjahr vollendet haben. Wer ein Kind allein annehmen will, muß das 25. Lebensjahr vollendet haben. Zur Annahme eines ehelichen Kindes ist die Einwilligung der leiblichen Eltern, zur Annahme eines nichtehelichen Kindes die Einwilligung der Mutter erforderlich. Die Einwilligung kann erst erteilt werden, wenn das Kind 8 Wochen alt ist. Mit der Einwilligung eines Elternteiles in die Annahme ruht die elterliche Gewalt dieses Elternteiles; die Befugnis, mit dem Kind persönlich zu verkehren, darf nicht ausgeübt werden. Das Jugendamt wird Vormund.

Das adoptierte Kind erlangt die rechtliche Stellung eines gemeinschaftlichen Kindes der Ehegatten. Das Verwandschaftsverhältnis zu den bisherigen Verwandten und die sich aus ihm ergebenden Rechte und Pflichten erlöschen. Das Kind erhält als Geburtsnamen den Familiennamen des Annehmenden. Tatsachen, die geeignet sind, die Annahme und ihre Umstän-

de aufzudecken, dürfen ohne Zustimmung des Annehmenden und des Kindes nicht offenbart oder ausgeforscht werden.

1.8 Klimakterium

1.8.1 Veränderungen im Klimakterium

Das **Klimakterium** ist die Zeitspanne vom Ende der Fortpflanzungsperiode bis zum Beginn des Seniums, d.h. die Zeit zwischen dem 45. und 60. Lebensjahr. Die **Menopause** ist die **letzte von der Hormonfunktion des Ovars gesteuerte uterine Blutung**. Das mittlere Menopausenalter liegt bei 52 ± 2 Jahren.

Klimakterische Umstellungserscheinungen beginnen bereits 4—5 Jahre vor der Menopause (**Prämenopause**) und klingen erst einige Jahre nach der Menopause (**Postmenopause**) allmählich ab (Abb. 1.27).

Aus endokrinologischer Sicht bedeuten prä- und postmenopausale Periode ein Erlöschen der zyklischen hormonalen Funktionsabläufe. Die Erschöpfung (Alterung) des Ovars geht der Rückbildung der übergeordneten Steuerorgane (hypothalamisch-hypophysäre Zentren) voraus. Die zahlenmäßige Abnahme der Ovarfollikel durch Verbrauch und Atresie bedingt eine progrediente Verminderung der hormonproduzierenden Gewebe. Mit dem Fortfall der Östrogen-Progesteron-Biosynthese wird der Funktionskreis der zyklischen Biorhythmik unterbrochen. Erste Anzeichen sind qualitativ veränderte Zyklen in der Prämenopause mit **Insuffizienz der Corpus luteum-Funktion** (s. Kap. 1.8.2).

Durch den kontinuierlichen Abfall der Östrogensekretion in der Postmenopause entfällt schließlich der Bremseffekt auf die hypophysäre Gonadotropinausschüttung. Infolgedessen wird gonadotropes Hormon — vor allem FSH — im Übermaß produziert (**hypergonadotropes Stadium**). Auch thyreotropes und kortikotropes Hormon werden vermehrt gebildet. Als Folge davon treten Überfunktionen der Schilddrüse und Nebennierenrinde auf. Diese Effekte liefern u.a. eine Erklärung für die Vielzahl neurovegetativer Störungen

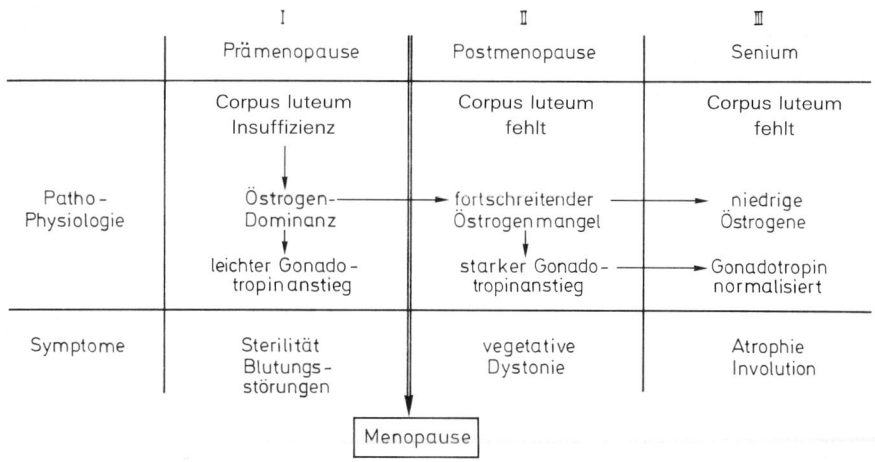

Abb. 1.27 Endokrine Umstellung im Klimakterium (modif. nach *Hauser* 1969)

im Klimakterium. Erst mit fortschreitendem Alter kommt es durch Involutionsvorgänge an der Hypophyse zu einer stetigen Abnahme der Gonadotropinsekretion (**hypohormonales Stadium**).

Im Ovar bleibt auch im Greisenalter eine **Basissekretion von Östrogenen** bestehen. Die **Androgenproduktion** steigt leicht an. Bildungsorte der Androgene sind vor allem die Hiluszellen des Ovars. Ein Teil der Androgene wird extragonadal im peripheren Fettgewebe zu Östron konvertiert. Das Ovar wird allmählich von einer überwiegend Östrogen-sezernierenden zu einer Androgen-sezernierenden Drüse umgewandelt. Virilisierungserscheinungen älterer Frauen sind äußere sichtbare Zeichen der endokrinen Umstellung.

Die endokrine Dysbalance im Klimakterium führt zu **Störungen im vegetativen Gleichgewicht** mit Dominanz der sympathischen oder parasympathischen Komponente. Primär vegetativ labile Frauen sind stärker für klimakterische Störungen prädisponiert. Art und Ausmaß der Symptome sind abhängig von der vorbestehenden individuellen vegetativen und psychischen Konstitution. Bei **asthenischen Frauen** mit hypersympathikotoner Lage stehen vasomotorische Erscheinungen (Hitzewallungen, Kopfschmerzen), Gewichtsabnahme und Affektlabilität im Vordergrund. Bei der klimakterischen **Pyknikerin** wird dagegen durch allgemeinen Aktivitätsverlust bei im allgemeinen ausgeglichener Affektlage einer Gewichtszunahme Vorschub geleistet.

Unter den verschiedenen neurovegetativen Erscheinungen des Klimateriums spielen Gefäßreaktionen wie **Hitzewallungen (70 %)**, **Schwitzen (55 %)** und **Schwindel (45 %)** die größte Rolle. Bei mehr als der Hälfte der Frauen stellt sich im Lauf der ersten zwei Jahre nach der Menopause eine Erhöhung des Blutdruckes ein. Andere Symptome wie Nervosität, Kopfschmerzen, Depressionen, Schlaflosigkeit, Antriebsarmut treten meist sekundär zu dem primären Syndrom in Erscheinung.

Die dysfunktionellen Beschwerden sind nicht nur hormonal zu erklären. **Konstitution, familiäre Situation, Lebensgeschichte** und **sozioökonomische Faktoren** sind mitbestimmend für das individuelle Erleben und die Bewältigung der klimakterischen Übergangsperiode. Äußere einschneidende Ereignisse, wie der Tod der Eltern, Ehekonflikte, das Außerhausgehen der Kinder fallen häufig in diesen Zeitabschnitt und addieren sich zu der umstellungsbedingten emotionalen Labilität. Die ersten Altersveränderungen machen sich unübersehbar bemerkbar, der endgültige Verlust der Reproduktionsfähigkeit, der vermeintliche Verlust erotischer Attraktivität lösen Kränkungsgefühle und depressive Verstimmungen aus. Das auf Jugend und Spannkraft gerichtete Reklameideal der Gesellschaft verstärkt das negative Erleben des Klimakteriums. Bislang kompensierte neurotische Fehlhaltungen und latente Psychosen können im Klimakterium manifest werden. Problemloser als bei ausschließlich familienorientierten Frauen vermögen nicht selten Frauen, die Selbstbestätigung und größere Unabhängigkeit in einer erfolgreichen Berufstätigkeit gefunden haben, die Krise des Übergangs zu bewältigen.

Therapie des klimakterischen Syndroms

Ziel der Behandlung des klimakterischen Syndroms ist der Ausgleich der endokrinen, vegetativen und metabolischen Störungen, die Wiederherstellung des Wohlbefindens und die Prophylaxe von Folgekrankheiten des Östrogendefizits (Osteoporose, kardiovaskuläre Erkrankungen).

Die **Hormontherapie** ist die Grundlage der Behandlung. Sie wird ergänzt je nach individueller Situation durch physikalische Maßnahmen und psychosomatische Begleitung.

Zur Substitutionstherapie sind natürliche Östrogene wie Östradiol und dessen Ester, Östriol und konjugierte Östrogene geeignet.

Die Wahl der Hormonpräparate richtet sich nach dem Stadium der Übergangsperiode.

Vegetative Beschwerden in der **Prämenopause** sprechen gut auf kleine Östrogendosen an, die die Zyklusfunktion unbeeinflußt lassen. Die Kombination der Östrogenbehandlung mit einem Gestagen ist von grundsätzlicher Bedeutung zur Verhinderung östrogenbedingter hyperproliferativer Veränderungen am Endometrium (glanduläre und adenomatöse Endometriumhyperplasie). Gestagene haben durch die sekretorische Transformation der Schleimhaut einen protektiven Effekt und stellen dadurch eine wirksame Prophylaxe des Endometriumkarzinoms dar.

Bei **irregulären Blutungen** werden durch zyklusgerechte Substitution mit Östrogen-Gestagen-Präparaten in Form der Kombinations- oder Sequenztherapie der Blutungszyklus reguliert und die klimakterischen Beschwerden gebessert. Bei **unregelmäßigen Blutungen durch Corpus luteum-Insuffizienz** genügt eine Gestagensubstitution in der zweiten Zyklushälfte.

In der **Postmenopause** werden Östrogene mit schwacher endometriotroper und stärker psychotroper Wirkung bevorzugt.

Neben den subjektiven klimakterischen Beschwerden werden durch die postmenopausale Östrogentherapie die **somatischen Folgen des Östrogenmangels** (atrophe Kolpitis, vulväre Dystrophien, Urethrozystitis) verhindert oder behoben. Als haut- und schleimhautwirksame Therapeutika sind vor allem Östriolpräparate geeignet. Östriol hat in der üblichen Dosierung allerdings keinen ausreichenden Effekt auf Knochen- und Fettstoffwechsel.

Im Hinblick auf die Therapiedauer einer postmenopausalen Substitution gibt es keine strikte Altersgrenze.

Nebenwirkungen

Gelegentliche subjektive Nebenwirkungen einer Östrogenbehandlung sind Übelkeit, Kopfschmerzen, Flüssigkeitsretention, zervikaler Fluor und Mastodynien. Gewichtszunahme ist eher die Folge einer kalorisch inadäquaten Ernährung als der Hormonmedikation.

Kontraindikationen der Östrogenbehandlung sind:

— östrogenabhängige Geschwülste (Endometriumkarzinom, östrogensensitives Mammakarzinom)
— Lebererkrankungen (Hepatitis, biliäre Zirrhose, Enzymopathien)
— Thrombo-embolische Erkrankungen.

1.8.2 Klimakterische Blutungen

Unter klimakterischen Blutungen werden **dysfunktionelle Blutungen der Prämenopause** verstanden. Erstes Zeichen der hormonalen Imbalance des Klimakteriums sind Störungen der Corpus luteum-Funktion. Die **Corpus luteum-Insuffizienz** äußert sich in einer verkürzten Sekretionsphase mit ungenügender sekretorischer Transformation des Endometriums und prämenstruellen Schmierblutungen (Vorbluten). Die Therapie besteht in der Gestagensubstitution der Gelbkörperphase.

Häufige Störungen der Prämenopause sind **anovulatorische Zyklen mit Follikelpersistenz**. Durch die andauernde Überproduktion von Östrogenen im persistierenden Follikel

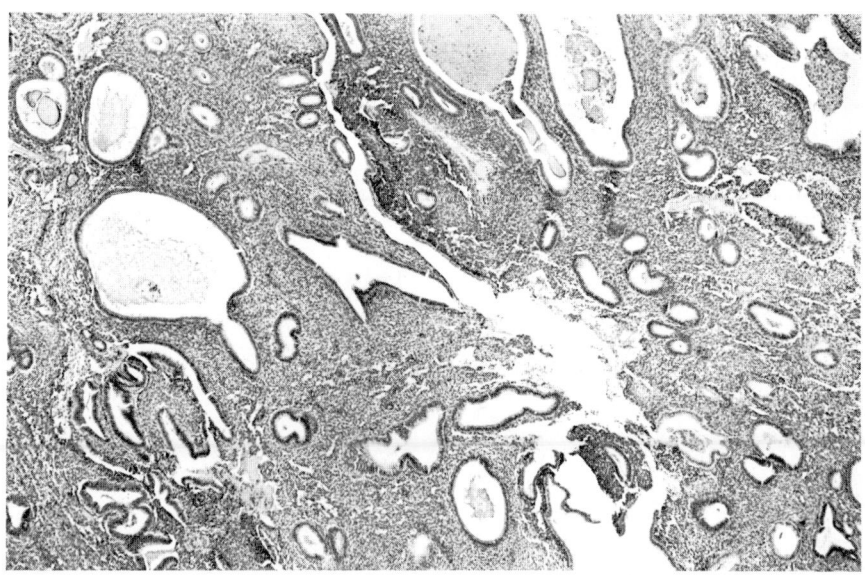

Abb. 1.28 Glandulär-zystische Hyperplasie des Endometriums. Stark proliferierendes Drüsenepithel. Zystische Ektasie der Drüsenlumina, sog. „Schweizer-Käse-Muster"

wird das Endometrium übermäßig stimuliert. Es resultiert eine **glandulär-zystische Endometriumhyperplasie** (Abb. 1.28). Zur Aufrechterhaltung der hochproliferierten Schleimhaut sind steigende Östrogenmengen erforderlich, die schließlich vom persistierenden Follikel nicht mehr bereitgestellt werden können. Der nun eintretende relative Östrogenmangel löst eine Durchbruchblutung aus, die als **klimakterische Dauerblutung** von wechselnder Stärke in Erscheinung tritt (Abb. 1.29). Über längere Zeit anhaltender Östrogeneinfluß ohne antagonistische Progesteronwirkung kann zudem eine **atypische adenomatöse Endometriumhyperplasie** auslösen, die als Präkanzerose mit erhöhtem Risiko der Entartung zum Endometriumkarzinom einzuschätzen ist.

Die Therapie der klimakterischen Dauerblutung besteht in der Substitution durch Gestagene oder Östrogen-Gestagen-Gemische über

eine begrenzte Zeitdauer. Durch Absetzen der Präparate wird eine Abbruchblutung (Entzugsblutung) erzielt.

Eine zyklische Substitutionsbehandlung kann über mehrere Monate fortgesetzt werden, um rezidivierende dysfunktionelle Blutungen zu verhindern. Wird durch Substitutionstherapie keine Blutstillung erreicht, so ist an eine **organische Ursache** der Blutungsanomalie zu denken. Zum sicheren Ausschluß einer organischen Erkrankung, insbesondere eines Endometriumkarzinoms, ist weitergehende Diagnostik (fraktionierte Abrasio) erforderlich.

1.9 Postmenopause und Senium

1.9.1 Veränderungen an den Fortpflanzungsorganen

Das Ovar der klimakterischen Frau enthält nur noch eine spärliche Anzahl von Primordialeiern im Rindenbereich. Auch die Zahl der reifen Follikel ist erheblich reduziert. Zystische und persistierende Follikel sind ein häufiger Befund im prämenopausalen Ovar. In der Postmenopause sind reifende Follikel und aktive Gelbkörper nicht mehr nachweisbar. Das verbreiterte Stroma enthält zahlrei-

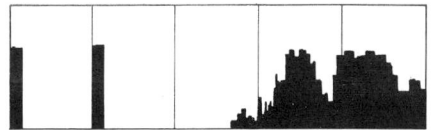

Abb. 1.29 Blutungsschema bei Follikelpersistenz. Dauerblutung von wechselnder Stärke nach kurzem amenorrhoischem Intervall

che Corpora albicantia. Die Gefäßkonvolute des Ovarhilus sind sklerosiert. Im Ovarstroma finden sich einzeln oder in Gruppen lipidhaltige interstitielle Zellen. Sie sind zusammen mit den Hiluszellen die verbliebenen Syntheseorte der Östrogen- und Androgenproduktion. Die Oberfläche der stark geschrumpften Ovarien ist narbig und gefurcht, die Farbe gelbweiß.

Der Fortfall der Steroidhormone bewirkt tiefgreifende strukturelle Veränderungen an den Erfolgsorganen der Hormonwirkung.

Am **Uterus** tritt in der Postmenopause eine fortschreitende Atrophie der Muskulatur bei relativer Zunahme des bindegewebigen Anteils ein. Das Organ verkleinert sich auf 2/3 bis zur Hälfte der ursprünglichen Größe und tendiert zu Streckung und Retroversion. Diese Lageveränderung prädestiniert zum Descensus uteri. Die Gefäße sklerosieren. Das Endometrium reflektiert die fortschreitende Störung der zyklischen Hormoninkretion. In der Prämenopause finden sich Zeichen der unzureichenden sekretorischen Transformation (unterwertige Sekretionsphase) oder irreguläre Drüsenproliferationen bis hin zur glandulär-zystischen Endometriumhyperplasie (bei Follikelpersistenz). Postmenopausal beginnt über eine Phase der Proliferationsruhe die allmähliche Rückbildung der Schleimhaut. Das atrophe Endometrium ist niedrig und drüsenarm. Einzelne Drüsenlumina können zystisch dilatiert sein (sog. zystische Altersatrophie, Abb. 1.30).

Die **Vagina** zeigt im Klimakterium noch keine wesentlichen strukturellen Veränderungen. Erst in der späten Postmenopause tritt ein Schrumpfungsprozeß mit Nivellierung der Falten (Rugae vaginales) ein, die Vaginalgewölbe flachen ab, die Portio schrumpft. Das Plattenepithel besteht nur noch aus wenigen Zellschichten. Durch den Mangel an Zellglykogen fehlt das Substrat der bakteriellen und fermentativen Glykolyse, das pH wird neutral oder alkalisch. Die ungenügende biologische Infektabwehr begünstigt unspezifische bakterielle Entzündung der Scheide (atrophe Kolpitis, Colpitis senilis).

Auch an der **Vulva** treten die regressiven Veränderungen relativ spät auf. Die subkutanen Fettpolster schwinden, die Behaarung wird spärlich. Die Altersinvolution kann zur weit-

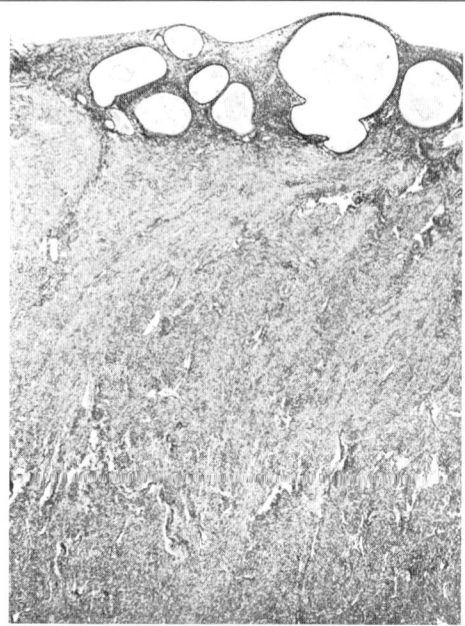

Abb. 1.30 Zystische Altersatrophie des Endometriums. Niedrige „ruhende" Schleimhaut. Flaches Epithel in den ektatischen Drüsen

gehenden Stenosierung des Introitus vaginae führen.

Das Parenchym der **Brustdrüse** ist ein sehr empfindlicher Indikator auf die hormonelle Dysbalance im Klimakterium. Hyperproliferative Prozesse am dukto-azinären Epithel und am mesenchymalen Mantelgewebe führen infolge einer Östrogendominanz in der Prämenopause zum Bild der chronisch zystischen Mastopathie, deren Häufigkeitsgipfel in der Altersgruppe der 45—50 Jahre alten Frauen liegt. Erst in der späten Postmenopause tritt eine Regression der epithelialen Drüsenanteile ein mit Verkleinerung der Lobuli und Vakatwucherung des bindegewebigen Interstitiums.

1.9.2 Gynäkologische Erkrankungen

Der Abfall der Östrogene begünstigt **entzündliche** und **dystrophe Erkrankungen** von **Vulva** und **Vagina.** Durch Verringerung der Zellschichten des Vaginalepithels und fehlende Glykogenbildung wird die örtliche (mechanische und biologische) Infektabwehr herabgesetzt. Unmittelbare Folgen sind **entzündliche Affektionen** der Scheide (Colpitis senilis, Colpitis vetularum). Unspezifische bakterielle Infektionen überwiegen. Mykosen und Protozoeninfektionen wie auch andere sexuell übertragbare Erkrankungen sind selten, da die Kohabitationsfrequenz im allgemeinen abnimmt, zum anderen Hefen und Protozoen im Milieu der altersatrophen Vagina schlechtere Lebensbedingungen finden als im kongestiven Genitale der geschlechtsreifen Frau. Eine spezifische Infektion der atrophischen Scheide ist durch Gonokokken möglich.

Unter den Dystrophien des äußeren Genitale spielt der **Lichen sclerosus et atrophicus** die größte Rolle. Diese im klinischen Sprachgebrauch meist als **Kraurosis vulvae** bezeichnete Störung zeigt ein Nebeneinander von atrophen und hypertrophen Prozessen im Bereich der Vulva wie auch der angrenzenden Damm- und Perianalregion. Hartnäckiger Juckreiz (Pruritus) ist das subjektive Leitsymptom, das im allgemeinen die Konsultation des Arztes veranlaßt.

In den atrophen Bezirken ist die Haut pergamentartig verdünnt, in den hypertrophen Arealen findet sich eine übersteigerte Verhornung (Hyperkeratose), die zum klinischen Bild der **Leukoplakie** führt. Die subepidermalen kollagenen und elastischen Fasern wie auch die subkutanen Fettpolster schwinden. Leukoplakische Hautveränderungen erfordern die histologische Abklärung. Leukoplakie ist nicht mit Präkanzerose gleichzusetzen. Sie kann die Manifestation einer harmlosen Hyperkeratose, aber auch eines verhornenden (präinvasiven oder invasiven) Karzinoms sein.

Zahlreiche **neoplastische Erkrankungen** haben ihren Häufigkeitsgipfel im Postmenopausealter (Vulva- und Vaginalkarzinom, Endometrium-, Ovarial- und Mammakarzinom). In diesem Lebensalter sind deshalb engmaschige gynäkologische Früherkennungsuntersuchungen besonders wichtig.

Therapie

Bei den entzündlichen wie auch den dystrophen Erkrankungen spielt die **Hormonbehandlung** als adjuvante Maßnahme eine entscheidende Rolle. Konjugierte Östrogene und Östriolpräparate sind am besten geeignet, die Epithelregeneration und damit die lokale In-

fektabwehr zu verbessern. Bei den Dystrophien haben Östrogene günstige Wirkung durch Förderung der lokalen Durchblutung. Außer Östrogenen finden Kortikosteroide (als Salben oder injizierbare Kristallsuspensionen) wie auch androgenhaltige Cremes Anwendung. In therapieresistenten Fällen mit starkem Pruritus kann eine operative Behandlung (Denervation, Lasertherapie oder Vulvektomie) notwendig werden.

1.9.3 Sozioökonomische Situation

Im Senium sind bei der Frau die vegetativen Beschwerden des Klimateriums und die psychische Labilität der Übergangsperiode abgeklungen. Organische Syndrome nehmen demgegenüber zu. Die biologischen — also die im engeren Sinne in die Zuständigkeit der Medizin fallenden Faktoren — sind nur ein Teil im komplexen Bedingungsgefüge des Alterns. Persönlichkeit und Umwelt haben entscheidenden Einfluß auf das individuelle „Verarbeiten" des Älterwerdens. Negative (defizitäre) Aspekte ergeben sich aus der nachlassenden körperlichen Leistungsfähigkeit und dem wachsenden Bewußtsein der Todesnähe, aber auch aus der Verwehrung ergiebiger Tätigkeiten und dem Ausgeschlossenwerden von angenehmen Erfahrungen und Freuden des Lebens. In der Abwehr und „Umkehr" solcher negativer Einwirkungen kommt der Gesellschaft keine geringe Bedeutung zu. Altern ist individuelles **und** soziales Schicksal. Die individuelle Bewältigung ist durch Intellekt, Persönlichkeitsstruktur und Erleben geprägt. Aktivität und Kommunikationsbereitschaft sind Voraussetzungen für ein „erfolgreiches" und gesundes Altern. Sie sorgen für sensorische und soziale Stimuli und erweitern den Wirkungsradius. Menschen, die im Berufsleben gefordert worden sind, von denen Umstellungsfähigkeit und ständiges Reagieren auf neue Situationen verlangt wurden, sind zumeist im hohen Alter geistig aktiver als jene, die ihre Lebenstage in eintöniger Erwerbstätigkeit verbracht haben. Engagierte Berufstätigkeit oder Rückkehr der Frau in das Berufsleben gewinnen dadurch Bedeutung als Faktoren der Geroprophylaxe.

Aber auch der außerberufliche Interessenradius, der Dialog mit der Jugend und soziale

Aktivität im inner- und außerfamiliären Raum bestimmen das seelische und körperliche Befinden im Alter. Schließlich sind die Mutter-Kind-Beziehungen mitentscheidend für das Wohlergehen der Frau im Alter. Vorbereitung auf das Alter bedeutet, die Lösung der Kinder aus dem Elternhaus zu antizipieren, ihnen Selbständigkeit zuzugestehen und sich um neue Bindung auf der Erwachsenenebene zu bemühen. Damit wird dem subjektiven Gefühl der Vereinsamung vorgebeugt, das auch dann nicht selten beim Alternden aufkommt, wenn eine objektive Isolation gar nicht vorliegt.

1.10 Das Sexualleben der Frau

Zahlreiche Störungen physiologischer Funktionen der weiblichen Genitalorgane sind primär durch Psychoneurosen bedingt. Die Sexualmedizin nimmt daher einen wichtigen Platz in der Gynäkologie ein. Die Kenntnis der Grundlagen des Sexualverhaltens ist die Voraussetzung für die Beurteilung psychosexueller Störungen. Kaum eine psycho-physiologische Reaktion des Menschen ist allerdings so wenig in Normen zu fassen wie das sexuelle Erleben. Die publizistische Darstellung von ,,Sexualnormen'' zum Zwecke der Aufklärung und Sexualerziehung gibt als mißverstandene ,,Leistungsnorm'' nicht selten auch Anlaß zur Verunsicherung der Sexualpartner.

Libido ist die sexuelle Energie, die den Menschen zur Suche nach Lusterleben aus erogenen Körperzonen treibt. Die Stärke des Geschlechtstriebes wird bestimmt durch Kindheitseindrücke, Erfahrung und Sozialisationsform. Je stärker die selbsterfahrene Sexualität mit Lustgewinn, Befriedigung, Entspannung, aber auch mit Zuwendung, Bestätigung und Wertschätzung verbunden war, um so größer wird die sekundäre Motivation zum sexuellen Verlangen. Triebverlangen sind bei Mann und Frau altersabhängig. Nach *Kinsey* liegt der Kulminationspunkt beim Mann am Beginn des dritten Dezenniums, bei der Frau in der Mitte des vierten Dezenniums.

Der Einfluß der **Sexualhormone** auf die Libido steht außer Zweifel. Die multifaktoriellen Bedingungen der Sexualität erschweren aber die Ermittlung spezifischer Einflüsse der Geschlechtshormone. Die zyklischen Schwan-

kungen der Sexualhormone bewirken eher eine Modulation als eine graduelle Abstufung der Libido.

Progesteron hat eine depressive Wirkung auf die Libido. Ovulationshemmer mit Dominanz der gestagenen Komponente können das sexuelle Interesse abschwächen. **Östrogene** haben keinen direkten stimulierenden Einfluß auf die Libido. Ovarektomie (Kastration) ist nach Entwicklung der psychosexuellen Reife ohne depressiven Effekt. **Androgene** wirken auf Mann und Frau gleichermaßen libidosteigernd. Grundsätzlich wird die Regulation der Intensität und Häufigkeit des sexuellen Verlangens durch psychosoziale Faktoren wesentlich stärker beeinflußt als durch endokrine Einflüsse.

1.10.1 Sexualverhalten und Sexualakt

Die Sexualität des Menschen ist auf Partnerschaft gerichtet und wird von der Individualität des potentiellen Partners entscheidend bestimmt. Visuelle Reize geben den Anlaß zur Induktion sexuellen Verlangens. Die Geschlechter unterscheiden sich nicht grundsätzlich in der Ansprechbarkeit auf visuelle und psychische Reize. Frauen werden im allgemeinen stärker durch die Stimme oder die Art des Redens von einem Mann sexuell gereizt. Für den Mann spielen äußere Attribute der weiblichen Körperform und Verhaltensweise eine mehr oder weniger spezifische Rolle. Jedes Individuum hat ein eigenes Muster von Stimuli, welches spezifische Resonanzfähigkeit besitzt. Diese ,,Schlüsselreize'' werden bewußt oder unbewußt im potentiellen Partner gesucht.

Die initialen psychisch-visuellen Reize induzieren **physiologische Reaktionen** am vegetativen Nervensystem. Im Vordergrund stehen Veränderungen der Herz-Kreislauf-Funktion und der Genitalorgane. Die Veränderungen im Genitalbereich dienen der Vorbereitung des Sexualaktes. Die Exzitation wird durch Körperberührung und direkten Kontakt mit dem Genitale des Partners gesteigert (taktile Reize). Zonen erhöhter Reizansprechbarkeit **(erogene Zonen)** der Frau sind vor allem Klitoris, Labia minora und Introitus vaginae. *Masters* und *Johnson* unterscheiden vier Phasen des sexuellen Reaktionszyklus.

Erregungsphase

Das erste Zeichen einer physischen Reaktion auf sexuelle Stimulierung ist die **Lubrikation** der Scheide. Hierbei handelt es sich um eine transsudative Befeuchtung der Scheidenhaut, die durch Sekrete der Vorhofdrüsen (Glandulae vestibulares majores et minores) verstärkt wird. Verstärkte **Vasokongestion** führt zum Anschwellen der Labia minora und der genitalen Venenplexus (Bulbi vestibuli, Plexus paravaginales). Durch starke Blutfülle der Corpora cavernosa wird die Klitoris vergrößert und erigiert. Die Gefäßturgeszenz im kleinen Becken bewirkt eine Verlängerung und Aufweitung der oberen zwei Drittel des Vaginalrohres, der Uterus wird dabei angehoben.

Plateauphase

Die Gefäßkongestion nimmt in der Plateauphase weiter zu. Die Blutfülle führt zur hellroten oder lividroten Verfärbung des Ostium vaginae (sex skin). Durch die venöse Blutfülle der Labia minora, des Introitus und des unteren Scheidendrittels entsteht im distalen Abschnitt des Genitale die sog. **orgastische Manschette**, die das Corpus penis nach der Immissio umfaßt. Die Klitoris retrahiert sich durch Verkürzung der Crura clitoridis und der Ligg. suspensoria sowie der Muskelfasern des Musculus ischiocavernosus.

Orgasmusphase

Der Orgasmus äußert sich physiologisch in wiederkehrenden **muskulären Kontraktionen** im Bereich der orgastischen Manschette. Die Dauer der sich wiederholenden Kontraktionen und der Grad der Verengung des distalen Scheidendrittels variieren von Frau zu Frau. Auch am Uterus treten rhythmische Muskelkontraktionen auf, die am Korpus beginnen und über die Cervix uteri auslaufen.

Resolutionsphase

Innerhalb von 10—15 Sekunden nach dem Orgasmus bildet sich die spezifische Verfärbung des Introitus vaginae zurück. Die Retraktion der Klitoris löst sich, die venösen Blutpolster entleeren sich. Der Uterus kehrt in die Ruhelage zurück. Die Resolutionsphase klingt häufig mit einem mehr oder weniger starken unwillkürlichen Schweißausbruch am ganzen Körper aus.

Die genitalen Veränderungen des sexuellen Reaktionszyklus sind von **allgemeinen Reaktionen des Vegetativums** begleitet. Vermehrte periphere Durchblutung führt in der Erregungsphase zu umschriebener oder generalisierter Hautrötung (sex flush). Die Atmung ist vertieft, die Atemfrequenz erhöht. Die Herzfrequenz kann im Orgasmus bis auf 180 Schläge pro Minute ansteigen. Der Blutdruck erhöht sich systolisch um 30—80 mm Hg, diastolisch um 20—40 mm Hg. An den Nachbarorganen des Genitale treten muskuläre Kontraktionen auf (Sphincter ani, Sphincter urethrae). Durch die Kontraktion kutaner Muskelfasern wird die Mamille erigiert. Das Volumen der Brüste nimmt infolge verstärkter Vasokongestion zu, die Areolen schwellen an. Die auditive und visuelle Wahrnehmungsfähigkeit ist eingeschränkt.

Mit den physiologischen Erscheinungen im genitalen und extragenitalen Bereich ist das Phänomen des Orgasmus nur unvollständig erklärt. Die Intensität der Lust und der Grad der Befriedigung werden entscheidend geprägt von der seelischen Bindung der Partner. Durch die Einbeziehung seelischer Schichten wird im intensiven Gefühlsaustausch mit dem Partner das kulminative geschlechtsspezifische Empfinden zum Gesamterleben des Organismus.

Das Sexualverhalten
in den verschiedenen Lebensphasen

Sexualtrieb, Erlebnisfähigkeit und Motivation zur geschlechtlichen Vereinigung zeigen altersspezifische Besonderheiten.

Adoleszentenalter

Durch die Akzeleration der Kindesentwicklung sind die Mädchen mit 14 bis 18 Jahren geschlechtsreif — die Hälfte bis zum 16. Lebensjahr — und damit körperlich erwachsen.

Die biologische Reife steht im Gegensatz zur Gesamtpersönlichkeitsentwicklung und Etablierung des sozialen Status. Berufsziele stehen oft vor dem Wunsche nach einer raschen Familiengründung. Daraus resultiert eine **Latenz der reproduktiven Funktion**. Herkömmliche Normsysteme und Moralverhalten haben sich aus biologischer Notwendigkeit und aus veränderter Sozialstruktur gewandelt. Zunahme der sexuellen Permissivität und Vorverlagerung der ersten sexuellen Beziehungen sind statistisch belegbare Erscheinungen in den westlichen Kulturstaaten. Trotz größerer Offenheit gegenüber einer nichtehelichen erotischen Erlebensgemeinschaft haben sich jedoch Heirats- und Eheerwartung nicht grundsätzlich geändert.

Die primär triebhafte Motivation zur sexuellen Vereinigung wird durch zahlreiche psychosoziale Faktoren modifiziert (Elternhaus, sozioökonomischer Status, Bildungsstand, religiöses Engagement usw.).

Das unerfahrene Mädchen sucht häufig aus Neugierde den **ersten sexuellen Kontakt**, um herauszufinden, ob sie eine normale Frau ist, oder im Konkurrenzstreben mit Gleichaltrigen, die größere Erfahrung vorweisen oder vorgeben. Die Suche nach Aufmerksamkeit, Zuneigung, Anerkennung und Schutz, die Angst, eine eingegangene Freundschaft durch sexuelle Zurückhaltung aufs Spiel zu setzen, sind weitere Motive für die erste Kohabitation. Der Wunsch nach einer Schwangerschaft dürfte dagegen im nichtehelichen Kontakt des Adoleszentenalters der seltenste Grund für die Aufnahme sexueller Beziehungen sein. Nur in wenigen Fällen führt das Erlebnis der ersten Kohabitation zur Befriedigung. In restriktiven Gruppen können negative Erfahrungen (Schuldgefühl, Gewissensbisse, Angst, Ekel) überwiegen.

Erwachsenenalter

Erfahrung und eheliche Bindung bringen entscheidende Veränderungen in die Motivation zur sexuellen Beziehung. Der Wunsch nach Nachkommenschaft gewinnt Dominanz.

Die Suche nach Aufmerksamkeit und Zuwendung, die Bestätigung und Erhöhung des Selbstwertgefühls, die Bewahrung der Partnerbindung sind bewußte oder unbewußte Motive. Die positive Erfahrung einer vertrauensvollen und mehr und mehr rückhaltlosen Partnerschaft bewirken eine sekundäre Motivation, die sich entscheidend auf Art und Intensität der sexuellen Beziehung auswirkt. **Koitushäufigkeit** und **Kohabitationsverhalten** zeigen in den ehelichen wie auch nichtehelichen Beziehungen der Erwachsenen erhebliche Variation. Nach einer Kulminationsperiode in den ersten Ehemonaten fällt die durch-

schnittliche sexuelle Aktivität mit zunehmendem Alter der Partner allmählich ab. Die aus statistischen Erhebungen gewonnenen Zahlen über die Kohabitationsfrequenz geben zwar Einblicke in das gruppen- und altersspezifische Sexualverhalten, sie liefern jedoch keine Basis für die ärztliche Beratung bei Sexualstörungen.

Altersperiode

Die Libido erreicht bei der Frau im allgemeinen zwischen dem 30. und 40. Lebensjahr einen Höhepunkt, sexuelles Verlangen bleibt aber bis weit in das postmenopausale Alter hinein bestehen.

Die rückläufige Koitusfrequenz im Alter ist in unserer Gesellschaft mehr aus dem abnehmenden Interesse des Mannes als aus dem sexuellen Verhalten der Frau zu erklären. Die sexuelle Potenz bleibt beim Mann bis ins hohe Lebensalter erhalten. Die Androgeninkretion der Tests zeigt erst jenseits des 55. bis 60. Lebensjahres einen deutlichen Abfall.

In der exkretorischen Funktion zeigt sich ein allmählicher Rückgang mit Verringerung der Spermienproduktion. Im Gegensatz zur Frau gibt es beim Mann keine physiologische Zäsur in der generativen Funktion. Trotzdem pflegen auch bei Männern im 5. und 6. Dezennium klimakterische Erscheinungen im körperlichen und seelischen Bereich aufzutreten. Auf dem psychischen Sektor besteht Antriebsarmut, leichte Ermüdbarkeit, Reizbarkeit, Neigung zur Resignation und depressiven Verstimmung.

Die **Phasen des Sexualzyklus** laufen bei der älteren Frau verzögert ab. Genitale Vasokongestion, neuromuskuläre Erregbarkeit und Scheidenlubrikation sind vermindert. Postkoitale Irritationen von Scheide und Urethra sind nicht selten. Die Irritationen können sich bis zu starken Schmerzen steigern, die eine Abwehrreaktion hervorrufen.

Auch beim Mann ist der Ablauf der sexuellen Reaktion im Alter modifiziert. Die Erektion ist verzögert, die Stärke der Samenexpulsion verringert. Post ejaculationem tritt ein rascher Erektionsverlust ein. Die Refraktärzeit bis zur erneuten Erregungsphase ist verlängert.

Grundsätzlich bleiben bei beiden Geschlechtern sexuelle Wünsche bis ins hohe Alter bestehen und sexuelle Aktivitäten trotz veränderter körperlicher und physiologischer Bedingungen möglich.

1.10.2 Störungen des Sexualverhaltens

Sexualverhalten und sexuelle Erlebnisfähigkeit des Erwachsenen sind das Resultat eines im frühesten Kindesalter beginnenden **Lernprozesses**. Elternhaus, Einzel- oder Gruppenvorbilder vermitteln unbewußt oder bewußt Verhaltensmuster, die vom Heranwachsenden übernommen werden. Traditionelle Wertsysteme, Moralvorstellungen und gesellschaftliche Tabus bestimmen das Ausmaß und die Begrenzung der sexuellen Ausdrucksmöglichkeit.

Für die psychosexuelle Entwicklung des Individuums gibt es **kritische Prägungsphasen**. Erfahrungen und Kontakte, die mit emotionaler Befriedigung erlebt wurden, liefern positive Momente für das spätere Verhalten. Zurückweisung, Bestrafung oder Behinderung normaler Triebreaktionen im Kindesalter können konditionierende Faktoren für Störungen im späteren partnerschaftlichen Sexualverhalten sein (Sexualneurosen).

Symptomatik der funktionellen Sexualstörungen

Frigidität

> Unter Frigidität wird sowohl ein Mangel an sexuellem Antrieb (Libidomangel) als auch ein Mangel an sexueller Erregungs- oder Empfindungsfähigkeit verstanden.

Die soziale Bedeutung der Frigidität liegt in ihrer Auswirkung auf die Ehe oder Diade der Partner. Gehemmtes sexuelles Empfinden kann die Folge einer Erziehung sein, in der die genitale Körperlichkeit tabuisiert wurde. Sie kann bei gesunden Frauen durch abschreckende äußere Erlebnisse auftreten (Sexualabwehr) oder als neurotisches Verhalten aus infantilen Triebkonflikten entstehen. **Sekundäre Frigidität** ist Ausdruck eines nachlassenden Interesses oder einer sexuellen Abstumpfung. **Psychologische Frigidität** ist selektiver Natur, d.h., sie kann ausschließlich in be-

stimmten Situationen oder mit bestimmten Partnern auftreten.

Bei sexuellen Deviationen, z.B. bei lesbischen Frauen, kann ein Libidomangel für heterosexuelle Beziehungen bestehen. Schließlich bewirken **Kohabitationsschmerzen** infolge akuter oder chronischer Erkrankungen des Genitale (z.B. Adnexitis, Kolpitis) oder konsumierende **Allgemeinerkrankungen** eine Herabsetzung der Libido. Reduzierter Sexualtrieb ist häufige Begleiterscheinung bei bestimmten Endokrinopathien (*Simmonds*-Kachexie, Akromegalie, posttraumatische Störungen der Hypophysenfunktion, Adenome des Hypophysenvorderlappens).

Eine **pharmakologische Dämpfung** der Libido bewirken Sedative und Tranquilizer sowie Rauwolfia-Alkaloide.

Orgasmusstörung

Während beim Mann der mit der Ejakulation verbundene Orgasmus nahezu obligat zur Lösung der sexuellen Spannung gehört, sind die Quellen für ein befriedigendes sexuelles Erleben bei der Frau weitaus vielfältiger. Die Frau verfügt im Sexualverhalten quantitativ und qualitativ über eine größere Reaktionskapazität als der Mann. Der Orgasmus als kulminative Phase wird daher häufig falsch als ausschlaggebendes Kriterium für das Gelingen des Sexualaktes verstanden. Sexueller Leistungszwang und willkürliches Bemühen um eine Synchronisation des orgastischen Erlebens bei Mann und Frau können den rückhaltlosen Gefühlsaustausch der Partner beeinträchtigen und Enttäuschungen auslösen. Die Orgasmusfähigkeit unterliegt einem Lernprozeß. Junge Frauen besitzen im allgemeinen eine weniger hohe orgastische Intensität als der Mann. Mit dem Alter, der sexuellen Erfahrung und Parität überholt die Frau den Mann in ihrer Fähigkeit zu intensiven und multiplen Orgasmen.

Oligoorgasmie und **Anorgasmie** haben vielfache Ursachen. Sie können aus Mangel an Vertrauen in den Partner, aus Angst vor dem Ich-Verlust bei der sexuellen Vereinigung entstehen und damit Ausdruck einer Selbstbewahrung und Selbstverteidigung sein. Mangelnde Hingabefähigkeit kann sich aus einer Identitätskrise der Frau ergeben, die sich gegenüber einer vom Mann oder der Gesellschaft aufgezwungenen Rolle aktiv oder passiv auflehnt. Weitere **psychosoziale Faktoren** in der Genese von Orgasmusstörungen sind sexuelle Erziehung, gestörte Masturbationserlebnisse, sexuelle Traumata, Angst vor Schwangerschaft, Überforderungssyndrom, Streß-Situationen. Seltener können **organische Schäden** im Genitalbereich (Geburtsverletzungen, Erschlaffung der Vagina und Descensus genitalis) die Orgasmusfähigkeit vermindern.

Vaginismus

Beim Vaginismus handelt es sich um eine reflektorische Verkrampfung der Beckenbodenmuskulatur als Abwehrreaktion. Die Immissio penis wird auf diese Weise verhindert.

Die Ursache des Vaginismus ist immer **psychogen** (Zurückschrecken vor einem angstbesetzten Erlebnis). Chirurgische introituserweiternde Maßnahmen sind deshalb unsinnig. Kohabitationsstörungen durch organische Stenosen des Introitus oder ein rigider Hymen gehören nicht zum Formenkreis des Vaginismus, sie können aber konditionierende Faktoren einer psychogenen Verkrampfung sein. Weitere Ursachen des Vaginismus sind Potenzstörungen und Ungeschicklichkeit des Mannes, Sexualangst der Frau durch repressiven Erziehungsstil, Ich-bezogene Persönlichkeitsstruktur.

Dyspareunie

Unter Dyspareunie oder Algopareunie werden schmerzhafte Mißempfindungen während und nach der Kohabitation verstanden. Ungefähr die Hälfte aller Fälle von Dyspareunie oder Algopareunie sind organisch bedingt, die übrigen sind primäre oder sekundäre psychogene Störungen. Wie beim Vaginismus können organische Störungen Ursachen einer später fixierten funktionellen Dyspareunie sein.

Die häufigsten organischen Ursachen der Dyspareunie sind in Tabelle 1.3 aufgeführt.

Fehlende Lubrikation der Scheide durch ungenügende sexuelle Stimulation oder Atrophie des Vaginalepithels kann Kohabitations-

Tabelle 1.3 Organische Ursachen der Dyspareunie

Vulva:	Vulvitis (Soor, Trichomoniasis, Herpes) Atrophie (Kraurosis) Narben
Introitus:	Bartholinitis, Bartholin-Zyste oder Bartholin-Abszeß Rigider Hymen Stenose nach Geburtsverletzung oder Episiotomie
Vagina:	Kolpitis (Soor, Trichomoniasis, Herpes, bakterielle Infektion) Atrophie Fehlbildungen (Septen), partielle Atresie postoperative oder posttraumatische Stenosen
Uterus und Bandapparat:	Retroflexio uteri *Allen-Masters*-Syndrom Parametritis
Adnexe und Beckenorgane:	Akute und chronisch-narbige Adnexitis Adhäsionen nach Entzündungen oder Operationen Ovarialtumoren und andere Tumoren des kleinen Beckens Endometriosen Blasen- und Darmkrankheiten

schmerzen auslösen. Partnerprobleme oder psychosoziale Faktoren, die die sexuelle Erlebnisfähigkeit ungünstig beeinflussen (Erziehung, sexuelle Traumata, Angst vor Schwangerschaft, Überforderung), können eine Erklärung für die ungewöhnliche Schmerzempfindung bei der Kohabitation abgeben. Nicht selten liegen einer Dyspareunie **gemischte organische und psychische Ursachen** zugrunde.

Behandlung der funktionellen Sexualstörungen

In der Behandlung der funktionellen Sexualstörungen hat die **Gesprächspsychotherapie** Vorrang vor allen anderen Verfahren. Bei der Erhebung der sexuellen Anamnese müssen Einzeldaten wie Menarche, Zyklus, Kohabitarche usw. vom Erlebnisbereich her erfaßt und beurteilt werden. Die Ermittlung des Informationsstandes der Patientin und ihre Einstellung zur Sexualität sind wichtige Voraussetzungen für eine gezielte Therapie. In den Gesprächen sollte die Patientin ihre Probleme selbst erkennen. Außer der sachlichen Information dient das Gespräch der Stärkung des Selbstbewußtseins, der Erkenntnishilfe durch Selbstinterpretation und dem Abbau von Erwartungs- und Versagensangst. Eine wichtige Voraussetzung für eine erfolgreiche Therapie sexueller Dysfunktionen — sofern sie nicht Symptome einer psychiatrischen Erkrankung sind — ist die Kooperationsbereitschaft des Sexualpartners. Um Angstsituationen und erlernte Verhaltensweisen abzubauen, ist in vielen Fällen die Empfehlung einer vorübergehenden sexuellen Karenz notwendig. **Medikamentöse Behandlung** ist nur sinnvoll als adjuvante Maßnahme zur Psychotherapie. Tranquilizer nehmen Angst und Spannung. Androgene als libidosteigernde Mittel dürfen wegen der virilisierenden Nebeneffekte nur mit größter Vorsicht eingesetzt werden. Sympathikolytika wie Yohimbin bewirken eine Hyperämie der Abdominalorgane und eine Steigerung der Reflexerregbarkeit. Der Effekt aphrodisierender Speisen ist mehr durch ihren Symbolcharakter als durch pharmakologisch nachweisbare Wirkungen begründet.

Abnorme Formen des Sexualverhaltens

Das sexuelle Verhalten ist kulturell geprägt. Demoskopische Erhebungen über das Normverhalten bezüglich sexueller Praktiken orientieren sich deshalb an bestimmten Bevölkerungsgruppen und Kulturkreisen. Die Grenzen des Normbereichs sind nicht scharf zu ziehen, da die meisten sexuellen Perversionen als übersteigerte Formen natürlichen Triebverhaltens anzusehen sind.

Ein Individuum ist normal-deviant, wenn seine angeborene Veranlagung mit der sozialen Persönlichkeit, die ihm seine Kultur vorschreibt, nicht in Einklang zu bringen ist oder wenn die Bereicherung eigener Lustbedürfnisse nur durch psychischen oder physischen Schaden anderer erlangt werden kann. Die Abweichungen vom heterosexuellen Normverhalten reichen von der Zuwendung zum unreifen Partner (**Pädophilie**) über den gleichgeschlechtlichen (**Homosexualität**) oder anonymen Partner (**Exhibitionismus**) bis zum von der Person gelösten Sexualobjekt (**Fetischismus**).

Fetischismus

Beim sexuellen Fetischismus wird die Libido auf ein Sexualsymbol fixiert. Wie bei allen sexuellen Perversionen ist ein der normalen Emotion innewohnender Trieb ins Pathologische verzerrt. Auch im normalen Liebesleben kann ein Objekt des geliebten Partners übertriebene Aufmerksamkeit erwecken. Der pathologische Fall tritt ein, wenn der Fetisch losgelöst von der Person zum alleinigen Sexualobjekt wird.

Sadismus und Masochismus

Der Begriff Sadismus ist vom Namen des *Marquis de Sade* abgeleitet, der für seine Schilderung von Grausamkeiten im Zusammenhang mit Sexualität berüchtigt war. Das Wort Masochismus ist dem Namen des Schriftstellers *Sacher-Masoch* entlehnt, der in seinen Romanen vielfach die Verbindung von Wollust mit dem Erdulden von Grausamkeiten beschrieben hat.

Während der Sadist sexuelle Befriedigung aus der grausamen Handlung gegenüber seinem Liebesobjekt gewinnt, erlangt der Masochist sexuelle Wollust aus dem Wunsch, durch Demütigung und Schläge selbst verletzt zu werden.

Nymphomanie

Bei der Nymphomanie ist die menschliche Kommunikationsfähigkeit weitgehend auf den Bereich des Geschlechtlichen beschränkt. Nymphomane Frauen sind auf ständiger Suche nach sexueller Befriedigung, ohne ihre weibliche Wesenserfüllung zu erreichen. Im körperlichen Kontakt wird versucht, existentielle Einsamkeit zu überwinden.

Psychischer Transsexualismus

Transsexuelle entsprechen chromosomal, anatomisch und hormonal ihren phänotypischen Geschlechtsmerkmalen, empfinden sich aber in ihrer **Geschlechtsidentität** eindeutig dem anderen Geschlecht zugehörig. Sie fühlen sich in einem falschen Körper und streben mit allen Mitteln eine Umwandlung ihrer Geschlechtsmerkmale und eine Korrektur des Personenstandes an. Als Sexualpartner werden von Transsexuellen Personen gleichen Geschlechts bevorzugt. Von der Psychodynamik her handelt es sich aber — der gegengeschlechtlichen Identität entsprechend — um ein heterosexuelles Erleben.

Transvestizismus

Unter Transvestizismus versteht man den Drang eines Menschen, in der Kleidung (vesta) des anderen Geschlechts aufzutreten und die Rolle des Gegengeschlechts zu spielen. Transvestizismus findet sich häufig in Verbindung mit Homosexualität. Als sexuelle Verhaltensabweichung ist er vom organischen Transsexualismus (Intersexualität) zu unterscheiden.

Homosexualität

Homosexualität ist die sexuelle Zuwendung zum gleichgeschlechtlichen Partner. Geschlechtsspezifische Verhaltensmuster werden durch pränatale hormonelle Einflüsse vorgeprägt. Der menschliche Organismus ist jedoch bei der Geburt hinsichtlich seiner Geschlechtsidentität noch weitgehend bipotent. Die **postnatale Differenzierung der Geschlechtsidentität** vollzieht sich nach zwei Prinzipien: der Identifikation (mit der Person desselben Geschlechts) und Komplementierung (mit der Person des anderen Geschlechts). Beide Vorgänge können durch subjektives Erleben und gesellschaftlich kulturelle Bedingungen partiell oder vollständig transponiert werden. Zwischen den beiden Formen sexueller Äußerungen, die als Homosexualität und Heterosexualität bezeichnet werden, gibt es eine beträchtliche Zahl von Individuen, die im Verlaufe ihres Lebens sowohl zu homo- als auch zu heterosexueller Betätigung neigen. Diese Gruppe wird als bisexuell bezeichnet.

> Homosexualität gewinnt Krankheitswert, wenn die Andersartigkeit aufgrund der Mißbilligung durch die Gesellschaft zu psychischen Konflikten führt.

Die **Homosexualität der Frau** (Lesbianismus) unterscheidet sich in Häufigkeit, Erscheinungsweise und psychologischem Bild wesentlich von der des Mannes. Nach *Kinsey* sind es 13 % der Frauen, die im Laufe ihres Lebens irgendwann einmal gleichgeschlechtliche sexuelle Erfahrungen bis zum Orgasmus hatten. Viele der gleichgeschlechtlich orientierten

Frauen machen zuerst unbefriedigende heterosexuelle Erfahrungen durch, bis sie sich zu ihrer eigenen Ausrichtung und Neigung bekennen. Homosexuelle erotische Erregungen können frühzeitig auftreten. Die Zahl homosexueller Bindungen steigt jedoch mit dem Lebensalter bis zum 4. Dezennium. Die lesbische Frau zeigt zumeist feste Partnerbindung. Die Skala der sexuellen Praktiken reicht von rein platonischen Beziehungen über taktilen Reizaustausch und gegenseitige Masturbation bis hin zum imitierten Koitus.

Die Hauptursachen der weiblichen Homosexualität liegen aus psychoanalytischer Sicht in starker Vaterliebe und Identifikation mit der Rolle des Mannes, Eifersucht auf die sozial bevorteilte Rolle des Mannes, sexueller Fehlerziehung und traumatischer heterosexueller Erfahrung.

1.11 Stellung der Frau in der Gesellschaft

1.11.1 Einflüsse gesellschaftlicher Faktoren

Die für die Industriegesellschaft typische Trennung von Arbeitswelt und Familie hat zunächst zu einer Rollenverteilung von Mann und Frau geführt. Der Mann sicherte den Lebensunterhalt der Familie, der Frau oblag die Familienfürsorge und Kindererziehung. Dieses traditionelle Leitbild ist nach wie vor für einen großen Teil der Gesellschaft gültig. Je weniger die Frau bereit ist, sich diesem Leitbild unterzuordnen, um so stärker ist die Auswirkung des **Rollenkonfliktes** auf ihr persönliches Leben. Aus der Notwendigkeit, zum Unterhalt der Familie beizutragen, und im Streben nach Gleichberechtigung und Selbstverwirklichung im Beruf ist der relative Anteil erwerbstätiger Frauen und Mütter ständig gestiegen. Das Gesetz garantiert Mädchen und Frauen Zugang zu allen Bildungs- und Ausbildungszweigen. Das Familienrecht räumt beiden Ehegatten in gleichem Maße die Berechtigung zur Erwerbstätigkeit ein. Die gesetzliche Verbesserung der sozialpolitischen Situation löst aber nicht das Problem der Doppelbelastung der erwerbstätigen Mutter.

Innerhalb der Familie und der Gesellschaft ist der Anspruch gegenüber dem Individuum

Frau auf Einschränkung, Beschränkung und Opfer noch immer größer als gegenüber dem Individuum Mann. Im biologischen Geschehen der Fortpflanzung hat die Frau eine zentrale übergeordnete Funktion. Das gilt über die Zeit der Schwangerschaft hinaus. Es ist unbestritten, daß Kinder in den ersten Lebensjahren vornehmlich ihrer Mütter bedürfen. Gesetze wie das Mutterschutzgesetz und andere Hilfen vermögen zwar Erleichterung zu bringen, können die berufstätige Mutter aber nicht aus der verantwortlichen Bindung an die Familie in dem Umfang befreien, den eine engagierte Berufstätigkeit erforderlich macht. Fast 50 % aller Frauen, die verheiratet sind oder es einmal waren, geben vor ihrer Eheschließung oder in den Jahren danach die Erwerbstätigkeit auf, da sie häuslichen und beruflichen Pflichten nicht gleichermaßen nachkommen können oder durch notwendige Unterbrechungen in der beruflichen Aus- und Weiterbildung eine Verschlechterung ihrer Wettbewerbschancen erfahren. Überlastungserscheinungen und innere Unzufriedenheit sind häufige Folgen. Die erzwungene Beschränkung auf den häuslichen Bereich läßt das Gefühl des Nichtausgefülltseins und der mangelnden Anerkennung aufkommen und gibt Anlaß zu psychosomatischen Störungen.

1.11.2 Lebensphasen

Akzeleration

Seit ca. 100 Jahren ist in den Industriestaaten eine allgemeine **Pubertätsakzeleration** zu beobachten. Die Ursachen werden in der Zunahme psychisch stimulierender Einflüsse und in verbesserter Ernährung vermutet. Das durchschnittliche Menarchealter beträgt in Westeuropa 12 1/2 ± 2 Jahre. Mit 14—18 Jahren sind die Mädchen geschlechtsreif und damit in der Lage, gravide zu werden. Nach den gültigen sozialen Normen und dem Gesetz wird dem Jugendlichen der Status des Erwachsenen aber erst mit der „Volljährigkeit" resp. Wählbarkeit zuerkannt.

Die Diskrepanz zwischen biologischer und gesellschaftlicher Adoleszenz bedeutet für beide Geschlechter eine verlängerte Phase der **Indeterminiertheit**. Die Akzeleration ist eine unter zahlreichen Ursachen, die zur Entwicklung neuer Verhaltensnormen der Jugendlichen

einschließlich der sexuellen Emanzipation geführt haben. Die veränderten Verhaltensweisen stehen im Widerspruch zu den Moralansprüchen der älteren Generation. Das Gefühl des Unverstandenseins und der mangelnden Anerkennung kann Anlaß zu Frühehen und „voreiliger" Partnerbindung sein. Infolge der frühzeitigen Aufnahme sexueller Beziehungen ist trotz sexueller Aufklärung und kontrazeptiver Möglichkeiten die Zahl der unerwünschten Schwangerschaften im Ansteigen begriffen. Von 100 Müttern vorehelich konzipierter Kinder waren 1952 10 % unter 20 Jahre, 1981 25 % und 1990 20 %.

Familie

Das durchschnittliche **Heiratsalter** der Frau betrug 1970 in der Bundesrepublik 25 Jahre, das des Mannes 28 Jahre. Verglichen mit den Daten von 1950 war eine Senkung des durchschnittlichen Heiratsalters um 2—3 Jahre zu beobachten. Auch das durchschnittliche Geburtenalter ging von 27 Jahren (1950) auf 23 Jahre (1970) zurück. Seit 1970 zeigen die statistischen Bewegungen wieder eine ansteigende Tendenz. 1990 lag das durchschnittliche Heiratsalter für die Frau bei 28 Jahren, das des Mannes bei 31 Jahren. Das durchschnittliche Geburtenalter betrug 28 Jahre. Ein großer Teil der Mädchen, die einen qualifizierten Beruf anstreben, geht eine Ehe während und vor Abschluß der Ausbildung ein. Eine begonnene **Berufstätigkeit** wird häufig abgebrochen, sobald sich Kinder einstellen. Während verheiratete Frauen in etwa der Hälfte der Fälle berufstätig sind, ist dies bei Müttern mit Kindern unter 15 Jahren in 33—35 % der Fall. Der Übergang in eine neue Form der Familiengestaltung zwingt zu Kompromissen. Bei der familienorientierten Frau bedeutet die Aufgabe der Erwerbstätigkeit eine Einbuße an Zugewinn. Bei der berufsorientierten Frau können dann ernste Konflikte auftreten, wenn es nicht gelingt, durch partnerschaftliches Verhalten des Ehemannes und Mitbetreuung der Kinder durch andere Personen sowie staatlicher und kommunaler Einrichtungen eine Balance zu finden.

Mit der allgemeinen Erhöhung der Lebenserwartung und dem Sinken des durchschnittlichen Heiratsalters hängt auch eine Umstrukturierung des Familienzyklus zusammen.

Unter **Familienzyklus** versteht man die Zeitspanne, die mit der Eheschließung beginnt und dann endet, wenn das letzte Kind das Elternhaus verläßt. Am Ende des Familienzyklus ist die Frau im Durchschitt 50 Jahre alt bei einer mittleren Lebenserwartung von 77 Jahren.

Für viele Frauen bedeutet das Ende des Familienzyklus — das mit dem Ausklingen der Fortpflanzungsfunktion zusammentrifft — eine tiefgreifende **Zäsur im persönlichen Lebensablauf**. Der Wegfall von Erziehungs- und Sorgepflicht hinterläßt ein Gefühl des Unausgefülltseins und der Leere. Dieses wird verstärkt durch die psychische Labilität der klimakterischen Phase und die nicht selten nachlassende Zuwendung des Ehemannes, der im allgemeinen den Höhepunkt seiner Berufslaufbahn erreicht. Der Konflikt kann sich zu krisenhaften Situationen steigern mit psychischen und somatischen Auswirkungen, die an den Arzt herangetragen werden. Eine Rückkehr in den ursprünglichen Beruf oder ein neues berufliches Engagement vermögen das Vertrauen in die eigene Leistungsfähigkeit zu steigern und von den Konflikten abzulenken. Die lange Unterbrechung der Berufstätigkeit wirft aber Probleme der Wiedereingliederung auf. In hochqualifizierten Berufen kann das Nachholpensum an Fachwissen und beruflichen Fertigkeiten so groß geworden sein, daß der Vorsprung nicht mehr einzuholen ist. Damit wird die Unsicherheit des sozialen Status der Frau erneut gefördert.

2 Familienplanung

2.1 Demographische Faktoren

2.1.1 Bevölkerungsentwicklung

Über einen Zeitraum von vielen Jahrtausenden ist die Weltbevölkerung nur geringfügig gewachsen. Die jährlichen Wachstumsraten lagen schätzungsweise bei 0,02/1000 Personen. Etwa seit Mitte des 18. Jahrhunderts findet sich eine rapide ansteigende Wachstumskurve. Nach dem gegenwärtigen Verlauf der Wachstumskurve verdoppelt sich die Weltbevölkerung in einem Zeitraum von jeweils 40 Jahren.

In den Durchschnittsbegriff Weltbevölkerung gehen sowohl stark wachsende Völker als auch Völker mit regressiven Wachstumsraten oder stagnierenden Wachstum ein. Extreme Wachstumsraten kennzeichnen vor allem die sog. Entwicklungsländer.

Die retrospektive Analyse der demographischen Entwicklung zeigt in den Industrieländern eine Bevölkerungsentwicklung, die sich in vier Phasen unterteilen läßt.

In der I. Phase (Agrarphase) findet sich eine hohe Geburten- und hohe Sterberate. Die Geburtenrate wird nur durch die physiologischen Grenzen der Fruchtbarkeit der Frau bestimmt. Wirksame Methoden der Geburtenkontrolle fehlen. Die hohe Sterberate erklärt sich aus dem niedrigen Niveau der medizinischen Entwicklung. Per Saldo ist die Existenz der Bevölkerung nur auf Grund der hohen Fruchtbarkeit möglich.

Die II. Phase (frühindustrielle Phase), die in Europa gegen Ende des 18. Jahrhunderts einsetzte, ist durch einen Rückgang der Sterblichkeit infolge seuchenhygienischer und allgemeiner medizinischer Fortschritte charakterisiert. Dadurch entsteht ein relativer Geburtenüberschuß (divergierender Verlauf der Geburten- und Sterbekurven).

In der III. Phase (Übergangsphase) ist die Sterberate infolge fortschreitender Verbesserung der medizinischen Leistungen weiterhin rückläufig. Die Geburtenziffer sinkt durch Veränderung der allgemeinen Lebensweise relativ

stark ab (konvergierender Verlauf der Geburten- und Sterbekurven). Dadurch vermindert sich die Gesamtzuwachsrate der Bevölkerung.

Die IV. Phase der demographischen Entwicklung, die den Bevölkerungsprozeß der fortgeschrittenen Industrieländer charakterisiert, zeigt durch wirksame Geburtenkontrolle eine niedrige Geburtenrate bei nur noch geringfügiger Sterberate. Die Bilanz ergibt eine Stagnation der Bevölkerungsentwicklung.

Die in den Industrieländern beobachtete Bevölkerungsentwicklung ist auch für die **Länder der Dritten Welt** gültig. Der Prozeß zeigt jedoch einen abgekürzten und überstürzten Verlauf. Das explosionsartige Wachstum in den Entwicklungsländern ist also weniger die Folge einer außerordentlichen Steigerung der Geburtenraten, als vielmehr einer relativ kurzfristigen Senkung der Sterblichkeit durch den Import technischer und medizinischer Erkenntnisse und durch Anpassung an die Lebensweise der Industriegesellschaft. Die Bevölkerungsexplosion mit den drohenden Folgen der Übervölkerung fordert kompensatorische Maßnahmen zur rationalen Steuerung der weiteren Entwicklung heraus. Die bisherigen Programme und Hilfsmaßnahmen der Industriewelt haben aber nur minimale Wirksamkeit gezeigt, da sie erstens erst über mehrere Generationen hin feststellbare Ergebnisse liefern können und zweitens nicht selten im Widerspruch zu Staats- und Individualinteressen stehen. Ein „ökonomisches" generatives Verhalten läßt sich nicht verordnen. Andererseits ist Übervölkerung ein relativer Begriff, der nicht allein durch die Zahl der Menschen pro Fläche definiert ist. Ein dünn besiedeltes Gebiet kann bei geringer Produktivität infolge primitiver Wirtschaftsform übervölkert, ein dicht besiedeltes mit hochentwickelter Wirtschaft unter den Gesichtspunkten des Arbeitsmarktes untervölkert sein. Die regionäre Bevölkerungsgeschichte ist daher nur im Zusammenhang mit dem jeweiligen Entwicklungsstand von Wirtschaft und Technologie vergleichbar. Aus diesen Überlegungen wird deutlich, warum die Staaten der Dritten Welt ihre eigene Situation unterschiedlich beurteilen. Neben Ländern, in denen umfangreiche Programme zur Geburtenreduzierung geplant und propagiert werden, gibt es solche, in denen eine kontrollierte Eindämmung des Bevölkerungswachstums zumindest für die aktuelle Phase der sozioökonomischen Entwicklung als nachteilig angesehen wird.

Für die Bundesrepublik Deutschland zeigen die Statistiken steigende Geburtenziffern bis in die Mitte der 60er Jahre.

Im Jahre 1964 wurden weit über eine Million Geburten registriert. Seitdem ist ein kontinuierlicher Rückgang zu beobachten. Im Verlauf von 10 Jahren ging die Geburtenziffer auf die Hälfte des Maximalwertes von 1964 zurück. Gleichzeitig stieg die Zahl der Sterbefälle als Folge des wachsenden Anteils älterer Personen an der Gesamtbevölkerung. Von 1972 bis 1989 war in der Bundesrepublik kein Geburtenüberschuß mehr zu verzeichnen; 1990 ergab sich zum erstenmal wieder ein geringfügiger Geburtenüberschuß. Vor allem in den Stadtstaaten liegt die Geburtenrate unter den zur Bevölkerungsregeneration notwendigen Zahlen. Der Funktionswandel der Familie und Ehe von einer von ökonomischen Erfordernissen geprägten Institution zu einer Vielfalt an Partner- und Lebensgemeinschaften, in denen individuell-emotionale Bedürfnisse überwiegen, trägt zum Rückgang der Kinderzahlen bei. Hinzu kommen die Möglichkeiten zur perfekten Geburtenregelung durch konsequente Anwendung von Kontrazeption oder über die Notlösung des Schwangerschaftsabbruches. Weitere Gründe sind Wandlungen im Rollenverständnis der Frau, der Wunsch der Frauen, durch eigene Erwerbstätigkeit Geld zu verdienen und hierdurch Selbstbestätigung, größere Selbständigkeit und im Hinblick auf das große Eherisiko auch größere Sicherheit in der Selbstversorgung zu erlangen. Insgesamt ist ein Wandel der Bestimmungsgründe für die Zwei-Kinder-Ehe („low fertility syndrome") bzw. eine spontane Trendumkehr der durchschnittlichen Kinderzahlen derzeit nicht abzusehen. Insgesamt weisen die Industriestaaten durch Reproduktion der ortsständigen Bevölkerung und Emigration aus wirtschaftsschwächeren Ländern einen zwar stark verlangsamten, in der nächsten Zukunft jedoch sicher noch anhaltenden Bevölkerungszuwachs auf. Die prospektiven demo-graphischen Konsequenzen des Geburtenrückganges sind eine **Veränderung der Altersgliederung der Bevölkerung**. Die am Anfang des 20. Jahrhunderts gültige Altersgliederung zeigte graphisch umgesetzt eine Pyramidenform. Der jüngste Jahrgang ist der zahlreichste, mit zunehmenden Alter gibt es von Stufe zu Stufe weniger Personen. Eine Hochrechnung auf das Jahr 2000 ergibt einen pilzförmigen Altersaufbau, d.h. immer weniger nachwachsende junge Menschen bei zunehmender Lebenserwartung der bereits lebenden. Diese sich abzeichnende veränderte Altersstruktur der Bevölkerung stellt die Gesellschaft (Solidargemeinschaft) vor erhebliche sozio-ökonomische Probleme.

2.2 Schwangerschaftsverhütung

2.2.1 Motivierung

Eine Geburtenregelung durch empfängnisverhütende Maßnahmen (Kontrazeption) kann **bevölkerungspolitisch** und **individuell** motiviert sein.

Für die Bevölkerung der europäischen Staaten hat die Kontrazeption insofern allgemeine und sozialmedizinische Bedeutung, als sie den besten Weg darstellt, die Zahl der Abtreibungen zu reduzieren.

Die individuell und partnerschaftlich motivierte Empfängnisregelung hat das Ziel, eine Schwangerschaft entsprechend den persönlichen Lebensumständen sinnvoll zu planen und die Zahl der Kinder zu beschränken. Wirtschaftliche, berufliche und gesundheitliche Gründe können Motive für eine zeitlich begrenzte Anwendung empfängnisverhütender Maßnahmen sein.

2.2.2 Ärztliche Indikationen

Eine **medizinische Indikation** zur Kontrazeption liegt dann vor, wenn somatische oder psychische Störungen durch eine Schwangerschaft verschlechtert werden können oder wenn bei Erbkrankheiten mit hoher Wahrscheinlichkeit ein krankes Kind zu erwarten ist.

Eine Kontrazeption ist u.a. ärztlich indiziert bei: Herz- und Kreislaufkrankheiten mit subjektiver und objektiver Einschränkung der Reservekapazität, Gefäßkrankheiten, Anämien, malignen Erkrankungen des hämatopoetischen Systems, chronischen Erkrankungen der Atmungsorgane, chronischer Hepatitis, schwerem Diabetes mit Angiopathie, chronischen Nierenkrankheiten und Hypertonie, malignen Geschwulstkrankheiten mit zweifelhafter Prognose, vorausgegangenen Schwangerschaften und Geburten mit pathologischem Verlauf, Rh-Inkompatibilität mit Totgeburten, Psychoneurosen.

Auch bei den ärztlichen Indikationen bleibt es im Ermessen der Patientin, ob sie bereit ist — um den Preis eines erhöhten Risikos —, eine Schwangerschaft auf sich zu nehmen.

2.3 Methoden der Empfängnisverhütung

Die Zuverlässigkeit einer kontrazeptiven Methode wird nach *Pearl* in der Zahl ungewollter Graviditäten (Versager/100 Frauenjahre) ausgedrückt (**Pearl-Index**) (Tab. 2.1).

Tabelle 2.1 Zuverlässigkeit kontrazeptiver Methoden

Pearl-Index: ungewollte Schwangerschaften pro 100 Frauenjahre

Zeitwahlmethoden	15–30
kombiniert mit Basaltemperaturmessung	1–10
Coitus interruptus	ca. 15
Lokal-chemische Mittel (Spermizide)	10–30
Scheidendiaphragma	12–20
kombiniert mit lokal-chemischen Mitteln	4–10
Kondom	ca. 7
Portiokappe	ca. 7
Intrauterinpessare	0,5–3
Ovulationshemmer	
Kombinationspräparate	ca. 0,2
Sequenzpräparate	0,5–1,5
Minipille	1–3
Progestagen-Depot	0,3–1,5

2.3.1 Zeitwahlmethoden

Unter Zeitwahlmethode versteht man die periodische Enthaltsamkeit während der fruchtbaren Tage des Zyklus. Die Methode beruht auf den Beobachtungen von *Ogino* und *Knaus* über den Zeitpunkt der Ovulation im menstruellen Zyklus. Nach *Ogino* erfolgt die Ovulation zwischen dem 16. und 12. Tag vor Eintritt der nächsten Menstruation, nach *Knaus* am 15. Tag vor der Menstruation. Als **fruchtbare Phase** gilt bei einer geschätzten Lebensdauer der Spermatozoen von ca. 3 Tagen die Zeitspanne von 3 Tagen vor der Ovulation bis 1 Tag nach der Ovulation. Die zur Empfängnisverhütung empfohlene **Karenzphase** wird durch individuell unterschiedliche Zykluslängen variiert. *Ogino* und *Knaus* fordern, vor Anwendung der Zeitwahlmethode zunächst die Streubreite der Zyklusintervalle festzustellen.

Die individuelle fruchtbare Phase errechnet sich dann nach folgendem Schema:

Berechnung der fruchtbaren Tage im Zyklus nach *Ogino*

Erster fruchtbarer Tag
= kürzester Zyklus — 18

letzter fruchtbarer Tag
= längster Zyklus — 11

Beispiel:
26–30täg. Intervalle 26–18 = 8. Zyklustag
                                  30–11 = 19. Zyklustag
                     fruchtbare Phase: 8.–19. Zyklustag

Berechnung der fruchtbaren Tage im Zyklus nach *Knaus*

Erster fruchtbarer Tag
= kürzester Zyklus — 17

letzter fruchtbarer Tag
= längster Zyklus — 13

Beispiel:
26–30täg. Intervalle 26–17 = 9. Zyklustag
                                  30–13 = 17. Zyklustag
                     fruchtbare Phase: 9.–17. Zyklustag

Die Zeitwahlmethode ist wenig zuverlässig. Der *Pearl*-Index beträgt 15–30/100 (s. Tab. 2.1). Versager gehen vorwiegend auf Kosten von aktuellen Zyklusverschiebungen, z.B. durch fieberhafte Erkrankungen, Streß-Situationen, Klimawechsel usw.

Basaltemperaturmessung

Durch Messung der Basaltemperatur läßt sich die Sicherheit der Zeitwahlmethode erhöhen.

Die Zeitspanne vom 2. Tag nach vollendetem Temperaturanstieg bis zur folgenden Menstruation gilt als „sicher unfruchtbar". Postmenstruell ist bis zum 6. Zyklustag der Eintritt einer Konzeption wenig wahrscheinlich. Die anhand der Basaltemperaturkurve orientierte Zeitwahlmethode hat eine Versagerquote von 1—10 auf 100 Frauenjahre. Insgesamt sind die Zeitwahlmethoden (Rhythmusmethoden) besser zur Bestimmung der Konzeptionsoptima bei Kinderwunsch geeignet als zur Ermittlung der unfruchtbaren Tage bei nicht erwünschter Empfängnis.

Beurteilung des Zervikalsekretes

Zum Zeitpunkt der Ovulation nehmen Menge und Spinnbarkeit des Zervixschleims zu. Sexuelle Enthaltsamkeit ist an den Tagen erforderlich, an denen die Frau durch Selbstbeobachtung eine reichliche Absonderung von klarem fadenziehendem Schleim beobachtet. Das Verfahren ist unzuverlässig und abhängig von Zyklusstabilität begleitenden zerviko-vaginalen Infektionen und äußeren Einflüssen.

Symptothermale Methode

Die symptothermale Methode ist eine Kombination von Beurteilung des Zervixsekretes und Basaltemperaturmessung. Die „geschützte Phase" liegt dann vor, wenn die Schleimsekretion nachgelassen hat und die Basaltemperatur mindestens 48 Stunden lang einwandfrei angestiegen ist.

2.3.2 Coitus interruptus

Der Coitus interruptus, d.h., die Unterbrechung des Koitus vor der Ejakulation, ist die vermutlich älteste Methode der Empfängnisverhütung. Seine möglichen „schädigenden" Auswirkungen sind oft diskutiert worden. Organische Störungen im Urogenitalbereich sind auch nach längerer Anwendung nicht zu beobachten. Die Auswirkungen auf psychosexuellem Gebiet werden unterschiedlich beurteilt. Orgasmusstörungen wie die Ejaculatio praecox können durch den Coitus interruptus begünstigt werden. Stärker als beim Manne wird das psychosexuelle Erleben der Frau durch den Coitus interruptus beeinflußt. So sind es bei der Frau vor allem der abrupte Eingriff in

den Ablauf der sexuellen Reaktionsphasen oder auch die Angst vor einer möglichen Konzeption, die zu Störungen führen können.

2.3.3 Mechanische und lokal-chemische Verhütungsmittel

Von den **mechanischen Mitteln** (Barrieremethoden) wird das **Kondom** am häufigsten angewandt. Sein Vorteil besteht in der relativ hohen antikonzeptiven Zuverlässigkeit bei gleichzeitigem Schutz gegen sexuell übertragbare Krankheiten. Der *Pearl*-Index liegt bei 7/100. Durch Kombination mit spermiziden Befeuchtungsmitteln kann die Sicherheit noch erhöht werden. Als Nachteil wird die Herabsetzung der sexuellen Erregbarkeit bei beiden Partnern empfunden.

Angesichts der Verbreitung von HIV-Infektionen hat das Kondom in den letzten Jahren zunehmend Verbreitung gewonnen. Ohne Zweifel wird das Risiko von Infektionen durch sexuell übertragbare Krankheitserreger einschließlich der HI-Viren verringert. Ein adäquater Schutz vor einer folgenschweren HIV-Infektion ist aber keineswegs gewährleistet.

Eine im Hinblick auf die Schwangerschaftsverhütung vergleichbare Methode ist das **Okklusivpessar** der Frau. Das Okklusivpessar (Portiokappe) wird in passender Größe auf die Portio vaginalis gesetzt und verhindert damit die Spermienaszension. Die Applikation muß im allgemeinen vom Arzt vorgenommen werden. Das Verfahren findet nur noch selten Anwendung. Häufiger benutzt wird das sog. **Scheidendiaphragma**, eine auf einem federnden Außenring gespannte 70—90 mm große Membran, die von der Frau vor dem Koitus in die Vagina eingeführt wird. Auch diese Methode dient der mechanischen Abdeckung der Portio vaginalis. Die Versagerquote beträgt 12—20/100. Die Zuverlässigkeit kann durch Kombination mit spermiziden Gels und Schaumpräparaten erhöht werden.

Chemische Kontrazeptiva werden als Gels, Salben, Vaginalschaumtabletten und Vaginalsuppositorien angeboten. Sie wirken spermizid und motilitätshemmend oder inhibitorisch auf die zur Oozytenpenetration notwendigen Enzyme. Als Wirkstoff werden verwandt: Borsäure, Milchsäure, Chinosol und Chininderivate, Salizylsäure, Zinksulfat, Chloramin, Formaldehyd, Hyaluronidasehemmer u.a.

Gels und Salben werden mit speziellen Applikatoren in die Vagina eingebracht oder den mechanischen Verhütungsmitteln (Portiokappe, Diaphragma) aufgestrichen. Vaginalschaumtabletten enthalten Stoffe, die CO_2 oder O_2 freisetzen und dadurch für eine gleichmäßige Verteilung der Spermizide sorgen. Die Schaumtabletten und Vaginalsuppositorien müssen unmittelbar vor dem Verkehr eingeführt werden, da sie in relativ kurzer Zeit ihre Wirkung verlieren.

Die Versagerquote der lokal-chemischen Mittel liegt zwischen 10 und 30/100.

Nachteile der mechanischen und chemischen Kontrazeption sind die mehr oder weniger umständlichen Manipulationen und die Gefahr lokaler Reizungen. Postkoitale Scheidenspülungen sind auch bei Zusatz spermizider Substanzen wegen der raschen Spermienaszension von geringer Wirkung.

2.3.4 Intrauterinpessare (IUP)

Intrauterinpessare sind verschieden geformte Gebilde aus flexiblem Material, die direkt in das Cavum uteri eingelegt werden (Abb. 2.1) Erste größere Beachtung fanden die von *Gräfenberg* (1928) entwickelten Silberspiralringe, die wegen einer relativ hohen Komplikationsrate später verboten wurden.

Die modernen IUPs bestehen aus gewebsfreundlichem inerten Plastikmaterial (Polyäthylen, Polypropylen, Äthylvinylacetat) oder Kupfer. Durch Zusatz von Bariumsulfat oder Metallmarken sind auch die Kunststoffpessare röntgenologisch sichtbar zu machen. Eine Vielzahl von Formen wurde entwickelt. Außer dem verwendeten Material haben Form und Oberflächengröße der IUPs Einfluß auf ihre Wirksamkeit.

Wirkungsweise

Die Wirkungsweise der IUPs ist noch hypothetisch. Folgende Faktoren werden diskutiert:
- der Fremdkörper wirkt als Anreiz auf die Migration von Leukozyten und Makropha-

gen, die durch Proteolyse und Phagozytose sowohl die Spermatozoen als auch die Blastozyste zerstören
- das IUP beeinflußt die Tubenmotilität und damit den Gametentransport durch vermehrte Prostaglandinbildung
- lokale abakterielle Entzündung des Endometriums verhindert die Nidation
- Kupferpessare bewirken eine Inhibition von endometrialen Enzymen (z.B. Carboanhydrasen) durch Ionenaustausch (Cu $\leftrightarrows$ Zn).

Der *Pearl*-Index der IUPs beträgt 0,5–3/100. Durch Beigabe von **Depotgestagenen** wird die kontrazeptive Wirkung erhöht. In diesen Fällen dient das IUP als Trägersystem des Gestagens. Eine gleichmäßige Hormonabgabe ist durch eine Polymerenmembran gewährleistet. Das freigegebene Gestagen (Progesteron) wirkt ausschließlich lokal über eine Veränderung der Endometriumphysiologie und ohne Beeinflussung der hypothalamisch-hypophysären Regulation.

Anwendung

Das Einlegen erfolgt durch den Arzt während oder unmittelbar im Anschluß an eine Menstruation unter aseptischen Bedingungen. Zuvor werden Lage und Sondenlänge des Uterus bestimmt. Eine Dilatation des Zervikalkanals ist in den meisten Fällen nicht erforderlich. Bei Nulliparae muß das Einlegen des Pessars u.U. in Kurznarkose vorgenommen werden. Das IUP wird mit Hilfe spezieller Applikatoren in das Cavum uteri eingeführt; es ist mit einem Faden versehen, der aus dem Zervikalkanal herausragt. Unmittelbar nach Einlage empfiehlt sich eine vaginalsonographische Kontrolle der korrekten Lage des IUP. Bei Bedarf kann das Pessar leicht durch Zug an dem Faden entfernt werden. Die Verweildauer beträgt 2–3 Jahre, längere Liegezeiten sind aber im allgemeinen ohne großes Risiko möglich. Die Wirkung der bivalenten kupfer- und progesteronhaltigen IUPs ist auf 1–2 Jahre begrenzt.

Nebenwirkungen und Komplikationen

Unter den harmlosen Nebenwirkungen stehen **Schmerzen, Schmierblutungen** und **Hypermenorrhoen** im Vordergrund. In den meisten Fällen verschwinden die Beschwerden nach 2–3

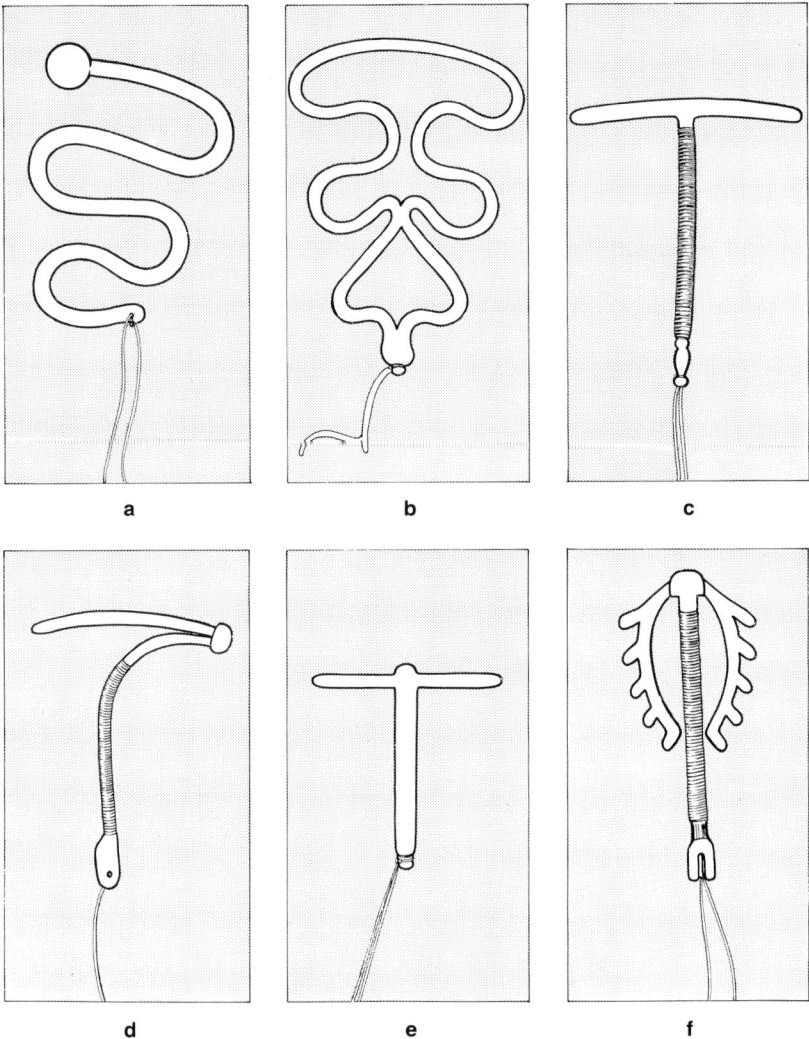

Abb. 2.1 a–f Verschiedene Typen von Intrauterinpessaren
a Lippes-Schleife, **b** Dana Super, **c** Kupfer-T
d Kupfer-7, **e** Biograviplan, **f** Multiload Cu 250

Zyklen. Mit Spontanausstoßung des IUP ist vor allem in den ersten Zyklen post applicationem zu rechnen.

Ernste Komplikationen sind **aszendierte Infektion mit Pelveoperitonitis,** artefizielle **Uterusperforation** oder **Durchwanderung** des IUP mit Spontanperforation.

Bei liegendem IUP eintretende Schwangerschaften zeigen in ca. 2/3 der Fälle ungestörten Verlauf, ca. 40 % enden als Abort. Besonders in den ersten Anwendungsjahren ist das Risiko von ektopen (tubaren) Graviditäten erhöht. Die Mißbildungsrate ist nicht erhöht. Als **Kontraindikationen** für die Anwendung von IUPs gelten:

— entzündliche Genitalerkrankungen
— Uterusfehlbildungen
— Uterusmyome
— Malignome des Uterus
— Blutungs- und Gerinnungsstörungen.

Intrauterinpessare sind besonders geeignet
- als temporäre Kontrazeptiva zur Sicherung genügend großer Abstände zwischen geplanten Schwangerschaften
- bei Unverträglichkeit hormonaler Kontrazeptiva
- beim Risiko unzuverlässiger Pilleneinnahme (z.B. bei psychiatrischen Erkrankungen, Debilität).

Größte Verbreitung fanden die IUPs in den Entwicklungsländern. In Europa finden sie infolge von „Pillenmüdigkeit" und Besorgnis über unerwünschte Nebenwirkungen der hormonalen Kontrazeption zunehmend Anwendung.

2.3.5 Hormonale Methoden

Chemie

Zur hormonalen Kontrazeption sind Gestagene und Östrogene allein oder in Kombination geeignet. Dabei werden sowohl die zentralen als auch die peripheren Wirkungen der Steroidhormone zur temporären Verhinderung der Konzeption oder Nidation nutzbar gemacht.

Die vornehmlich durch die Gestagenkomponente erzielte Suppression der hypophysären Gonadotropinfreisetzung steht im Vordergrund der kontrazeptiven Wirkung.

Drei Typen hormonaler Kontrazeptiva sind zu unterscheiden:
- Ovulationshemmer
- Minipille
- Postkoitalpille.

Ovulationshemmer

Die heute im Handel befindlichen Ovulationshemmer enthalten die **Östradiolderivate** Äthinyl-Östradiol oder Mestranol. Äthinyl-Östradiol ist etwa zehnmal so wirksam wie das natürliche Östradiol und 1,7mal stärker wirksam als Mestranol. An erster Stelle mit einem Marktanteil von 70 % stehen Präparate, deren Gehalt an Äthinyl-Östradiol geringer als 50 μg pro Dragee ist.

Die **Gestagenkomponente** besteht aus Abkömmlingen des Nortestosterons bzw. des 17-α-Hydroxyprogesterons.

Zur ersten Gruppe gehören:
- Norethisteron
- Norethisteronazetat
- Lynestrenol
- Äthinodioldiazetat
- Norgestrel
- Desogestrel.

Zur zweiten Gruppe gehören:
- Chlormadinonazetat
- Cyproteronacetat.

Die Gestagenpotenz wird biologisch anhand des Menstruations-Verschiebungstests beurteilt. Gleiche Gewichtseinheiten vermögen die Menstruation über eine mehr oder weniger lange Zeit hinauszuschieben.

Alle Gestagene des Ethisterontyps haben eine mehr oder weniger ausgeprägte Androgenwirkung, Gestagene des Hydroxyprogesterontyps — besonders Cyproteronacetat — dagegen eine ausgeprägte Antiandrogenwirkung. Die antiandrogene Partialwirkung hemmt die Bindung von Androgenen an die zellulären Rezeptoren der Erfolgsorgane. Sie wird zur Therapie von Androgenisierungserscheinungen der Frau genutzt (androgenetische Alopezie, Akne, Hirsutismus).

Bei den Ovulationshemmern unterscheidet man Kombinations- oder Einphasenpräparate und Sequenz- oder Zweiphasenpräparate.

Kombinationspräparate (Einphasenpräparate) stellen die klassische Pille dar, bei der eine Östrogen-Gestagen-Kombination 21 bis 22 Tage lang eingenommen wird. Darauf folgt ein 6—7-Tage-Intervall, das durch ein Plazebo-Präparat überbrückt werden kann.

Kombinationspräparate blockieren über den Hypothalamus und die Hypophyse die Sekretion von LH und FSH, wobei in erster Linie der ovulationsauslösende LH-Gipfel betroffen ist. Am Endometrium hemmt der Gestagenanteil die Drüsenproliferation und verursacht das histologische Bild der „starren" Sekretion. Ein weiterer peripherer Effekt des Gestagens ist die Viskositätssteigerung des Zervixsekretes. Hierdurch wird die Spermienaszension erschwert.

Sequenzpräparate (Zweiphasenpräparate) enthalten in der ersten Phase ausschließlich Östrogen in einer ovulationshemmenden

Dosis, in der zweiten Phase Östrogen in Kombination mit Gestagen. Der Gestagenanteil der letzten 5—6 Einnahmetage dient zur Provokation einer regelmäßigen Abbruchblutung; eine volle sekretorische Umwandlung des Endometriums findet nicht statt.

Beim Typ der **normophasischen Sequenzpräparate** liegt der Beginn der Gestagen-Einnahme **vor** dem Ovulationstermin. Dadurch wird eine zusätzliche Sicherheitskomponente eingeführt, ohne dabei den Vorteil der rhythmischen Zweiphasenmethode aufzugeben.

Stufenpräparate sind den Sequenzpräparaten ähnlich. Sie enthalten aber auch in der ersten Phase ein niedrig dosiertes Gestagen bei Dominanz der Östrogenkomponente.

Minipille

Die Minipille enthält **Gestagene** in einer Menge, die **unter** der zur Hemmung der Ovulation notwendigen Dosis liegt. Die kontrazeptive Wirkung beruht auf mehreren Faktoren:

— Störung der Tubenmotilität
— Veränderung des Zervixsekretes mit Hemmung der Spermienaszension
— Veränderung des Endometriums mit Verschlechterung der Nidationsbedingungen.

Die Minipille erreicht nicht die Zuverlässigkeit der Ovulationshemmer. Der *Pearl*-Index beträgt 1—3/100. Die Zuverlässigkeit der Minipille ist weitgehend eine Funktion der Einnahmegenauigkeit (Einnahme täglich zur selben Tageszeit).

Depotpräparate

Das Prinzip der **Dreimonatsspritze** beruht auf der Hemmung der Gonadotropinproduktion durch die parenterale Verabreichung einer **hohen, protrahiert wirkenden Gestagendosis** (z.B. Medroxyprogesteronazetat, Norethisteronazetat). Die Versagerquote, ausgedrückt im *Pearl*-Index, beträgt 0.3—1.5. Nebenwirkungen sind Kopfschmerzen, Verstimmungszustände, Gewichtszunahme, Abnahme der Libido, unregelmäßige Durchbruchblutungen und anhaltende Amenorrhoen nach Absetzen des Depotpräparates.

Postkoitalpille

Als Postkoitalpille oder Notfallpille werden hormonale Kontrazeptiva bezeichnet, die nur dann eingenommen werden, wenn die Kohabitation während des Konzeptionsoptimums erfolgt ist und eine Konzeption befürchtet wird (postkoitale Interzeption). Die Behandlung muß möglichst innerhalb der ersten 24 Stunden post coitum beginnen, auf keinen Fall jedoch später als zwei Tage danach.

Das Prinzip ist eine Störung der Tubenpassage und Gametenkonjugation durch einen hochdosierten „Östrogenstoß" (z.B. 5 mg Äthinyl-Östradiol tägl. 5—6 Tage lang, anschließend 8 Tage lang ein Östrogen-Gestagen-Kombinationspräparat oder Kombinationspräparate aus Äthinyl-Östradiol (100 μg) 2 x im Abstand von 12 Stunden, nicht später als 48 Stunden post cohabitationem beginnend).

Das Verfahren ist mit erheblichen Nebenwirkungen belastet (Kopfschmerzen, Nausea, Emesis, Mastodynien, Blutungsstörungen). Die Wirksamkeit wird als gut eingeschätzt.

Auch Gestagene in hoher oder niedriger Dosierung und Kombinationspräparate (z.B. Neogynon®) sind post coitum kontrazeptiv wirksam.

Antigestagene (Mifepreston, RU 486) wirken über eine Besetzung der Progesteron- und Glukokortikoidrezeptoren ohne intrinsische Aktivität am Endometrium. Bei früher Anwendung gegen Ende eines Zyklus kommt es auch im Falle einer eingetretenen Schwangerschaft bei mehr als 90% der Frauen zu einer menstruellen Blutung. In der Bundesrepublik sind wegen der abortiven Wirkung Antigestagene bislang nicht zugelassen.

Nebenwirkungen der hormonalen Kontrazeptiva

Sowohl die Östrogen- als auch die Gestagenkomponente der Ovulationshemmer kann unerwünschte Nebenwirkungen und Unverträglichkeiten verursachen. Zu den **östrogenbedingten Nebenwirkungen** zählen:

— Übelkeit
— Erbrechen
— Ödemneigung
— Gewichtszunahme

– Kopfschmerzen
– Mastodynien
– Hyperpigmentation
– zervikale Hypersektretion
– starke Entzugsblutungen.

Zu den **gestagenbedingten Nebenwirkungen** zählen:

– Müdigkeit
– Antriebsarmut
– depressive Verstimmung
– Appetit- und Gewichtszunahme
– Akne und Seborrhoe
– Herabsetzung der Libido
– schwache Entzugsblutungen
– Amenorrhoe.

Psychologische Momente spielen bei den Beschwerden keine unerhebliche Rolle. Ungenaue oder falsche Information durch die Laienpresse können zu iatrogenen Beschwerden oder zur Überbewertung von Symptomen führen.

Erwünschte Nebenwirkungen einer hormonalen Kontrazeption sind Regulierung der Blutungsabstände, Behebung von Dysmenorrhoen und Hypermenorrhoen, Rückbildung von Akne und seborrhoischen Veränderungen.

Langzeiteffekte

Ovarialfunktion

Nach Absetzen einer temporären Behandlung mit Ovulationshemmern kommt es gelegentlich zu mehr oder weniger lange anhaltenden **Amenorrhoen** (Post-Pillen-Amenorrhoe, Ovulationshemmer-Amenorrhoe). Die Dauer der vorausgegangenen Pilleneinnahme ist ohne signifikanten Einfluß auf das Eintreten einer Ovulationshemmer-Amenorrhoe. Frauen und insbesondere junge Mädchen mit primär labiler Zyklusfunktion sind häufiger von dieser Störung betroffen.

Beim Ausbleiben der Regel während der Einnahme von Ovulationshemmern handelt es sich meistens um eine gestagenbedingte Endometriumatrophie, die nach Absetzen des Präparates reversibel ist. Die Hemmung des ovariellen Zyklus durch hormonale Kontrazeptiva bewirkt keine nachweislichen Schäden am Follikelapparat. Die Fehlbildungsrate ist nach Langzeiteinnahme von Ovulationshemmern nicht erhöht. Bei Spontanaborten nach hor-

monaler Kontrazeption erscheint allerdings der Anteil numerischer Chromosomenaberrationen — offenbar infolge von Eireifungsstörungen — erhöht.

Herz-Kreislauf-System

Die Einnahme hormonaler Kontrazeptiva ist durchschnittlich mit einem leichten Blutdruckanstieg — systolisch und diastolisch — verbunden. Die Anstiege sind altersabhängig, aber unabhängig von der Einnahmedauer und nach Absetzen der Kontrazeptiva reversibel.

Als pathophysiologische Mechanismen werden eine östrogenbedingte Stimulation des Renin-Angiotensin-Aldosteron-Systems bzw. ein verringerter Abbau von Angiotensin diskutiert. Angiotensin wirkt vasokonstriktorisch und stimuliert die Bildung und Freisetzung von Aldosteron, dessen mineralokortikoide Eigenschaft zu Wasser- und NaCl-Retention führt und damit das intravasale Volumen vermehrt.

Gerinnungssystem

Das System der Blutgerinnung ist außerordentlich komplex. Hormonale Faktoren betreffen im einzelnen sowohl gerinnungsfördernde (prokoagulatorische) als auch ihnen entgegengerichtete (fibrinolysefördernde) Prozesse, so daß die Bewertung hormonaler Kontrazeptiva im Hinblick auf ihr Thromboserisiko schwer abzuschätzen ist.

Östrogene bewirken eine Zunahme der Aktivität von Fibrinogen, Prothrombin, Faktor V, VII, VIII und X sowie Plasminogen. Gestagene setzen den Tonus der Gefäßwände herab.

Hyperkoagulabilität, Gefäßwandveränderungen und Strömungsverlangsamung begünstigen **thromboembolische Komplikationen.** Aus den Ergebnissen epidemiologischer Studien ist auf ein erhöhtes Risiko thromboembolischer und zerebrovaskulärer Komplikationen unter der Einnahme von Ovulationshemmern geschlossen worden. Ein Resultat dieser Studien ist aber auch, daß das Ausmaß des kardiovaskulären Risikos erheblich vom Vorhandensein weiterer Risikofaktoren (Rauchen, Hypertonie, Diabetes mellitus) und von der Art der angewandten Kontrazeptiva abhängt.

Bei prädisponierenden Erkrankungen oder thromboembolischen Erkrankungen in der Anamnese sind Ovulationshemmer kontraindiziert.

Kohlenhydrat- und Fettstoffwechsel

Hormonale Kontrazeption kann die **Glukosetoleranz** verschlechtern, die Veränderung ist reversibel. Bei Frauen mit Prädiabetes, latentem Diabetes oder einer Familienanamnese von Diabetes mellitus ist in der Verordnung von hormonalen Kontrazeptiva Zurückhaltung geboten.

Eine Veränderung der Blutfettwerte unter oraler Kontrazeption betrifft in erster Linie den **Triglyceridspiegel** (Erhöhung des Triglyceridspiegels bei relativer Abnahme der HDL-Fraktion). Für eine Förderung atheromatöser (arteriosklerotischer) Prozesse durch Langzeiteinnahme oraler Kontrazeptiva gibt es keine wissenschaftlichen Beweise. Epidemiologische Daten und experimentelle Befunde sprechen gegen einen solchen Zusammenhang. Eine latente Hyperlipidämie kann aktiviert werden.

Leberfunktion

Bei stoffwechselgesunden Frauen treten unter der Einnahme von Ovulationshemmern keine Veränderungen der Leberfunktionsproben auf. Bei vorausgegangener Hepatitis, cholestatischem Schwangerschaftsikterus oder bei Enzymopathien der Leber (*Dubin-Johnson-* und *Rotor*-Syndrom) ist die Anwendung von Ovulationshemmern kontraindiziert. Unzweifelhaft ist die Wirkung von synthetischen Sexualsteroiden auf die Gallenbildung- und -sekretion. Bei prädisponierten Frauen können 17-α-alkylierte Steroide eine intrahepatische Cholestase auslösen, wie sie auch in der Schwangerschaft auftreten kann.

Hormonale Kontrazeption und Karzinomrisiko

Die Befürchtung, daß Langzeiteinnahme von hormonalen Kontrazeptiva die Entstehung von Karzinomen, insbesondere im Bereich der steroidsensitiven Gewebe (Uterus, Brustdrüse) begünstigen könnte, hat sich statistisch nicht bestätigen lassen.

Die Kombination von Östrogen und Gestagen bzw. die rhythmische Anwendung von Proliferation und Differenzierung fördernden Hormonen hat möglicherweise sogar einen protektiven Effekt gegenüber hyperproliferativen und neoplastischen Prozessen an den Zielorganen. Im Ovar führt die Supression der Follikelreifung und Ovulation zu einer signifikanten Reduktion funktioneller Zysten (Follikel- und Corpus luteum-Zysten). Das Risiko, ein **Ovarialkarzinom** zu entwickeln, erscheint nach übereinstimmenden Ergebnissen verschiedener epidemiologischer Studien bei Langzeiteinnahme von Ovulationshemmern signifikant verringert. Ein protektiver Effekt kommt den hormonalen Kontrazeptiva auch für das **Endometriumkarzinom** zu. Entscheidend ist dabei die durch Gestagene antagonisierte Stimulation des Endometriumwachstums.

Benigne Tumoren der Mamma (Fibroadenome) treten unter hormonaler Kontrazeption seltener als in Vergleichsgruppen auf. Ein Schutzeffekt gegenüber malignen Tumoren der Brustdrüse ist allerdings nicht erwiesen. Östrogene gelten als Promotoren des Mammakarzinoms, nicht aber als Starter der Karzinomentwicklung. Die überwiegende Anzahl von Fallkontrollstudien zeigt, daß insgesamt **kein erhöhtes Mammakarzinomrisiko** durch die Anwendung oraler Kontrazeptiva zu erwarten ist.

Die Langzeitanwendung von hormonalen Kontrazeptiva ist ein Eingriff in die physiologischen Funktionsabläufe. Wenn auch irreversible Stoffwechselveränderungen oder bleibende Schäden bisher nicht beobachtet werden konnten, so ist doch die hormonale Kontrazeption eine Methode, die nur nach ärztlicher Voruntersuchung und unter ärztlicher Kontrolle angewendet werden sollte. Die Forschung zielt auf die Entwicklung von Präparaten mit minimalem Risiko und einfacher Applikationsform. Bei der Entscheidung zur hormonalen Kontrazeption sind die potentiellen Risiken der Hormonbehandlung den Risiken und Folgen gegenüberzustellen, die durch eine ungewollte Schwangerschaft hervorgerufen würden.

Kontraindikationen

Die absoluten und relativen Kontraindikationen der hormonalen Kontrazeption sind aus Tabelle 2.2 ersichtlich.

Tabelle 2.2 Kontraindikationen der hormonalen Antikonzeption

Absolute Kontraindikationen	Relative Kontraindikationen
Thromboembolie	Varikosis
zerebrale und retinale Gefäßleiden	Thrombophlebitis
periphere Durchblutungsstörungen (Morbus *Raynaud*)	Hypertonie
Leberparenchymschäden	Chronische Nierenkrankheiten
Akute Hepatitis	Epilepsie
Schwangerschaftsikterus und Pruritus in der Anamnese	Multiple Sklerose
Hormonabhängige maligne Tumoren	Diabetes mellitus
Sichelzellanämie	Otosklerose
Enzymopathien (*Dubin-Johnson*-Syndrom, *Rotor*-Syndrom)	Hyperlipämie
	Zykluslabilität
	Migräne
	Neigung zur Hyperpigmentation
	Mykotische Infektionen des Genitale
	Porphyrie
	Lupus erythematodes

Verordnung an Jugendliche

Die hypothetischen Einwände wegen einer möglichen Störung endokriner Reifungsvorgänge bei jungen Mädchen durch Ovulationshemmer konnten empirisch nicht belegt werden. Wachstumshemmung durch exogene Steroide spielen nach dem 14. Lebensjahr offenbar keine Rolle mehr. Frühere Bedenken über das Risiko einer nachhaltigen Störung der hypothalamisch-hypophysären Zyklusregulation haben sich als unbegründet erwiesen. Zunächst ist im Gespräch mit den Jugendlichen immer erst zu erörtern, ob eine kontinuierliche Kontrazeption überhaupt erforderlich ist. Oft besteht noch gar keine feste Partnerbindung und die „Pille" wird als Präventivmaßnahme gewünscht. Ist Kontrazeption indiziert, dann sollte wegen der individuellen und sozialen Konsequenzen einer ungewollten Schwangerschaft im Adoleszentenalter ein zuverlässiges Verfahren gewählt werden. Falls keine medizinische Gegenindikation besteht und sich der Zyklus stabilisiert hat, ist daher die Verabreichung **oraler Kontrazeptiva** den anderen Verfahren vorzuziehen. Alternativen sind mechanische Methoden und niedrig dosierte Hormonpräparate ohne Ovulationshemmung (Minipille).

Formale Altersgrenzen können weder juristisch noch ärztlich eine Rolle bei der Verordnung hormonaler Kontrazeptiva spielen. Vielmehr sollten individuelle Fakten Grundlage der Entscheidung sein. Bei Mädchen unter 14 Jahren sollte nach Möglichkeit eine Abstimmung mit den Eltern erfolgen.

Kontrazeptiva dürfen Jugendlichen jedoch auch verordnet werden, wenn kein Konsens zwischen Eltern und Jugendlichen besteht. Es gibt keine Altersbegrenzung der ärztlichen Schweigepflicht. Diese hat im Interesse der Verhütung einer unerwünschten Schwangerschaft Vorrang gegenüber dem Sorgerecht der Eltern.

2.3.6 Operative Methoden

Sterilisierung des Mannes

Die Unfruchtbarmachung des Mannes durch **Vasektomie** ist weniger risikobelastet als die operative Sterilisation der Frau. Die Vasektomie wird heute vorwiegend skrotal in Lokalanästhesie durchgeführt. Das Vas deferens wird durchtrennt, die Stümpfe werden ligiert oder kauterisiert. Mögliche Komplikationen sind Hämatome und Spermiengranulome. Operative Refertisierung ist möglich. Nach der Vasektomie bleibt die Zeugungsfähigkeit noch bis zu drei Monaten bestehen, da erst dann die im Gangsystem und den Samenbläschen deponierten Spermatozoen vollständig eliminiert sind. Deshalb sind Spermakontrollen und kontraceptive Maßnahmen notwendig, bis das Ejakulat negativ geworden ist.

Das Rollenverständnis des Mannes, der sich durch eine Vasektomie in seiner geschlechtlichen Integrität bedroht fühlt, ist der entscheidende Grund für die geringe Bereitschaft der Männer zu diesem Eingriff. Psychische Spätfolgen sollen allerdings seltener auftreten als bei der Frau.

Sterilisierung der Frau

Nahezu alle gebräuchlichen Methoden der operativen Sterilisierung der Frau basieren auf der **Ligatur und Durchtrennung der Eileiter.** Der Eingriff kann von abdominal oder vaginal her erfolgen. Die abdominalen Verfahren gehen auf *Madlener, Pomeroy, Labhardt* und *Irving* zurück. Bei der **Fimbriektomie** wird der Fimbrienkranz des Eileiters, der eine entscheidende Rolle im Eiabnahmemechanismus spielt, entfernt. Gegenüber den konventionellen abdominalen und vaginalen Verfahren hat sich in den vergangenen Jahren die **laparoskopische Tubensterilisation durch Koagulation eines umschriebenen Tubenabschnittes** durchgesetzt. Durch Thermokoagulation oder durch bipolare Koagulation, bei der der Strom durch das Instrument ein- und ausgeleitet wird, können ernste Komplikationen (Verbrennungen der Haut, des Darmes usw.), wie sie zuvor bei der Hochfrequenzmethode gelegentlich beobachtet wurden, vermieden werden. Konkurrierend zu den Koagulationsverfahren sind **mechanische Methoden** entwickelt worden, bei denen auf laparoskopischem oder kuldoskopischem Wege die Eileiter von außen durch Silastikringe oder Clips verschlossen werden. In einzelnen Kliniken wird die von *Lindemann* propagierte hysteroskopische Sterilisation durchgeführt. Dabei wird ein narbiger Verschluß des interstitiellen Tubenabschnittes durch Koagulationssonden bewirkt.

Keine Methode der operativen Sterilisation garantiert eine 100%ige Sicherheit vor Schwangerschaft. Je nach angewandter Methode beträgt die Versagerquote der operativen Sterilisation 0,1–4,7 %, bei den klassischen abdominalen und vaginalen Verfahren 0,1–1,4 %. Mögliche Komplikationen der operativen Sterilisierung sind Schmerzen, Kohabitationsbeschwerden und in einzelnen Fällen auch Menstruationsstörungen. Die Letalität beträgt 0,1 %.

Auch die aus freiem Entschluß herbeigeführte Sterilisation ist mit dem Risiko behaftet, daß der irreversible Verlust der Fortpflanzungsfähigkeit früher oder später konflikthaft erlebt und zum Ausgangspunkt tiefgreifender seelischer Reaktionen wird. Eine ungünstige psychogene Entwicklung läßt sich zum Zeitpunkt der Indikationsstellung nicht zuverlässig voraussagen. Organ- und Psychoneurosen können durch unbefriedigte Mütterlichkeit, Minderwertigkeitsgefühle, gestörte körperliche Integrität oder Schuldgefühle bedingt sein. Wird die Sexualität in den neurotischen Konflikt einbezogen, so kann sich bei der Frau Frigidität, Vaginismus, Anorgasmie und Amenorrhoe, beim Manne Impotenz entwickeln.

Gesetzliche Regelung

Durch die Aufhebung des § 226 b StGB besteht zur Zeit keine Rechtsvorschrift, welche die Sterilisation, gleich aus welchem Grunde, unter Strafe stellt. Rechtlich ist die Zulässigkeit einer Sterilisation z. Z. nur nach den geltenden allgemeinen Körperverletzungsvorschriften (§§ 223 ff. StGB) zu beurteilen. Somit ist eine Sterilisation gerechtfertigt, wenn sie medizinisch, medizinisch-sozial oder eugenisch begründet ist. Die allgemeine Genehmigungspflicht ist aufgehoben.

Bei dem Wunsche nach freiwilliger selbstbestimmter Sterilisation ist es Aufgabe des Arztes, zahlreiche Faktoren (Lebensalter, vorhandene Kinder, psychische Folgen, aktuelle und prospektive Lebenssituation) mit der Patientin sorgfältig zu erörtern.

Eine Sterilisation von (psychisch kranken, geistig oder körperlich behinderten) **Minderjährigen** ist seit Inkrafttreten des sog. Betreuungsgesetzes (§ 1631 c BGB) ausnahmslos unzulässig.

2.3.7 Beratung und ärztliche Kontrolle

Voruntersuchung

Durch die große Palette der verfügbaren Methoden ist heute ein differenzierter Einsatz von kontrazeptiven Mitteln möglich. In jedem Fall ist zunächst abzuklären, welcher Grad an Sicherheit aufgrund der gesundheitlichen, familiären und sozialen Lage erforderlich ist.

Ist eine temporäre oder definitive Kontrazeption erwünscht? Weiterhin spielen Alter, Gesundheitszustand, Motivation und Intelligenzgrad für die Empfängnisverhütung eine wichtige Rolle.

Jeder Empfehlung oder Verordnung sollte eine sorgfältige **anamnestische Exploration** und **körperliche Untersuchung** vorausgehen. In der Anamnese sind besonders solche Vorkrankheiten zu berücksichtigen, die eine Kontraindikation zur hormonalen Empfängnisverhütung abgeben. In der gynäkologischen Anamnese sind das bisherige Zyklusverhalten und die Parität von Bedeutung.

Die Voruntersuchung besteht aus:

— gynäkologischer Inspektion und Palpation einschließlich Untersuchung der Mammae
— zytologischer und kolposkopischer Abklärung der Portio
— Blutdruckmessung
— Untersuchung des Urins auf Zucker und Eiweiß.

Eine weitergehende Labordiagnostik ist bei anamnestischen Hinweisen auf bestimmte Vorkrankheiten erforderlich, z.B. Transaminasen bei Störungen der Leber- und Gallenfunktion.

Bei Unverträglichkeit der Hormonpräparate ist je nach Art der geklagten Nebenwirkungen die Umstellung auf ein anderes Präparat oder auf eine andere kontrazeptive Methode notwendig.

Kontrolluntersuchungen

Kontrolluntersuchungen sollten bei hormonaler Kontrazeption im Abstand von sechs Monaten erfolgen.

Kontrazeption versus Schwangerschaftsabbruch

Kontrazeption und Schwangerschaftsabbruch sind keine Alternativmaßnahmen der Geburtenregelung. Zu keiner Zeit waren die Voraussetzungen einer Empfängnisverhütung, d.h. der Verhinderung einer unerwünschten Schwangerschaft, so günstig wie gegenwärtig. Diese Möglichkeiten des vorsorglichen und verantwortlichen Handelns deutlich zu machen und den Frauen den Konflikt der „vollendeten Tatsache" zu ersparen, ist eine wichtige ärztliche Aufgabe. Eine Verminderung der illegalen Schwangerschaftsabbrüche zu erreichen, ist in der Vergangenheit weder durch Strafandrohung noch durch erzieherische Maßnahmen gelungen. Die intensive und sachliche Verbreitung von Kenntnissen über die Möglichkeiten der Empfängnisverhütung und die konsequente Entwicklung zuverlässiger und risikofreier Verfahren sind der beste Weg, die Zahl der induzierten Aborte zu reduzieren.

Genetische Beratung

Genetische Beratung ist eine Vorsorgemaßnahme mit dem Ziel, die Wahrscheinlichkeit einer Erbkrankheit bzw. das „Wiederholungsrisiko" nach Geburt eines erbkranken Kindes vorauszusagen.

Im Rahmen der Familienplanung kann die genetische Beratung zu verschiedenen Konsequenzen führen. Bei unbehandelbaren oder zu Schwachsinn führenden Leiden mit hohem Wiederholungsrisiko wird der Genetiker von weiteren Schwangerschaften abraten müssen. Bei bereits eingetretener Schwangerschaft kann sich eine eugenische (genetische) Indikation zum Schwangerschaftsabbruch ergeben. Andererseits ist durch moderne Verfahren der pränatalen Diagnose in zahlreichen Risikofällen eine prokonzeptive Beratung möglich geworden.

3 Schwangerschaft und Risikoschwangerschaft

3.1 Konzeption, Implantation und ihre Störungen; Embryonalentwicklung

3.1.1 Konzeption und Fertilisation

Voraussetzung einer **Konzeption** (Empfängnis) ist im weiblichen Organismus die Bereitstellung einer befruchtungsfähigen Eizelle und die funktionell-anatomische Intaktheit der Genitalwege.

Äußeres Zeichen der **reifen befruchtungsfähigen Eizelle** ist die vollendete Abschnürung des ersten Polkörperchens. Die Ovulation erfolgt im Metaphasestadium der zweiten Reifeteilung. Erst mit der Befruchtung wird die zweite Reifeteilung abgeschlossen. Dem ovulierten Ei bleibt nur eine minimale Lebenserwartung. Innerhalb von 24 Stunden verfällt es der Degeneration, wenn keine Befruchtung erfolgt. Die **Ovulation** ist kein explosionsartiges Aufbrechen des Follikels. In einem stigmatisierten Bereich auf der Kuppe des vorgewölbten *Graaf*schen Follikels bildet sich durch umschriebene Wandverdünnung ein Porus, aus dem die Follikelflüssigkeit mit der Eizelle laminär ausströmt. Durch aktive Bewegung des Eileiters, der mit seinem Fimbrienkranz das Ovar umgreift, wird das ovulierte Ei in die Tube aufgenommen.

Die **Fertilisation** (Befruchtung), d.h. die Vereinigung von Ei- und Samenzelle bis zur Verschmelzung der Vorkerne, erfolgt im ampullären Tubenteil. Wie die Eizelle müssen auch die Spermatozoen zur Erlangung der Befruchtungsfähigkeit einen Reifungsprozeß durchlaufen. Als sichtbares Zeichen ihrer anatomischen Reife gilt die vollständige Differenzierung des Akrosoms. Voraussetzung der endgültigen Befruchtungsfähigkeit ist ein noch nicht in allen Punkten geklärter Prozeß der **Kapazitierung**, den das Spermatozoon während der Aszension im weiblichen Genitale erfährt. Die Aszension der Spermatozoen vom Scheidengewölbe in die ampullären Eileiterabschnitte dauert ca. 5–10 Minuten. Im sauren Milieu der Vagina verlieren sie nach 30–60 Minuten ihre Vitalität. In der Zervix können

sie dagegen über mehrere Tage bewegungs- und befruchtungsfähig bleiben. Am Befruchtungsort angekommen, umgeben sie in einem dichten Kranz die Oozyte. Eine große Anzahl durchdringt auch die Zona pellucida mit Hilfe lytischer Enzyme des Akrosoms (Akrosin, Hyaluronidase, Neuraminidase). Die eigentliche Befruchtung wird aber nur von *einem* Spermatozoon vollzogen, das mit der Eizellmembran unter Verlust der eigenen Oberflächenmembran und des Akrosoms verschmilzt. Der nackte Kopf des Spermatozoon wird danach unter aktiver Mitarbeit der Spermatozoengeißel in das Eizellplasma vorgeschoben. Nach vollständiger Aufnahme des Spermatozoon (**Imprägnation**) wird durch eine schlagartige physiko-chemische Verdichtung der Eizellmembran (**kortikale Reaktion**) das Eindringen weiterer Spermatozoen verhindert (monosperme Befruchtung).

Die Imprägnation löst in der Eizelle die zweite Reifeteilung aus. Die Abschnürung des zweiten Polkörperchens führt zur Reduktion des Chromosomensatzes. Der nach der Teilung rekonstituierte Zellkern der Eizelle und der durch Hydratation gequollene Kern des Spermatozoons bilden die nunmehr einander strukturell ähnlichen **Vorkerne**. Durch Verschmelzung beider Vorkerne (**Konjugation**) entsteht die **Zygote.**

3.1.2 Eientwicklung und -wanderung

Nach der Zygotenbildung beginnen die schrittweise ablaufenden **Furchungsteilungen**. Während dieser Zeit wird das Ei durch peristaltische Kontraktionen der Tubenmuskulatur und durch den gerichteten Flimmerschlag des Tubenepithels uteruswärts befördert. Die Tubenpassage dauert 4–6 Tage.

Während der Tubenwanderung laufen rasch aufeinanderfolgende mitotische Teilungen ab. Dabei nimmt die Zahl der Tochterzellen (Blastomeren) ständig zu bei konstanter Gesamtmasse des Keimes (Zweizellstadium ca. 30 Stunden nach Befruchtung. Vierzellstadium ca. 40 Stunden, Sechzehnzellstadium ca. 3 Tage nach Befruchtung). Während der Furchung bleibt die Zona pellucida intakt.

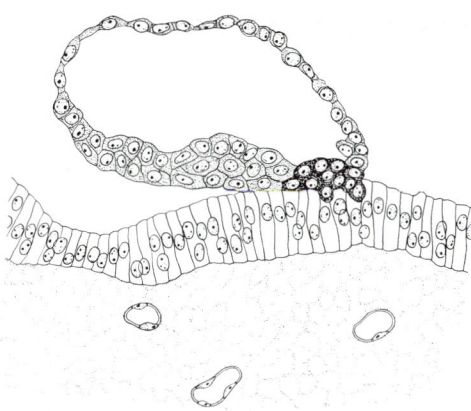

Abb. 3.1 Nidation der Blastozyste. Die Trophoblastzellen (schwarz) am embryonalen Pol der Blastozyste beginnen in die Uterusschleimhaut einzudringen (modif. nach *Wislocki* u. *Streeter*)

Am 3.—4. Entwicklungstag wird das Cavum uteri im Morulastadium erreicht. Die **Morula** besteht aus einer äußeren kleinzelligen Schicht (Trophoblast), welche eine innere Zellmasse (Embryoblast) umgibt. Durch interzelluläre Flüssigkeitsansammlung im Zentrum der Morula entsteht die **Blastozyste**. Die präimplantative Blastozyste liegt 2—3 Tage frei im Cavum uteri.

3.1.3 Implantation und Plazentation

Nach einer Latenzzeit von zwei Tagen beginnt die Einnistung **(Nidation)** der Blastozyste in das Endometrium. Die Korpusschleimhaut ist zur Zeit der Nidation am 22./23. Zyklustag stark ödematös aufgelockert, aber noch nicht vollständig dezidual transformiert. Die Nidation erfolgt überwiegend an der Hinterwand des Corpus uteri, seltener an der Vorderwand oder den lateralen Abschnitten. Die basalen, in Kontakt mit dem Oberflächenepithel des Endometriums stehenden Trophoblastzellen der Blastozyste nehmen erheblich an Volumen zu und zeigen starke Proliferation (Abb. 3.1). Unter der Wirkung proteolytischer Enzyme der Trophoblastzellen senkt sich die Blastozyste in das Endometrium **(Implantation)**. Die ,,Implantationswunde" wird zunächst mit Fibrin, später von Dezidualzellen überdeckt.

Die infiltrativ vordringenden Trophoblastzellen zerstören die Uterusschleimhaut im Invasionsgebiet und eröffnen dabei deziduale Kapillaren. Es entsteht ein lakunäres kommunizierendes Hohlraumsystem, das von plasmodialen Trophoblastzellen ausgekleidet und mit mütterlichem Blut angefüllt ist (Abb. 3.2). Die nutritive Versorgung des implantierten Eies erfolgt in dieser Phase aus den Bestandteilen des fermentativ zerstörten Gewebes und dem maternen Blut **(histiohämatotrophe Phase)**.

Ungenügende Vorbereitung des Nidationsbettes, mangelhafte fermentative Aktivität des Trophoblasten sowie Störungen der immunologischen Balance zwischen den infiltrierend vordringenden Trophoblastzellen und dem mütterlichen Gewebe sind mögliche Ursachen einer gestörten Nidation und damit eines Frühabortes oder pathologischer Nidationsformen.

3.1.4 Entwicklung des Embryos

Die Keimesentwicklung **(Kyematogenese)** wird in drei Perioden unterteilt:

Die **Blastogenese** ist die Entwicklungsperiode von der Zygote bis zur implantationsreifen Blastozyste, anschließend folgt die **Embryogenese**, in der die Organe gebildet werden. Die Embryogenese währt bis ca. zur 8. Schwangerschaftswoche und geht danach in die **Fetogenese** über, die durch Wachstum und Differenzierung der Organsysteme gekennzeichnet ist.

Implantationsstadium (2. Embryonalwoche)

Die Zellen des Embryoblast bilden nach vollständiger Implantation die aus **Ektoderm** und **Entoderm** bestehende **zweiblättrige Keimscheibe**. Durch Spaltbildung am Embryonalpol zwischen Zytotrophoblast und Embryoblast entsteht die **Amnionhöhle**. Am abembryonalen Pol heben sich flache Zellen von der Innenfläche des Zytotrophoblasten (s. Kap. 3.2.1) ab und bilden eine dünne Membran (*Heuser*sche Membran). Diese geht in die Entodermschicht über und bildet mit dem Entoderm zusammen den **primären Dottersack** (Exocoel).

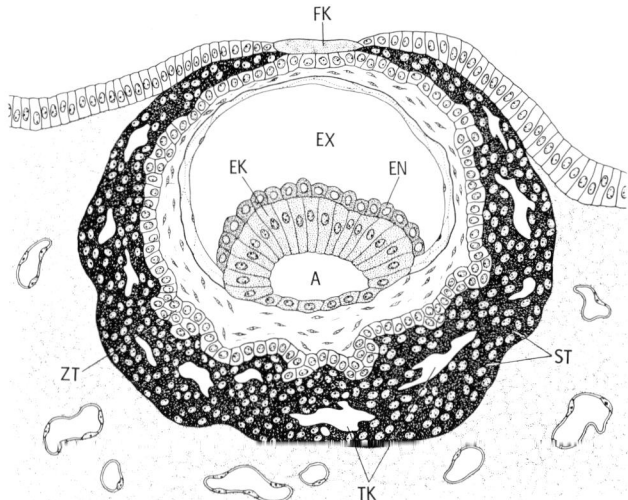

Abb. 3.2 Implantierter menschlicher Keim ca. 9 Tage alt
Bilaminare Keimscheibe aus hochzylindrischem Ektodem (EK) und polyedrischen Entodermzellen (EN)
A = Amnionhöhle, EX = Exocoel (primärer Dottersack), FK = Fibrinkoagel (Verschluß der Implantationswunde), ST = Synzytiotrophoblast, TK = Trophoblastlakunen, ZT = Zytotrophoblast

Präsomitenstadium (3. Embryonalwoche)

Bei 15—16 Tage alten Embryonen erscheint auf der Oberfläche des Ektoderm der **Primitivstreifen**, eine schmale Rinne mit beidseits erhöhten Rändern (Abb. 3.3a). Der kraniale Abschnitt des Primitivstreifens heißt **Primitivknoten**. Durch Invagination der Zellen entsteht die **Primitivrinne**. Die invaginierten Zellen drängen sich zwischen Ekto- und Entoderm nach lateral und bilden das mittlere Keimblatt **(Mesoderm)**. Im kranialen Abschnitt der Keimscheibe verwachsen Ekto- und Entoderm in einem umschriebenen Bezirk **(Prächordalplatte**: Organisator der Kopfentwicklung). Im kaudalen Abschnitt der Keimscheibe verschmelzen Ekto- und Entoderm zur **Kloakenmembran**. Aus der Primitivrinne wächst ein zunächst solider Zellstrang (Chordafortsatz) zwischen Ekto- und Entoderm nach kranial bis zur Prächordalplatte. Der Chordafortsatz wird sekundär zum **Canalis neurentericus** ausgehöhlt, er durchbricht das Dottersackdach und stellt eine temporäre Verbindung zwischen Amnionhöhle und Dottersack her.

Der Canalis neurentericus verschließt sich allmählich. Reste des Chordafortsatzes verschmelzen mit dem Entoderm zur **Chordalplatte**, die sich danach aus dem Entoderm löst und das Material zur Bildung eines runden soliden Zellstabes in der Mittellinie der Keimscheibe liefert (Achsenstab).

Die ursprünglich runde Keimscheibe wird infolge starken kranio-kaudalen Wachstums längsoval mit verbreitertem kranialen Abschnitt.

Somitenstadium, Differenzierung der Keimblätter und Ausbildung der Körperform (4.—8. Embryonalwoche)

Aus den 3 Keimblättern entwickelt sich eine Reihe spezifischer Organanlagen. Am Ende der Embryonalperiode sind alle wichtigen Organsysteme angelegt. Im Bereich des Ektoderms entsteht die Anlage des ZNS. Zu Beginn der 4. Woche bildet sich durch Ektodermverdickung die **Neuralplatte**, welche sich zentral zur **Neuralrinne** vertieft (Abb. 3.3c). Die lateralen Ränder wölben sich zu den Neuralfalten, die aufeinander zuwachsen und unter Bildung des **Neuralrohres** verschmelzen. Das Neuralrohr ist vorübergehend kranial durch den Neuroporus anterior und kaudal durch den Neuroporus posterior mit der Amnionhöhle verbunden.

In der Kopfregion entstehen beiderseits symmetrische plattenförmige Ektodermverdickungen (Ohr-, Riech- und Linsenplakode), die Anlagen zur Bildung von Ohrbläschen, Riechgrube und Augenlinsen. Das beidseits der Chorda liegende **paraxiale Mesoderm** teilt sich in 42—44 Mesodermsegmente **(Somiten)**.

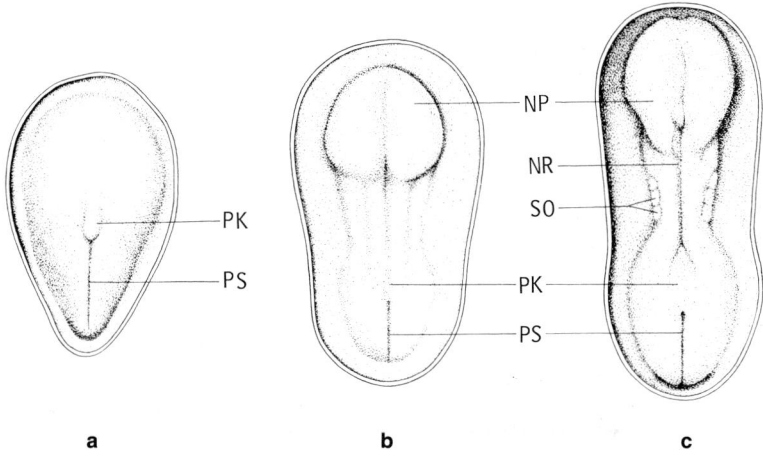

Abb. 3.3 a–c Frühembryonale Entwicklung bis zum Beginn des Somitenstadiums
a 2. Woche, Dorsalansicht der kaudal verjüngten Keimscheibe mit Primitivknoten (PK) und Primitiv-streifen (PS)
b 2.–3. Woche, Dorsalansicht. NP = Neuralplatte, PK = Primitivknoten, PS = Primitivstreifen
c 3.–4. Woche, Dorsalansicht. Entwicklung der Neuralrinne (NR) und der Somiten (SO)

Jeder Somit gliedert sich in drei Abschnitte:

— aus dem **Sklerotom** entstehen die Wirbel
— aus dem **Myotom** differenziert sich die Skelettmuskulatur
— aus dem **Dermatom** entwickeln sich Kutis
 und Subkutis.

Lateral an die Somiten grenzt das **intermediäre
Mesoderm**. Es bildet in der Zervikal- und Tho-
raxregion segmental angeordnete Zellhaufen
(die künftigen Nephrotome), im kaudalen Abschnitt den unsegmentierten nephrogenen
Strang. Aus beiden Anlagen entwickeln sich
die verschiedenen exkretorischen Einheiten
der Harnorgane. Auch die Follikelzellen des
Ovars und die Genitalstränge *(Müller, Wolff)*
sind mesodermaler Herkunft. Die **peripheren
Abschnitte des Mesoderms** bilden die meso-
theliale Auskleidung der großen Körperhöhlen (Peritoneum, Pleura, Peri- und Epikard).
Blutbildende Mesodermzellen (Angioblasten)
entstehen als Zellinseln im Mesoderm des Dot-
tersacks und der Allantois. Analoge Zellen bilden im Randmesoderm vor der Prächordalplatte die Herzanlage.

Infolge kranio-kaudaler Krümmung des Keimes wird ein großer Abschnitt des entoderma-
len Dottersackes in den Embryonalkörper einbezogen **(Darmanlage)**.

Der kraniale Abschnitt heißt Vorderdarm, der
kaudale Abschnitt (Enddarm) erweitert sich
zur Kloake, die durch die Kloakenmembran
verschlossen wird. Der mittlere Abschnitt
(Mitteldarm) steht zunächst noch über den
weitlumigen Dottergang (Ductus omphaloen-
tericus) mit dem Dottersack in Verbindung.
Gleichzeitig mit der kranio-kaudalen Krümmung vollzieht der Keimschild eine laterale
Krümmung. Die flache Embryonalanlage gewinnt dadurch rundliche Gestalt. Der Primi-
tivdarm schließt sich zum Rohr, die lateralen
Flanken des Keimes verwachsen in der Mittellinie und bilden die vordere Bauchwand. Das
Entoderm liefert in der weiteren Entwicklung:

— die epitheliale Auskleidung des Respirationstraktes
— das Parenchym der Tonsillen, der Schilddrüse, Nebenschilddrüse, Thymus, Leber
 und Pankreas
— die epitheliale Auskleidung eines Teiles der
 Harnblase und Harnröhre und des Sinus
 urogenitalis sowie
— die epitheliale Auskleidung der Pauken-
 höhle und *Eustachi*schen Röhre.

Die Keimlänge beträgt im

— Präsomitenstadium (2.–3. Woche):
 1–1,5 mm

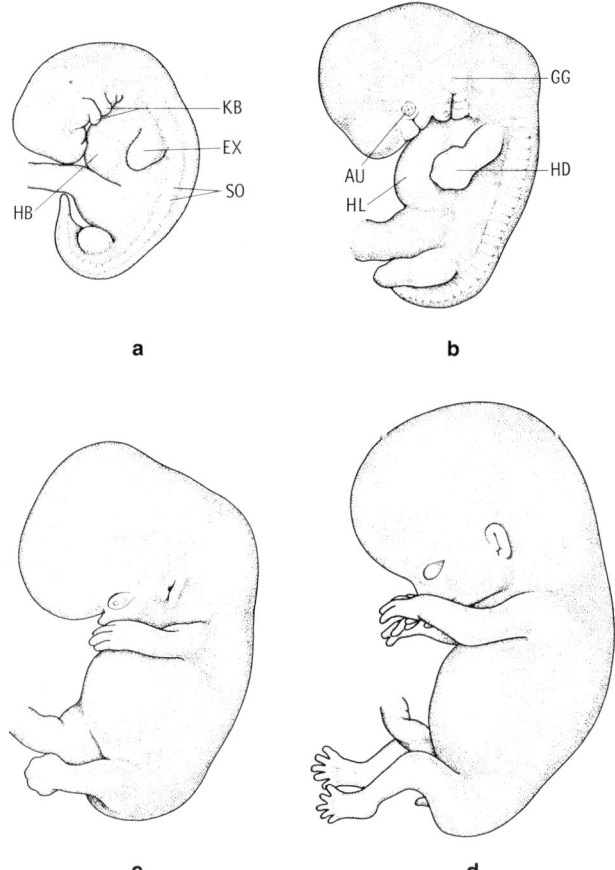

Abb. 3.4 a–d Entwicklung der äußeren Körperform des Embryos
a 5. Woche. EX = Extremitätenknospe, HB = Herzbuckel, KB = Kiemenbögen, SO = Somiten
b 6. Woche. AU = Auge, GG = Äußerer Gehörgang, HD = Hand, HL = Herz-Leber-Buckel
c Fortgeschrittene Entwicklung der oberen Extremitäten. Die Scheitel-Steiß-Länge beträgt ca. 18 mm
d 8. Woche. Überproportionale Größenzunahme des Kopfes. Scheitel-Steiß-Länge beträgt ca. 30 mm

— Somitenstadium (3.–4. Woche):
  1,5–5,0 mm
— Postsomitenstadium (5.–8. Woche):
  8,0–30 mm.

Entwicklung der äußeren Körperform in der Embryonalperiode

Bis zum Ende der 6. Woche wird das Entwicklungsstadium in der Regel anhand der Somitenzahlen bestimmt. Zu Beginn der 5. Woche treten die oberen und unteren **Gliedmaßen** als plumpe Knospen in Erscheinung. Die oberen liegen dorsal der Herzvorwölbung und reichen vom 4. zervikalen bis zum 1. thorakalen Somi-

ten. Die Knospen der unteren Extremitäten treten später in Höhe der lumbalen Somiten auf. Der **Kopf** wächst rapid und macht bald ca. die Hälfte der Keimlänge aus. Die Kopfform mit Stirn und Scheitelhöcker wird durch die Gehirnentwicklung bestimmt. Die Riechplakoden vertiefen sich zu den Riechgruben. Die Augenblasen liegen seitlich oberhalb der Riechgruben. Die Halsregion ist durch einen Einschnitt, den Sinus cervicalis markiert.

Der **Rumpf** ist durch Herz- und Leberbuckel vorgewölbt, die sich später wieder zurückbilden. Die Somiten verschwinden in der 6. Woche in kranio-kaudaler Richtung. Die voluminöse Nabelschnur enthält Darmschlingen

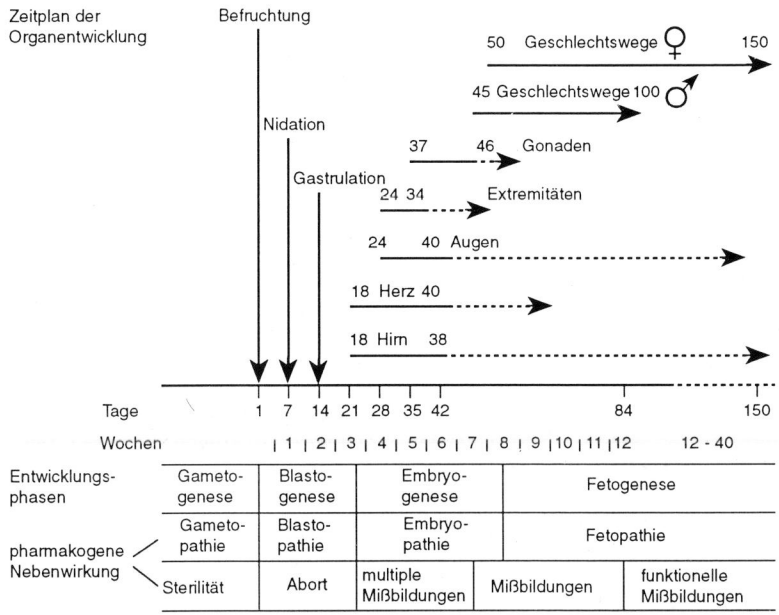

Abb. 3.5 Keimesentwicklung mit Darstellung der organogenetischen Determinationsperioden. Art und Ausmaß einer Entwicklungsstörung werden vom Zeitpunkt und Dauer der Einwirkung einer schädigenden (z.B. pharmakogen) Noxe bestimmt (modif. nach *Hüter* et al. 1974)

(physiologischer Nabelbruch). Der Rumpf verjüngt sich kaudal zum gebogenen Schwanz (Abb. 3.4).

3.1.5 Embryopathien

Die Kenntnis der verschiedenen Entwicklungsperioden der Frucht ist wegen der unterschiedlichen Beeinflußbarkeit durch exogene Noxen und Pharmaka von großer praktischer Bedeutung. Pharmaka können die befruchtete Eizelle schon in den ersten 15 Tagen post conceptionem durch Diffusion erreichen und, wenn sie schädigende Eigenschaften besitzen, einen **Frühabort** verursachen, der dann oft nur wie eine verspätete Menstruation erscheint. Vom 16.–42. Tag kann eine Vielzahl niedermolekularer Stoffe zum Embryo gelangen, der sich jetzt in der Phase der Organogenese befindet und alle Austauschsysteme (Diffusion, erleichterte Diffusion, aktiver Transport) entwickelt. Bis zur 12. Woche post conceptionem können teratogene Substanzen schwerste Fehlbildungen auslösen (Abb. 3.5). Über die 12. Woche hinaus ist noch die Entwicklung des Gehirns, der Augen und der weiblichen Geschlechtsorgane durch Pharmaka (negativ)

beeinflußbar. Wichtige Medikamente mit teratogenen Eigenschaften sind in Kap. 4.4.5 aufgeführt.

Schädigungen der Frucht in der Zeit der Embryogenese werden als **Embryopathien** bezeichnet.

Unter den **pharmakogenen Embryopathien** hat die Thalidomidembryopathie größte Beachtung gefunden. Die in den Jahren 1959–1961 beobachtete Fehlbildungsserie hat eine intensive Untersuchung der Kausalzusammenhänge ausgelöst und zu zahlreichen neuen Erkenntnissen auf dem Gebiete der Teratogenese geführt.

Die kritische Phase für die Thalidomidembryopathie reicht vom 35. bis 50. Tag post menstruationem. Im Vordergrund stehen Fehlbildungen der Gliedmaßen (Hypoplasien, Syndaktylien, Phoko- und Amelien), daneben finden sich in unterschiedlichen Ausmaß angeborene Herzfehler und Fehlbildungen der Sinnesorgane.

Als weitere exogene Ursache von Embryopathien sind **ionisierende Strahlen** zu nennen. Das Risiko einer radiogenen Mißbildung ist weitgehend unabhängig von der Strahlendosis, da im strahlensensiblen embryonalen Gewebe auch Minimaldosen eine Genmutation oder Organisationsstörung auslösen können (s. Kap. 4.4.7).

Über Embryopathien durch pränatale Infektionen s. Kap. 3.5.2.

3.2 Entwicklung der Plazenta und des Feten

3.2.1 Plazenta

Die Plazenta entsteht im Bereich der Durchdringung der Gebärmutterschleimhaut durch den Trophoblasten. Ziel der Plazentation ist es, den wachsenden Keim unter Wahrung seiner gewebsspezifischen Individualität in engsten Kontakt zum ernährenden mütterlichen Gefäßsystem zu bringen.

Embryonale und materne Gewebe tragen zum Aufbau des komplizierten Organes bei. Die Dezidua verfügt über eine regulative Potenz um das Vordringen des enzymatisch hochaktiven Trophoblasten zu begrenzen. Durch diese materne Schutzfunktion unterscheidet sich die Implantation des Trophoblasten vom schrankenlosen infiltrativen Wachstum einer malignen Geschwulst. Als genetisch nicht identisches, wenn auch homologes Gewebe müßte das Schwangerschaftsprodukt an der Kontaktfläche mit dem mütterlichen Gewebe eine Transplantationsreaktion auslösen und schließlich abgestoßen werden. De facto besteht aber bei der Plazentation eine immunbiologische Toleranz, deren Ursachen noch unvollständig geklärt sind.

Bildung und Reifung der Plazentazotten

Unmittelbar nach der Implantation ist der Trophoblast ein monomorpher Zellkomplex, der sich bereits am 8. Tag in **Zyto-** und **Synzytiotrophoblast** differenziert. Die soliden Trophoblastzapfen werden als **Primärzotten** bezeichnet. Sie sind durch mütterliche Blutlakunen voneinander getrennt (vorläufiger intervillöser Raum) (Abb. 3.6). Durch Einsprossen von extraembryonalem Mesenchym in die soliden Trophoblastzapfen werden die Primärzotten in **Sekundärzotten** umgewandelt. Der **Haftstiel** – die Anlage der Nabelschnur –

entwickelt sich zum Zeitpunkt der Primärzottenbildung. Über den Haftstiel sprossen Allantoisgefäße in die Sekundärzotten ein. Gleichzeitig beginnt in der Peripherie der Zotten eine autochthone (ortsständige) Kapillarisierung. Beide Gefäßanlagen verbinden sich in der 4. Woche zu einem gemeinsamen Kapillarsystem. Mit der Kapillarisierung (Fetalisierung) ist die Sekundärzotte zur **Tertiärzotte** differenziert.

Im Rahmen der nun einsetzenden Reifung der Tertiärzotte zur **Funktionszotte**, die um die 15. Woche beginnt, wird eine möglichst große und enge Kontaktfläche zwischen mütterlicher und fetaler Strombahn angestrebt. Dieses Ziel wird auf folgende Weise erreicht:

— durch Verkleinerung der Zottendurchmesser
— durch Verschmälerung des Trophoblastepithels
— durch randständige Verschiebung der Zottenkapillaren.

Auf diese Weise wird die Diffusionsstrecke zwischen fetalem Blutraum und intervillösem Raum auf ein Minimum reduziert. Die Trennschicht bilden an der reifen Resorptionszotte die sog. synzytiokapillären Membranen (Stoffwechselmembranen). Diese bestehen ultramikroskopisch nur aus einem feinen Zytoplasmasaum des Trophoblastepithels, seiner Basalmembran, einem schmalen Mesenchymstreifen und der fetalen Kapillarwand mit Basalmembran. Die Distanz zwischen mütterlichem und kindlichem Blut beträgt anfangs 0,025 mm, am Ende der Schwangerschaft 0,002 mm. Die innere Umgestaltung der Zotten geht mit einer ständigen Verkleinerung der Zottendurchmesser einher. So beträgt der mittlere Durchmesser der Resorptionszotten im 5. und 6. Monat 70—90 μm, am Ende der Gravidität dagegen 40—50 μm.

Fetaler und materner Plazentakreislauf

Der Blutrückfluß vom Kind erfolgt über **zwei Nabelschnurarterien**, die venöses fetales Blut führen. Die beiden Hauptgefäße anastomosieren miteinander, nachdem sie die Plazenta erreicht haben. Sie teilen sich danach in mehrere Segmentarterien, die in der Chorionplatte direkt unter dem Amnion verlaufen. Von dort geben sie einzelne Äste in die Stammzotten ab (Abb. 3.7).

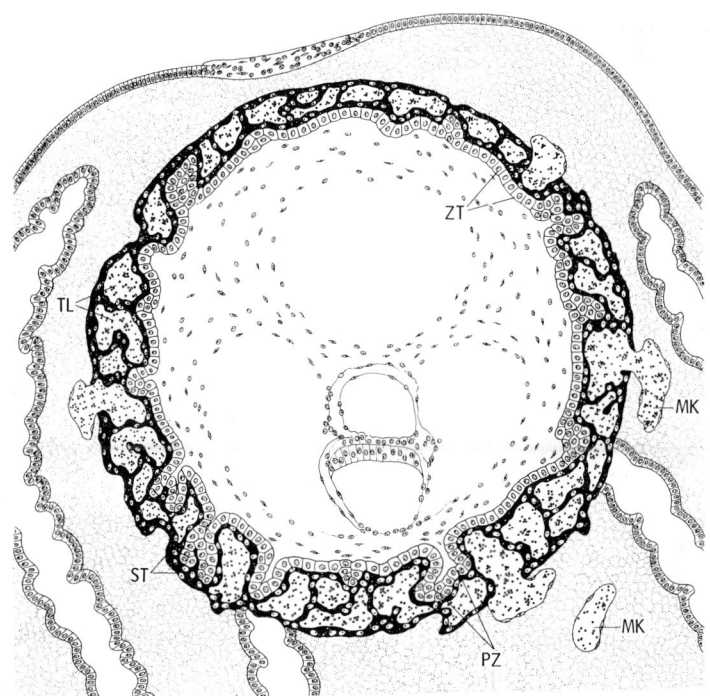

Abb. 3.6 Implantierter menschlicher Keim, ca. 13 Tage alt. Durch enzymatische Aktivität des Synzytiotrophoblasten werden die Endothelzellen der mütterlichen Kapillaren zerstört. Das Blut fließt in ein kommunizierendes Lakunensystem des Synzytiotrophoblasten (Frühphase des utero-plazentaren Kreislaufes). Die Zellen des Zytotrophoblasten bilden trabekuläre Aussprossungen, die vom Synzytiotrophoblasten umhüllt werden (Primärzotten)
MK = Mütterliche Kapillaren, PZ = Primärzotte, ST = Synzytiotrophoblast, TL = Trophoblastlakunen, ZT = Zytotrophoblast
(modif. nach *Hertig* u. *Rock*)

Die Stammzottenarterien sind Endarterien ohne Anastomosen. Sie teilen sich dichotom in viele Seitenäste, die mit ihren Endverzweigungen in die Resorptionszotten eindringen. Über den venösen Schenkel der Zottengefäße strömt das arterialisierte Blut zur Chorionplatte zurück und von dort über **eine Nabelvene** zum Feten.

Das mütterliche Blut fließt über utero-plazentare Spiralarterien in den Zwischenzottenraum **(intervillöses System)**. Da die mütterlichen Arterien an ihren Einmündungsstellen düsenartig verengt sind und zwischen mütterlichem Blut und intervillösem System ein Druckgefälle von ca. 75 mm Hg herrscht, wird das Blut fontäneartig in den intervillösen Raum gespritzt. Es steigt relativ rasch zur Chorionplatte auf und fließt dann langsam, die Zottenäste umspülend, zu den Venenöff-

nungen im Bereich der Basalplatte zurück. Eine Überflutung kann durch den zottenarmen subchorialen Sinus und den Randsinus der Plazenta ausgeglichen werden.

Bau der reifen Plazenta

Die reife menschliche Plazenta ist ein diskusförmiges Organ von 15—20 cm Durchmesser und 12—25 mm Dicke. Sie wiegt ca. 500 g. Flächenausdehnung, Form und Dicke der Plazenta sind abhängig von den jeweiligen Nidationsbedingungen und von der Anlage der Nabelschnurgefäße. Daraus resultiert eine Fülle von Formvarianten. Pathologische Plazentaformen sind u.a.:

— Placenta partita (geteilte Plazenta)
— Placenta lobata (in mehrere Lappen gegliederte Plazenta)

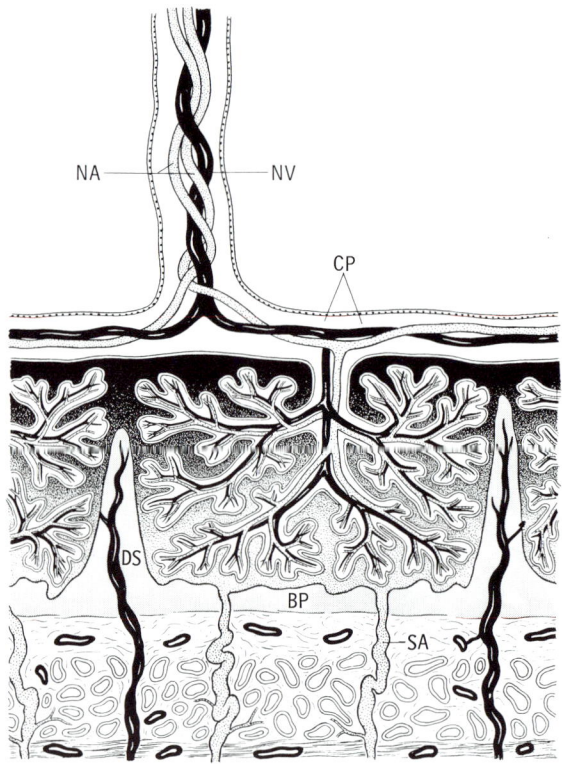

Abb. 3.7 Zottenaufbau und Gefäße der Plazenta
BP = Basalplatte, CP = Chorionplatte, DS = Deziduaseptum, NA = Nabelarterien, NV = Nabelvene, SA = Spiralarterie

— Placenta circumvallata (Plazenta mit nabelschnurwärts verschobenem Ansatz der Eihäute und aufgeworfenem Rand)
— Placenta fenestrata (gefensterte Plazenta)
— Placenta membranacea (Plazenta von sehr geringer Dicke).

Anomalien der Nabelschnurinsertion sind:

— Insertio marginalis (am Rand der Plazenta)
— Insertio velamentosa (an den Eihäuten).

Die fetale, der Fruchthöhle zugekehrte Seite der Plazenta **(Chorionplatte)** ist glatt und vom transparenten spiegelnden Amnion bedeckt, das auch die Nabelschnur überzieht.

Die materne, der Uterusinnenfläche zugekehrte Seite **(Basalplatte)** ist stumpf und durch zahlreiche Furchen in 20—30 verschieden große Areale — die **Karunkeln** — unterteilt. Jeder Karunkel entspricht ein abgeschlossenes fetales Zottenbüschel (der Kotyledo).

Die **Kotyledonen** bestehen aus einem von der Chorionplatte ausgehenden Zottenstamm, der sich wurzelknollenartig verzweigt und mit einzelnen Wurzelspitzenästen an der Basalplatte befestigt ist **(Haftzotten).** Die Mehrzahl der Zotten **(Resorptionszotten)** flottiert frei im Zwischenzottenraum.

Die Gesamtoberfläche der Resorptionszotten beträgt in der reifen Plazenta 10—15 qm.

Der intervillöse Raum enthält ca. 200 ml Blut, eine gleich große Menge faßt das fetale Zottengefäßsystem.

Endokrine Funktion der Plazenta (feto-utero-plazentare Einheit)

Mütterlicher Organismus, Plazenta und Fet bilden eine funktionell-morphologische Einheit **(feto-utero-plazentare Einheit)**, die in der Hormonbiosynthese und endokrinen Eigenregulation der Schwangerschaft eine wichtige Rolle spielt.

Im Gegensatz zu anderen steroidbildenden Organen ist die Plazenta allein nicht in der Lage, in größerem Umfange Progesteron

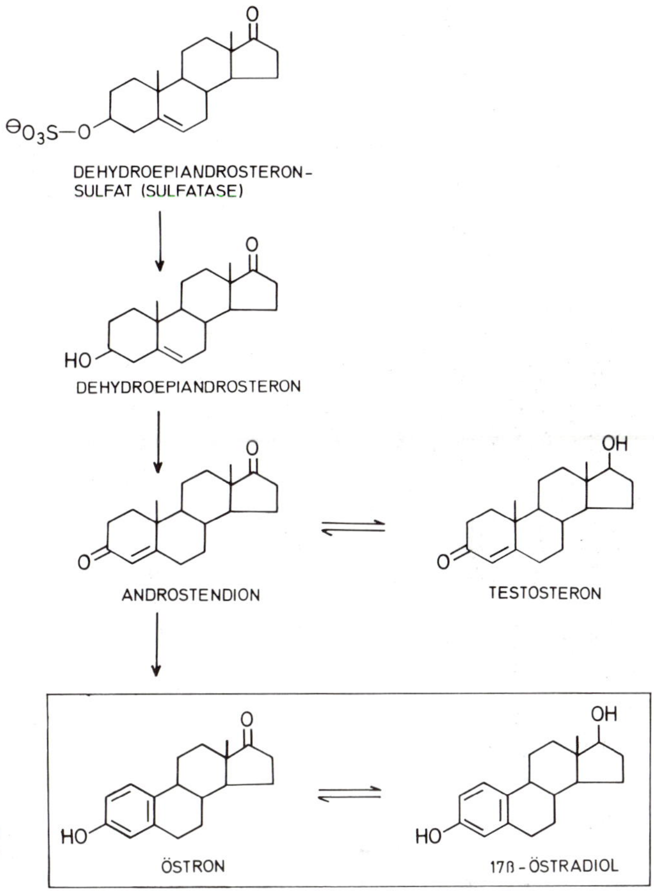

Abb. 3.8 Biosynthese von Östron und 17β-Östradiol in der Plazenta

und Östrogene de novo zu bilden. Sie ist dabei auf **Vorstufen** angewiesen, die vom fetalen und maternen Kompartiment geliefert werden.

Der fetale Organismus kann wiederum — quasi als Selbstschutzmaßnahme — die von der Plazenta reichlich angebotenen hochaktiven Steroidhormone in weniger aktive Metabolite umwandeln.

Östrogene

Die „klassischen" Östrogene Östron, 17 β-Östradiol und Östriol werden im Synzytium des Trophoblastepithels aus präformierten fetalen und maternen Steroiden gebildet. Die Konzentrationen dieser Steroide steigen während der Schwangerschaft bis zum Geburtstermin kontinuierlich an.

Der größte Teil der Östrogene gelangt in den mütterlichen Kreislauf und wird mit dem Schwangerenurin ausgeschieden. Die Gesamtöstrogenausscheidung steigt von ca. 1 mg am Ende des 1. Trimenon auf 16—50 mg am Ende der Gravidität (s. Abb. 3.14). Die wichtigsten **Vorstufen der plazentaren Östrogenbiosynthese** sind das Dehydroepiandrosteron (DHEA) und sein Sulfat (DHEAS). Hauptlieferant der Vorstufen ist in der fortgeschrittenen Gravidität die **fetale** Nebenniere. Sie produziert am Ende der Tragzeit ca. 75 mg/24 Stunden DHEAS, die mütterliche dagegen nur 10—25 mg/24 Stunden. 17 β-Östradiol und Östron entstehen in der Plazenta aus DHEAS über Androstendion (Abb. 3.8). Voraussetzung der Östriolsynthese ist die Hydroxylierung am C_{16}-Atom. Die Synthese von 16α-OH-DHEAS erfolgt in der **fetalen Leber**, woraus die Plazenta nach Hydrolyse Östriol bildet (Abb. 3.9). Das

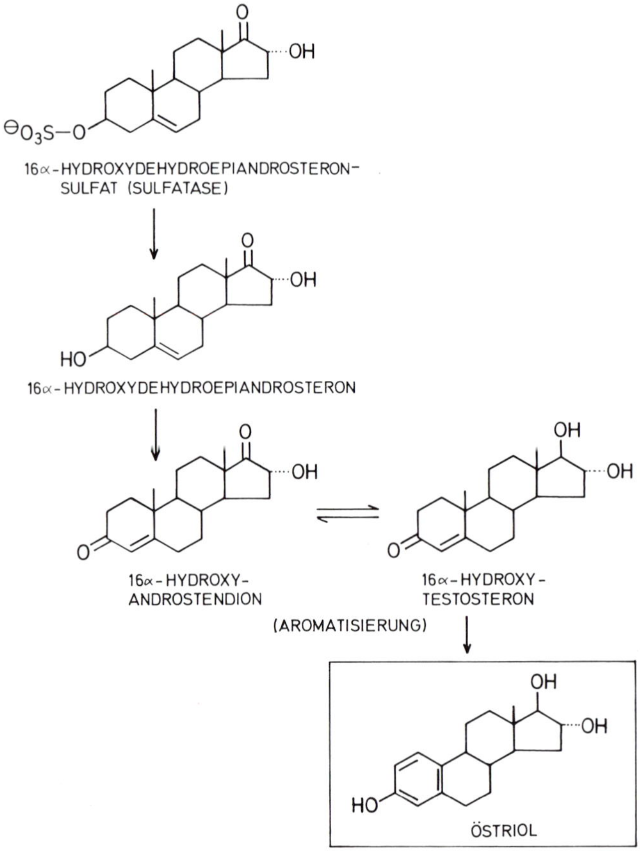

Abb 3.9 Biosynthese von Östriol in der Plazenta

plazentale Östriol wird im mütterlichen Harn in konjugierter Form ausgeschieden. Da die Östriolsynthese entscheidend von den intakten Enzymfunktionen des fetalen Organismus und der Plazenta abhängt, erlaubt die **Bestimmung der Östriolausscheidung** Rückschlüsse auf Störungen der plazentaren und fetalen Entwicklung. Die Östriolbestimmung zählt deshalb zu den wichtigsten klinisch-chemischen Methoden zur Überwachung von gefährdeten Schwangerschaften (Risikoschwangerschaften) (s. Kap. 3.2.2).

Progesteron

Progesteron wird im Corpus luteum graviditatis, von Anfang an aber auch in ansteigender Menge im Trophoblastepithel gebildet. Die im Laufe des I. Trimenon allmählich nachlassende Progesteronsynthese des Schwangerschaftsgelbkörpers wird durch die Plazenta kompensiert. Schon im 2. Schwangerschaftsmonat reicht die Eigenproduktion des Trophoblastepithels an Progesteron zur Erhaltung der Schwangerschaft aus.

Auch in der Progesteronbiosynthese ist die Plazenta nicht autonom, sondern auf die Zulieferung von Vorstufen angewiesen (Cholesterol, Pregnenolon, Pregnenolonsulfat).

Die Plasmakonzentration des Progesterons steigt von ca. 9 ng/ml im 2. Monat auf 90 ng/ml am Ende der Gravidität. Die Tagesproduktion beträgt in der 2. Schwangerschaftshälfte 200—500 mg. Ein großer Teil gelangt über die Nabelvene in den fetalen Kreislauf. Im fetalen Organismus wird das Progesteron durch Reduktion zu 20 α-Dihydroprogesteron und durch Veresterung in die weniger aktiven Sulfokonjugate von 17 α-Hydroxyprogesteron und Pregnenolon umgewandelt. Das end-

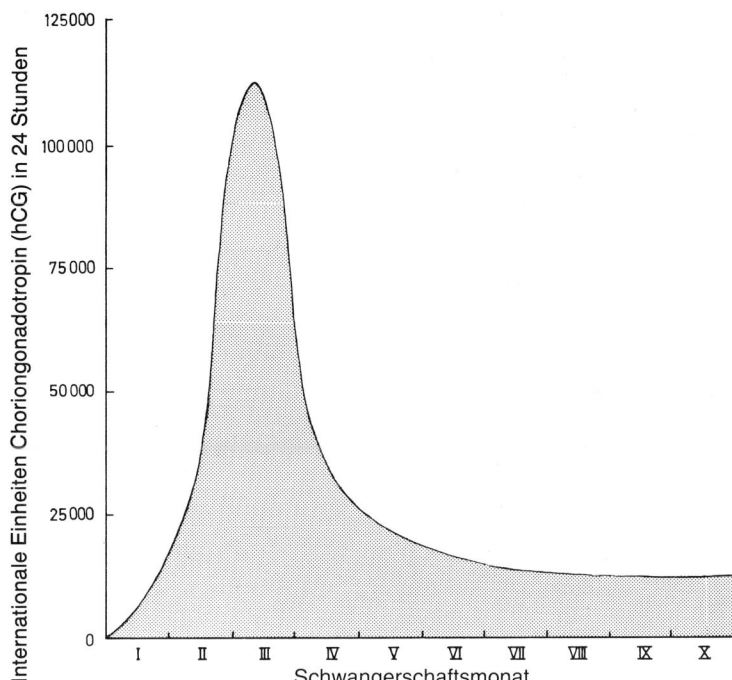

Abb. 3.10 hCG-Ausscheidung in der Schwangerschaft

gültige Abbauprodukt des Progesterons — das **Pregnandiol** — wird im Urin der Schwangeren in großer Menge ausgeschieden. Die Pregnandiolausscheidung steigt von 4 mg im I. Trimenon auf ca. 40 mg am Ende der Gravidität.

Progesteron gilt als das eigentliche **Schutzhormon der Gravidität**. In vitro hemmt es die Motilität der isolierten Uterusmuskulatur. Abortvorgänge werden durch Progesteronbehandlung gebremst.

Humanes Choriongonadotropin (hCG)

hCG ist ein Glykoproteid mit einem Zuckeranteil von 30%, der aus Hexosen, Hexosaminen und Neuraminsäure besteht. Wie alle Glykoproteide ist auch hCG aus einer α- und einer β-Untereinheit zusammengesetzt mit einem Molekulargewicht von 14500 bzw. 22200. Syntheseort des hCG ist der Synzytiotrophoblast. Im mütterlichen Serum ist hCG bereits 6–10 Tage, im Urin 14 Tage nach der Ovulation (Konzeption) nachzuweisen.

Im Verlauf der Schwangerschaft steigt die hCG-Ausscheidung auf einen Maximalwert am Ende des I. Trimenon an, um danach relativ steil wieder abzufallen (Abb. 3.10). Zur

Zeit der höchsten Serumspiegel in der 11. Schwangerschaftswoche beträgt die Tagesproduktion ca. 25 mg.

Etwa 10 % des hCG werden über die Nieren, ein großer Teil über die Leber ausgeschieden.

Die **biologische Bedeutung** des hCG ist unvollständig geklärt. Es stimuliert die Steroidbiosynthese im Ovar und trägt anscheinend wie das LH zur Aufrechterhaltung der Gelbkörperfunktion bei.

Humanes Plazenta-Laktogen (hPL)

hPL ist ein Polypeptid aus 191 Aminosäuren mit einem Molekulargewicht von 21 600. Es wird im Synzytiotrophoblasten der Plazenta gebildet.

hPL kann im Synzytiotrophoblasten 5–10 Tage nach der Implantation gefunden werden. Im Gegensatz zum hCG beginnt der Anstieg von hPL im mütterlichen Serum erst nach der 5. Schwangerschaftswoche und erreicht ein Plateau ab der 36. Woche.

Die Stoffwechselwege sind noch unaufgeklärt. In der biologischen Wirkung zeigt hPL große Ähnlichkeit mit dem somatotropen

Hormon (STH), mit dem auch eine immunologische Kreuzreaktion besteht.

hPL wird als **Wachstumshormon der Schwangerschaft** angesehen. Außerdem zeigt es Prolaktin-ähnliche Wirkung am Brustdrüsengewebe (laktogene Aktivität). Anstelle der Bezeichnung hPL wird nach internationaler Übereinkunft der Terminus hCS (Human Chorionic Somato-Mammotropin) empfohlen.

Plazentarer Stoffaustausch

Drei Formen des diaplazentaren Stofftransportes sind zu unterscheiden:

— Diffusion
— erleichterte Diffusion
— aktiver Transport.

Diffusion

Der diaplazentare Austausch der meisten niedermolekularen Stoffe erfolgt per diffusionem. Die passive Stoffbewegung ist nicht mit einem Energieverbrauch verbunden. Die Menge einer pro Zeiteinheit durch Diffusion übertragenen Substanz ist in der **Gleichung nach** *Fick* formuliert.

$$\frac{Q}{t} = K A \frac{(C_1 - C_2)}{L}$$

$\dfrac{Q}{t}$ = Menge der diffundierenden Substanz pro Zeiteinheit

K = Diffusionskoeffizient

A = Gesamtaustauschfläche

$C_1 - C_2$ = Aktueller Konzentrationsgradient

L = Dicke der Diffusionsmembran

Die Gleichung besagt, daß die diffundierende Substanzmenge direkt proportional der Austauschfläche, dem Konzentrationsgefälle, der Kontaktzeit und einer Diffusionskonstanten ist. Die Substanzmenge verhält sich umgekehrt proportional zur Diffusionsstrecke. Die Druckdifferenz ist abhängig von der Konzentration des betreffenden Stoffes in der A. uterina, vom mütterlichen und fetalen Plazentaminutenvolumen, vom Eigenverbrauch des Plazentagewebes und von der Utilisation des fetalen Gewebes. Das materne Plazentaminutenvolumen beträgt am Termin 500—750 ml,

das fetale 200 ml. Der Perfusionsdruck in der Plazenta liegt bei 70 mm Hg.

Der **Diffusionskoeffizient** beschreibt die für einen bestimmten Stoff speziellen Diffusionsbedingungen. Er ist u.a. eine Funktion der Teilchengröße, der Lipoidlöslichkeit und der Ionisation. Ein diffusibler Stoff ist um so leichter plazentagängig, je kleiner sein Molekül, je besser seine Fettlöslichkeit und je geringer seine Ionisation ist. Dem passiven Stoffaustausch durch Diffusion unterliegen alle gasförmigen Substanzen einschließlich der aktuellen Blutgase (O_2 und CO_2), aber auch Fremdgase wie z.B. Inhalationsnarkotika sowie lipophile Medikamente (Molekulargewicht $<$ 600).

Erleichterte Diffusion

Für einige biologisch wichtige diffusible Stoffe wie z.B. Glukose und Milchsäure ist die Diffusionsgeschwindigkeit höher als nach den Gesetzen der Diffusion zu erwarten wäre. Die Beschleunigung wird wahrscheinlich bewirkt durch **passagere Bindung an Trägermoleküle** *(Carrier)*, die durch Wärmebewegung mit großer Geschwindigkeit zwischen den Grenzflächen oszillieren. Die erleichterte Diffusion zeigt Struktur- und Stereospezifität. So wird das natürlich vorkommende d-Glukosemolekül schneller als die gleich großen l-Glukose- und d-Fruktosemoleküle ausgetauscht. Die treibende Kraft für die Diffusion ist ebenfalls eine elektrochemische Differenz. Zusätzliche Energie wird nicht benötigt.

Aktiver Transport

Aktive Transportmechanismen spielen eine Rolle:

— beim Transfer von Substanzen entgegen einem fetomaternalen Konzentrationsgefälle
— bei nicht permeablen hochmolekularen Substanzen.

Der aktive Transport ist ein **energieverbrauchender Vorgang,** der an die vitalen enzymatischen Leistungen des Trophoblastepithels gebunden ist. Er kann mit einem Umbau der betroffenen Substanz verbunden sein. Proteinkörper, Lipoide, Vitamine und andere hochmolekulare Stoffe werden je nach ihrer Teilchengröße in der Regel durch **Mikropinozytose** in Einstülpungen der Zellmembran auf-

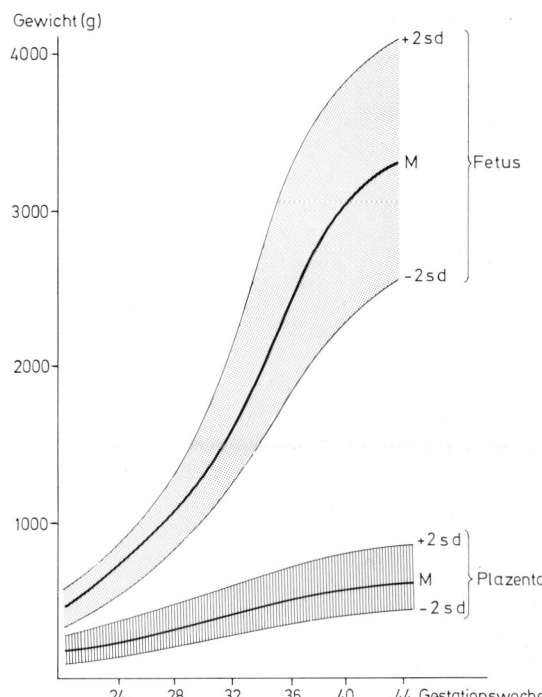

Abb. 3.11 Fetus- und Plazentagewicht in den verschiedenen Gestationswochen

genommen und in zytoplasmatischen Vesikeln weiterbefördert. Wie die Diffusion hat auch der aktive Transport eine Sättigungsgrenze. Ein selektiver und stereospezifischer Transport ist z.B. für Aminosäuren nachgewiesen worden.

Makrokorpuskuläre Elemente wie Blutzellen vermögen unter bestimmten Bedingungen auch durch aktive (amöboide) Eigenbewegung das Trophoblastepithel im Bereich von Interzellularspalten zu durchdringen.

Die Passage von **Immunantikörpern** ist von der Molekulargröße abhängig. Makromoleküle vom Typ der 19-S-Globuline (IgM) mit einem Molekulargewicht um 900 000 werden von der Plazentamembran zurückgehalten. Dagegen passieren die leichteren 7-S-Gammaglobuline (IgG), zu denen die wichtigsten mütterlichen Gammaglobuline (neutralisierende Antikörper, Antitoxine und inkomplette Rh-Antikörper) zählen, in der Regel ungehindert die Plazenta.

Diagnostische Parameter der plazentaren und fetalen Entwicklung

Bei physiologischem Schwangerschaftsverlauf wird die Plazenta den wachsenden Anforderungen des fetalen Organismus in allen Phasen der Entwicklung durch Steigerung ihrer funktionellen Kapazität gerecht. Morphologische Voraussetzung der adaptativen Leistungssteigerung ist die regelrechte Ausreifung (Differenzierung) aller Gewebsbestandteile des Chorion. Größe und Funktionskapazität der Plazenta korrelieren mit dem Kindsgewicht. In der 28. Schwangerschaftswoche liegt das durchschnittliche **Plazentagewicht** bei 250 g, in der 36. Woche bei 400 g und am Ende der Tragzeit bei 500 g (Abb. 3.11). In gewissen Grenzen stellt damit das Gewicht der Plazenta ein Maß für die Funktionsfähigkeit dar.

Eine klinische Funktionsprüfung der Plazenta ist möglich:

— **indirekt** anhand der Kontrolle der Fetalentwicklung
— **direkt** an der Quantität der Hormonbiosynthese.

Es gibt keine diagnostische Methode, die **alle** Partialfunktionen der Plazenta objektiv erfassen kann. Aus der Störung von Teilfunktionen ergeben sich aber Rückschlüsse auf die allgemeine Leistungsfähigkeit des Organs. Mit Hilfe klinischer und klinisch-chemischer Methoden ist dadurch die Überwachung einer gefährdeten Schwangerschaft möglich.

3.2.2 Insuffizienz der feto-uteroplazentaren Einheit

Minderleistungen der hormonalen und nutritiven Funktionen der Plazenta ergeben sich bei:
— Reifungsstörungen (Störungen der Zottenverästelung und der Zottenkapillarisierung)
— Zirkulationsstörungen (Störungen der Dynamik des Zotten- oder Zwischenzottenkreislaufes, z.B. durch pathologisch gesteigerte Fibrinablagerung)
— degenerativen Veränderungen des Organs (Überalterung, Infarzierung, Verödungsherde, Verkalkungen).

Die Folgen einer anhaltenden plazentaren Leistungsschwäche (chronische Plazentainsuffizienz) sind Wachstumsretardierung und Untergewichtigkeit des Kindes (Dystrophie, Mangelentwicklung, small for date infants).

Die chronische Plazentainsuffizienz kann sub partu in eine akute respiratorische Insuffizienz übergehen, die eine fetale Notsituation auslöst.

Ursachen einer chronischen Plazentainsuffizienz sind:
— EPH-Gestose
— Mehrlingsschwangerschaft
— Übertragung
— immunologische Inkompatibilität
— Diabetes mellitus
— Intoxikationen und Drogenabusus (Nikotin)
— fortgeschrittenes Alter der Schwangeren
— partielle Ablösung oder dystoper Sitz der Plazenta.

Spezielle Diagnose der chronischen Plazentainsuffizienz

Klinische Methoden

Klinische Hinweise auf eine chronische Plazentainsuffizienz ergeben sich aus:
— äußeren Zeichen der fetalen Wachstumsverzögerung

— Ultraschallfetometrie
— Kardiotokographie
— Untersuchung der utero-plazentaren und fetalen Hämodynamik.

Im Vordergrund der klinischen Symptomatik steht die **fetale Wachstumsretardierung**. Sie zeigt sich in mangelnder (nicht zeitgerechter) Größenzunahme des Uterus (Fundusstand!) oder unterdurchschnittlicher Gewichtszunahme der Mutter.

Eine genauere Kontrolle des fetalen Wachstums ist mit Hilfe der **Ultraschallfetometrie** möglich (s. Kap. 4.4.1). Bei dem Ultraschallverfahren werden Schallwellen mit einem Frequenzbereich von 1–3 MHz angewandt. Die das Gewebe durchdringenden Wellen werden an Grenzflächen unterschiedlicher Dichte reflektiert. Die Darstellung des „Echos" und damit der Grenzflächen erfolgt auf dem Leuchtschirm einer Kathodenstrahlröhre (Abb. 3.12).

Wichtige **biometrische Parameter** der Frühentwicklung sind der **biparietale Kopfdurchmesser des Feten**, der **Thoraxquerdurchmesser** und die **Femurlänge** (Abb. 3.13).

Aus der kombinierten Messung von bp-Schädel- und Thoraxquerdurchmesser ist mit ausreichender Genauigkeit das Kindsgewicht zu ermitteln.

Eine annähernde Längenbestimmung des Feten erfolgt nach der Formel:

$$\text{bp-Durchmesser} \times 5{,}5 = \text{Länge in cm.}$$

Zur Beurteilung der Fruchtentwicklung sind immer mehrere Kontrolluntersuchungen in Abständen von wenigstens 14 Tagen notwendig. Einzelbefunde stiften häufig mehr Verunsicherung, als daß sie zur objektiven Beurteilung des fetalen Wachstums beitragen. Die Analyse von Wachstumsstörungen erfordert eine „erweiterte" Ultraschallbiometrie mit Erfassung mehrerer sonoanatomischer Parameter in Verlaufskontrollen.

Eine Abschätzung der Blutversorgung des Feten ist mit Hilfe der **Doppler-Blutflußgeschwindigkeitsmessung** möglich. Die Dopplersonographie basiert auf der Analyse von Frequenzverschiebungen, die ein eingestrahlter Ultraschall bestimmter Wellenlänge an einer sich bewegenden Grenzfläche erfährt (Herzklappe, pulsierende Gefäßwand, Ery-

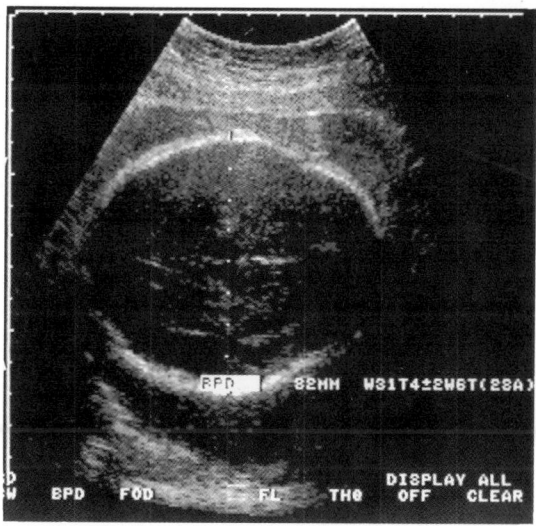

Abb. 3.12 Biparietaler Schädeldurchmesser des Feten am Ende der Tragzeit im Ultraschallbild

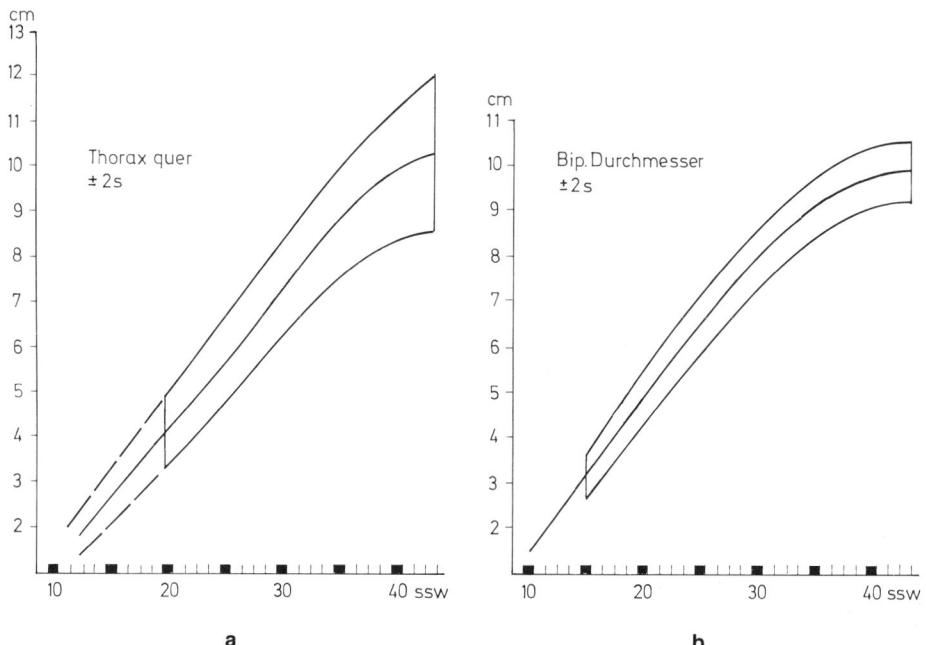

Abb. 3.13 a, b Normale Entwicklung des Feten in der Ultraschallbiometrie. Thoraxquerdurchmesser (**a**) und biparietaler Schädeldurchmesser (**b**) in den verschiedenen Gestationswochen

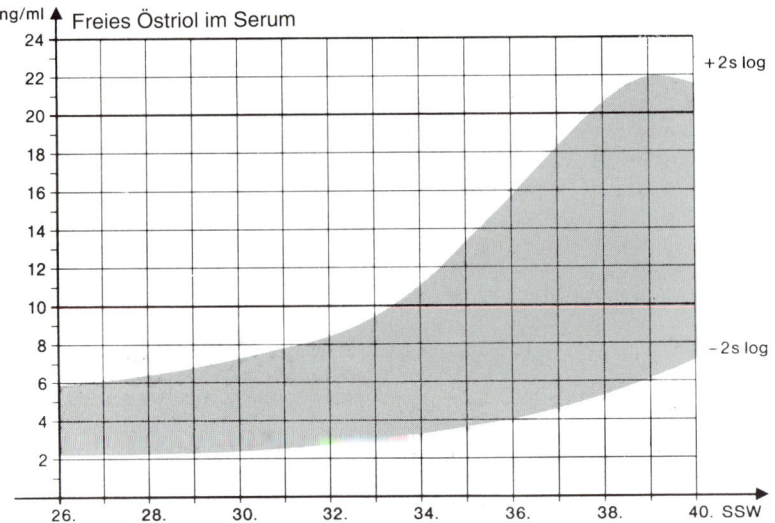

Abb. 3.14 Freies Östriol im Serum im letzten Trimenon der Schwangerschaft

throzytenmembran). Sie ermöglicht die gezielte Messung der Blutflußgeschwindigkeit z.B. in den uterinen oder Nabelschnurgefäßen (utero-plazentare und fetale Hämodynamik). Rückschlüsse auf eine chronische Plazentainsuffizienz sind auch aus der **Kardiotokographischen Untersuchung (CTG)** möglich (s. Kap. 5.5.3). Charakteristische Veränderungen der Herztonkurve finden sich insbesondere im **Oxytozin-Belastungstest**.

Dabei wird der Schwangeren in stufenweise steigender Dosierung Oxytozin mit Hilfe einer Infusionspumpe infundiert, bis Wehen auftreten. Die induzierte Wehentätigkeit führt bei plazentarer Insuffizienz mit latenter Mangeldurchblutung zu wehenabhängiger fetaler Hypoxie, die sich im Verlauf der Herztonkurve ausdrückt (späte Dezelerationen) und damit Schlüsse auf die fetale Reservekapazität zuläßt.

Klinisch-chemische Methoden

Die wichtigsten klinisch-chemischen Parameter einer chronischen Plazentainsuffizienz sind:
— die Östriol- oder Gesamtöstrogenausscheidung
— die Ausscheidung an humanem Plazenta-Laktogen (hPL).

Die **Serumöstriolbestimmung** oder die Messung der **Östriolausscheidung** im Urin erlaubt Rückschlüsse auf die Funktion der feto-utero-plazentaren Einheit. Sie zählt zu den wichtigsten chemischen Überwachungsmethoden bei Verdacht auf chronische Plazentainsuffizienz mit erhöhtem kindlichen Risiko.

Die Bestimmung erfolgt im Serum der Schwangeren (Abb. 3.14) oder im 24-Stunden-Urin durch radioimmunologische oder spektrophotometrische Methoden. Die Referenzbereiche des Östriols im letzten Trimenon der Schwangerschaft sind in Abb. 3.14 dargestellt. Die Östriolausscheidung im Harn steigt während der Gravidität kontinuierlich an. In den letzten Schwangerschaftswochen beträgt sie ca. 30—40 mg/24 Stunden. Werte im unteren Normbereich oder darunter weisen auf eine latente Funktionsinsuffizienz der Plazenta hin. Prognostisch ungünstig ist auch ein steiler Abfall der Östriolwerte über mehr als zwei Tage (Östriolsturz).

Die Plasmakonzentration des **humanen Plazenta-Laktogens** (hPL) spiegelt die Proteinsyntheseleistung der Plazenta. Bei ungestörter Schwangerschaft steigt das hPL kontinuierlich bis zur 36. Woche an und erreicht am Ende der Schwangerschaft Werte zwischen 3,5 und 11 μg/ml Plasma (Abb. 3.15). Zwischen einer

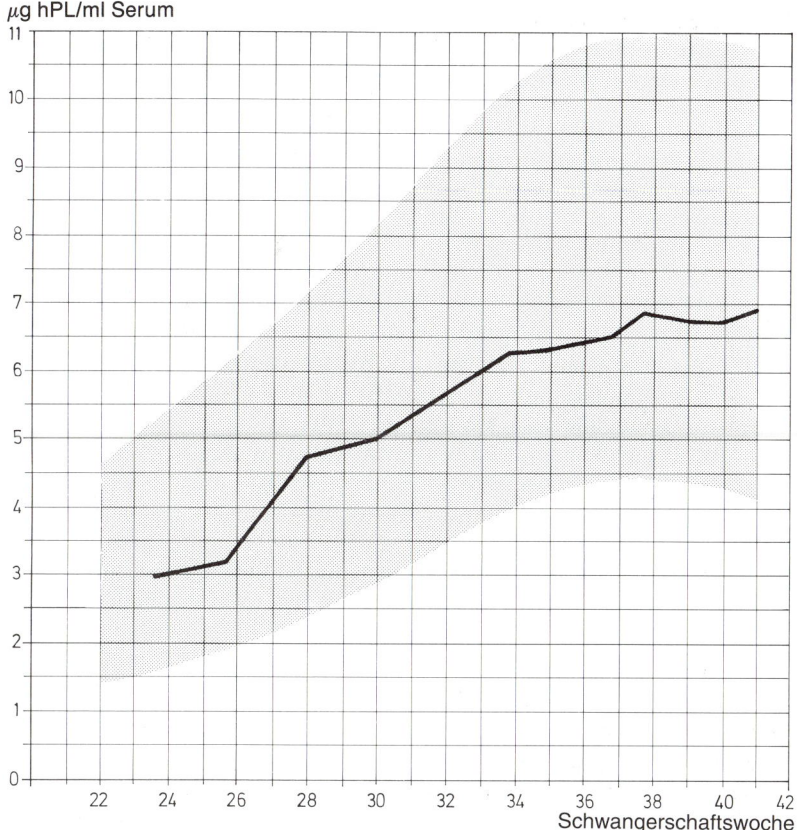

Abb. 3.15 Serum-hPL-Konzentrationen in den verschiedenen Gestationswochen bei normalem Schwangerschaftsverlauf

Erniedrigung der Plasma-hPL-Konzentration und einer chronischen Plazentainsuffizienz bestehen direkte und signifikante Korrelationen.

Weitere Parameter der Plazentafunktion sind z.B. hitzestabile (plazentare) alkalische Phosphatase, Zystinaminopeptidase, Progesteron und Pregnandiol. Ihr praktischer Wert für die Überwachung gefährdeter Schwangerschaften ist umstritten.

Für alle biochemischen Parameter gilt, daß **nur Verlaufskontrollen klinische Relevanz** haben. Die Korrelation mehrerer klinischer und klinisch-chemischer Parameter erhöht die Zuverlässigkeit, mit der eine plazentare Insuffizienz und damit ein erhöhtes kindliches Risiko vorausgesagt werden kann.

Geburtshilfliche Entscheidungen, z.B. die Beendigung einer Schwangerschaft vor dem Termin dürfen sich deshalb in keinem Fall auf nur **einen** diagnostischen Parameter stützen.

3.2.3 Fruchtwasser

Das Fruchtwasser hat **protektive** und **nutritive** Funktionen für den Feten. Es ermöglicht der Frucht die notwendige Bewegungs- und Entwicklungsfreiheit und schützt vor exogenen mechanischen Irritationen (Traumata). Es ist Vermittler des paraplazentaren Stoffaustausches.

Zur **Bildung des Fruchtwassers** tragen verschiedene Strukturen bei. In der Frühphase der Schwangerschaft entsteht es durch Transsudation aus dem mütterlichen Serum und durch aktive Sekretion der Amnionzellen. Mit fortschreitender Schwangerschaft trägt der Fet in steigendem Umfang zur Bildung und

Volumenkontrolle des Fruchtwassers bei. Mit Einsetzen der Nierenexkretion wird der fetale Urin in das Fruchtwasser abgegeben. **Renale Agenesie** bewirkt eine pathologische Verminderung der Fruchtwassermenge. Andererseits werden gegen Ende der Schwangerschaft beträchtliche Fruchtwassermengen vom Feten geschluckt und im Gastrointestinaltrakt resorbiert. **Atresien des Verdauungstraktes** (z.B. Ösophagusatresie) führen daher zu einer pathologischen Vermehrung der Fruchtwassermenge (Hydramnion).

Die Gesamtmenge an Fruchtwasser beträgt:

in der 10. Woche der Gravidität ca.   30 ml
in der 15. Woche der Gravidität ca.   130 ml
in der 20. Woche der Gravidität ca.   500 ml
am Geburtstermin   ca. 1000 ml

Bei physiologischer Entwicklung entsteht ein dynamisches Gleichgewicht zwischen neugebildetem und resorbiertem Fruchtwasser. Untersuchungen mit Isotopen zeigen, daß gegen Ende der Schwangerschaft stündlich 30–50 % des gesamten Fruchtwassers erneuert und daß 3,5 l/Stunde zwischen fetalem und mütterlichem Organismus ausgetauscht werden.

Mit reduzierter Funktion der alternden **Plazenta oder bei plazentarer Insuffizienz** nimmt die Fruchtwassermenge ab.

> Der Rückgang der Fruchtwassermenge — erkennbar an der Abnahme des Leibesumfanges bzw. durch Ultraschalluntersuchung — ist ein klinisches Indiz der übertragenen Schwangerschaft.

Zusammensetzung des Fruchtwassers

Das Fruchtwasser hat ein spezifisches Gewicht von 1007–1025, der pH beträgt 7,0, der pCO_2 50–60 mmHg, das Standardbikarbonat 10 maeq/l. Damit besteht eine respiratorische und metabolische Azidose gegenüber dem mütterlichen und eine metabolische gegenüber dem fetalen Blut. Eine Zustandsdiagnose des Feten ist aus den pH-Werten des Fruchtwassers **nicht** möglich.

Der **Proteingehalt** liegt zwischen 0,25 und 0,5 g/100 ml. Die Eiweißfraktionen ähneln denen im maternen Serum. Die Aminosäuren werden in gleichen Konzentrationen wie im mütterlichen Plasma gefunden. Pathologische Werte finden sich bei bestimmten Stoff-

wechselkrankheiten der Frucht. Ihre Bestimmung ermöglicht eine pränatale Diagnose der Erkrankung.

Die **Harnstoffwerte** betragen 23–33 mg% bei ansteigender Menge mit fortschreitender Schwangerschaft infolge der vermehrten Abgabe von fetalem Urin in das Fruchtwasser. Ein gleichartiges Konzentrationsprofil ergibt sich für das **Kreatinin**.

Der **Glukosegehalt** des Fruchtwassers nimmt dagegen mit fortschreitender Gestation allmählich ab, wahrscheinlich durch die wachsende Fähigkeit der Frucht zur Glykogenspeicherung.

Bilirubin und andere Hämoglobinabbauprodukte erreichen besonders beim Morbus haemolyticus neonatorum pathologische Werte im Fruchtwasser. Ihre semiquantitative Bestimmung durch Spektrophotometrie erlaubt Rückschlüsse auf den Grad der Gefährdung der Frucht. Bilirubinoide zeigen spektrophotometrisch charakteristische Absorptionsmaxima bei 450 nm.

Proteohormone und **Steroidhormone** zeigen ansteigende Konzentrationen während der Schwangerschaft. Humanes Choriongonadotropin (hCG) gelangt vermutlich direkt über das Amnion ins Fruchtwasser. Die Steroide entstammen hauptsächlich dem fetalen Urin.

Weitere in geringen Mengen nachweisbare Bestandteile des Fruchtwassers sind **Fettsäuren, Cholesterol** und **Phospholipide**.

Die Konzentration der **Phospholipide** (Lecithin, Sphingomyelin) steht in enger Beziehung zur Surfactant-Produktion der fetalen Lunge. Unter Surfactant versteht man phospholipidhaltige oberflächenaktive Substanzen, die zur Stabilisierung der Lungenalveolen dienen. Mit der Reifung der fetalen Lungen erhöht sich der Anteil der Phospholipide im Fruchtwasser. Gleichzeitig verändert sich das Mengenverhältnis von Lecithin und Sphingomyelin. Der **Lecithin/Sphingomyelin-Quotient (L/S-Ratio)** des Fruchtwassers ist ein klinischer Parameter der fetalen Lungenreife (s. Kap. 5.6.3).

Bis zur 14. Schwangerschaftswoche enthält das Fruchtwasser nur in spärlicher Menge freie Zellen. Mit fortschreitender Gravidität nehmen Zahl und Sortiment der im Fruchtwasser flottierenden Zellen erheblich zu. Vier Hauptgruppen sind zu unterscheiden:

— Amnionzellen
— fetale Epidermiszellen
— Epithelzellen des fetalen Verdauungs- und Respirationstraktes
— Epithelzellen des fetalen Urogenitaltraktes.

Zelltyp und Zellzahl sind abhängig vom Entwicklungsgrad und Geschlecht des Feten. Die färberische Darstellung des X- und Y-Chromosoms in den fetalen Zellen ermöglicht die pränatale Geschlechtsbestimmung.

3.2.4 Regelhafte Fetalentwicklung

Die Wachstumsvorgänge in der Fetogenese verlaufen in **Schüben**. Bis zur 16. Schwangerschaftswoche ist die Wachstumsrate niedrig. Danach beschleunigt sich das Körperwachstum bis zur 27. Woche. Anschließend folgt die Periode des maximalen Körperwachstums, die bis zur 37. Woche andauert. Nach der 37. Woche sinkt die Wachstumsrate wieder auf minimale Werte. Die durchschnittlichen Körpermaße und das Gewicht des Feten in den verschiedenen Schwangerschaftsmonaten sind in Tabelle 3.1 aufgeführt. Das Wachstum verläuft **dysproportional.** Zu Beginn des 3. Monats nimmt der Kopf fast die Hälfte der Gesamtkörperlänge ein, im 5. Monat ein Drittel und zum Zeitpunkt der Geburt ein Viertel.

Tabelle 3.1 Länge und Gewicht des Fetus in den verschiedenen Gestationswochen

SSW	Länge cm	Gewicht g
24.		700
25.	31	800
26.		900
27.	34	1000
28.		1100
29.	37	1250
30.		1400
31.	40	1600
32.		1800
33.	43	2000
34.		2250
35.	45	2550
36.		2750
37.	47	2950
38.		3100
39.	49	3250
40.	50	3300

Die funktionelle Reifung der fetalen Organsysteme vollzieht sich mit unterschiedlichem Tempo. Eine aktive Stoffaufnahme über den **Gastrointestinaltrakt** ist bereits von der 12. Woche an nachweisbar. Ca. 15 % des Aminosäurebedarfs werden wahrscheinlich durch gastrointestinale Resorption aus dem Fruchtwasser gedeckt. Amylase, Pepsin, Trypsin und Erepsin werden schon im II. Trimenon gebildet. Durch die frühzeitige Bereitstellung von Verdauungsfermenten ist orale Ernährung schon bei Frühgeborenen unter 1000 g Gewicht möglich. Exkretorische **renale Funktion** ist frühestens am Ende des I. Trimenons nachweisbar. Vom 5. Monat an finden sich in der fetalen Harnblase harnpflichtige Substanzen in Konzentrationen, die über den mütterlichen Serumwerten liegen.

Vom II. Trimenon an speichert die fetale **Leber** aktive Glykogen und Eisen. Zur gleichen Zeit nimmt auch das Inselorgan des **Pankreas** seine Funktion auf. Insgesamt sind die endokrinen Funktionen des Feten früher den Anforderungen des extrauterinen Lebens gewachsen als Atmungs- und Kreislauffunktionen. Die spezifischen Phospholipide zur Stabilisierung der Lungenalveolen werden erst von der 35. Woche an in stärkerem Maße in den Pneumozyten gebildet. Die fetale **Lungenreife** ist ein entscheidender Faktor für die Anpassung an das extrauterine Leben.

3.2.5 Fetopathien

Schädigende Noxen, die in der Fetalperiode — also nach Abschluß der Organogenese — die Frucht erreichen, verursachen fetale Erkrankungen (Fetopathien), die in der Regel ohne Mißbildungssyndrome verlaufen. Sie können spontan ausheilen, zu bleibenden Schäden oder zu intrauterinem Fruchttod führen.

Die pränatale Diagnose einer Fetopathie ist in der Regel eine Verdachtsdiagnose bei diaplazentar übertragbarer Erkrankung der Mutter in der Schwangerschaft. Ursächlich handelt es sich vorrangig um virale, bakterielle oder Protozoeninfektionen. Daneben kommen Fetopathien bei Rhesus-Inkompatibilität, mütterlichem Diabetes, Plazentainsuffizienz und medikamentösen Intoxikationen vor.

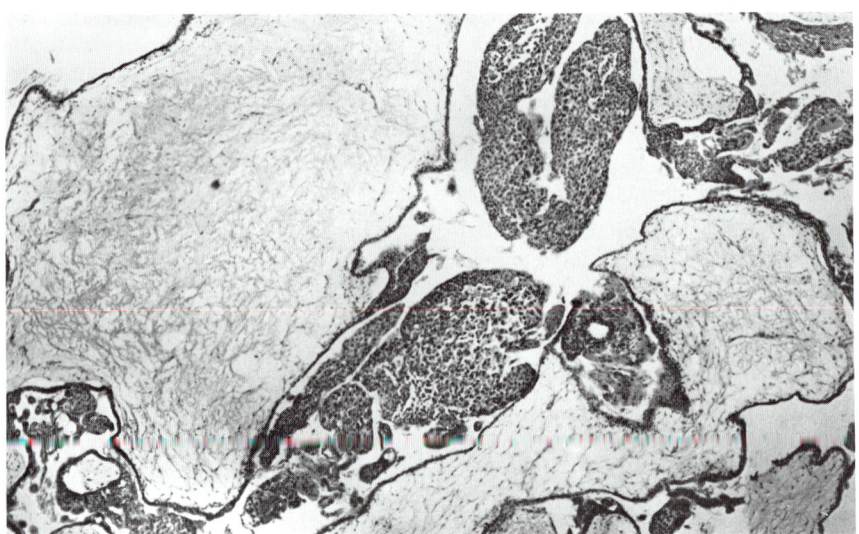

Abb. 3.16 Sog. hydatiforme Mole, hydropische gefäßlose Plazentazotten. Atypische Wucherung des Trophoblastepithels

Die fetale Komplikation wird von der Art der Erreger (Viren, Bakterien, Parasiten) und vom Entwicklungszustand der Frucht bestimmt. **Aborte** treten gehäuft bei Pocken, Masern oder infektiöser Hepatitis der Mutter auf. Fetopathien mit **postnataler Manifestation** sind bei Zytomegalie, Toxoplasmose, Listeriose und Syphilis zu erwarten (s. Kap. 3.5.2).

3.3 Trophoblasterkrankungen, Fehlgeburt, Ektopische Schwangerschaft

3.3.1 Pathologische Entwicklung des Trophoblasten

Der Trophoblast ist ein enzymatisch hochaktives Gewebe mit invasiver Wachstumspotenz. Bei regelrechter Plazentation wird durch die materne immunologische Abwehr der Invasionsprozeß gestoppt. Die Phase der ungeordneten Invasion leitet über in eine Phase der konstruktiven Trophoblastproliferation, die den fetalen Beitrag zum komplizierten Aufbau der Plazenta darstellt.

Überschießende Wucherungen des Trophoblasten werden unter dem Begriff der Trophoblasttumoren zusammengefaßt.

Sie haben die Fähigkeit zur Bildung von Choriongonadotropin (hCG).

Zu den Trophoblasttumoren zählen:
— Blasenmole (hydatiforme Mole)
— destruierende Mole
— Chorionepitheliom (Choriokarzinom).

Vom klinischen Standpunkt aus ist die **Blasenmole** als benigne blastomatöse Erkrankung mit malignem Potential anzusehen. Histologisch besteht eine organoide Zottenstruktur mit einem gefäßlosen hydropischen Stroma und einem stark proliferierenden Trophoblastepithel. Die überschießende Epithelproliferation ist das histologisch entscheidende Kriterium der Blasenmole (Abb. 3.16). Differentialdiagnostisch abzugrenzen sind hydropische (hydatiforme) Zottendegenerationen **ohne** Epithelwucherung z.B. bei Anlagestörungen (Abortiveiern).

Der Übergang der einfachen in die **destruierende Mole** ist fließend. Die destruierende Mole ist durch die hochgradige **atypische** Proliferation des Trophoblasten charakterisiert, der sich in utero weit über sein normales Invasionsgebiet ausdehnt. Die Zottenstruktur bleibt aber erhalten.

Im **Chorionepitheliom (Choriokarzinom)** ist die organoide Zottenstruktur vollständig aufgehoben. Das atypische Trophoblastepithel bricht in großer Menge in das Myometrium und seine Gefäße ein und verursacht eine hämorrhagische Nekrose der Uteruswand. Fernmetastasen sind häufig. Bevorzugt von Metastasen befallen sind Lungen, Vagina und äußeres Genitale.

Blasenmole

Ätiologie

Die Ätiologie der Blasenmole ist noch unvollständig geklärt. **Genetische Störungen** sind Hauptursache der moligen Entartung des Trophoblasten. In 90 % der kompletten hydatiformen Molen besteht ein diploider weiblicher Chromosomensatz (46; XX). Dieser entsteht durch Verdoppelung des Spermiengenoms bei gleichzeitiger Degeneration des Oozytenkernes. Der diploide weibliche Chromosomensatz in der kompletten hydatiformen Mole ist also rein paternalen Ursprungs. Partielle Molen sind überwiegend triploid.

Bestimmte Konstellationen im Blutgruppensystem begünstigen die Entstehung von Trophoblasttumoren. Bei der Konstellation Mutter: Gruppe A / Vater: Gruppe 0 ist das Risiko der Entwicklung eines Choriokarzinoms zehnmal höher als bei A/A-Konstellation.

Geographische Unterschiede in der Krankheitshäufigkeit von Trophoblasttumoren lassen auf **Rassen- und Umwelteinflüsse** schließen. In westlichen Ländern hat die Blasenmole eine Frequenz von 1 : 1500 bis 1 : 3000 Schwangerschaften. In Endemiegebieten (Asien, Afrika, Südamerika) liegt die Frequenz bei 1 : 100 bis 1 : 300.

Ca. 2—3 % der einfachen hydatiformen Molen entarten zum Choriokarzinom. Die Inzidenz des Choriokarzinoms beträgt etwa 1 : 40 000 Schwangerschaften.

Symptome und klinisches Bild

Bei der Blasenmole sind **vaginale Blutungen nach mehrwöchiger Amenorrhoe** und **typisches Schwangerschaftsgefühl** erste (uncharakteristische) Hinweise. Die Blutungen sind unregelmäßig und von wechselnder Stärke. Zeichen der Frühgestose (Hyperemesis) und krampfartige Unterbauchbeschwerden sind häufiger als bei normalen Schwangerschaften. Der **Abgang hydropischer Zotten** in Form

kleiner Bläschen weckt den Verdacht auf eine Mole.

Bei der **gynäkologischen Untersuchung** erscheint der Uterus größer als vom Gestationsalter erwartet und aufgelockert. Zystische Ovarialtumoren (Thekaluteinzysten) finden sich in ca. einem Drittel der Fälle.

Der **Choriongonadotropinspiegel** im Serum ist stark erhöht. Das Serum β-hCG erreicht Werte über 100 000 mIU/ml. Die absolute Höhe des hCG-Spiegels hat aber weniger Beweiskraft für eine Blasenmole als der gleichbleibend hohe Wert über mehrere Kontrolluntersuchungen (bei normaler Schwangerschaft findet sich ein typisches Ausscheidungsprofil von hCG mit einem Maximum zwischen dem 60. und 70. Tag der Gravidität).

Diagnose

Die Diagnose der Blasenmole stützt sich:

— auf das Fehlen sicherer, vom Feten ausgehender Schwangerschaftszeichen (fetale Herztöne, objektiv nachweisbare fetale Bewegungen)
— auf den charakteristischen Befund im Ultraschallbild (fehlender Fruchtsack, fehlende fetale Konturen, wolkige Strukturen im Ultraschallbild, sog. „Schneegestöberbild", Abb. 3.17)
— auf exzessiv hohe β-hCG-Werte (in Kontrollen)
— auf die Diskrepanz zwischen Uterusgröße und Amenorrhoedauer.

Therapie

Ziel der Therapie ist die vollständige **Entfernung des abnormen trophoblastischen Gewebes** aus dem Uterus. Die Ausstoßung kann durch intravenöse Gaben von Wehenmitteln und durch lokale Applikation von Prostaglandinen erreicht werden. Bei der chirurgischen Ausräumung mit stumpfen Küretten oder durch Aspirationskürettage ist Vorsicht geboten wegen der Gefahr einer Perforation des weichen Uterus.

Nach Ausräumung der Mole sind **Verlaufskontrollen der β-hCG-Werte** über mehrere Monate erforderlich. Bei kompletter Entfernung der Mole fällt der β-hCG-Titer drastisch

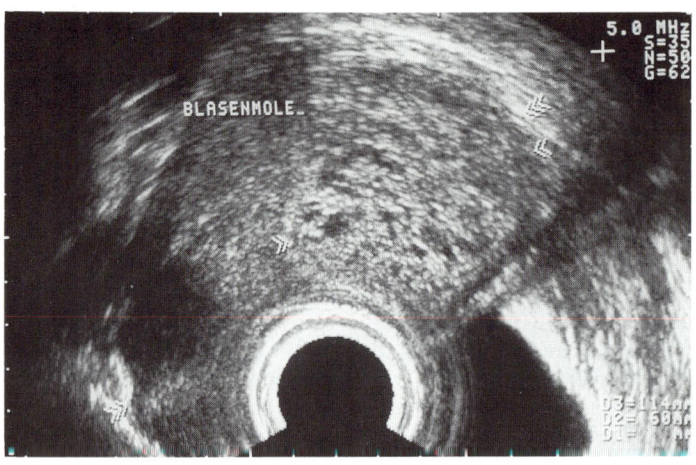

Abb. 3.17 Ultraschallbild bei Blasenmole. Fehlende Fruchthöhle, sog. „Schneegestöberbild"

ab und erreicht normale (nichtmeßbare) Werte innerhalb von 4–6 Wochen. Ein weiterhin positiver β-hCG-Test oder erneut ansteigende β-hCG-Titer geben den Hinweis auf unvollständig entfernte Mole oder Metastasierung.

Die **destruierende Mole** unterscheidet sich im klinischen Bild nicht von der einfachen hydatiformen Mole. Die Verdachtsdiagnose ergibt sich aus dem histologischen Befund oder dem weiterhin positiven β-hCG-Test nach Ausräumung der Mole. In diesen Fällen ist die Röntgenuntersuchung des Thorax zum Ausschluß pulmonaler Metastasen notwendig.

Chorionepitheliom (Choriokarzinom)

Symptome

Das Chorionepitheliom entwickelt sich in ca. 50 % im Gefolge einer Blasenmole, in ca. 25 % nach einer normalen Gravidität und in den restlichen 25 % nach Aborten oder Extrauteringraviditäten. Es kann während einer Gravidität auftreten. Ältere Primiparae sind am stärksten gefährdet. **Vaginale Blutung nach Amenorrhoe** ist das häufigste Symptom. Seltener sind Schwellungen des Leibes oder Knotenbildungen in der Vagina und am äußeren Genitale die ersten Zeichen der Geschwulst-

krankheit. Lungensymptome infolge pulmonaler Metastasierung (Dyspnoe, Hämoptysis) finden sich in ca. 3 % der Fälle.

Diagnose

Die Diagnose des Chorionepithelioms stützt sich nach Ausschluß einer Gravidität (Fehlen sicherer vom Feten ausgehender Schwangerschaftszeichen, sonographischer Schwangerschaftsausschluß) auf:

- die Bestimmung des Serum-β-hCG-Spiegels bzw. der β-hCG-Ausscheidung
- die histologische Untersuchung des Abradates bzw. des aus metastatischen Herden entnommenen Biopsiematerials.

Das Choriokarzinom metastasiert hämatogen in Lungen, Leber, Gehirn und Nieren sowie retrograd in den unteren Genitaltrakt (Vagina, Vulva). Das Computertomogramm (CT) ist eine wichtige Methode zum Nachweis der Metastasen in den parenchymatösen Organen.

Therapie

Die Therapie der Wahl bei malignen Trophoblasttumoren ist die Behandlung mit **Zytostatika**. Das gebräuchlichste Präparat ist zur Zeit der Folsäureantagonist Methotrexat (Amethopterin: 4-Amino-10N-methyl-pteroylglutaminsäure). Methotrexat verhindert die Reduktion von Folsäure zu Folinsäure. Die Überführung von Folsäure in Folinsäure ist im Gewebsstoffwechsel ein außerordentlich wichtiger Schritt, vor allem im trophoblastischen und hämopoetischen Gewebe. Wird dieser Prozeß blockiert, so können Nukleinsäuren nicht mehr synthetisiert werden, und die Zellteilung wird in der Metaphase gehemmt. Methotrexat wird häufig in Kombination mit Actinomycin D oder Mercaptopurin angewandt. In high-risk-Fällen ist u.U. eine kombinierte Chemotherapie (z.B. VBP-Schema: Vinblastin, Bleomycin, Cis-Platin) erforderlich.

Die effektive Dosierung der Chemotherapie reicht an Werte, die zur vollständigen Depression der Hämatopoese führen mit Gefahr der Agranulozytose. Die Behandlung und Pflege der Patientinnen muß daher in spezialisierten onkologischen Abteilungen erfolgen.

Aus prognostischen und therapeutischen Gründen werden bei den Trophoblasttumoren **low-** und **high-risk-Fälle** unterschieden (Tab. 3.2).

Vor Einführung der Chemotherapie wurden nur 2–5 % der Choriokarzinome geheilt. Durch den Einsatz wirksamer chemotherapeutischer Verfahren sind heute bei den low-risk-Fällen in nahezu 100 %, bei den high-risk-Fällen in 75–80 % totale Remissionen zu erreichen.

Tabelle 3.2 Prognosefaktoren bei Trophoblasttumoren

Günstige Faktoren (low-risk-Fälle)

I. Keine Metastasen

II. Fälle mit Metastasen, aber:
   – Keine Hirn- oder Lebermetastasen
   – Kurze Krankheitsdauer bis zur Diagnose (< als 4 Monate)
   – Serum-β-hCG < 40 000 mIU/ml

Ungünstige Faktoren (high-risk-Fälle)

– Lange Krankheitsdauer bis zur Diagnose (> 4 Monate)
– Leber- und/oder Hirnmetastasen
– Serum-β-hCG > 40 000 mIU/ml
– Entstehung unmittelbar im Gefolge einer regulären Schwangerschaft
– Erfolglose initiale Chemotherapie

3.3.2 Ektopische Schwangerschaft

Unter ektopischer Gravidität versteht man die Nidation und Entwicklung eines befruchteten Eies außerhalb des Cavum uteri. Als ektope Implantationsorte kommen in Betracht:

Eileiter, Ovar, Peritoneum, Cervix uteri.

Epidemiologie

Epidemiologische Studien zeigen eine steigende Inzidenz der Extrauteringraviditäten in den europäischen Ländern und den USA. Ein bis zwei Prozent aller Schwangerschaften enden als ektope, überwiegend tubare Graviditäten. Eine Zunahme prädisponierender Faktoren (z.B. aszendierte Infektionen, induzierte Ovulationen, vorausgegangene operative Tubensterilisationen, verbreitete Anwendung von Intrauterinpessaren) wird für die steigende Zahl von Tubenschwangerschaften verantwortlich gemacht.

Die **Tubargravidität** ist die bei weitem häufigste Form aller ektopischen Schwangerschaften. Entsprechend der funktionell-anatomischen Gliederung des Eileiters ist eine Implantation im interstitiellen, isthmischen, ampullären und Fimbrienbereich möglich (Abb. 3.18).

Der **Ort der Ansiedlung** bestimmt die Symptomatik. Der **ampulläre Tubenabschnitt** ist am häufigsten betroffen. Durch die proteolytische Aktivität des Trophoblasten gräbt sich der Keim in die Tubenwand ein bei zunächst normaler Differenzierung der trophoblastischen Strukturen (Primär- und Sekundärzotten).

Bei Einnistung im **weitlumigen (ampullären) Bereich** ist trotz des inadäquaten Fruchtbettes eine anfangs ungestörte Keimesentwicklung – in seltenen Fällen bis zur Lebensfähigkeit des Feten – möglich. In der Mehrzahl der Fälle endet jedoch die ampulläre Tubargravidität vor Ende des 3. Schwangerschaftsmonates durch Fruchttod infolge unzureichender nutritiver Bedingungen. Plazenta und Fruchtsack lösen sich von der Tubenwand (**innerer Fruchtkapselaufbruch, Tubarabort**). Dabei kommt es zu Blutungen in die Tube (Hämatosalpinx) und aus dem Tubenostium (peritubares Hämatom). Die

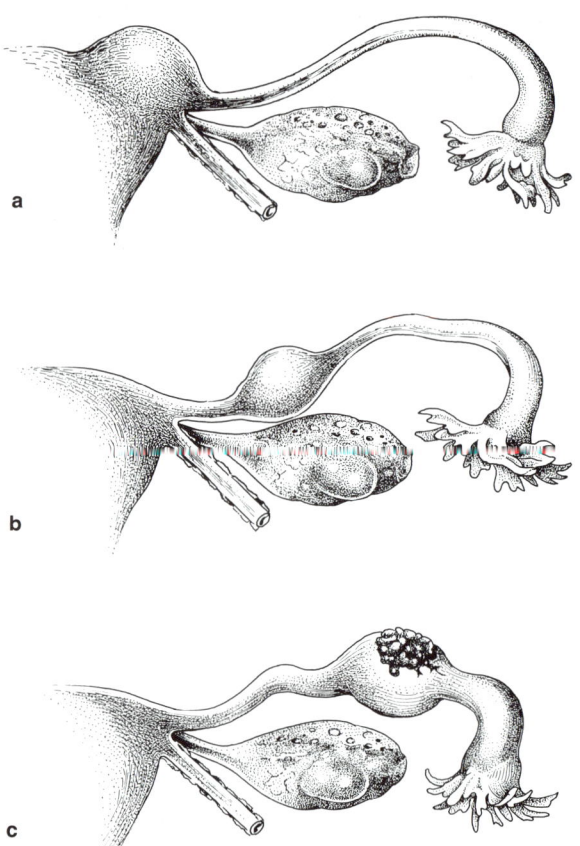

a

b

c

Abb. 3.18 a–c Tubargravidität
a Interstitielle Lokalisation
b Isthmische Lokalisation
c Ampulläre Lokalisation

abortierte Frucht kann in die freie Bauchhöhle ausgestoßen werden.

Bei Einnistung im **engen (isthmischen) Tubenabschnitt** findet der Keim extrem ungünstige räumliche Bedingungen. Die proteolytischen Enzyme zerstören die Wandung der Tube bis zur Serosa und arrodieren die relativ großkalibrigen Gefäßäste aus dem Stromgebiet der A. uterina und A. ovarica. Unmittelbare Folge ist die Zerreißung der Tubenwand **(äußerer Fruchtkapselaufbruch, Tubarruptur)** mit massiver lebensbedrohender Blutung in die freie Bauchhöhle.

Ätiologie

Ätiologisch kommen anatomische und funktionelle Ursachen in Betracht. **Mechanische Hindernisse** des Eizelltransportes können die Folge angeborener Anomalien des Eileiters (z.B. abnorm lange „infantile" Tuben, Tubenendometriosen, Endometriosis isthmica nodosa) oder erworbener Strukturveränderungen sein (z.B. narbige Strikturen nach Salpingitis, Papillome, Tumoren).

Das häufige Fehlen von anatomischen Veränderungen läßt vermuten, daß **funktionelle Störungen** des Eitransportes, z.B. durch gestörte Tubenmotilität, eine weitaus größere ätiologische Rolle spielen als ursprünglich angenommen. Auch Störungen der Keimzellentwicklung (z.B. vorzeitige Implantationsreife des befruchteten Eies) werden als potentielle ätiologische Faktoren diskutiert.

Symptomatik

Bei der **Tubarruptur** kann sich innerhalb kürzester Zeit aus völligem Wohlbefinden heraus nach einem alarmierenden intensiven Schmerz im Unterbauch eine **Schocksymptomatik** entwickeln. Der Eintritt der Schwangerschaft ist bis zu diesem Zeitpunkt häufig noch unbemerkt. Die Frau ist blaß und kurzatmig, der Puls klein und jagend, Erbrechen kann auftreten, aber auch fehlen. Die Darmperistaltik sistiert. Das Abdomen ist gespannt und schon bei leichtester Berührung außerordentlich druckempfindlich. Bei vaginaler Untersuchung ist das hintere Scheidengewölbe durch Blutansammlung im *Douglas*-Raum vorgewölbt und dolent. Auch die Bewegung der Portio löst starken Schmerz aus (Portioschiebeschmerz). Eine uterine Blutung ist in den meisten Fällen nicht nachzuweisen. Durch die intraabdominale Blutung resultiert innerhalb kurzer Zeit ein lebensbedrohender Schockzustand.

Der **Tubarabort** zeigt im Gegensatz zur Tubenruptur einen protrahierten, weniger dramatischen Verlauf. Der Ablauf kann in drei Stadien unterteilt werden.

Im **I., symptomlosen Stadium** bestehen nur die Zeichen der Gravidität, gelegentlich mit leichten ziehenden Schmerzen im Unterbauch.

Das **II., symptomarme Stadium** beginnt in der Regel zu dem Zeitpunkt, an dem das Ei abstirbt und sich von der Tubenwand löst. Durch den Abfall der chorialen Hormone wird das dezidual transformierte Endometrium ausgestoßen. Die Ausstoßung geht mit einer uterinen Dauerblutung (Schmierblutung) einher, die ca. 6—8 Wochen nach der letzten normalen Regelblutung einsetzt. Gelegentlich wird die Dezidua als kompletter dreizipfliger Schleimhautsack ausgestoßen. Die Unterbauchschmerzen verstärken sich und treten in Intervallen auf, begleitet von Präkollaps und Schwächezuständen. Die Schmerzen können in die Oberbauchregion oder in den Rücken ausstrahlen (Schulterschmerzen!).

Bei der **Untersuchung** findet sich ein einseitiger teigiger und druckschmerzhafter Adnextumor, der von der aufgetriebenen Tube und dem peritubaren Hämatom gebildet wird. Der Uterus wirkt geringfügig vergrößert und aufgelockert. Im *Douglas*-Raum angesammeltes Blut wölbt den Fornix vaginae vor (Hämatozele). Bewegung der Portio und Druck auf das hintere Scheidengewölbe lösen intensiven Schmerz aus. Die **immunologischen Schwangerschaftstests** können in diesem Stadium positiv oder negativ ausfallen. Sie sind positiv,

wenn noch funktionsfähiges Choriongewebe Anschluß an die mütterliche Blutbahn hat. Sie sind negativ, wenn die Frucht von der Tubenwand abgelöst und zugrunde gegangen ist. Der β-hCG-Wert sinkt allerdings erst im Verlaufe mehrerer Tage unter den Schwellenwert der geläufigen Tests.

Je nach Ausmaß der intraabdominellen Blutung kann sich auch beim Tubarabort ein **III., peritoneales Schockstadium** entwickeln. Die Kollaps- und Schockzustände verlaufen aber intermittierend und weniger dramatisch als bei der Tubarruptur.

Diagnose

Bei der **Tubarruptur** zwingt das Bild des „akuten Abdomens" meist ohne weitergehende spezielle präoperative diagnostische Maßnahmen zur sofortigen Laparotomie.

Beim **Tubarabort** stützt sich die Verdachtsdiagnose

- auf die anamnestischen Angaben (Unterbauchschmerzen, u.U. in den Rücken ausstrahlende Schmerzen, Schmierblutungen nach amenorrhoischer Pause)
- auf den typischen Untersuchungsbefund (einseitiger druckempfindlicher „Adnextumor". Auflockerung des Uterus. Portioschiebeschmerz, Druckempfindlichkeit des *Douglas*-Raumes)
- auf den Nachweis von schwangerschaftsspezifischem β-hCG
- auf den sonographischen Befund (Vaginalsonographie).

Anamnese und Palpationsbefund allein haben keine Beweiskraft. Ein positiver **Schwangerschaftstest** bestätigt sowenig die Verdachtsdiagnose wie ein negativer Test eine Schwangerschaft ausschließt. Bei ungestörter (extra- oder intrauteriner) Schwangerschaft weist der β-hCG-Verlauf einen charakteristischen steilen Anstieg bis etwa 40 Tage post conceptionem auf. Bei Tubargravidität werden in der Regel häufig zunächst normale β-hCG-Werte gefunden, die dann in ein Plateau übergehen oder abfallen. **Sonographisch** kann in Einzelfällen direkt die Diagnose einer Tubargravidität gestellt werden. Die Bedeutung dieser Methode liegt aber in erster Linie im Ausschluß einer Intrauteringravidität.

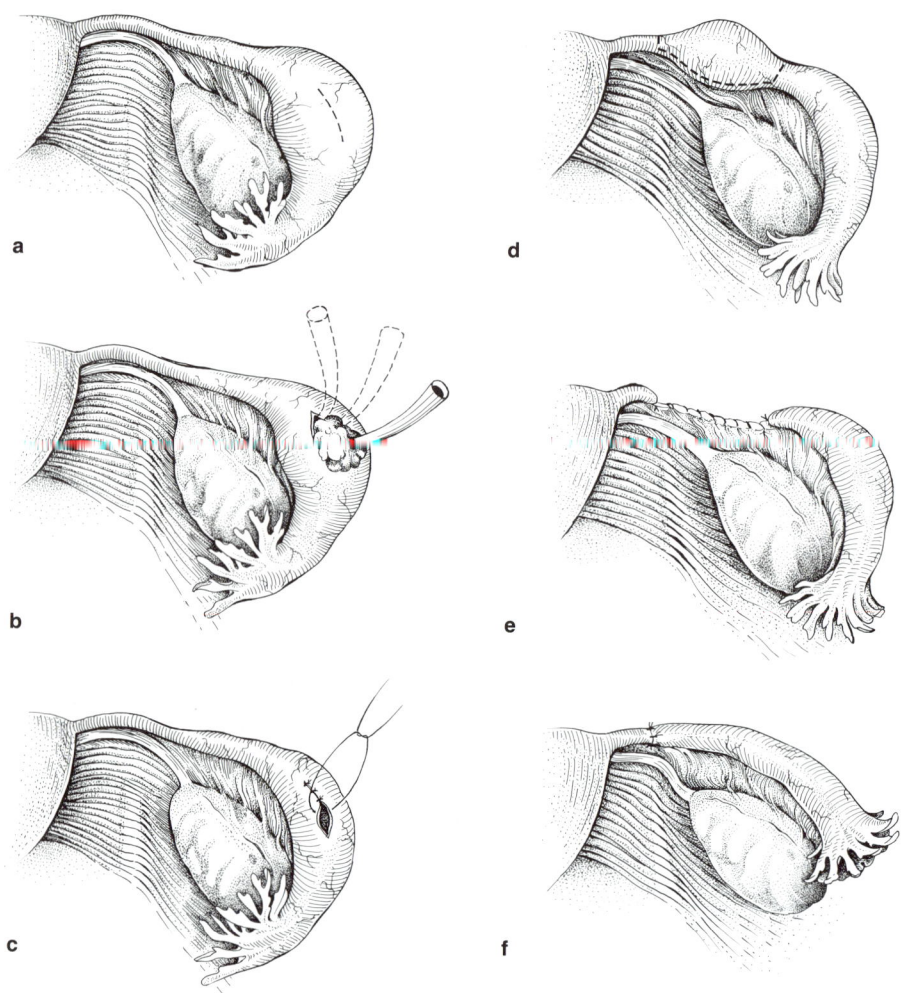

Abb. 3.19 a–f Konservative Chirurgie der Tubargravidität
a–c Salpingotomie bei ampullärer Tubargravidität
d–f Partielle Salpingektomie bei isthmischer Tubargravidität mit abschließender Wiederherstellung der Kontinuität

Die **Laparoskopie** ist die genaueste Methode zur sicheren Abklärung einer Extrauteringravidität. Sie ermöglicht in den meisten Fällen den direkten Nachweis des Implantationsortes (z.B. Eileiter, Ovar) wie auch der Quelle einer intraabdominalen Blutung. Der Nachweis von freiem Blut in der Bauchhöhle als Indiz einer Extrauteringravidität ist auch durch **Douglaspunktion** möglich.

Therapie

Die Tubargravidität wird operativ behandelt. Gegenüber der **kompletten Salpingektomie** haben sich durch Verfeinerung der Operationstechnik (Mikrochirurgie) mehr und mehr konservierende (organerhaltende) Verfahren durchgesetzt (Abb. 3.19).

Dazu zählen:

— **partielle Salpingektomie** (Segmentresektion)
— **Salpingotomie** (Eröffnung der Tube mit Entfernung des Schwangerschaftsproduktes)
— **Tubenkürettage** bzw. das einfache Ausquetschen des Schwangerschaftsproduktes durch das abdominale Ostium (hohes Rezidivrisiko!).

3.3.3 Fehlgeburt

Die Weltgesundheitsorganisation *(WHO)* definiert als Fehlgeburt (Abort) die Ausstoßung oder Extraktion eines Embryo oder Fetus mit einem Gewicht bis zu 500 g. Das entspricht etwa einer Gravidität bis zur 20/21. Woche. Bis zur 12. Woche spricht man von **Frühaborten**, danach von **Spätaborten**.

Spontanaborte entstehen ohne äußere Intervention aus verschiedenen mütterlichen, väterlichen oder fetoplazentaren Ursachen.

Artefizielle Aborte sind vorsätzliche Schwangerschaftsabbrüche mit instrumentellen, physikalischen oder medikamentösen Verfahren.

Habituelle Aborte sind drei oder mehr aufeinanderfolgende Spontanaborte ohne vorausgehende oder zwischenzeitliche Geburt eines lebensfähigen Kindes.

Beim **verhaltenen Abort** (missed abortion) wird die abgestoßene Frucht im Uterus retiniert.

Häufigkeit

Die Gesamtzahl der spontanen und artefiziellen Aborte ist nur schätzungsweise zu ermitteln. Die Gründe liegen in der Dunkelziffer illegaler Abtreibungen und in der unbekannten Zahl unerkannt verlaufender (subklinischer) Frühaborte, die meistens auf eine Fehlanlage der Frucht zurückzuführen sind (Abortiveier). Insgesamt ist die Zahl der als Abort endenden Schwangerschaften wahrscheinlich **zwei- bis dreimal größer als die Geburtenzahl**. Die Rate der Spontanaborte wird auf 15—40% aller Graviditäten geschätzt. Ca. 10% verlaufen ohne klinische Symptome unter dem Bilde einer verstärkten Regelblutung. Die Spontanabortrate ist altersabhängig. sie steigt mit dem mütterlichen Lebensalter.

Ursachen

Mütterliche Ursachen

Die mütterlichen Ursachen von Spontanaborten lassen sich in anatomische, endokrinfunktionelle, infektbedingte, traumatische, immunologische und psychische unterteilen.

Anatomische Ursachen sind Uterusfehlbildungen (z.B. Uterus septus, bicornis, didelphis, duplex), Lageanomalien (Retroflexio, Hyperanteflexio), Hypoplasien, Uterusgeschwülste (submuköse und intramurale Myome), endometriale und myometrane Narben, Verschlußinsuffizienz der Zervix (nach multiplen Fehlgeburten, forcierten Dilatationen und nach Zervixrissen).

Endokrin-funktionelle Ursachen sind vorzeitige Insuffizienz des Schwangerschaftsgelbkörpers mit unzureichender Progesteronbildung, erniedrigter Progesteron/Östradiol-Quotient. Unter- oder Überfunktion von Schilddrüse und Nebenniere beeinträchtigen dagegen eher die Zyklusfunktion und damit die Konzeptionsfähigkeit als den Verlauf einer eingetretenen Schwangerschaft. Unter den chronischen Stoffwechselkrankheiten spielen der Diabetes mellitus, kardio-vaskuläre Hypertonie und chronische Glomerulonephritis eine Rolle als mögliche Abortursachen.

Infektionskrankheiten mit abortiver Wirkung sind vor allem Virusinfektionen der Mutter. Die Rötelninfektion wirkt nicht nur als fruchtschädigende Krankheit (Rötelnembryopathie), sondern in vielen Fällen abortiv. Auch infektiöse Hepatitis, Influenza, Parotitis, Zytomegalie und andere Viruskrankheiten sind mit einem erhöhten Abortrisiko belastet. Toxoplasmose und Listeriose können Ursache von Aborten sein. Ihre ätiologische Bedeutung für Spontanaborte wird aber im allgemeinen überschätzt. Grundsätzlich kann jede hochfieberhafte oder konsumierende Allgemeinerkrankung der Mutter eine Fehlgeburt auslösen.

Traumatische Ursachen sind nur beim Nachweis eines zeitlichen Zusammenhanges objektivierbar. Sofern nicht a priori eine Abortneigung bestand, vermag eine intakte Gravidität auch schwere körperliche Traumata der Mutter (Sport- und Verkehrsunfälle) schadlos zu überstehen. Der Zusammenhang von Trauma und Abort hat nicht selten forensische Bedeutung. Schließlich können akute und chronische **Intoxikationen** (z.B. Folsäureantagonisten, Antikoagulantien, Bleivergiftungen) wie auch der Abusus von Genußgiften (Nikotin, Alkohol) abortauslösend wirken. Inwieweit **emotionale Traumen** und **psychische Streßsituationen** (berufliche Überbelastung) über humorale und nervale Störungen einen Abort verursachen können, ist im Einzelfalle nicht sicher nachweisbar. Auch bei den geläufigen potentiellen Abortursachen ist der unmittelbare Kausalzusammenhang nicht immer nachweisbar.

Immunologische Faktoren sind noch unzureichend aufgeklärt. Bei physiologischem Schwangerschaftsverlauf besteht immunologische Toleranz zwischen Mutter und Fetus. Bei fehlender oder gestörter Immuntoleranz kommt es — einer Transplantatabstoßung vergleichbar — zum Abort. Die immunologische Toleranz wird durch verschiedene Mechanismen, die man in ihrer Gesamtheit als ,,aktive Immunprotektion" bezeichnen kann, garantiert. Das Signal zur Bildung des aktiven immunologischen Schutzmechanismus geht anscheinend von einem Antigensystem aus, das enge Beziehungen zum HLA-System (humanes Leukozytenantigen) aufweist. Immunologische Faktoren liegen auch der bei **Blutgruppeninkompatibilität** im AB0-, Rh- oder Kell-System erhöhten Abortrate zugrunde.

Genetische Ursachen

Genetische Störungen der Keimanlage sind mit mehr als 50 % die Hauptursache von Aborten.

Bei nicht entwicklungs- und lebensfähigen Fehlbildungen ist der spontane Abort ein natürlicher Eliminationsprozeß, aber auch bei Fehlbildungen, die mit dem Leben vereinbar sind (z.B. Neuralrohrdefekte, Lippen-Kiefer-Gaumenspalten, Polydaktylie, Monosomie X) ist die Abortrate signifikant erhöht. Sog. **Abortiveier** beruhen auf chromosomalen Anomalien, die im Zuge der Reifeteilung der Gameten auftreten. Es handelt sich überwiegend um numerische Aberrationen (autosomale Trisomie, 45XO-Konstellation, Tri- und Tetraploidien). Weitaus seltener sind strukturelle Anomalien als Folge eines familiär balancierten Rearrangementes (Chromosomentranslokation, Inversion).

Verlauf einer Fehlgeburt

Bei einer Fehlgeburt sind drei Stadien zu unterscheiden:

— **Abortus imminens** (drohender Abort)
— **Abortus incipiens** (im Gang befindlicher Abort)
— **Abortus completus** oder **incompletus** (vollständiger oder unvollständiger Abort).

Besondere Verlaufsformen sind:

— die **verhaltene,**
— die **komplizierte** und
— die **septisch verlaufende Fehlgeburt**.

Frühaborte bis zur 12. Woche verlaufen im allgemeinen als **vollständige** Aborte, d.h. Frucht und Plazenta werden in toto ausgestoßen. **Spätaborte** nach der 16. Woche zeigen einen geburtsähnlichen **zweizeitigen** Verlauf. Nach Abgang der Frucht setzt die Nachgeburtsblutung ein mit anschließender Ausstoßung oder auch Retention der Plazenta.

Symptomatik und Therapie des Abortes sind vom Stadium und den möglichen begleitenden Komplikationen abhängig.

Abortus imminens

Erste Zeichen eines Abortus imminens sind leichte bis mittelstarke Blutungen; dazu kommen ziehende bis wehenartige Schmerzen. Die Untersuchung ergibt einen dem Gestationsalter entsprechend vergrößerten Uterus, der zu Kontraktionen neigt. Der Zervikalkanal ist beim drohenden Abort noch geschlossen. Die immunologischen Schwangerschaftstests sind meistens noch positiv.

Die **Prognose** ist schwierig zu beurteilen, da insbesondere bei Frühgraviditäten mit noch nicht nachweisbaren embryonalen Lebenszeichen eine genetische Ursache (Abortivei) wahrscheinlich ist. In diesen Fällen ist konservierende Therapie nicht sinnvoll. Die Entscheidung zu schwangerschaftserhaltenden Maßnahmen wird erleichtert, sobald kindliche Lebenszeichen (Herzaktionen) nachweisbar sind. **Vaginalsonographische Untersuchungen** liefern schon ab der 7. Schwangerschaftswoche zuverlässige Informationen über den Entwicklungszustand des Embryo und seine Vitalität.

Die **Therapie** des drohenden Abortes besteht in Bettruhe, allgemeiner Sedierung und hormonaler Substitution. Da nur selten eine primäre hormonale Insuffizienz (Corpus luteum-Insuffizienz) als Ursache in Betracht kommt, ist die Behandlung mit Progestagenen umstritten. Orale synthetische Gestagene (insbesondere Derivate des 19-Nor-Testosterons) dürfen wegen der Gefahr einer Virilisierung weiblicher Feten auf keinen Fall verordnet werden. Tokolytische Substanzen sind bei drohendem Frühabort nicht angezeigt.

In der Mehrzahl der Fälle liegt dem drohenden Frühabort eine fehlangelegte oder fehlentwickelte Schwangerschaft zu Grunde, und der Abort ist als natürlicher Eliminationsprozeß anzusehen. Erniedrigte Hormonkonzentrationen im Serum der Mutter sind als Folge und nicht als Ursache der gestörten Gravidität anzusehen. Da eine weitere Entwicklung der Schwangerschaft nicht zu erwarten ist, bleibt als Behandlung die Entleerung des Uterus durch Kürettage.

Abortus incipiens

Die Symptome unterscheiden sich nur graduell von denen des drohenden Abortes. Bei der Untersuchung findet sich ein mehr oder weniger weit geöffneter Zervikalkanal.

Die Eröffnung des Zervikalkanals ist das entscheidende Kriterium für die Abgrenzung des Abortus incipiens vom Abortus imminens. Die exakte Diagnose des zweiten Abortstadiums ist deshalb wichtig, weil konservierende Maßnahmen keine Aussicht auf Erfolg haben.

Die Therapie besteht im Abwarten der Spontanausstoßung unter Einsatz von spasmolytischen und schmerzdämpfenden Mitteln oder der aktiven Förderung des Ausstoßungsprozesses durch Prostaglandine oder Oxytozika.

Abortus incompletus

Der Uterus ist kleiner als vom Gestationsalter zu erwarten und kontrahiert. Der Zervikalkanal ist weit geöffnet. Häufig finden sich Plazentaanteile im Zervikalkanal oder in der Scheide. Die Blutung kann leicht bis bedrohlich sein. Beim inkompletten Abort ist grundsätzlich die **Kürettage zur vollständigen Entleerung des Uterus** angezeigt. In utero verbleibende Reste der Gravidität beeinträchtigen die Kontraktionsfähigkeit und Blutstillung und werden zum Ausgangsherd entzündlicher Veränderungen (Endometritis post abortum).

Abortus completus

Eine unbekannte Zahl von Frühaborten verläuft subklinisch oder lediglich in Form einer verstärkten und verzögerten Menstruation als komplette Fehlgeburt. Eine sichere Diagnose des Abortus completus ist nur dann möglich, wenn man das ausgestoßene Material auf Vollständigkeit überprüfen kann. Nur wenige Ausnahmen rechtfertigen daher den Verzicht auf eine **Nachkürettage**.

Verhaltene Fehlgeburt (missed abortion)

Unter verhaltener Fehlgeburt versteht man die Retention einer abgestorbenen Frucht in utero.

Die Symptome sind wenig auffällig. Zunächst können leichte Blutungen oder ziehende Schmerzen einen drohenden Abort signalisieren. Anamnestisch fällt auf, daß die zuvor bestehenden charakteristischen Schwangerschaftssymptome wie Übelkeit, Ziehen in der Brust, Brechreiz oder Erbrechen plötzlich verschwinden. Die Patientin „fühlt sich wohler". Sofern bereits Kindsbewegungen spürbar waren, ist ein Erlöschen der Bewegungen typisch. Die **Diagnose** des missed abortion kann in der Frühgravidität schwierig sein. Der Uterus erscheint kleiner als von den anamnestischen Daten her zu erwarten ist. Der Zervikalkanal ist geschlossen. Die quantitative Bestimmung des β-hCG im Blut zeigt in Verlaufskontrollen einen allmählichen Abfall der Werte. Da mit Ultraschallverfahren schon von der 7. Woche an kindliche Herzaktionen und andere Vitalitätszeichen registrierbar sind, ist die Ultraschalldiagnostik ein entscheidendes Verfahren zum Nachweis des frühen Fruchttodes.

Die **Ausräumung** einer verhaltenen Fehlgeburt muß mit größter Vorsicht erfolgen. Die Einschwemmung von thromboplastischem Material in den mütterlichen Kreislauf begünstigt die Entstehung von **Koagulopathien**. Die Entfernung der oft fest der Uteruswand anhaftenden Plazenteile kann zur **Uterusper-**

foration führen. Die instrumentelle Ausräumung muß daher unter Zufuhr von Oxytozika zur Tonisierung des Uterus erfolgen. Für Blutersatz ist Sorge zu tragen. Die Gerinnungsfaktoren sollten vor dem Eingriff bestimmt werden.

Komplizierter Abort (Abortus complicatus)

Der fieberhafte Verlauf einer Fehlgeburt (Abortus febrilis) weist auf eine intrauterine oder transuterine Infektion hin. Ein komplizierter Abort liegt dann vor, wenn die Infektion über das Endometrium hinaus auf Parametrium, Adnexe oder Peritoneum übergegriffen hat.

Die Erreger sind Staphylokokken, Streptokokken, E. coli, Chlamydien, Gonokokken oder Clostridium perfringens.

Der komplizierte Abort entsteht überwiegend durch **unsachgemäße Abtreibungsversuche**. Durch die Gefahr der transuterinen Allgemeininfektion (septischer Abort) ist er eine ernste lebensbedrohende Krankheit. Die Symptome des komplizierten Abortes sind hohes Fieber, starke wehenartige oder anhaltende Leibschmerzen, Abwehrspannung im Unterbauch, mäßige bis starke uterine Blutung. Die gynäkologische Untersuchung ist durch die erhebliche Schmerzempfindlichkeit der Unterbauchorgane erschwert. Die Adnexe sind verdickt und sehr druckschmerzhaft. In hochakuten Fällen mit peritonealer Beteiligung ist infolge der Bauchdeckenspannung eine sichere Palpationsuntersuchung unmöglich.

Septischer Abort

Durch Ausschwemmung infektiösen Materials in die mütterliche Blutbahn entwickelt sich der infizierte Abort zum septischen Abort.

Zu den geschilderten Symptomen treten septische Temperaturen mit Schüttelfrost, Tachykardie, Unruhe und Bewußtseinstrübung.

Eine bedrohliche Komplikation des septischen Abortes ist der **Endotoxinschock**.

Endotoxine sind toxisch wirkende Bestandteile der Bakterienwand vorwiegend gramnegativer Bakterien. Die Folgen einer massiven Ausschwemmung von Endotoxinen sind akuter Blutdruckabfall und Abscheidung von Mikrothromben in der terminalen Strombahn infolge hypoxischer Schädigung der Gefäßendothelien. Die **disseminierte intravasale Gerinnung** zieht durch den Verbrauch von Fibrinogen, Thrombozyten und anderen plasmatischen Gerinnungsfaktoren eine **Hypo- bzw. Afibrinogenämie** nach sich.

Mit dem Absinken der kapillären Durchblutung im Schockzustand kommt es zur **Dekompensation lebenswichtiger parenchymatöser Organe** (Niere, Leber). Die Ausscheidungsfunktion der Niere ist in der noch reversiblen Frühphase des Schocks vermindert (Oligurie), in der irreversiblen Spätphase völlig aufgehoben (Anurie, akutes Nierenversagen).

Die Symptome des infizierten Abortes mit Endotoxinschock sind Fieber, Schüttelfrost, Tachykardie und Tachypnoe mit Blutdruckabfall. Bei nicht rechtzeitig einsetzender Therapie folgen im zweiten Schockstadium die Zeichen der Koagulopathie (petechiale Hautblutungen, hämorrhagische Hautnekrosen) und des allmählichen Nierenversagens (Oligurie, Ansteigen der harnpflichtigen Substanzen, Hyperkaliämie, Anurie).

Therapie des komplizierten und septischen Abortes

Beim komplizierten Abort steht die konservativ-antibiotische Behandlung der Komplikation (Adnexitis, Parametritis, Peritonitis) im Vordergrund. Erst nachdem die entzündliche Komponente unter Kontrolle gebracht ist, folgt in zweiter Linie die Ausräumung des in den meisten Fällen inkompletten Abortes. Nur bei lebensbedrohend starken Blutungen ist die sofortige Kürettage unter antibiotischem Schutz notwendig.

Die **antibiotische Therapie** erfolgt parenteral (intravenös). Häufig ist eine ungezielte Initialbehandlung mit einem breit wirksamen Antibiotikum erforderlich. Besser ist eine auf den bakteriologischen Befund gestützte antibiotische Mono- oder Kombinationstherapie. Aminoglykoside werden bei aeroben, gramnegativen Bakterien, die resistent gegen die weniger toxischen Cephalosporine und Ampicilline sind, bevorzugt eingesetzt. Bei Sepsis durch anaerobe Keime werden Cefoxitin, Lamoxatan, Metronidazol oder Clindomycin bevorzugt.

Bei jedem infizierten Abort sollte die Therapie prospektiv die Gefahr eines septischen Verlaufes mit Endotoxinschock in Rechnung stellen. Neben einer adäquat dosierten Antibiotikatherapie ist zur Verhinderung der disseminierten intravasalen Gerinnung eine prophylaktische Behandlung mit **Antikoagulantien** erforderlich. Das Mittel der Wahl ist Heparin in einer Dosis von 30 000 Einheiten in 24 Stunden. Hinzu kommen Maßnahmen zur Verhinderung des Kreislaufkollapses (Volumensubstitution). Die Urinausscheidung muß kontrolliert werden (Dauerkatheter), ebenso Hb, Hämatokrit und Gerinnungsfaktoren. Bei drohendem Nierenversagen sollte die Entscheidung zur extrakorporalen Dialyse frühzeitig getroffen werden.

Prophylaktische und therapeutische Maßnahmen bei Spontanaborten

Ein Teil der prädisponierenden Faktoren kann bei rechtzeitiger Erkennung vor oder nach Eintritt der Gravidität ausgeschaltet werden.

Bei **Uterusfehlbildungen** ist operative Korrektur vor einer Gravidität möglich.

Myome können durch konservierende Chirurgie (Enukleation) entfernt werden, zumal sie auch die Chancen einer Konzeption herabsetzen. Eine operative Behandlung von **Lageanomalien (Retroflexio uteri)** ist unter dem Aspekt der Abortverhütung in der Regel nicht notwendig. Um eine Inkarzeration des retroflektierten graviden Uterus in der Kreuzbeinhöhle zu vermeiden, ist die bimanuelle Aufrichtung des Uterus vor der 12. Woche — meistens in Kurznarkose — erforderlich. Ein in die Vagina eingelegtes *Hodge*-Pessar verhindert das Zurückkippen des Uterus in die retroflektierte Ausgangslage.

Bei **Verschlußinsuffizienz der Zervix** sind die Operationsverfahren nach *Shirodkar* und *McDonald* bewährte Maßnahmen zur Behebung der isthmo-zervikalen Insuffizienz. Das Prinzip der Operationen besteht in der festen Umschlingung der Zervix durch einen Mersilenfaden oder ein Nylonbändchen, das in Höhe des Isthmus uteri unter der Scheiden-haut um die Zervix geführt wird (Cerclage). Auf diese Weise wird der klaffende Zervikalkanal verschlossen. Der Eingriff wird am besten vor der 12.—14. Woche vorgenommen.

Nachgewiesene **endokrine Abortursachen** (z.B. Corpus luteum-Insuffizienz) können durch Hormonsubstitution erfolgreich behandelt werden. Bei allen **Infektionskrankheiten** mit Abortgefahr und dem Risiko einer Fetopathie ist die einzige effektive Maßnahme die **Verhütung** der Erkrankung. Die Erfolge einer *Behandlung* einer manifesten pränatalen Infektion sind zweifelhaft. Die Verhütung einer **Rötelninfektion** ist durch aktive Immunisierung möglich. Bei seronegativen Frauen im gebärfähigen Alter ist die Impfung — am besten unter Konzeptionsschutz von 2—3 Monaten — dringend zu empfehlen. Auch bei **Toxoplasmose** und **Listeriose** ist eine Abklärung der Immunitätslage **vor** Realisation des Kinderwunsches zweckmäßig. Seropositive Reaktionen (HHT u. KBR) sind Ausdruck eines immunologischen Schutzes. Eine Impfprophylaxe seronegativer Frauen gibt es nicht. Maßnahmen zur aktiven Immunisierung gegen **Zytomegalie** sind im Versuchsstadium.

Traumatische Abortursachen sind nicht grundsätzlich abwendbar. Ungewöhnliche körperliche Belastungen sollten in der Gravidität vermieden werden. Bei beruflicher Exposition durch Gewerbegifte oder überdurchschnittlicher Strahlenexposition ist eine Freistellung während der Gravidität erforderlich. Genußgifte (Alkohol, Nikotin) sind zu meiden oder zumindest weitgehend einzuschränken. Gegenüber den **genetischen Abortursachen** gibt es keine gezielten prophylaktischen oder therapeutischen Maßnahmen. Erbliche parentale Abortursachen (z.B. Chromosomentranslokation, Inversion) lassen sich prospektiv durch zytogenetische Untersuchungen erfassen. Im Gegensatz zu den numerischen Aberrationen (z.B. Trisomie) tragen sie ein erhöhtes Wiederholungsrisiko. Genetische Beratung und pränatale Diagnostik sind anzuraten.

3.4 Adaptation des mütterlichen Organismus und ihre Störungen

3.4.1 Gesamtorganismus

Die durch die Schwangerschaft ausgelösten Veränderungen betreffen nicht nur die Reproduktionsorgane, sondern in unterschiedlich starkem Ausmaße alle Organsysteme des mütterlichen Organismus.

Herz und Kreislauf

Die extreme Vergrößerung des Uterus und die Entwicklung des Plazentakreislaufes erschließen ein Stromgebiet mit einem zusätzlichen Blutdurchfluß von ca. 400—600 ml/min. Damit steigt die Leistungsanforderung an das Herz. Durch Hypertrophie des Myokards erhöht sich das Herzgewicht um ca. 25 g.

Das **Herzminutenvolumen (Vm)** steigt im ersten und zweiten Trimenon um 40—50 % des Ausgangswertes, um gegen Ende der Gravidität wieder auf den Normalwert abzufallen. Die **Pulsfrequenz** erhöht sich im gleichen Zeitraum um ca. 10 Schläge/min. Durch das Höhersteigen des graviden Uterus im Bauchraum werden nicht nur die Eingeweide des Abdomens, sondern auch das Herz aus der ursprünglichen Position verdrängt. Die Lageveränderung des Herzen bewirkt vor allem im letzten Trimenon **EKG-Abweichungen**, die bei der Beurteilung von Elektrokardiogrammen in Rechnung gestellt werden müssen.

Die **zirkulierende Blutmenge** nimmt um 45—50 % zu. Die dazu erforderliche Erhöhung des Blutvolumens verteilt sich allerdings nicht gleichmäßig auf Plasma- und Erythrozytenvolumen. Während das Plasmavolumen durchschnittlich um 35 % steigt, wird das Erythrozytenvolumen nur um durchschnittlich 25 % vermehrt. Im gleichen Ausmaß nehmen Hämoglobin und Hämatokrit ab (Schwangerschaftshydrämie, sog. physiologische Schwangerschaftsanämie).

Der **Blutdruck** zeigt trotz Zunahme von Herzminutenvolumen und Blutvolumen keine signifikanten Veränderungen gegenüber den Ausgangswerten. Gegen Ende der Gravidität findet sich nicht selten ein geringfügiger Anstieg. An der Stabilisierung des Blutdruckes

hat möglicherweise eine verstärkte Bildung von **Prostaglandin E2** Anteil, das eine Weitstellung im peripheren Gefäßsystem bewirkt. Auch **Prostazyklin** ist offenbar durch Interaktion mit dem Renin-Angiotensin-System an der Regulation des Blutdruckes beteiligt. Die renale Produktion von Renin steigt in der Schwangerschaft kontinuierlich an und verursacht damit eine verstärkte Bildung der vasokonstriktorischen Substanz Angiotensin. Die Auswirkung des vasokonstriktorischen Effektes wird in der normalen Schwangerschaft durch eine herabgesetzte Sensitivität des Gefäßsystems gegenüber dem Pressoreffekt des Angiotensins verhindert. Die Herabsetzung der Sensitivität gegenüber dem vasokonstriktorisch wirkenden Angiotensin wird dem in der Gravidität vermehrt gebildeten Prostazyklin zugeschrieben. PgE2 und Prostazyklin sind somit synergistisch an der adaptativen Zunahme der Vasodilatation und dem Abfall des peripheren Gefäßwiderstandes beteiligt. Störungen der Prostaglandin-Synthese spielen möglicherweise eine Rolle bei der Entstehung der Schwangerschaftsgestose.

> Im Hinblick auf die Spätgestosen stellt der Blutdruck einen wichtigen Parameter dar, der in der Gravidität sorgfältiger Kontrollen bedarf.

Der **Venendruck** zeigt besonders im Bereich der unteren Extremitäten beträchtliche Zunahme in der Schwangerschaft, Kompression der V. cava caudalis und der Beckenvenen durch den voluminösen Uterus kann einen Venendruckanstieg bis zu 25 mm H_2O bewirken. Diese Druckerhöhung erklärt die Ausbildung oder Verstärkung von **Varizen** im Bereich der Vulva, Analregion (Hämorrhoiden) und unteren Extremitäten. Durch Rückenlagerung der Schwangeren kann sich die Kompression der V. cava caudalis akut verstärken und u.U. einen abrupten Abfall des systolischen Blutdruckes mit Kollapserscheinungen auslösen **(Vena cava-Kompressionssyndrom)**. Das Vena cava-Kompressionssyndrom ist kein seltenes Ereignis bei der Kreißenden in Rückenlage!

Lungen

Die **Ruheventilation** steigt bis zum Ende der Gravidität um mehr als 40 % des Ausgangswertes an (Hyperventilation). Die **Vitalkapazität** zeigt keine signifikanten Veränderungen in der Schwangerschaft. Eine Verminderung des expiratorischen Reservevolumens im letzten Trimenon wird durch Erhöhung der inspiratorischen Kapazität kompensiert. Die alveoläre Hyperventilation hat einen **verringerten** CO_2**-Gehalt** des mütterlichen Blutes zur Folge. Trotz Erniedrigung des pCO_2 wird der mütterliche Blut-pH durch vermehrte Hydrogenkarbonat- und Kationenabgabe über die Nieren konstant gehalten. Die respiratorische Alkalose wird somit metabolisch kompensiert.

Nieren

Durch die Zunahme des Herzminutenvolumens kommt es bereits in den ersten Graviditätsmonaten zu einer Vergrößerung der Nierendurchblutung um 20—30 % mit einer entsprechenden Vermehrung des glomerulären Filtrates. Glukose wird in verstärktem Maße filtriert. Die tubuläre Glukoseabsorption bleibt aber konstant. Die Folge kann eine passagere Glykosurie (**Schwangerschaftsglykosurie**) sein, die keinen Krankheitswert hat. Da eine latente prädiabetische Stoffwechsellage in der Schwangerschaft manifest werden kann, ist aber bei einer nachgewiesenen Glykosurie eine weitergehende Diagnostik durch Blutzuckerbestimmung und Zuckerbelastungstest notwendig.

Durch das erhöhte glomeruläre Filtrat werden auch alle stickstoffhaltigen Abbauprodukte in verstärktem Maße ausgeschieden. Die Serumwerte von Kreatinin, Harnstoff und anderen Substanzen sind daher niedriger als im nichtgraviden Zustand. Die vermehrte Wasser- und Natriumausscheidung wird durch tubuläre Rückresorption bei der gesunden Schwangeren voll ausgeglichen.

Harnableitendes System

Die normale Umstellung in der Schwangerschaft verursacht eine **tonogene Dilatation** der Ureteren mit Vergrößerung der Kapazität der harnableitenden Organe. Die wahrscheinlich durch Progesteron verursachte Dilatation der Ureteren geht auch mit einer verminderten Peristaltik einher. Durch Dextrorotation des wachsenden Uterus ist der rechte Harnleiter nicht selten in stärkerem Maße gestaut. Die Harnstase begünstigt **Keimaszension** und **aszendierende Harnwegsinfektion.**

Die **Blasenkapazität** wird durch Kompressionsdruck des vergrößerten Uterus reduziert. Die Folgen sind Pollakisurie und gelegentlich Inkontinenz (Störung des Blasenverschlußmechanismus durch Veränderung des urethrovesikalen Winkels).

Verdauungstrakt

Schwangere zeigen eine erhöhte Anfälligkeit gegenüber **Parodontose**. Die Ursachen sind unzureichend geklärt. Veränderte Blutzirkulation in der Gingiva und Veränderungen in der Zusammensetzung des Speichels spielen möglicherweise eine ätiologische Rolle. Lokale Entzündungen der Gingiva können zu **Reizhypertrophie der Schleimhaut**, verbunden mit kleinen Angiogranulomen, der sog. **Schwangerschaftsepulis** führen. Die geschwulstartigen Wucherungen sind schmerzhaft und neigen zu Blutungen. Eine vermehrte Speichelbildung ist häufig in der Schwangerschaft zu finden. Beim sog. **Ptyalismus gravidarum** ist die Speichelsekretion ins Krankhafte gesteigert.

Der Magen wird durch die Vergrößerung des Uterus im letzten Schwangerschaftsdrittel nach oben und zur Zwerchfellkuppe gedrängt. Durch Reflux von Mageninhalt in den mangelhaft tonisierten Ösophagus tritt nicht selten ein lästiges **Sodbrennen** auf. Da diese Beschwerden nicht durch Hyperazidität des Magensaftes bedingt sind, ist eine Behandlung mit Antazida wenig erfolgreich. **Obstipation** ist eine nahezu regelmäßige Begleiterscheinung der Schwangerschaft. Zugrunde liegt eine atonische Darmträgheit, die wahrscheinlich durch die peristaltikhemmende Wirkung des Progesterons verursacht wird. Daneben spielen aber auch konstitutionelle neurovegetative und mechanische Faktoren eine Rolle.

Blut

Die relative Zunahme des Plasmavolumens (30—35 %) gegenüber den weniger stark zunehmenden korpuskulären Bestandteilen des Blutes (20—25 %) führt zu einer relativen Verminderung des Hämoglobins (sog. **physiologi-**

sche **Schwangerschaftsanämie**) und zur Herabsetzung des Hämatokrites. Hämoglobinwerte unter 11 g% (110 g/dl), Erythrozytenzahlen unter 3.2 Millionen/mm^3 (3.2 x 10^{12}/l) und Serumeisenwerte unter 60 ng/dl sind jedoch als pathologische Befunde zu werten und in der Regel Ausdruck eines larvierten Eisenmangels. Während der Gravidität besteht ein erhöhter **Eisenbedarf** vor allem zur Versorgung des Feten. Der erhöhte Fe-Bedarf wird unter physiologischen Bedingungen durch verstärkte Darmresorption von Fe gedeckt. Der maternale Eisenbedarf liegt in der zweiten Schwangerschaftshälfte bei 6—10 mg/die.

Die **Leukozytenzahl** erhöht sich von 4300—4500/μl (4,3—4,5 x 10^9/l) auf 5000 bis 12000/μl (5,0—12,0 x 10^9/l) im letzten Trimenon. Ein in der Gravidität erhöhter Thrombozytenverbrauch wird durch verstärkte **Thrombozytopoese** kompensiert. Die Thrombozytenzahlen zeigen keine deutlichen Veränderungen.

Unter den **Gerinnungsfaktoren** zeigen die Faktoren VII, VIII, IX und X in der Schwangerschaft 25—30% höhere Werte als im nichtschwangeren Zustand. Auch das Fibrinogen ist gegen Ende der Schwangerschaft mit 4—6,5 g/l signifikant erhöht. Prothrombinzeit (*Quick*-Wert) und Gerinnungszeit sind verkürzt. Die Befunde weisen insgesamt auf eine gesteigerte Gerinnungsneigung hin (Hyperkoagulabilität), die für die Blutstillung bei der Plazentalösung und in der Nachgeburtsphase von Bedeutung sein dürfte.

Stoffwechsel

Durch Zunahme des Gesamtstoffwechsels steigt der **O$_2$-Verbrauch** des mütterlichen Organismus um ca. 20—30%. Die erhöhte Rate geht fast ausschließlich auf das Konto des neu erschlossenen utero-plazentaren Stromgebietes, dient also der Versorgung der wachsenden Frucht. Auch der Grundumsatz zeigt eine Erhöhung um ca. 20% infolge des fetalen Energiebedarfes und einer physiologischen Überfunktion der mütterlichen Schilddrüse.

Kohlenhydratstoffwechsel

Die Schwangerschaft ist charakterisiert durch progressive **Hyperinsulinämie**. Dem zunehmenden Glukosebedarf des Feten wird Rechnung getragen durch **Herabsetzung der peripheren Glukoseutilisation** im mütterlichen Organismus. Dies wird vermutlich unter dem Einfluß von hPL durch erhöhte Insulinresistenz bewirkt. Kompensatorisch werden Insulinproduktion und -ausschüttung gesteigert. Während dem Fetus in steigendem Maße Glukose zugeführt wird, lebt die Mutter vom 2. Trimenon an zunehmend aus Lipolysesubstanz (gesteigerte Lipolyse). Daraus resultiert ein Anstieg von freien Fettsäuren und Ketonkörpern. Insgesamt begünstigen die Umstellungen im Kohlenhydratstoffwechsel in der Schwangerschaft eine **diabetogene Stoffwechsellage**. Klinische und biochemische Zeichen eines transitorischen Diabetes mellitus sind in der Schwangerschaft relativ häufig zu beobachten. Sie zeigen jedoch spontane Rückbildung nach der Gravidität. Die klinische Bedeutung des latenten oder transitorischen Diabetes liegt in der damit verbundenen, signifikant erhöhten perinatalen Mortalität und Fehlbildungsrate (s. Kap. 3.5.5).

Fettstoffwechsel

Infolge des starken und anhaltenden Glukosebedarfs der heranwachsenden Frucht werden der Lipidstoffwechsel gesteigert und die Fettspeicher mobilisiert. Die Gesamtlipide im Blut (Cholesterol, Cholesterolester, Phospholipide und freie Fettsäuren) nehmen bis zum Ende der Gravidität um ca. 40% zu. Eine entsprechend starke Erhöhung zeigt das Gesamtcholesterin. Die Ursachen der **Schwangerschaftshyperlipämie** sind nicht sicher geklärt. Wahrscheinlich spielen Östrogene und Kortison eine Rolle bei der Steigerung der Lipidfraktionen. Der veränderte Fettmetabolismus in der zweiten Hälfte der Schwangerschaft garantiert eine ausreichende Energiezufuhr für Mutter und Kind.

Eiweißstoffwechsel

In der Gravidität besteht eine **positive Stickstoffbilanz**, d.h. im mütterlichen Organismus wird Stickstoff bzw. Protein als Baumaterial für das Wachstum von Uterus, Plazenta und Fetus retiniert. Die zirkulierende Menge an **Serumprotein** nimmt in der Gravidität zu. Durch die physiologische Blutverdünnung (Hämodilution, Schwangerschaftshydrämie) ist aber der relative Anteil an Gesamteiweiß im Serum erniedrigt. Eine Folge der Albuminverminderung im Serum ist die Abnahme des onkotischen Druckes, der die Wasserbindungsfähigkeit des Blutes bestimmt. Auf diese Weise erklärt sich die **Ödemneigung** gegen Ende der Gravidität.

Wasser- und Elektrolytstoffwechsel

In der Gravidität besteht ein intensiver Wasser- und Elektrolytstoffwechsel zwischen Mutter und Kind. Der Flüssigkeitsübertritt von der Mutter zur Frucht steigt bis zur 30. Graviditätswoche steil an. Gemessen an der erheblichen diaplazentaren Durchströmung wird nur eine minimale Wassermenge in der wachsenden Frucht retiniert. Zur Aufrechterhaltung des Wasserstoffwechsels und zum Ausgleich bei kurzfristigen Durstperioden ist eine erhöhte Bereitstellung von Wasser im mütterlichen Organismus erforderlich. Als Reservoir dient das Unterhautzellgewebe. Die Flüssigkeitsspeicherung ist von einer isoosmotischen Elektrolytretention begleitet. Die Flüssigkeitszunahme im interstitiellen Gewebsraum beträgt bei der Schwangeren bis zu 7 Liter und bedingt einen beachtlichen Anteil an der gesamten Gewichtszunahme bis zum Ende der Schwangerschaft (10–12 kg). Die Ursachen der **physiologischen Wasserretention** sind in einer vermehrten Wasserbindungskapazität der Mukopolysaccharide des Interstitiums und in hämodynamischen Veränderungen zu suchen (z.B. Steigerung des Venendruckes).

Endokrine Drüsen

Die tiefgreifenden Veränderungen des hormonalen Milieus durch die weitgehend autonome feto-utero-plazentare Einheit zeigt auch Rückwirkungen auf die extragenitalen endokrinen Drüsen des mütterlichen Organismus.

Der **Hypophysenvorderlappen** vergrößert sich durch Vermehrung der Hauptzellen (Schwangerschaftszellen) auf fast das Doppelte der ursprünglichen Größe. Die hohen Östrogen- und Progesteronwerte im Blut bremsen die Produktion und Ausschüttung der gonadotropen Hormone (FSH und LH). Adrenokortikotropes Hormon (ACTH), Prolaktin und Wachstumshormon (STH) werden dagegen in verstärktem Maße sezerniert. Trotz der prospektiven Bedeutung des im **Hypophysenhinter-**lappen gebildeten Oxytocins ist in der Gravidität keine Hypertrophie des Hypophysenhinterlappens zu beobachten. Die im Blut kreisenden Oxytocinmengen wie auch die des antidiuretischen Vasopressins sind während der Gravidität nicht erhöht.

Die **Schilddrüse** zeigt eine adaptative Vergrößerung. Eine Funktionssteigerung ist — wenn auch nicht mit Regelmäßigkeit — aufgrund erhöhter Jodspeicherung und anhand der Erhöhung des Grundumsatzes nachzuweisen. Der Gehalt an freiem Thyroxin im Blut ist — vermutlich durch eine vermehrte Thyroxinbindung an Plasmaproteine — nicht erhöht. Daher treten auch keine klinischen Symptome einer Schilddrüsenüberfunktion auf. Eine funktionelle Hypertrophie der **Nebennierenrinde** betrifft besonders die Zona fasciculata. Die Plasmakortisolwerte sind in der Gravidität erhöht. Die vermehrt produzierten Kortisolmengen werden aber durch die Bindung an Serumglobuline (Transkortin) inaktiviert. Dadurch treten keine klinischen Zeichen einer Nebennierenrindenüberfunktion auf.

Psychische Veränderungen

Die Schwangerschaft ist ein ureigenes, alle Seelenschichten der Frau berührendes Erleben. Ihre emotionale Bewältigung wird von der psychischen Konstitution, der persönlichen Lebensgeschichte und den sozialen Verhältnissen bestimmt. Erwartungsfreuden und Erwartungsängste sind durch Erziehung und Umwelt lange vor Realisation des Ereignisses im heranwachsenden Mädchen engrammatisch fixiert. Dominierende Charakterzüge können in der Schwangerschaft verstärkt und zugespitzt in Erscheinung treten, aber auch gemildert und verdeckt werden. Schon in der Frühgravidität auftretende vegetative, affektive und triebmäßige Abweichungen reichen in die partnerschaftlichen und ehelichen Beziehungen hinein. Sie können in Kontaktablehnung wie auch in verstärktem Kontaktbedürfnis ihren Ausdruck finden. **Affektlabilität** und erhöhte **Irritabilität** machen mit fortschreitender Schwangerschaft nicht selten einer stärker **introvertierten Haltung** Platz. Der biologisch verankerten, nach innen gerichteten Schutzfunktion entspricht eine nach außen gerichtete mehr oder weniger starke Abschirmung gegenüber allen ungünstigen und störenden Einflüssen. Unerwünschte Schwangerschaft kann zu **reaktiv-depressiven Erscheinungen** führen, die meistens schon zu dem Zeitpunkt auftreten, an dem die Frau die neue konfliktträchtige Situation erkennt. In den meisten Fällen nehmen die Reaktionen einen günstigen Verlauf und bessern sich spätestens im 5. und 6. Monat. Bei schweren, dramatisch verlaufenden Formen einer reaktiven Depression ist die Schwangerschaft häufig nur ein Glied in der Kette ungünstiger Einflüsse und Belastungen. Endogene Depressionen und Erkrankungen aus dem Formenkreis der Schizophrenie treten nur selten in der Schwangerschaft in Erscheinung, häufiger dagegen im frühen Wochenbett. Die biologische Umstellung in der Schwangerschaft hat anscheinend eine protektive Wirkung gegenüber der Manifestation von latenten Psychosen.

3.4.2 Genitalorgane

Die hormonale Umstellung der Frühschwangerschaft gibt den Anstoß zu einer „prospektiven Adaptation" des Uterus an den Raumbedarf durch die wachsende Frucht und an die Austreibungsfunktion bei der Geburt.

Die funktionell-morphologische Umgestaltung des **Uterus** in der Schwangerschaft wird bewirkt durch:
— Hypertrophie und Hyperplasie der Muskelzellen
— Zunahme der Kollagen- und elastischen Fasern
— Hypertrophie und Hyperplasie des Gefäßsystems
— deziduale Umwandlung der Korpusschleimhaut.

Im Zuge dieser Veränderungen nimmt die Gewebsmasse des **Uterus** um das 12—20fache zu. Das Gesamtgewicht steigt von ca. 50 g im nichtschwangeren Zustand auf über 1000 g am Ende der Gravidität. Die Vergrößerung des Uterus erfolgt nicht gleichmäßig, sondern wird vom Plazentationsort beeinflußt. Hypertrophie und Auflockerung der Muskelwand sind in der Frühschwangerschaft am stärksten im Bereich der Einnistungsstelle. Auf diese Weise kann es zu einer lokalisierten Ausbuchtung der Uteruswand kommen (*Piskaček*-Ausladung). Auf lokalen Konsistenzunter-

schieden beruht das *Hegar*-Schwangerschaftszeichen: In der Frühgravidität ist der Isthmusabschnitt der Gebärmutter deutlich weicher als die Zervix.

Eine besondere Rolle kommt der **Isthmusregion** des Uterus zu. Der Isthmus uteri gehört im nichtschwangeren Zustand und bis zum 3. Schwangerschaftsmonat funktionell zur Zervix und damit zum Verschlußapparat des Uterus. Im II. und III. Trimenon wird die Wand des Isthmusabschnittes hochgradig ausgedehnt und schließlich funktionell in das Corpus uteri als **unteres Uterinsegment** einbezogen. Auf diese Weise wird der Brutraum beträchtlich vergrößert und der untere Eipol zervixwärts verlagert. Unter der Geburt wird die Isthmusregion zum passiv ausgedehnten „Durchtrittsschlauch".

In der **Zervix** kommt es gegen Ende der Gravidität zu einer erheblichen Vaskularisierung und Hypertrophie der Gefäße. Das Gefäßsystem wird zu einem Schwellpolster umgestaltet, das die Dehnbarkeit begünstigt.

Die starke Auflockerung der Zervix kurz vor dem Geburtstermin ist das klinische Indiz der „Geburtsbereitschaft".

Weniger eindrucksvoll sind die schwangerschaftsbedingten adaptativen Veränderungen im **Vulva- und Vaginalbereich**. Die Kongestion bewirkt eine livide Verfärbung der Scheidenhaut und eine verstärkte Transudation von Flüssigkeit in das Scheidenlumen. Verstärkte Blutfülle der paravaginalen Schwellkörper und der Venen des Vulvo-Vaginalbereiches begünstigen die Entstehung von Varizen am äußeren Genitale. Die Vagina wird durch Hypertrophie der Muskelzellen verkürzt und weitgestellt. Durch Auflockerung des Bindegewebes wird das Organ auf die extreme Dehnung sub partu vorbereitet.

Tuben und **Ovarien** nehmen durch Auflockerung der bindegewebigen Bestandteile und durch Hypertrophie der Muskel- und Stromazellen leicht an Volumen zu. In herdförmigen Bezirken kann eine deziduale Umwandlung der Stromazellen auftreten. Der Schwangerschaftsgelbkörper vergrößert sich bis zum Ende des 2. Monats. Danach bildet er sich unter Degeneration der Luteinzellen und durch das Einsprossen von Bindegewebe und Gefäßen weitgehend zurück. Die Thekazellen der Bläschenfollikel sind gegen Ende des I. Trimenons, zur Zeit der maximalen hCG-Einwirkung, hypertrophiert. Die Follikelreifung ist während der Schwangerschaft und des Wochenbettes gehemmt.

3.4.3 Störungen der Adaptation

Die schwangerschaftsbedingte Adaptation der Organsysteme kann durch Entgleisung zu krankhaften Störungen führen, aber auch Voraussetzungen für Krankheiten schaffen, die nicht in direktem Zusammenhange mit der Gravidität stehen. So bietet die verstärkte Kongestion des **Vulvo-Vaginalbereiches** günstige Milieubedingungen für entzündliche Erkrankungen. Am häufigsten sind Infektionen durch Hefen und Sproßpilze (Candidamykosen). Die Sanierung der Scheide durch lokal applizierte Antimykotika im letzten Trimenon ist deshalb als generelle Maßnahme zu empfehlen, um eine Übertragung latenter Infektionen auf das Neugeborene zu verhindern. Ein lästiger Desquamationsfluor als Folge verstärkter Zytolyse der glykogenhaltigen Intermediärzellen durch *Döderlein*-Bakterien ist bei vielen Schwangeren zu beobachten. Er kann Juckreiz im Bereich des Introitus verursachen.

Als prädisponierender Faktor für entzündliche Affektionen ist auch die tonogene Dilatation der Harnleiter anzusehen. Begünstigt durch Harnstase und Reflux entwickeln sich Zystitiden und aszendierende Pyelonephritiden.

Beispiele für die krankhafte Entgleisung von physiologischen Anpassungsvorgängen sind die Varikosis der Vulva und der unteren Extremitäten sowie die Schwangerschaftsanämie (s. Kap. 3.3).

Schwangerschaftsspezifische mütterliche Erkrankungen in der Frühschwangerschaft (Frühgestosen)

Hyperemesis Gravidarum

Morgendliche Übelkeit (Nausea), Brechreiz und gelegentliches Erbrechen (Emesis) sind Begleiterscheinungen der Frühgravidität und ohne Krankheitswert. Sie finden sich in ca.

50 % aller Schwangerschaften und rufen in der Regel keine oder nur geringfügige Beeinträchtigung des Allgemeinbefindens hervor. Sie zeigen fließende Übergänge in das Krankheitsbild der **Hyperemesis gravidarum**, das durch Störung des Elektrolythaushaltes zu bedrohlichen Folgeerscheinungen wie hypochlorämische Alkalose, Gewichtsverlust und Exsikkose führen kann. In seltenen Fällen sind irreversible Stoffwechselentgleisungen mit Ikterus und Leberkoma beobachtet worden.

Die **Ätiologie** der Hyperemesis gravidarum ist unvollständig geklärt. Psychische **und** somatische Faktoren spielen offenbar eine Rolle. Die Koinzidenz der Symptomatik mit den Perioden der stärksten Choriongonadotropinbildung läßt auf eine Kausalbeziehung zur hCG-Inkretion schließen. Bei Zwillingsschwangerschaften und bei hydatiformer Mole mit exzessiver hCG-Bildung ist die Hyperemesis gravidarum häufiger als bei normaler Schwangerschaft.

Psychische Belastungen (häusliche Konfliktsituationen, Ablehnung der Schwangerschaft, unbewußte Furcht vor Geburts- und Erziehungsschwierigkeiten u.a.) können, besonders bei psycholabiler Konstitution, Primärfaktoren der Hyperemesis sein oder eine organisch bedingte Symptomatik ins Krankhafte steigern.

Bei der **Therapie** spielt der äußere Milieuwechsel eine wichtige Rolle. Vorübergehende Hospitalisierung vermag in vielen Fällen bereits ohne weitere Maßnahmen die Symptome zu bessern. An die Stelle der Hauptmahlzeiten sollten mehrfache kleine Zwischenmahlzeiten mit fettarmer Kost treten. In schweren Fällen sind Antiemetika oder Antihistaminika unvermeidbar (Vomex A®, Atosil®, Psyquil®, Peremesin®, Bonamine®).

Bei Entgleisungen des Elektrolytstoffwechsels durch starke Flüssigkeitsverluste ist Infusionstherapie mit gezieltem Elektrolytausgleich erforderlich.

Ptyalismus

Ptyalismus, d.h. extremer, pathologisch gesteigerter Speichelfluß, ist eine seltene Komplikation der Frühschwangerschaft. Ätiologisch spielen emotional nervöse Faktoren eine Rolle. Die Therapie ist symptomatisch. Sympathikotrope und anticholinergische Mittel werden empfohlen. Die Behandlungserfolge sind meist unzureichend.

3.5 Risikoschwangerschaften und Schwangerschaftskomplikationen

3.5.1 Schwangerschaftsunabhängige Erkrankungen

Herz- und Kreislauferkrankungen

Die Gravidität bringt hämodynamische Anforderungen mit sich, die herzkranke Frauen stärker als gesunde belasten und zur Dekompensation während oder nach der Schwangerschaft führen können. Bei ca. 3 % aller Schwangerschaften liegt bei der Mutter eine Herzkrankheit vor. Rheumatisch bedingte Herzerkrankungen stehen mit 80—90 % an erster Stelle. Kongenitale Vitien machen 1—3 % aus.

Die Prognose der Herzerkrankung ist heute bei sorgfältiger Betreuung in graviditate kaum schlechter als außerhalb der Schwangerschaft. Entscheidend ist weniger die Art des Vitiums als der Zustand und die funktionelle Leistungsfähigkeit des Myokards. Nach einer Empfehlung der New York Heart Association werden **vier Schweregrade der Herzkrankheit in graviditate** unterschieden:

— Grad I Herzkranke, die vor der Schwangerschaft keine Beschwerden hatten und normal leistungsfähig waren
— Grad II Die körperliche Leistungsfähigkeit war vor der Schwangerschaft bereits leicht bis mäßig stark eingeschränkt
— Grad III Die körperliche Leistungsfähigkeit war vor der Schwangerschaft deutlich reduziert mit Zeichen der Dekompensation bereits bei geringer körperlicher Anstrengung
— Grad IV Die Patientin zeigte vor der Gravidität bereits in Ruhe kardiale Insuffizienzerscheinungen.

Herzkranke Patientinnen der Grade I bis III können die Schwangerschaft bei sorgfältiger fachärztlicher Betreuung in der Regel ohne erhöhte Gefährdung austragen. Zu Beginn der Schwangerschaft ist eine vorübergehende Hospitalisierung zur exakten Diagnostik zu empfehlen. Die physiologische schwangerschaftsbedingte Herz-Kreislauf-Belastung erreicht um die 28. Woche ein Maximum. Klinische Entbindung und evtl. vorzeitige Klinikeinweisung sind in jedem Falle anzustreben.

Medikamentöse Therapie: Obgleich die **herzwirksamen Medikamente** in unterschiedlicher Konzentration die Plazenta passieren, sind sie im Hinblick auf ihre teratogene Wirkung bedeutungslos. Die Kenntnis der dosis- und phasenabhängigen Wirkung auf Mutter und Kind ist jedoch vor Einleitung einer medikamentösen Therapie in der Schwangerschaft unerläßlich. **Herzglykoside** haben bei adäquater Dosierung keine Nebenwirkungen auf die Frucht. Die mütterlichen und fetalen Digoxinspiegel sind bei höherer Digitalistoleranz des Feten gleich hoch. **Antiarrhythmika** sollten nicht prophylaktisch verabfolgt werden. **Diuretika** sind wegen des Risikos der Elektrolytentgleisung möglichst zu vermeiden. **Betablocker** können Kontraktionen am wehenlosen Uterus auslösen.

Orale Antikoagulantien (Cumarine) sollten, wenn vermeidbar, in der Schwangerschaft nicht eingesetzt werden. Heparin ist uneingeschränkt anwendbar:

Betamimetika haben neben der wehenhemmenden Wirkung positiv inotrope, chronotrope und bathmotrope Effekte. Über eine Senkung des peripheren Gefäßwiderstandes können sie zur Blutdrucksenkung führen. Absolute Kontraindikationen für die Anwendung von wehenhemmenden Beta-Sympatikomimetika sind Mitralvitien (bei Mitralstenose) und Herzerkrankungen mit tachykarden Rhythmusstörungen.

Oxytocin und **Ergotaminpräparate** sind unter der Geburt und in der postpartalen Periode bei herzkranken Schwangeren unter Kontrolle des Blutdruckes und des zentralen Venendruckes mit Vorsicht einsetzbar. Bei Oxytocin besteht die Gefahr eines initialen Blutdruckabfalls, bei Ergotaminpräparaten das Risiko einer Steigerung des peripheren Gefäßwiderstandes und andauernder Hypertension.

Prostaglandine können zur Geburtseinleitung auch bei herzkranken Schwangeren — außer beim Vorliegen einer dekompensierten Herzinsuffizienz eingesetzt werden.

Die **Geburt** soll bei herzkranken Frauen möglichst auf vaginalem Wege erfolgen. Die Austreibung wird wegen der erhöhten Kreislaufbelastung beim Pressen durch Vakuumextraktion oder Beckenausgangszange erleichtert. Eine Schnittentbindung kann indiziert sein aus kindlicher Indikation oder bei Verschlechterung der kardialen Situation (Herzdekompensation, Lungenödem) während der Eröffnungsperiode.

Die **frühe Wochenbettperiode** stellt ein erhöhtes Risiko für herzkranke Patientinnen dar. In diesen Zeitraum fallen ca. 50 % der mütterlichen Todesfälle. Ursache ist die relativ abrupte Umstellung der Hämodynamik durch Senkung des intraabdominalen Druckes und Wegfall des Plazentakreislaufes. Bakterielle Infektionen und Thrombosen sind häufiger als bei gesunden Wöchnerinnen.

In indizierten Fällen ist eine **operative Behandlung von Herzkrankheiten** auch während der Gravidität möglich. Der Eingriff sollte vor dem 8. Schwangerschaftsmonat erfolgen.

Für die Stadien I und II ist im allgemeinen keine medizinische Indikation für einen Schwangerschaftsabbruch gegeben. Der Schweregrad IV stellt eine Indikation zum Schwangerschaftsabbruch dar. Das gleiche gilt wegen erfahrungsgemäß hoher mütterlicher Letalität bei angeborenen Herzfehlern mit Links-rechts-Shunt und pulmonaler Hypertonie sowie bei primärer pulmonaler Hypertonie.

Erkrankungen der Leber

Ikterus ist kein seltenes Ereignis in der Schwangerschaft. Differentialdiagnostisch ist zwischen dem Icterus in graviditate und dem Icterus e graviditate zu unterscheiden.

Zum **Icterus in graviditate** gehören die Formen der Gelbsucht, die auch außerhalb der Schwangerschaft auftreten:
— Parenchymatöser Ikterus bei Hepatitis, hepatozellulärer Schädigung durch Medikamente und akuter gelber Leberatrophie
— hämolytischer Ikterus

— Stauungsikterus bei Erkrankungen der Gallenwege (extrahepatischer Ikterus).

Zum **Icterus e graviditate** gehören schwangerschaftsspezifische Formen der Gelbsucht:
— Idiopathischer Schwangerschaftsikterus (Intrahepatische Cholestase)
— Ikterus bei Gestosen
— akute Fettleber.

Die **Hepatitis** nimmt in der Schwangerschaft nicht selten einen schwereren Verlauf als außerhalb einer Gravidität. Das kindliche Risiko ist durch die Neigung zu Fehl- und Frühgeburten erhöht. Die Inzidenz liegt mit 0,04—0,2 % nicht höher als außerhalb einer Gravidität.

Ursache des **idiopathischen (cholestatischen) Ikterus** ist wahrscheinlich eine funktionelle Permeabilitätsstörung im Bereich der Cholangiolen. In der Leberbiopsie finden sich Gallethromben in erweiterten Gallengängen. Die Symptome des in der Regel harmlos verlaufenden idiopathischen Schwangerschaftsikterus sind generalisierter Pruritus und rezidivierende Gelbsucht. Das Allgemeinbefinden ist nur wenig gestört. Die Transaminasen sind normal oder nur gering erhöht, die alkalische Phosphatase ist oft stark erhöht. Die Behandlung ist rein symptomatisch, die Prognose gut, da alle Symptome post partum spontan verschwinden.

Ikterus im Rahmen einer **Spätgestose** ist als ein Signum malum anzusehen. Ursachen sind Parenchymuntergänge infolge lokaler Gefäßspasmen. Die bioptische Untersuchung der Leber zeigt herdförmige Hämorrhagien, Fibrinthromben und periportale Zellnekrosen. Durch ausgedehnte Parenchymschäden wird die Oxydationsleistung der Leber eingeschränkt. Toxische Eiweißabbauprodukte können durch die eingeschränkte Bildung von Glukuron und Schwefelsäure nicht mehr ausreichend eliminiert werden. Durch Übertritt von toxischen Metaboliten in den Liquor wird das sog. **Coma hepaticum** ausgelöst.

Auch die **akute Fettleber** ist eine sehr ernste, allerdings extrem seltene Komplikation der Schwangerschaft. Das Krankheitsbild entwickelt sich vorwiegend in den letzten Schwangerschaftswochen mit epigastrischen Schmerzen, Erbrechen, Pulsbeschleunigung und starkem Ikterus. Der Urin enthält Azeton, aber kein Bilirubin. Die Transaminasen sind in der

Regel nicht so stark erhöht wie bei der akuten Hepatitis. Alkalische Phosphatase und Harnsäurespiegel im Blut sind meist stark erhöht. Insgesamt stehen allerdings die geringfügigen Abweichungen der biochemischen Leberbefunde im Widerspruch zum hochdramatischen klinischen Verlauf der Erkrankung, die fast immer zum Tode führt.

Erkrankungen des respiratorischen Systems

Unspezifische Bronchopneumonien und **Pneumonien** sind seltene Komplikationen der Gravidität. Wie andere hochfieberhafte Erkrankungen können sie eine Fehl- oder Frühgeburt auslösen. Entscheidend ist deshalb die frühzeitige und hochdosierte antibiotische Behandlung (z.B. Penicillin, Ampicillin, Erythromycin, Cephalosporine). Tetrazykline sind wegen der Gefahr fetaler Zahnkeimschäden kontraindiziert.

Viruspneumonien durch Influenzavirus können als interstitielle Pneumonien von seiten der Lungen mit wenig ausgeprägten physikalischen Zeichen auftreten. Klinische Symptome sind Fieber und trockener, schmerzhafter Husten. Die Varizellenpneumonie verläuft gelegentlich schwerer als bei Kindern und kann in der Schwangerschaft zu einer Varizellenembryopathie führen.

Asthmatoide Erkrankungen können sich in der Schwangerschaft verschlechtern, gelegentlich aber auch bessern. Psychogene Begleitkomponenten spielen keine geringe Rolle. Das Risiko einer Fehl- oder Frühgeburt ist erhöht. Die Behandlung besteht in Psychotherapie, Sedativa und bronchodilatatorischen Mitteln. In schweren Fällen (Status asthmaticus) ist Kortikoidtherapie unumgänglich (Cave: Nebennierenrindeninsuffizienz beim Neugeborenen). Bei der Geburt sind Austreibungshilfen (Vakuumextraktion, Beckenausgangszange) erforderlich.

Die **Lungentuberkulose** spielt heute nur noch eine geringe Rolle. Die Häufigkeit des Zusammentreffens von Lungentuberkulose und Gravidität beträgt ca. 2%. Nur in 0,1–0,7% besteht aber eine aktive Tuberkulose.

Unter tuberkulostatischer Chemotherapie zeigt der Krankheitsverlauf in der Schwangerschaft keine Unterschiede gegenüber dem bei nichtgraviden Patientinnen. Die Chemotherapie sollte so früh wie möglich einsetzen und post partum über mehrere Monate fortgeführt werden. Die Schwangerschaft erfordert zur Vermeidung teratogener Schäden eine spezifische Auswahl der Tuberkulostatika. Empfohlen wird eine kombinierte Therapie mit den tuberkulosewirksamen Präparaten Isoniazid (INH), Rifampizin (RMP) und Ethambutol (EMB). Streptomycin ist kontraindiziert. Bedenken bestehen auch — zumindest in der Frühgravidität bis zur 13. Woche — gegenüber Rifampizin. Die mit relativ hohen Dosen bei Mäusen und Ratten ausgelösten Fehlbildungen konnten allerdings beim Menschen nicht beobachtet werden.

Operative Maßnahmen, z.B. Lungenresektionen, Pneumothorax, Thorakoplastik sind auch in der Gravidität möglich, angesichts der durch Chemotherapie erreichten Fortschritte aber nur noch selten erforderlich. Unter der Entbindung sind die notwendigen Sicherheitsvorkehrungen wie auch bei anderen Infektionskrankheiten einzuhalten. Die Austreibung wird durch Vakuumextraktion oder Beckenausgangszange unterstützt. Das **Neugeborene** muß unmittelbar nach der Geburt von der Mutter getrennt werden, bis der ausreichende Schutz durch die BCG-Impfung gegeben ist (ca. 6–8 Wochen). Die Wöchnerin wird in den meisten Fällen abstillen, da Mutter und Kind ohnehin getrennt sind und die Stilltätigkeit den Allgemeinzustand der Patientin beeinträchtigt.

Erkrankungen der Nieren- und ableitenden Harnwege

Krankheiten der Nieren und ableitenden Harnwege gehören zu den häufigsten Komplikationen in der Schwangerschaft. Die schwerste renale Komplikation ist das **akute Nierenversagen** durch toxische oder ischämische Schädigung.

Akutes Nierenversagen

Als **Ursachen** kommen in Betracht:

1. akutes Kreislaufversagen
   – Schock (Geburts- oder Operationsschock)

— Blutverlust (geburtshilfliche Blutungen bei Placenta praevia, Abruptio placentae, Atonie, Plazentaretentionsblutung)
— Traumen (Uterusruptur, Zervixriß)
2. Hämolyse
— artefizieller Abort (septischer Abort)
— Hämolyse nach Transfusion gruppenungleichen Blutes
3. extreme Na- und Cl-Verluste
— Hyperemesis gravidarum
4. Infektionen mit Sepsis
— septischer Abort
— aszendierte Infektion (Urosepsis)
5. EPH-Gestose und Eklampsie.

Klinisch steht in der ersten Phase des Nierenversagens die **Oligurie** im Vordergrund, die relativ rasch in **Anurie** übergehen kann. Durch den Rest-N-Anstieg im Blut entwickeln sich die Zeichen der **Urämie**. Im Stadium der Oligurie/Anurie (Harnmengen < 400 ml bzw. < 100 ml/dU) besteht neben Ödemen, Hypertonie, Lungenödem und erhöhtem zentralen Venendruck als Folge einer Überwässerung bei uneingeschränkter und unkontrollierter Flüssigkeitszufuhr die Gefahr der **Hyperkaliämie** (6—7 mmol/l). Bei anhaltender Oligurie/Anurie steigen die harnpflichtigen Substanzen im Blut an und führen zu einer **metabolischen Azidose**. Die Hyperkaliämie führt zu muskulären und nervalen Störungen, besonders am Herzmuskel. Wird die oligurisch/anurische Phase überstanden, so folgt gewöhnlich eine polyurische Phase, verbunden mit Hyposthenurie.

Prospektives Handeln und rechtzeitige Kooperation mit einem Dialysezentrum entscheiden über den Verlauf. Bei Hypovolämie (z.B. nach massiven Blutverlusten) ist Auffüllen des Kreislaufs durch Infusionstherapie erforderlich. Eine wirksame medikamentöse Beeinflussung der Diurese ist nicht möglich.

Die extrakorporale Dialyse muß u.U. über die Phase der schweren Ausscheidungsstörung hinweghelfen bis zum Wiedereinsetzen der glomerulo-tubulären Funktion, sofern nicht große Areale des Nierenparenchyms irreversibel geschädigt sind.

Glomerulonephritis

Die **akute** und **chronische Glomerulonephritis** sind in der Schwangerschaft nicht häufiger als außerhalb der Gravidität. Das Risiko einer anschließenden Spätgestose (Pfropfgestose) liegt bei 70 %. Tritt die Komplikation schon frühzeitig auf, so ist die perinatale Mortalität sehr hoch. Gehäuft sind fetale Wachstumsretardierung, vorzeitige Wehen und Abruptio placentae.

Pyelonephritis

Eine **Pyelonephritis gravidarum** tritt bei 2 % aller Schwangerschaften auf. Sie ist überwiegend einseitig; die rechte Seite ist bevorzugt betroffen. Als Erreger spielt E. coli die größte Rolle. Seltener sind Enterokokken, Proteus, Staphylokokken und Streptokokken oder Pseudomonas aeruginosa verantwortlich.

Prädisponierende Faktoren der Pyelonephritis sind:

— latente (asymptomatische) Bakteriurie
— tonogene Dilatation der Ureteren.

Bei 5—10 % der Schwangeren ist eine Bakteriurie mit Keimzahlen von mehr als 10 000/ml im Harn nachzuweisen. Harnstase und Reflux sowie die schwangerschaftsbedingte Weitstellung der Ureteren begünstigen die aufsteigende Infektion, die in den meisten Fällen vom Hohlraumsystem (Ureter, Pyelon) auf das Nierenparenchym übergreift.

Die **Symptome** der akuten Pyelonephritis gravidarum sind starke Schmerzen im Nierenlager und Flankenbereich, hohes Fieber, oft auch Schüttelfrost, Dysurie, Übelkeit und Erbrechen. Afebrile und symptomarme Infektionen sind aber nicht selten. Die Leukozytenzahlen und die Blutsenkungsgeschwindigkeit sind stark erhöht.

Die **Diagnose** wird gesichert durch Untersuchung des Mittelstrahl- oder Katheterurins. Im Sediment finden sich Leukozyten, Leukozytenzylinder, seltener Erythrozyten.

Voraussetzungen einer gezielten antibiotischen **Therapie** sind Bakterienkultur und Antibiogramm (Keimresistenzbestimmung). Im akuten Stadium der Erkrankung werden die Antibiotika in adäquater Dosierung parenteral verabfolgt. Nach Entfieberung wird eine orale Langzeittherapie für 4—6 Wochen angeschlossen (z.B. Furadantin). Wichtig sind **postpartale Urinkontrollen**, um eine weiterschwelende Infektion mit der Gefahr der chronischen Pyelonephritis zu erkennen.

Hämatologische Erkrankungen

Eisenmangelanämie

Leichte Grade einer Anämie sind Folge des in der Gravidität vermehrten Plasmavolumens (Schwangerschaftshydrämie, Hämodilution) und als physiologisch anzusehen. Hämoglobinwerte unter 11 g% (100 g/l), Serumeisenwerte unter 60% (ng/dl) und Hb_E-Werte (MCH) unter 26 pg sind pathologisch und behandlungsbedürftig.

Die larvierte und manifeste Eisenmangelanämie verursachen Abgeschlagenheit, Leistungsinsuffizienz, Dyspnoe und Kopfschmerzen. Zur Deckung des erhöhten Eisenbedarfes sind **prophylaktische Fe-Gaben** (50—100 mg/die) in der zweiten Schwangerschaftshälfte gerechtfertigt. Zur kurativen **Behandlung** von hypochromen Eisenmangelanämien dient die orale Verabfolgung von 2wertigem (Ferro)-Eisen, dem zur besseren Resorption Ascorbin-, Glucuron-, Zitronensäure oder Aminosäuren zugesetzt werden. Von dem oral zugeführten Eisen werden jedoch im allgemeinen nicht mehr als 50% resorbiert. Von Seiten des Magen-Darmtraktes können Unverträglichkeitserscheinungen auftreten (Übelkeit, Druckgefühl im Oberbauch, Brechreiz). Nur in schweren Fällen einer hypochromen Anämie ist die intravenöse Eisenzufuhr angezeigt.

Megaloblastische Anämie

Der megaloblastischen Anämie (Schwangerschaftsperniziosa) liegt ein Mangel an **Folsäure** und **Vitamin B$_{12}$** zugrunde. Folsäuremangel bewirkt eine verminderte Bildung von Thymidilsäure als spezifischem Nukleotid der Desoxyribonukleinsäure. Durch die elektive Wirkung auf die DNA-Synthese wird die mitotische Aktivität der Zellen gebremst. Im erythropoetischen System wird die normale Reifung der Erythrozyten unterbrochen, und es entwickelt sich eine hypo- und aregeneratorische Anämie mit Anisozytose und Megaloblasten. Folsäuremangel wird durch unzureichende Ernährung oder Darmresorptionsstörungen begünstigt. Der tägliche Folsäurebedarf beträgt in der Schwangerschaft ca. 300 ng.

Symptome des Folsäuremangels sind Müdigkeit, Leistungsschwäche und Schwindel. Im Gegensatz zur echten perniziösen Anämie treten keine neurologischen Störungen auf. Die Diagnose wird anhand des Knochenmarkpunktates gestellt (megaloblastische Fehldifferenzierung). Die zelluläre Reifungsstörung manifestiert sich auch an der Plattenepithelzelle der Vagina, so daß aufgrund zytomorphologischer Phänomene im *Papanicolaou*-Abstrich die Verdachtsdiagnose gestellt werden kann.

Zur **Behandlung** ist die Zufuhr von 200—500 ng Folsäure/die und 50 mg Vitamin B$_{12}$, evtl. kombiniert mit Eisen und Vitamin-C-Präparaten erforderlich.

Andere Anämieformen

Hereditäre Hämoglobinopathien, wie die **Thalassämie** und die **Sichelzellenanämie** spielen im mitteleuropäischen Raum eine geringe Rolle. Durch den wachsenden Anteil von Frauen aus mediterranen Ländern in der Bevölkerung der Bundesrepublik kommen die Erkrankungen aber häufiger zur Beobachtung.

Bei der **Thalassämie** finden sich charakteristische Fehlbildungen der Erythrozyten, deren Lebensdauer stark verkürzt ist. Die Hauptformen sind durch eine verminderte Syntheserate der α-Ketten (α-Thalassämie) oder β-Ketten (β-Thalassämie) für das Hämoglobin-A-Molekül charakterisiert und haben eine gesteigerte Hämolyse und hypochrome, eisenrefraktäre Anämie mit Ikterus und meist auch Splenomegalie zur Folge.

Bei der **Sichelzellenanämie** enthalten die Erythrozyten als abnormes Hämoglobin das sog. Hb-S. Typisch sind sichelförmige Erythrozyten im Blutausstrich.

Das Zusammentreffen von Hämoglobinopathie und Schwangerschaft stellt in jedem Falle eine ernste Komplikation dar. Durch die hohe Abort- und Frühgeburtenneigung liegt die perinatale Mortalität bei 50%. Die mütterliche Mortalität beträgt 10%.

Varikosis, Thrombophlebitis, Phlebothrombose

Varizen finden sich in ca. 30% bei Primiparae und ca. 50% bei Multiparae. Die Schwangerschaft begünstigt bei angeborener Diposition die Manifestation von Krampfadern. Ursächlich werden die hormonale Umstellung (Gestagenwirkung) sowie die venöse Stauung in der Spätschwangerschaft verantwortlich gemacht. Spontane Rückbildung post partum ist bei leichten Fällen möglich. Eine klinisch manifeste Stammvarikosis der V. saphena magna et parva ist allerdings nach der Entbindung nicht mehr rückbildungsfähig.

Thrombophlebitiden entstehen vorwiegend im Bereich oberflächlicher Venen. Mit einem Fortschreiten in die tiefen Venen muß in ca. 1/3 der Fälle gerechnet werden.

Phlebothrombosen sind in erster Linie im Wochenbett zu befürchten mit einem Häufigkeitsgipfel am 3. Tage post partum. Als Risiken gelten operative Entbindung, höheres Lebensalter, hohe Parität, Adipositas sowie Varikosis und thromboembolische Erkrankungen in der Anamnese. Zu den vorbeugenden Maßnahmen bei Schwangeren mit Neigung zur Varizenbildung zählen Stütz- und Kompressionsstrümpfe, aktives Beinmuskeltraining, periodisches Hochlagern der Beine und Venensalben mit oder ohne Heparinoide. Zur Prophylaxe Thrombose-gefährdeter Schwangerer ist die low-dose Heparinisierung geeignet (subkutan 2–3 x 5000 IE Heparin täglich).

Zur **Akutbehandlung der frischen tiefen Venenthrombose** ist die hochdosierte intravenöse Heparinbehandlung angezeigt, um Lungenembolie und Rezidivthrombose sowie eine appositionelle Vergrößerung der Thromben zu vermeiden. Cumarine sind wegen des Risikos der Embryopathie sowie — bei fortgeschrittener Schwangerschaft — fetaler Hirnblutungen und retroplazentarer Blutungen zu vermeiden. Ab 5. Tage post partum sind Cumarine vertretbar.

Erkrankungen der Schilddrüse

Die Symptomatik einer **Hypothyreose** kann sich in der Gravidität verschlimmern, da das insuffiziente Organ den höheren Anforderungen nicht gerecht werden kann. Die Gravidität ist bei unbehandelter Hypothyreose durch Abort, Früh- und Totgeburt wie auch durch Präklampsie und Abruptio placentae gefährdet.

Mit einer **Hyperthyreose** ist bei Graviden in 0,04–0,2% zu rechnen. Die Erkrankung wird durch die Gravidität nur selten verschlimmert. Bei subklinischen Formen und adäquater Therapie ist der Schwangerschaftsverlauf in der Regel unbeeinträchtigt. Bei unbehandelten Hyperthyreosen ist das Risiko von Aborten, Früh- und Totgeburten signifikant erhöht.

Thyreostatika passieren die Plazentaschranke und können beim Feten zur Strumabildung sowie zur Hypothyreose mit nachfolgenden Entwicklungsstörungen führen. Therapeutisch ist daher der Schwangeren die geringste wirksame Dosis an Thyreostatika (z.B. Thiamazol, Propylthioracil) zu verordnen, um eine Beeinflussung der fetalen Schilddrüse zu vermeiden. Thyreostatika treten in die Muttermilch über, so daß bei behandlungspflichtiger Hyperthyreose im Wochenbett Abstillen zu empfehlen ist.

Diabetes mellitus

Die Häufigkeit des Zusammentreffens von Diabetes mellitus und Schwangerschaft beträgt etwa 0,2%. 1–2% aller Schwangeren entwickeln — meist unerkannt — einen **Gestationsdiabetes** mit gestörter Glukosetoleranz in der Schwangerschaft. In einem Teil der Fälle handelt es sich beim sog. Gestationsdiabetes um einen vorbestehenden latenten, in der Schwangerschaft manifest werdenden Diabetes.

Die definitive Einstufung der Glukosestoffwechselstörung als Typ I- oder Typ II-Diabetes erfolgt **nach** der Schwangerschaft.

Die Bedeutung des Diabetes in der Schwangerschaft liegt in der erheblichen Gefährdung für Mutter und Kind.

Das mütterliche Risiko bei Diabetes mellitus in der Schwangerschaft umfaßt:

— Verschlechterung der diabetischen Stoffwechsellage mit Dekompensationsgefahr (Ketoazidose, Koma, Schock)
— erhöhte Anfälligkeit gegenüber Harnwegsinfekten
— gehäuft hypertensive Erkrankungen (Gestose, Pfropfgestose).

Dekompensationsgefahr besteht für die diabetische Schwangere besonders in der 3.–6. Woche (Hypoglykämie) und der 16.–18. Woche (Ketoazidose) sowie während des letzten

Trimenons (Ketoazidose) und unter der Geburt (Hypoglykämie).

Harnwegsinfekte treten in ca. 6 % auf. Die chronisch rezidivierende Pyelonephritis prädisponiert zu fetaler Wachstumsretardierung und hypertensiven Erkrankungen der Schwangeren. Ca. 25 % der schwangeren Diabetikerinnen entwickeln eine **Gestose**.

Für das Kind einer diabetischen Mutter bestehen folgende Risiken:
— erhöhte Spontanabortrate
— erhöhte Fehlbildungsrate (diabetische Fetopathie)
— funktionelle Unreife des Neugeborenen mit Adaptationsstörungen.
— erhöhte perinatale Mortalität (10—20 %)
— Hydramnion
— Makrosomie.

Die **Spontanabortrate** liegt zwischen 5 und 18 %. Als Ursachen werden Angiopathien der uterinen und dezidualen Gefäße wie auch hypoxische Einflüsse auf den Keim angenommen.

Die **Fehlbildungsrate** entspricht mit 6—18 % der Abortrate. Die diabetische Fetopathie mit Beeinträchtigung der Organogenese wird auf gestörte Oxydationsvorgänge des embryonalen Stoffwechsels infolge der maternen Hyperglykämie zurückgeführt. Im Gegensatz zu den durch diaplazentare Infektion (z.B. Röteln) verursachten Fehlbildungen gibt es beim Diabetes mellitus kein charakteristisches Fehlbildungssyndrom. Gehäuft sind Fehlbildungen des Skelettsystems (Phokomelie), des kardiovaskulären Systems (Transposition der Gefäße, Septumdefekte), des ZNS (Neuralrohrdefekte, Anenzephalie) und des Urogenitalsystems (Nierenagenesie, Zystenniere).

Das **Hydramnion** ist mit 10—40 % eine der häufigsten Komplikationen der diabetischen Schwangerschaft. Es tritt in Kombination mit fetaler Fehlbildung oder isoliert infolge einer gestörten Bilanz der Fruchtwasserproduktion und -resorption auf.

Die **perinatale Mortalität** liegt zwischen 10 und 20 % bei einer allgemeinen perinatalen Mortalität von ca. 1,0 %. Je besser die Stoffwechselführung der diabetischen Mutter ist, umso günstiger sind die Überlebenschancen der Frucht. Von der 34. Woche ab steigt das Risiko des intrauterinen Fruchttodes. Ursachen sind plazentare Reifungsstörungen (Arretierung der Zottenreifung) und vorzeitige Alterung der Plazenta mit Beeinträchtigung der endokrinen und nutritiven Funktionen.

Makrosomie (fetale Hypertrophie, Riesenkinder) mit Körperlängen über 55 cm und Geburtsgewichten über 4000 g findet sich bei 30—40 % der Kinder diabetischer Mütter. Ein Übergewicht des Kindes wird häufig bereits bei Frauen mit latentem Diabetes beobachtet und kann als erster diagnostischer Hinweis auf eine diabetische Stoffwechselstörung der Mutter angesehen werden. Das kindliche Übergewicht ist wahrscheinlich die unmittelbare Folge der Funktionseinschränkung der B-Zellen des Inselorgans der Schwangeren. Das ständig erhöhte Glukoseangebot bewirkt eine Glukosemast des Feten. Herz und Leber der übergewichtigen Kinder sind meist stark vergrößert und zeigen exzessive Glykogenspeicherung. Die Makrosomie ist nicht selten von Lebensschwäche begleitet. Häufigste Todesursache der post partum verstorbenen Kinder ist das **Atemnotsyndrom** (Respiratory distress syndrome: RDS).

Der Fortfall des hohen mütterlichen Glukoseangebotes führt bei persistentem fetalen Hyperinsulinismus nach der Geburt zur **Hypoglykämie**, die 2 Stunden post partum ihr Maximum erreicht.

Die diabetische Schwangerschaft ist eine **Risikoschwangerschaft** und bedarf der speziellen Betreuung durch den Internisten (Diabetologen) und Geburtshelfer. Die ärztliche Beratung der Diabetikerin sollte schon vor Realisation des Kinderwunsches einsetzen. Die prägravide Stoffwechsellage ist für die Prognose der Schwangerschaft von nicht geringer Bedeutung. Bei **diabetischer Nephropathie** und **Retinopathie** ist von einer Gravidität dringend abzuraten.

In der Schwangerschaft hat die **Stoffwechselführung** so zu erfolgen, daß eine weitgehend ungestörte embryonale und fetale Entwicklung möglich ist. Die Blutglukosewerte sollten denen von gesunden Schwangeren entsprechen (normale Tagesschwankungen 2,55 mmol/l). Die HbA1-Werte sollten 8 Wochen nach Behandlungsbeginn im Normbereich liegen.

Stationäre Aufnahme ist notwendig:

— bei Feststellung einer diabetischen Stoffwechsellage in der Schwangerschaft (Schulung der Patientin, Prüfung evtl. notwendiger Insulintherapie)
— bei Feststellung der Gravidität einer Diabetikerin (in der 22.—24. Woche zur Neueinstellung, ab 32.—36. Woche bis zur Entbindung)
— bei internistischen oder geburtshilflichen Komplikationen (z.B. Ketoazidose, Pyelonephritis, Hydramnion, Hypertonie, chronische Plazentainsuffizienz mit fetaler Retardierung).

Von der 28. Woche an muß die geburtshilfliche Überwachung bei Diabetikerinnen intensiviert werden.

Klinische Parameter der Plazentafunktion sind **Östriol**- und **hPL**-Produktion. Abfall des Östriol und des Serum-hPL unter einen kritischen Schwellenwert gibt Hinweise auf eine Plazentainsuffizienz und signalisiert eine Gefährdung des Feten.

Die **Ultraschalluntersuchung** dient der Kontrolle des kindlichen Wachstums (Fetometrie) und der Erkennung kindlicher Fehlbildungen. Hinweise auf fetale Fehlbildungen gibt am Beginn des II. Trimenons auch die Bestimmung des **alpha-Fetoproteins** im mütterlichen Serum und im Fruchtwasser.

Das **Kardiotokogramm (CTG)** erlaubt Einblicke in die funktionellen Reserven der Plazenta und den Vitalitätszustand des Feten.

Da die kindliche Gefährdung gegen Ende der Schwangerschaft zunimmt, liegt der günstigste Zeitpunkt für die **Beendigung der Schwangerschaft** zwischen der 36. und 38. Woche. Es gilt, für jedes Kind den richtigen Entbindungszeitpunkt zu finden, d.h. jenen Zeitpunkt, der dem Kind die größten Lebensaussichten bietet, in dem sich also die Risiken der postpartalen Unreife und des intrauterinen Absterbens die Waage halten. So kann bei einem unkomplizierten latenten Diabetes durchaus bis zum Termin abgewartet werden. Oft zwingen die Alarmzeichen einer intrauterinen Notsituation (fetal distress) aber zur vorzeitigen Entbindung. Im allgemeinen wird die Geburt auf vaginalem Wege angestrebt, die Indikation zur Schnittentbindung wird jedoch großzügig gestellt.

Das **Neugeborene** ist post partum durch Anpassungs- und Übergangsstörungen gefährdet und gehört in die Betreuung des Pädiaters.

Neurologische Erkrankungen

Neuralgien und vertebragene Syndrome

Neuralgien des Plexus lumbosacralis (Ischialgien) und vertebragene Syndrome sind eine relativ häufige Komplikation vor allem der zweiten Schwangerschaftshälfte. Die **ischialgischen Schmerzen** sind meist einseitig. Sie bessern sich nicht selten bereits während der Schwangerschaft, nahezu immer nach erfolgter Geburt. Als Ursachen werden Kompressionserscheinungen oder schwangerschaftsbedingte Schwellungen im Bereich lokaler Engpässe des Nervendurchtrittes vermutet. Der Ort der Irritation ergibt sich aus der neurologischen Schmerzanalyse. Eine weitergehende Röntgendiagnostik verbietet sich in der Regel in der Schwangerschaft. In den meisten Fällen reichen klinische Diagnostik und konservative Therapie aus. Ein **lumbaler Diskusprolaps** kann durch die Schwangerschaft begünstigt werden (verstärkte Lordose, Gewebeauflockerung).

Tumoren des Zentralnervensystems

Bei **gutartigen** und **bösartigen Tumoren des ZNS** kann in der Schwangerschaft eine Erstmanifestation oder Verdeutlichung der Symptomatik erfolgen. Die Indikationen zu diagnostischen und operativen Maßnahmen richten sich nach Art und Lokalisation des Geschwulstprozesses und nach dem Allgemeinzustand der Schwangeren.

Vaskuläre Störungen des Zentralnervensystems

Hirnvenen- und **Sinusthrombosen** sind seltene Komplikationen der Schwangerschaft. Da die Erkrankung mit Kopfschmerzen und epileptiformen Anfällen einhergehen kann, wird vom Geburtshelfer u.U. fälschlich eine Eklampsie angenommen. Die Fehldiagnose kann deletäre Folgen haben.

Akut auftretende Kopfschmerzen, Bewußtseinsstörungen und epileptiforme Anfälle am Ende der Gravidität oder im Wochenbett **ohne** die Zeichen einer Spätgestose sind charakteristisch für eine zerebrale Venen- oder Sinusthrombose.

Die Diagnose wird durch Angiographie gesichert. Die Therapie besteht in konservativen dehydrierenden Maßnahmen und Antikoagulantien.

Subarachnoidalblutung

Subarachnoidalblutungen aus Angiomen oder Aneurysmen können ähnliche Symptome wie Hirnvenen- oder Sinusthrombosen verursachen. Epileptiforme Krämpfe sind allerdings seltener. Das Lumbalpunktat liefert blutigen Liquor. Eine Stauungspapille kann sich rasch oder mit Verzögerung entwickeln. Geburtshilflich sind Methoden zur Erleichterung der Austreibung angezeigt, um intensives Pressen der Kreißenden zu vermeiden (Saugglocke, Beckenausgangszange).

Anfallsleiden

Eine **Epilepsie** kann sich während der Gravidität im Schweregrad verändern oder auch modifizieren. In den meisten Fällen bleibt das Anfallsleiden unbeeinflußt. Der **Status epilepticus** ist ein seltenes Ereignis in der Gravidität. Für den Geburtshelfer stellt sich vor allem das Problem der differentialdiagnostischen Abgrenzung gegenüber dem eklamptischen Symptomenkomplex. Wichtige Hinweise gibt die Anamnese. Einfache Synkopen oder ein Petit mal sind meist leicht zu deuten. Das sichere Kennzeichen der epileptischen Reaktion sind die generalisierten oder fokalen **rhythmischen Entladungen.** (Differentialdiagnose von Anfällen während Schwangerschaft und Geburt s. Kap. 3.6.2).

Eine Fortsetzung der Therapie mit **Antiepileptika** in graviditate ist meist unumgänglich, obgleich mit einem erhöhten teratogenen Risiko durch Barbiturate, Oxazolidin und Hydantoin zu rechnen ist. Eine Neueinstellung der Dosis antikonvulsiver Präparate ist erforderlich wegen verstärkter Proteinbindung und/ oder erhöhter Plasmaclearence der geläufigen Antikonvulsiva.

Psychiatrische Erkrankungen

Reaktive, endogene und körperlich begründbare Störungen sind zu unterscheiden. Bei den **reaktiven Störungen** handelt es sich meist um depressive oder ängstlich gefärbte Reaktionen auf eine bewußt oder unbewußt unerwünschte Schwangerschaft (s. Kap. 3.4.1).

Endogene Psychosen des manisch depressiven oder schizophrenen Formenkreises sind in der Schwangerschaft außerordentlich selten. Die schwangerschaftsbedingte Umstellung hat anscheinend eine protektive Wirkung gegenüber der Manifestation endogener Psychosen.

Weitaus größere Bedeutung besitzen dagegen die **Wochenbettpsychosen.** Sie treten zumeist zwischen dem 3. und 7. Wochenbettag, nicht selten unmittelbar vor Entlassung aus stationärer Betreuung auf. Die Psychosen des frühen Wochenbettes (3.–4. Tag post partum) decken sich zeitlich mit der kritischen Phase der endokrinen Umstellung. Diese Periode ist auch für die gesunde Wöchnerin ein gelegentlich durch reaktive Verstimmung charakterisierter Zeitraum („Heultag", „Weltschmerztag").

Bei den Psychosen des **frühen Wochenbettes** stehen amentielle Bilder mit Verwirrtheit, Desorientiertheit, Unruhe und Stupor im Vordergrund. Die Prognose ist gut. Die Erscheinungen klingen im allgemeinen ohne spezifische Therapie ab. Ernster zu nehmen sind die Psychosen des **Spätwochenbettes** (10.–30. Tag post partum). Es sind überwiegend typische endogene Depressionen und paranoische Bilder mit Suizidgefahr.

Bei den **körperlich begründbaren (symptomatischen) Psychosen** handelt es sich um seelische Störungen, die durch eine organische Erkrankung hervorgerufen werden. Ursachen sind zerebrale Erkrankungen, Stoffwechselstörungen, Intoxikationen, gelegentlich auch eklamptische Syndrome. Die Kranken sind ängstlich und verwirrt, desorientiert oder delirant. Auch verschiedene Stufen der Bewußtseinstrübung von leichter Somnolenz bis hin zum Koma können gerade bei der Eklampsie auftreten. Die Behandlung richtet sich nach dem Grundleiden.

Hauterkrankungen

Zu den Hauterkrankungen, die in der Schwangerschaft häufiger vorkommen, gehören die **Prurigo,** der **Herpes gestationis** und die **Impetigo.** Im Gegensatz zu älteren Auffassungen sind es keine schwangerschaftsspezifischen Hautkrankheiten (Schwangerschaftsdermatosen), sondern lediglich durch die Gravidität modifizierte Erkrankungen.

Bei der **Prurigo** handelt es sich um hirsekorngroße papulöse Effloreszenzen, die während der ersten Schwangerschaftsmonate am Abdomen und Thorax sowie an der Dorsalseite der Hände und Füße auftreten. Die Papeln sind von einem hellen urtikariellen Hof umgeben. Die Erkrankung verläuft in Schüben und ohne nennenswerte Beeinträchtigung des Allgemeinbefindens. Zur Behandlung werden Antihistaminika mit sedativer und juckreizstillender Wirkung empfohlen.

Der **Herpes gestationis** ist ein bläschenbildendes, stark juckendes Hautleiden, das hauptsächlich die Gliedmaßen und den Stamm, seltener Gesicht und Kopf befällt. Die Erkrankung beginnt meist im zweiten Schwangerschaftsdrittel und verläuft schubweise bis zur Geburt. Charakteristisch ist die starke Eosinophilie im Blut und in der Bläschenflüssigkeit. Die mütterliche Prognose ist gut, dagegen besteht eine fetale Mortalität von ca. 25 %. Fetale Mißbildungen sind gehäuft. Therapeutisch werden Kortisonpräparate und juckreizstillende Medikamente empfohlen.

Die **Impetigo herpetiformis** ist das schwerste unter den drei genannten Hautleiden. Die Primäreffloreszenz ist eine Pustel, die sich auf einem erythematösen Grund entwickelt. Die Pusteln sind in Reihen oder kranzförmig angeordnet. Zu dem fieberhaften Verlauf gehört eine erhebliche Beeinträchtigung des Allgemeinbefindens. Die Ätiologie ist unbekannt, die Therapie symptomatisch.

Chirurgische Erkrankungen

Appendizitis

Dem „akuten Bauch" in der Schwangerschaft liegt in den meisten Fällen eine akute Appendizitis zugrunde. Die Appendizitis ist aber in der Schwangerschaft nicht häufiger als außerhalb der Gravidität. Sie ist eine gefährliche Komplikation, die der operativen Behandlung bedarf.

Die Diagnose einer akuten Appendizititis in der Schwangerschaft kann schwierig sein. Das Punctum maximum des Druckschmer-

zes liegt durch die Verdrängung des Zökums in die Mittel- und Oberbauchregion höher als im nichtschwangeren Zustand. BSG, Leukozytenzahl und Linksverschiebung im Blutbild sind unsichere Parameter, da diese Werte durch die Gravidität häufig verändert sind.

Differentialdiagnostisch kommen in Betracht:

— Extrauteringravidität
— stielgerdrehte oder rupturierte Ovarialzyste
— Uterusperforation mit Pelveoperitonitis nach Abtreibungsversuch
— Pyelonephritis
— Pankreatitis
— Cholezystopathie.

Die für operative Eingriffe notwendige Narkose ist ohne Risiko für die Frucht. Intra und post operationem sind zur Wehenhemmung Tokolytika angezeigt.

Ileus

Günstige Bedingungen für einen mechanischen Ileus finden sich im 4. und 5. Graviditätsmonat, wenn der Uterus aus dem kleinen Becken in den Bauchraum aufsteigt, im 8. und 9. Monat, wenn der kindliche Kopf ins kleine Becken eintritt, und im Wochenbett durch die plötzliche erhebliche Verkleinerung des entleerten Uterus.

Adhäsionsileus und **Volvulus** spielen die größte Rolle. Zu den geläufigen Formen tritt ein graviditätsbedingter Ileus, der als **Ileus e graviditate** bezeichnet wird und den paralytischen Formen zuzurechnen ist. Ursächlich spielt der Tonusverlust des Dickdarmes (Progesteroneffekt) eine wichtige Rolle. Der Übergang von einer physiologischen Obstipation in graviditate zum paralytischen Ileus e graviditate kann fließend sein.

Für die Therapie gelten die gleichen Richtlinien wie außerhalb der Gravidität. Die Peristaltik wird medikamentös (Prostigmin, Hypophysin, Ubretid) ferner durch Dauerabsaugung des Mageninhaltes (Magensonde) angeregt. Durch Infusionstherapie müssen Dehydratation und Elektrolythaushalt ausgeglichen werden. Bei erfolgloser konservativer Therapie des paralytischen Ileus sollte rechtzeitig die Indikation zur operativen Behandlung gestellt werden.

Tumoren

Ovarialtumoren

Asymptomatische zystische oder solide Tumoren des Ovars werden nicht selten durch die regelhaften im Zuge der Schwangerschaftsuntersuchungen durchgeführten Sonographien entdeckt. Bei den zystischen, in der Frühgravidität beobachteten Tumoren handelt es sich zumeist um funktionelle Zysten (Retentionszysten z.B. Corpus luteum-Zysten), seltener sind **benigne zystische Teratome** (Dermoidzysten) oder **benigne Zystadenome**. Funktionelle Zysten werden in der Regel nicht größer als maximal 5 cm. Die sonographisch unilokulären und glatt begrenzten Zysten bilden sich in der Regel spontan zurück. Bei größeren multilokulären Zysten mit Binnenstrukturen ist chirurgische Intervention erforderlich. Bei **soliden gutartigen Adnextumoren** (Fibrome, gestielte uterine Leiomyome) besteht die Gefahr der **Stieldrehung** mit akuter Bauchsymptomatik. Unter den **malignen soliden Ovarialtumoren** steht im Jugend- und Reproduktionsalter das Dysgerminom an erster Stelle. Fast ein Drittel der Fälle werden zufällig während einer Gravidität entdeckt.

Geschwülste der Mamma

Der schwangerschaftsbedingte Umbau und die verstärkte Kongestion der Brustdrüsen erschwert die Entdeckung bösartiger Geschwülste. **Mammakarzinome** treten daher häufig erst post partum und nach Ablauf der Stillperiode klinisch in Erscheinung. Daraus entsteht der Eindruck einer rapiden Tumorprogression unter den besonderen schwangerschaftsbedingten endokrinen Bedingungen. De facto gibt es keine überzeugenden Beweise, daß die Gravidität die Progression eines Mammakarzinoms fördert.

Die Grundsätze der Behandlung eines in der Schwangerschaft entdeckten Mammakarzinoms entsprechen denen außerhalb der Gravidität. Die histologische Klärung und chirurgische Primärtherapie müssen ohne Zeitverzögerung erfolgen. Sofern das klinische Stadium der Erkrankung additive radiologische oder chemotherapeutische Maßnahmen erfordert, ist, je nach Gestationsalter, ein Abbruch der Schwangerschaft oder eine vorzeitige Geburtseinleitung notwendig.

3.5.2 Infektionskrankheiten

Röteln

Die Rötelnembryopathie ist das klassische Beispiel für die Pathogenese embryonaler Fehlbildungen infolge einer pränatalen Virusinfektion. Die teratogene Eigenschaft der Röteln (Rubeolen) wurde 1941 von dem australischen Ophthalmologen *Gregg* entdeckt.

Zum **Rötelnsyndrom** gehören:
- Herzfehlbildungen (offener Ductus Botalli, Pulmonal- und Aortenstenose, Ventrikelseptumdefekt)
- Augendefekte (Katarakt, Glaukom, Retinopathie)
- Hörschäden (Taubheit)
- Intrakranielle Verkalkungen (psychomotorische und geistige Retardierung)
- Mikrozephalie.

Häufigkeit und Schwere der Fehlbildungen sind vor allem abhängig vom Alter der Frucht zum Zeitpunkt der Infektion.

Entsprechend der eng umgrenzten Determinationsperioden der Organogenese in der Frühschwangerschaft ist die Fehlbildungsgefahr umso größer, je früher die Erkrankung in der Schwangerschaft eintritt.

Die relative Häufigkeit von Fehlbildungen beträgt bei Rötelninfektion

im 1. Schwangerschaftsmonat	50—60 %
im 2. Schwangerschaftsmonat	25 %
im 3. Schwangerschaftsmonat	15 %
im 4. Schwangerschaftsmonat	7—10 %.

Eine Schädigung des ZNS mit später in Erscheinung tretender geistiger und körperlicher Retardierung kann auch noch bei Infektionen im II. und III. Trimenon erfolgen. Spontanaborte werden in 10—15 % der Fälle verursacht.

Die Gefährdung der Frucht ist abhängig von der **Immunitätslage der Schwangeren**. Bei einer vor der Gravidität durchgemachten Rötelninfektion ist die Wahrscheinlichkeit einer kindlichen Schädigung gering. Die Erkrankung wird durch direkten Kontakt und Tröpfcheninfektion übertragen. Die Inkubationszeit beträgt 14—16 Tage. Virämie und Ansteckungsfähigkeit bestehen bereits eine Woche vor Ausbruch des Exanthems bzw. der symptomatischen Phase.

Die **Infektion der Frucht** kommt während der virämischen Phase der mütterlichen Infektion diaplazentar zustande. Die embryonale Infektionsrate ist zwei- bis dreimal so hoch wie die Gesamtfehlbildungsrate, d.h., die Frucht verfügt über wirksame Abwehrmechanismen, die die Infektion begrenzen und gelegentlich beenden können.

Ein infiziertes Neugeborenes ist hoch kontagiös und muß isoliert werden.

Im Verlauf der Rötelninfektion entstehende Serumantikörper neutralisieren das freigesetzte Virus bei Erstinfektion und das eingedrungene Virus bei Re-Infektion.

HAH-Antikörper sind 1–3 Tage nach Exanthembeginn in niedrigen bis mittleren Titern (1:16–1:128) nachweisbar. Danach steigen die Titer relativ rasch auf Werte von 1:256– 1:1024 an.

KBR-Antikörper zeigen einen späteren Anstieg als die HAH-Antikörper und ein späteres Titermaximum (2.–3. Woche, 1:32–1:128).

Spezifische **IgM-Antikörper** können von der ersten Woche an durchschnittlich für die Dauer von 4 Wochen nachgewiesen werden.

Nach einer Rötelninfektion, die mit der Entwicklung von Antikörpern korreliert ist, besteht dauerhafte Immunität. Dem Risiko, ein Kind mit Rötelnembryopathie zu bekommen, sind also **nur seronegative Frauen bei Erstinfektion** ausgesetzt. Als seronegativ erkannte Schwangere müssen auf ihre Gefährdung durch eine Rötelninfektion hingewiesen werden.

Diagnose

Für die Laboratoriumsdiagnose der Rötelninfektion kommen nur serologische Methoden in Betracht. Die serologische Diagnose läßt sich entweder durch den Nachweis eines signifikanten **Titeranstieges im HAH-Test** und/oder der **KBR** oder durch einen positiven **IgM-Antikörper-Test** sichern. Rötelnspezifische IgM-Antikörper persistieren mindestens 6–10 Wochen lang. Sie sprechen daher mit hoher Wahrscheinlichkeit für eine frische Infektion.

Das Ziel der serologischen Diagnostik ist die Erkennung der kindlichen Gefährdung. Zum Vergleich der Antikörperbefunde sind wenigstens zwei Blutuntersuchungen im Abstand von 3–4 Wochen notwendig. Bei der Beurteilung müssen Kontaktanamnese, Symptomatik und Krankheitsbeginn in Rechnung gestellt werden (Tabelle 3.3).

Therapie und Prophylaxe

Bei gesicherter Rötelninfektion in graviditate ist der Schwangerschaftsabbruch indiziert. Eine Therapie der pränatalen Infektion ist nicht möglich. Umso wichtiger ist eine wirksame Prophylaxe durch rechtzeitige aktive Immunisierung.

Die aktive Immunisierung aller Mädchen möglichst vor Erreichung der Pubertät ist die entscheidende effektive Maßnahme zur Verhinderung einer Rötelnembryopathie.

Zur **Immunisierung** stehen Lebendimpfstoffe zur Verfügung. In der Schwangerschaft ist Rö-

Tabelle 3.3 Bewertung der Befunde der serologischen Rötelndiagnostik

A Serodiagnostik nach Rötelnkontakt

Erste Blutprobe	Zweite Blutprobe	Bewertung
keine Antikörper	—	kein immunologischer Schutz, Frucht gefährdet
keine Antikörper	keine Antikörper	aktuelle Infektion unwahrscheinlich
keine Antikörper	Antikörper nachweisbar	gesicherte Infektion, Frucht gefährdet
Antikörper nachweisbar	Antikörper nachweisbar Titeranstieg um mehr als das 4fache	gesicherte Infektion, Frucht gefährdet

B Serodiagnostik nach Exanthemausbruch

Titeranstieg um mehr als das 4fache zwischen den beiden Blutuntersuchungen ist für eine akute Infektion beweisend telnimpfung kontraindiziert. Bei seronegativen Frauen im Reproduktionsalter sollte die Impfung unter Konzeptionsschutz (2 Monate vor bis 3 Monate nach Impfung) erfolgen.

Zur **passiven Prophylaxe** bei Verdacht auf Rötelninfektion in graviditate und unbekanntem Immunstatus stehen Gammaglobulinpräparate zur Verfügung. Ihre Wirkung ist allerdings begrenzt.

Folgendes Vorgehen wird empfohlen (Tab. 3.4):

Zytomegalie

Die Zytomegalie ist die häufigste pränatale Infektion. Sie tritt in 0,5–1 % aller Graviditäten auf, jedoch führt nur jede 5.–15. Infektion zur Manifestation zerebraler oder viszeraler Erscheinungen beim Kind. Typische, durch Zytomegalievirus (CMV) ausgelöste Erkrankungen des Neugeborenen sind Meningo-Enzephalitis, Hepato-Splenomegalie, Ikterus, petechiale Blutungen, Anämie, Bronchitiden und Bronchopneumonien, z.T. von pertussoidem Charakter sowie hartnäckige Dyspepsie.

Die Infektion der Frucht kann **präpartal** durch Aszension der Erreger aus dem infizierten Zervixsekret, **subpartal** durch die infizierten Geburtswege und **postpartal** durch die Muttermilch erfolgen.

Für die Zytomegalie gibt es bisher weder eine Prophylaxe noch eine kausale Therapie. Die Primärinfektion bleibt bei der Mutter klinisch in der Regel stumm. Virurie ist bei etwa 3 % aller Schwangeren festzustellen. Hohe CMV-Antikörper (KBR) zusammen mit dem Nachweis von IgM-Antikörpern sprechen für das Vorliegen einer Primärinfektion. Wie bei der Rötelninfektion ist auch bei der pränatalen Zytomegalie das kindliche Risiko umso größer, je früher die Infektion erfolgt.

Während die Rötelninfektion lebenslang Immunität hinterläßt, sind bei der Zytomegalie **Re-Infektionen** möglich.

Zur **labordiagnostischen Sicherung** des klinischen Verdachtes auf pränatale Zytomegalie beim Neugeborenen sind folgende Maßnahmen geeignet:

— KBR bei Mutter und Kind
— Immunfluoreszenz-Test (IF)
— IgM-Antikörper im kindlichen Serum
— Virusnachweis mit monoklonalen Antikörpern oder
  Nachweis von Zytomegalievirus-DNA durch Hybridisierung oder
  Polymerase-Kettenreaktion (Probenmaterial: Urin, Blut, Bronchialsekret).

Die **KBR** ist in jedem Fall positiv, in der Regel mit einem hohen Titer (1 : 32).

Die **Immunfluoreszenztechnik** ist empfindlicher als die KBR, die Titer sind etwa 20mal höher.

Der Nachweis von **spezifischen IgM-Antikörpern** im kindlichen Serum beweist die Infektion, ein negativer Befund schließt aber eine CMV-Infektion nicht aus.

Die Untersuchung des kindlichen **Urins auf Virusausscheidung** ist die sicherste Methode zum Nachweis einer floriden Infektion.

Tabelle 3.4 Passive Immunprophylaxe bei Verdacht auf Rötelninfekt in graviditate und unbekanntem Immunstatus

Zeitpunkt	Dosierung	Erwarteter Effekt
0–7 Tage nach Kontaktbeginn	Rötelnimmunoglobin Behring 1 : 6000, 15 ml i.m. sofort, plus 15 ml bei negativem AK-Befund	Verhütung der Virämie
8–14 Tage nach Kontaktbeginn	15 ml Gammavenin Behring 1 : 1000, 20–30 ml i.v. plus 15 ml Rötelnimmunoglobin Behring 1 : 6000 i.m.	Verzögerung und Verminderung der Virämie
Ohne Kontakt	2–3 mal je 15 ml Rötelnimmunoglobin Behring 1 : 6000 i.m. in 4–6wöchigen Abständen bis Mens IV	Verhütung einer Ansteckung bei seronegativen Frauen

Eine Impfprophylaxe der Zytomegalie ist bis jetzt nicht möglich.

Toxoplasmose

Der Erreger, das **Toxoplasma gondii**, gehört zur Gruppe der Sporozoen. Er besitzt ein breites Wirtsspektrum. Toxoplasmen finden sich nicht nur beim Menschen, sondern bei praktisch allen Säugetieren und Vögeln in der Umgebung des Menschen und in der freien Wildbahn.

Der serologisch nachweisbare Durchseuchungsgrad in der Bevölkerung steigt mit dem Lebensalter. In der Altersgruppe der 20jährigen ist mit einer 20%igen, bei den 40jährigen mit einer 40igen Infektionsrate zu rechnen. Wichtigste Infektionsquelle für den Menschen ist rohes Schlachtfleisch, das Dauerstadien (Zysten) enthalten kann. Hunde, Katzen und Vögel spielen im Gegensatz zu früheren Ansichten wahrscheinlich eine geringere Rolle als Direktüberträger der Infektion. Im Zuge der Toxoplasmainfektion kommt es zu einer Generalisation, die alle Organe betrifft. Meist bestehen „**grippeähnliche**" **Erscheinungen** mit subfebrilen Temperaturen, Abgeschlagenheit und Kopfschmerzen. Das wichtigste Symptom ist die **zervikale Lymphknotenschwellung.** Gelegentlich entwickelt sich eine unspezifische Myokarditis.

Nach Abklingen der floriden Infektion tritt eine **Präimmunität** ein, bei der sich die Parasiten auf Muskulatur und ZNS zurückziehen. Die Erkrankung geht in ein latentes, symptomloses Stadium über.

Diagnose

Der **serologische Nachweis** der Erkrankung stützt sich auf die Komplementbindungsreaktion (KBR), den Sabin-Feldmann-Test (SFT) und den indirekten Immunfluoreszenztest (IIFT):

- bei negativen serologischen Ergebnissen liegt keine Infektion vor
- ein postitiver SFT (bis 1 : 256) bei negativer oder niedriger KBR (kleiner als 1 : 5) spricht für eine latente Toxoplasmainfektion
- Antikörpertiter über 1 : 256 (SFT oder IIFT) und KBR von 1 : 10 und darüber sprechen für eine manifeste (akute oder chronische) Toxoplasmose.

Eine fetale Gefährdung besteht nur bei einer **während der Gravidität erworbenen Erstinfektion.** Die mütterliche Infektion führt zunächst zu Erkrankungsherden in der Plazenta, von denen aus — nach mehr oder weniger langer Latenzzeit — die Erreger in den fetalen Kreislauf übertreten. Die Infektion des Feten erfolgt durch diese **pränatale Inkubationszeit** daher in den meisten Fällen erst im II. oder III. Trimenon, d.h. **nach** abgeschlossener Organogenese (Fetopathie).

> Die charakteristischen Symptome der pränatalen Toxoplasmainfektion des Kindes sind:
>
> — Hydrozephalus
> — Chorioretinitis
> — intrakranielle bzw. zerebrale Verkalkungsherde
> — Hepato-Splenomegalie und Ikterus.

Therapie

Außerhalb der Gravidität ist die Kombination eines Sulfonamids (z.B. Durenat 8—10 g/die) mit dem Folsäureantagonisten Pyrimethamin (Daraprim) die Behandlung der Wahl. Während der Gravidität sollte der Folsäureantagonist Daraprim wegen des Risikos teratogener Schäden nicht verabfolgt werden. Ein wirksames Antibiotikum ist Spiramycin (Rovamycin).

> Eine schon vor der Konzeption bestehende, serologisch erwiesene Toxoplasmainfektion bedeutet unabhängig von der Titerhöhe keine Gefahr für die Frucht und ist nicht behandlungsbedürftig.
>
> Eine Titerkonversion, d.h. der Wechsel von negativem Befund vor der Gravidität zu positivem Befund in der Gravidität spricht für eine frische Infektion der Mutter und verlangt wegen der Gefährdung der Frucht chemotherapeutische Behandlung.

Das Abortrisiko ist bei materner Toxoplasmainfektion entgegen älteren Vorstellungen nicht signifikant erhöht.

Listeriose

Listeria monocytogenes zählt zu den ubiquitär verbreiteten Zoonosen. Der Erreger trägt

Geißeln, ist grampositiv und ruft Antikörperbildung hervor. Wie bei der Toxoplasmose besteht eine deutliche Diskrepanz zwischen der erheblichen Durchseuchung der Bevölkerung und der nur geringen Zahl klinisch manifester Erkrankungen. Die Übertragung erfolgt durch Schmutz- oder Schmierinfektion auf oralem, nasalem oder okulärem Wege oder durch infizierte Nahrungsmittel. Das klinische Bild der Erkrankung ist uncharakteristisch. Es kann zu **Fieberschüben, Lymphknotenschwellung** und **fieberhafter Pyelonephritis** kommen, aber auch Erkrankungen des ZNS und septische Bilder werden gelegentlich beobachtet.

Bei Parasitämie der Mutter ist transplazentare Infektion des Feten möglich. Die Übertragung erfolgt vorwiegend nach Ausbildung der Plazenta in den späten Schwangerschaftsmonaten. Direktinfektion des Neugeborenen subpartal über eine durch Listerien hervorgerufene Zervizitis der Mutter ist möglich.

Symptome der Neugeborenenlisteriose sind:

— Granulome im Nasen-Rachenraum
— konnatale Pneumonie mit Atemstörung und Dyspnoe
— zerebrale Symptome (Meningo-Enzephalitis, Krämpfe, Erbrechen).

Bei der septischen Verlaufsform (Granulomatosis infantiseptica) kommt es zur Leber- und Milzschwellung sowie zum Ikterus.

Ob die Listeriose als Ursache habitueller Aborte in Betracht kommt, ist zweifelhaft.

Sicherer Beweis einer Listerieninfektion ist der direkte **Erregernachweis** im Blut, Urin, Stuhl, Plazentagewebe, Lochial- oder Zervixsekret der Mutter. Die im Rahmen einer Listerioseinfektion auftretenden **Antikörper gegen** Körper-(O-) und Geißel-(H) Antigene werden durch Aggregationstests und durch die Komplementbindungsreaktion (KBR) nachgewiesen.

Wiederholte Kontrolle der „Titerdynamik" ist notwendig. Agglutinationstiter ab 1:320, Komplementbindung ab 1:10, oder auch Titeranstiege um mindestens zwei Verdünnungsstufen geben wichtige diagnostische Hinweise, sind aber nicht beweisend für eine akute Infektion.

Eine erfolgreiche Behandlung ist durch Antibiotika (z.B. Ampicillin, Gentamycin) möglich.

Syphilis

Der Erreger der Syphilis, das **Treponema pallidum** (Spirochaeta pallida) wird von der infizierten Mutter auf die Frucht übertragen. In der Frühschwangerschaft bildet die Plazenta eine noch relativ zuverlässige Barriere. Erst vom 5. Schwangerschaftsmonat an sind nach Verdünnung des Trophoblastepithels und Ausbildung synzytio-kapillärer Membranen die Voraussetzungen für den transplazentaren Übertritt der Spirochäten gegeben.

Das Risiko der fetalen Erkrankung hängt entscheidend vom Zeitpunkt der mütterlichen Infektion ab. Eine akute Infektion im II. Trimenon führt in 25 % der Fälle zum intrauterinen Fruchttod. Besteht die Lues der Mutter schon länger, so kommt es im Allgemeinen nicht zu einer letalen Schädigung der Frucht, wohl aber zur luetischen Erkrankung und zumeist vorzeitigen Geburt des Kindes. Eine mütterliche Infektion im letzten Trimenon kann die Frucht u.U. schadlos überstehen.

Durch wirksame Chemotherapie spielt die Lues heute eine geringere Rolle. Trotzdem sollte bei jeder Schwangeren im ersten Trimenon eine **serologische Lues-Suchreaktion** zum Ausschluß einer Lues latens durchgeführt werden (z.B. Treponema-pallidum-Hämagglutinationstest: TPHA).

Die **konnatale Lues** manifestiert sich vornehmlich an der Haut, den Schleimhäuten und am Skelettsystem. Häufiges Symptom der Neugeborenenlues ist ein serös-eitriger oder blutiger Schnupfen (Koryza syphilitica). Typische Hauterscheinungen sind das luetische Pemphigoid, makulo-papulöse Exantheme und Rhagaden. Am Skelett können Osteochondritis, Osteomyelitis und Periostitis röntgenologisch nachweisbar sein. Bei 60—70 % der luetischen Neugeborenen besteht eine Hepato- bzw. Spleno-Hepatomegalie sowie eine Anämie.

Durch rechtzeitige Behandlung der Mutter können Schäden von der Frucht abgewendet werden.

Die **Therapie** wird mit Depot-Penicillin in einer Gesamtmenge von 12—15 Mega IE pro Kur durchgeführt. Die Primärbehandlung wird durch eine oder mehrere Sicherheitskuren in der zweiten Schwangerschaftshälfte ergänzt.

HIV-Infektion (AIDS: Acquired Immuno Deficiency Syndrome)

Nach gegenwärtiger Kenntnis wird das Krankheitsbild bei der betroffenen Patientin durch eine Schwangerschaft nicht verschlechtert. Eine spezielle Betreuung der Schwangeren ist im Hinblick auf die schwerwiegenden psychosozialen Probleme erforderlich. In vielen Fällen liegt Drogenabhängigkeit vor. Im Zusammenhang mit der HIV-Infektion besteht eine hohe Durchseuchungsrate mit Hepatitis B und humanem Papillomavirus (HPV). Die HPV-Infektion hat kausale Bedeutung für die Entstehung von Epitheldysplasien des unteren Genitaltraktes. Therapieresistente vaginale Mykosen und bakterielle Infektionen machen wiederholte Behandlung erforderlich.

Die **Übertragung auf den Feten** kann sowohl intrauterin (transplazentar) als auch peripartal erfolgen. Die peripartale Infektion ist offenbar von geringerer Bedeutung. Da die mütterlichen IgG-Antikörper plazentagängig sind, entspricht die serologische Testung des Neugeborenen dem Antikörperstatus der Mutter und läßt keine Aussagen über die Erkrankung des Neugeborenen zu. Infizierte Neugeborene können völlig gesund erscheinen, entwickeln aber, meist vor Ablauf von 24 Monaten, Symptome von LAS (Lymphadenopathiesyndrom), ARC (AIDS-related-komplex) oder AIDS mit häufigen opportunistischen Infektionen wie Candida albicans, Herpes und Zytomegalievirus. Durch gramnegative Erreger hervorgerufene Sepsis ist die häufigste Todesursache. Die Sterblichkeit der Kinder beträgt 60 %. Stillen ist kontraindiziert.

Angesichts des hohen kindlichen Risikos wird HIV-infizierten Müttern im allgemeinen zum Schwangerschaftsabbruch geraten.

Bei Fortbestand der Schwangerschaft sind folgende Erfordernisse zu beachten:
— Kontrolle der immunologischen Parameter
— Sanierung genitaler Infektionen
— zytologisch-kolposkopische Untersuchungen zum Ausschluß von Krebsvorstufen der Cervix uteri
— interdisziplinäre Betreuung
— Überbrückungshilfen bei Drogenabhängigen.

3.5.3 Hypertensive Erkrankungen in der Schwangerschaft (Schwangerschaftshypertonie, Präeklampsie, Eklampsie)

Die Symptomentrias **Hypertonie (H), Proteinurie (P) und Ödembildung (E: Edema)** zählt zu den häufigsten Komplikationen der Spätschwangerschaft und wird unter dem Begriff der **EPH-Gestose** zusammengefaßt. Trotz einer Vielzahl von Theorien ist die Pathogenese dieser schwangerschaftsbedingten (genuinen) Störung unzureichend geklärt.

Nach einem Vorschlag der International Society for the Study of Hypertension (ISSHP) werden die hypertensiven und proteinurischen Störungen der Schwangerschaft — unabhängig von ihren Ursachen — in 3 Gruppen unterteilt:

1. Schwangerschaftshypertonie (Gestationshypertonie)
2. Proteinurische Gestationshypertonie (Präeklampsie)
3. Eklampsie.

Definitionen

Schwangerschaftshypertonie: Blutdruckerhöhung auf 140/90 mm Hg nach der 20. Schwangerschaftswoche bei zuvor normotensiven Frauen.

Präeklampsie: Hypertonie und Proteinurie nach der 20. Schwangerschaftswoche bei zuvor normotensiven nicht-proteinurischen Frauen.

Eklampsie: Tonisch-klonische Krämpfe auf dem Boden einer Schwangerschaftshypertonie oder Präeklampsie.

Lokalisierte **Ödeme** bleiben in der neuen Klassifikation unberücksichtigt. Sie sind ein häufiges Symptom im Formenkreis der Präeklampsie, kommen aber auch bei hypertonen

Schwangeren vor und korrelieren nicht mit einem erhöhten fetalen Risiko.

Von der gestationsbedingten (genuinen) Hypertonie abzugrenzen sind die präexistente chronische (essentielle) Hypertonie, die Hypertonie bei chronischen Nierenerkrankungen oder endokrinen Erkrankungen.

Bei Verschlechterung einer präexistenten Hypertonie in der Schwangerschaft spricht man von einer **Pfropfgestose** oder **Propf-Präeklampsie** (superimposed preeclampsia).

Ätiologie und Häufigkeit

Prädisponierende Faktoren der Gestose sind Stoffwechselkrankheiten mit Gefäßveränderungen (Diabetes mellitus), Mehrlingsschwangerschaft, Adipositas und Hydramnion.

Gestosen sind häufiger bei Primiparae als bei Multiparae. Besonders gefährdet sind sehr junge Erstgebärende (unter 16 Jahren).

Gemeinsame Folge aller genannten Faktoren ist eine Minderdurchblutung der Plazenta.

Der **utero-plazentaren Ischämie** wird daher heute die entscheidende Bedeutung in der Pathogenese der Präeklampsie zugemessen. Die Ischämie kann durch primär unzureichende Kapillarisierung des utero-plazentaren Stromgebietes (physiologische Hypoarterialisation der Primigravida), durch Gefäßschäden (vaskuläre Gestose bei essentieller oder renaler Hypertonie, Diabetes mellitus und Angiopathie) oder durch extrem erhöhten Uterusinnendruck (Spannungsgestose bei Gemini, Hydramnion) hervorgerufen werden. Als Folge der utero-plazentaren Durchblutungsinsuffizienz werden erhöht pressorische Substanzen (z.B. Renin-Angiotensin, Thromboxan A2, Prostaglandin F2α) gebildet bei verminderter Produktion vasodilatorischer Prostaglandine (Prostazyklin), mit der Folge lokalisierter oder generalisierter Gefäßspasmen.

Das zentrale Ereignis der Gestosesymptomatik — der Gefäßspasmus — kann als lokalisierter Prozeß an den parenchymatösen Organen die verschiedensten morphologischen Veränderungen verursachen. Nieren, Leber, Plazenta und ZNS sind die wichtigsten Manifestationsorte der Angiospasmen. Ein objektiver Nachweis der Gefäßkonstriktion ist durch Untersuchung des **Augenhintergrundes** möglich. Man findet eine allgemeine Engstellung der Arteriolen sowie verstärkte und unregelmäßige Reflexstreifen auf den arteriellen Blutgefäßen. Mit dem Schweregrad der Gestose nehmen im allgemeinen die pathologischen Veränderungen der Netzhautgefäße zu.

Im Zuge einer anhaltenden Gestose unterliegt die Frucht einem kumulativen Risiko. Plazentare Mangeldurchblutung mit verstärkter Fibrinabscheidung im intervillösen Raum führen zu einer **chronischen Plazentainsuffizienz** mit:

— Entwicklungsretardierung (Mangelgeburt, small for date baby)
— Asphyxieanfälligkeit sub partu u.
— intrauterinem Fruchttod.

Die **Häufigkeit** der Gestose hängt ab von geographischen, rassischen und soziologischen Gegebenheiten. Im klinischen Krankengut finden sich bezogen auf die Geburtenzahl 3—10 % Präeklampsien. Konvulsive Fälle (Eklampsien) treten in 0,05—0,1 % auf.

Insgesamt ist die Eklampsiehäufigkeit in den vergangenen 30 Jahren deutlich zurückgegangen bei etwa konstanter Zahl von Präeklampsien. Durch frühzeitige Erfassung der Präeklampsiefälle und symptomatische Therapie läßt sich die Gefahr der Eklampsie deutlich bannen. Daraus wird die Dringlichkeit einer konsequenten und intensiven Schwangerenvorsorge deutlich.

Klinische Symptomatik der drohenden Eklampsie und Eklampsie

Vor der 28. Schwangerschaftswoche sind eklamptische Anfälle eine Rarität. Am häufigsten kommen sie in der Spätschwangerschaft oder unter der Geburt, seltener in den ersten Wochenbettstagen vor.

Bei der **drohenden Eklampsie** finden sich subjektive und objektive Prodromi eines bevorstehenden eklamptischen Anfalles.

Subjektive Symptome sind:
— Kopfschmerz
— Schwindelgefühl
— Ohrensausen
— Sehstörungen
— Übelkeit
— epigastrische Schmerzen.

Objektive Symptome sind:
— Hyperreflexie
— motorische Unruhe
— Bewußtseinstrübung
— Erbrechen.

Die tonisch-konischen Krämpfe bei Eklampsie beginnen meist an den Extremitäten und breiten sich über den Rumpf aus. Die Atmung sistiert. Die Haut verfärbt sich tief zyanotisch. Aus dem Mund tritt Schaum. Zungenbiß ist häufig. Der Anfall dauert 25—60 Sekunden und kann in einen komatösen Zustand übergehen. Anzahl und zeitlicher Abstand der Krämpfe variieren von Fall zu Fall. In leichten Fällen von sog. **Labilitätseklampsie** treten u.U. nur 1—2 Anfälle auf. In schweren Fällen sind bis zu 100 rasch aufeinanderfolgende Krampfzustände beobachtet worden (**Status eclampticus**). Bereits nach einem Anfall kann andauernde Bewußtlosigkeit eintreten.

Komplikationen und Prognose

Der Anfall ist ein für Mutter und Kind **lebensbedrohlicher Zustand.** Die zerebrale Apoplexie ist die häufigste unmittelbare mütterliche Todesursache im Anfall. Seltener sind akutes Herz- und Kreislaufversagen oder irreversible Azidose. Letaler Ausgang ist aber auch erst nach Tagen infolge eines Coma hepaticum, akuten Nierenversagens oder einer Aspirationspneumonie möglich.

Weitere gefährliche Komplikationen sind die vorzeitige Lösung der normal sitzenden Plazenta und die Auslösung eines Lungenödems bei der Mutter.

Die Gefährdung des Kindes ist bei nicht rechtzeitiger Entbindung noch höher als die der Mutter einzuschätzen: Die mütterliche Letalität liegt bei der Eklampsie zwischen 8 und 25 %, die fetale zwischen 30 und 50 %.

HELLP-Syndrom

Das HELLP-Syndrom ist eine ungewöhnliche, durch ein akutes hämolytisches Syndrom komplizierte Verlaufsform der Gestose (**HELLP**-Syndrom: Hämolyse (**H**), erhöhte Leberenzyme (**EL**) und Thrombozytopenie (**LP** = Low Platelet count).

Als klinische Zeichen der Hämolyse finden sich eine ausgeprägte Anämie, erhöhtes Bilirubin, Hämoglobinämie und Hämoglobinurie.

Pathogenetisch liegt dem HELLP-Syndrom eine Mikrozirkulationsstörung mit verstärkter Ablagerung von Thrombozyten und Fibrin am Gefäßendothel zu Grunde. In den betroffenen Gefäßabschnitten kommt es zur mechanischen Hämolyse der Erythrozyten (mikroangiopathische hämolytische Anämie). Therapie der Wahl ist die **rasche Entbindung** unter Umständen durch Sectio caesarea unter begleitender Substitution von Frischblut- oder Frischplasma und Thrombozyten in Verbindung mit antihypertensiver und antikonvulsiver Behandlung.

Therapie der Gestose

Es gibt keine kausale Therapie der Gestose. Ziel der **symptomatischen Behandlung** ist es, die Gefäßspasmen zu beseitigen und die Minderdurchblutung einzelner Organe, insbesondere der Plazenta zu verbessern.

Bei **leichten Graden der Gestose** ist ambulante Behandlung mit Hypotensiva, Sedativa und Schonung ausreichend. Eine kohlehydrat- und vitaminreiche, natriumarme Diät mit Einschaltung von Reis- oder Obsttagen ist zu empfehlen. Der fetale Zustand ist hinsichtlich des Wachstums (Ultraschallfetometrie), der Herzaktion (Kardiotokographie) und der Funktion der feto-plazentaren Einheit (Östriol, HPL) zu überwachen.

Maßnahmen bei **schweren Graden der Gestose** sind:
— stationäre Behandlung, Abschirmung von körperlichem und psychischem Streß
— laufende Messung von Puls und Blutdruck sowie der Urinausscheidung (Dauerkatheter)
— Messung der klinisch-chemischen Parameter zweimal pro Woche: Blutbild, Thrombozytenzahl, Gerinnungsstatus, Elektrolyte, Gesamteiweiß, Kreatinin, Harnsäure, GOT, GPT, Bilirubin, Eiweißausscheidung (quantitativ), Kreatininclearence
— Ausgleich der Hypoproteinämie (Humanalbumin)

— antihypertensive Therapie bei Blutdruck-
werten ab 160/100 mm Hg, bei schwerer
Gestose, vorzugsweise Dihydralazin (Ne-
presol) intravenös mittels Perfusor oder
Dauertropf
— Heparin (low-dose)
— Azetylsalizylsäure (Hemmung der Throm-
boxanbildung).

Bei schweren Formen der Gestose und Therapieresistenz ist die **unmittelbare Entbindung**
anzustreben. Der Zeitpunkt richtet sich nach
der Dauer der Symptomatik und dem Reifezustand des Kindes. Die Indikation zur Schnittentbindung ist großzügig zu stellen, und stärkere Geburtsbelastungen sind von den Kindern, bei denen es sich häufig um Mangelgeburten handelt, fernzuhalten.

Die Therapie des **eklamptischen Anfalls** ist
symptomatisch. Bereits bei den ersten Prodromi sind vorbeugende Maßnahmen zu treffen. Äußere Reize (grelles Licht, Lärm), die
den Anfall auslösen können, müssen ausgeschaltet werden (abgedunkeltes, ruhiges Zimmer: Eklampsieraum), Sauerstoff, Intuba-
tionsbesteck und Absaugvorrichtungen sind
bereit zu halten. Beim bevorstehenden Anfall
(fibrilläre Zuckungen, Blickstarre) wird ein
Gummikeil oder Tubus zwischen die Zähne
gebracht, um einen Zungenbiß zu verhindern
und die Voraussetzungen für die Rachen- und
Trachealabsaugung zu verbessern. Ein Bla-
senverweilkatheter kontrolliert die Urinausscheidung (Einfuhr-Ausfuhr-Bilanz). Eine
Venenkanüle (Infusion) sichert den intravenösen Zugang für die medikamentöse Behandlung.

Die **medikamentöse Therapie** umfaßt die
Gabe von:

1. Antikonvulsiva (3—4 g Magnesiumsulfat
   i.v. oder 4—6 g Magnesiumascorbat i.v.,
   alternativ 5—10 mg Valium® i.v.)
2. Antihypertensiva (z.B. Dihydralazin (Ne-
   presol®) i.v. mittels Perfusor oder Dauertropf)
3. Osmo-Onkotherapie (Humanalbumin,
   Elektrolytausgleich).

Die medikamentöse Therapie muß dem Einzelfall angepaßt sein. Vorsicht ist geboten mit
einer zu drastischen Senkung des Blutdruckes
(Gefahr des eklamptischen Schocks mit Mangeldurchblutung der parenchymatösen Or-

gane). Diuretika sollten nur in besonderen Fällen (z.B. Lungenödem) gegeben werden.

Bei der Eklampsie stellt die **Beendigung der
Schwangerschaft** eine „Kausaltherapie" dar,
da durch die Entfernung der Frucht und Plazenta auch die eigentliche Ursache eliminiert
wird.

Daher ist unabhängig von der Lebensfähigkeit des Kindes die **rasche Entbindung** — in
den meisten Fällen durch Sectio caesarea —
durchzuführen. Die unmittelbar während
des eklamptischen Stadiums durchgeführte
Schnittentbindung bedeutet aber eine zusätzliche Erhöhung des mütterlichen Risikos. Unter
Umständen muß die operative Entbindung zunächst zurückgestellt werden, um einen Status
eclampticus mit konservativen Maßnahmen
zu durchbrechen und die allgemeinen Voraussetzungen für den operativen Eingriff zu verbessern. Nach einem Intervall von 24—28
Stunden kann dann die Geburt durch Weheninduktion in Gang gesetzt werden, oder die
Schwangerschaft durch Sertio caesarea beendet werden.

Bei Absinken der Urinausscheidung innerhalb
von 24 Stunden unter 100 ml, bei Anstieg des
Rest-N über 70 mg% oder bei Hyperkaliämie
über 5 mval ist die Behandlung in einer Inten-
sivabteilung mit **Dialyse** erforderlich.

3.5.4 Blutgruppeninkompatibilität

Bei Inkompatibilität eines oder mehrerer Blut-
körperchenantigene zwischen Mutter und
Kind kann eine intrauterine Schädigung durch
die diaplazentar übertretenden mütterlichen
Blutgruppenantikörper (IgG-Immunglobulin)
ausgelöst werden. Die übertragenen Antikörper gehen eine relativ feste Bindung mit den fetalen Erythrozyten ein und bewirken deren
Zerstörung (Hämolyse). Der pathologisch
vermehrte Blutabbau und dessen Folgen sowie
die reaktiven Vorgänge im Fetus bzw. im Neugeborenen bestimmen die Symptomatik des
Morbus haemolyticus fetalis (fetale Erythroblastose).

Klinisch und immunologisch werden 2 Hauptformen des Morbus häemolyticus fetalis unterschieden:

1. Rhesus-Erythroblastose
2. AB0-Erythroblastose.

Rhesus-Erythroblastose

Pathogenese

Das von *Landsteiner* und *Wiener* (1940) entdeckte Rh-Faktorensystem besteht aus den Genen C, D, E und deren Allelen c, d, e. Die Anwesenheit von D bestimmt die Eigenschaft Rh-positiv (DD = homozygot, Dd = heterozygot). Menschen mit der Genkombination dd sind Rh-negativ. Durch Zufuhr von Rh-Antigenen kann ein Rh-negativer Mensch Antikörper gegen diese Gene bilden. Von der Bevölkerung Mitteleuropas sind etwa 15 % Rh-negativ. Da der Rh-Faktor D dominant vererbt wird, ist die Rh-negative Mutter immer d-homozygot, ein Rh-positiver Vater D-homozygot (DD) oder heterozygot (dD).

Die Konstellation **Rh-negative Mutter und Rh-positiver Vater** ist in ca. 10 % aller Schwangerschaften zu beobachten. Eine fetale Erythroblastose findet sich jedoch nur bei 0,5 bis 1,0 % aller Neugeborenen.

Die Diskrepanz zwischen erwarteten und tatsächlichen Krankheitszahlen läßt sich aus folgenden Fakten erklären:

— nicht in jeder Schwangerschaft kommt es zum Übertritt kindlicher Erythrozyten und zur Sensibilisierung der Mutter
— ist der Vater heterozygot, so sind nur 50 % der Feten Rh-positiv
— das Merkmal D hat nur schwache Antigenwirkung. Bei ca. 30 % der Rh-negativen Frauen tritt keine Immunisierung ein: Nonresponder
— während der ersten Gravidität kommt es bei Rh-Konstellation meist noch nicht zur Sensibilisierung der Mutter, da wirksame Mengen kindlicher Erythrozyten in der Regel nicht vor der Geburt in den mütterlichen Kreislauf gelangen
— die Konstellation Mutter: Blutgruppe 0, Kind: Blutgruppe A oder B gewährt einen begrenzten Schutz gegen die Sensibilisierung

Die **Immunisierung einer Rh-negativen** Frau ist grundsätzlich auf zwei Wegen möglich:

— im Gefolge einer Transfusion von Rh-positivem Blut
— durch feto-maternale Mikrotransfusion.

Die **feto-maternale Mikrotransfusion** ist der weitaus häufigste Anlaß einer Sensibilisierung

der Rh-negativen Schwangeren. Die fetalen Erythrozyten als Träger des D-Antigens gelangen während der Gravidität (überwiegend im II. und III. Trimenon) oder bei der Geburt in den mütterlichen Kreislauf.

Prädisponierende Faktoren der feto-maternalen Mikrotransfusion sind:

— Aborte
— abdominale Traumata
— ektopische Gravidität
— intrauterine Eingriffe (Amniozentese)
— operative Entbindung (Sectio caesarea)
— äußere Wendung
— manuelle Plazentalösung
— Abruptio placentae und andere Geburtskomplikationen.

0,05—0,1 ml fetalen Blutes genügen zur Immunisierung der Rh-negativen Mutter. Nach erfolgter Immunisierung können schon Minimalmengen von fetalem Antigen den Antikörpertiter um ein Vielfaches erhöhen (**Booster-Effekt**).

Die von einer Rh-negativen Mutter gebildeten freien Antikörper werden mittels des indirekten *Coombs*-Test im maternen Blut nachgewiesen.

Das erste Rh-positive Kind einer Rh-negativen Mutter wird üblicherweise nicht geschädigt und gesund geboren. Während einer folgenden Gravidität gelangen die Antikörper transplazentar in den fetalen Blutkreislauf und binden sich an die Rh-positiven Erythrozyten des Kindes. Dort sind sie durch den direkten *Coombs*-Test nachweisbar. Komplette oder agglutinierende Antikörper sind wegen ihres hohen Molekulargewichtes nicht plazentagängig.

Symptomatik

Die transplazentar übertragenen Antikörper binden sich an die fetalen Rh-positiven Erythrozyten und bewirken eine Hämolyse des kindlichen Blutes. Die vermehrt auftretenden Blutabbauprodukte (Bilirubinoide) verursachen eine **Gelbfärbung des Fruchtwassers**.

Die **Vermehrung von Retikulozyten** und das Auftreten von **Erythroblasten** im Fetalblut sind Ausdruck einer kompensatorischen Regulation (vermehrte Blutbildung).

Drei Schweregrade des Morbus haemolyticus fetalis mit jeweils charakteristischer Symptomatik werden unterschieden:

— Anaemia neonatorum
— Icterus gravis
— Hydrops congenitus.

Die **Anaemia neonatorum** ist der leichteste Grad der fetalen Erythroblastose.

Das durch den Erythrozytenabbau frei werdende Bilirubin wird intrauterin über die Plazenta in den mütterlichen Kreislauf transportiert. Nach der Geburt kommt es beim Neugeborenen durch die Ausscheidungsinsuffizienz der funktionell noch unreifen Leber (Glukuronyl-Transferase-Mangel) zu einem raschen Ansteigen des Serum-Bilirubins. Anstau des indirekten Bilirubins führt zum Bilde des **Icterus gravis**. Bei einer Konzentration von etwa 20 mg/100 ml wird die Blut-Liquor-Schranke überwunden, und das zytotoxisch wirkende Bilirubin vermag in die Ganglienzellen des Hirnstammes und der Hirnrinde einzudringen **(Kernikterus, Bilirubinenzephalopathie)**. Spätfolgen sind schwere Störungen der extrapyramidal gesteuerten Bewegungsfunktionen (Athetosen, Spastik, Ataxie) und zentralnervöse Störungen (Hördefekte, Debilität).

Der **Hydrops congenitus universalis** ist die Folge eines hypoxischen Kapillarschadens bei schwerer Anämie und Hypoproteinämie infolge insuffizienter Eiweißsynthese der fetalen Leber. Erhöhte Kapillarpermeabilität führt zu massivem Plasmaaustritt in das Gewebe und in die serösen Körperhöhlen. Ein generalisierter Hydrops findet sich in 10—15 % der manifesten Erythroblastosen. Er führt in den meisten Fällen zum intrauterinen oder peripartalen Fruchttod.

Diagnose

Die Diagnose der fetalen Erythroblastose und die Einschätzung ihres Schweregrades stützt sich auf folgende Maßnahmen:

— Antikörpersuchtest vor und während der Schwangerschaft
— bei positivem Suchtest Bestimmung des Antikörpertiters
— Fruchtwasseruntersuchung (Amniozentese) zur Bestimmung der relativen Extink-

tion als Maß der fetalen Hyperbilirubinämie
— fetale Sonographie (Hydrops?).

Während der Schwangerschaft ist im Blut Rh-negativer Frauen spätestens in der Mitte der Gravidität (20.—24. Woche) und 6—8 Wochen vor dem Entbindungstermin nach irregulären Antikörpern zu fahnden (**Antikörpersuchtest**).

Sind Antikörper nachweisbar, so stellt sich für den Geburtshelfer die Frage nach dem **Risiko einer Fruchtschädigung** und dem **Schweregrad der kindlichen Erkrankung**.

Aus der Höhe des Antikörpertiters allein ist keine zuverlässige Aussage über das kindliche Risiko möglich. Genauere Auskunft gibt die **spektrophotometrische Untersuchung** einer durch abdominale Amnionpunktion (Amniozentese) gewonnenen Fruchtwasserprobe. Das bei der fetalen Hyperbilirubinämie in das Fruchtwasser übertretende Bilirubin und andere Hämolyseprodukte: (Bilirubinoide) verursachen eine Gelbfärbung des Fruchtwassers. Bei spektrophotometrischer Analyse findet sich ein charakteristisches Absorptionsmaximum im Bereich von 450 nm. Je schwerer die kindliche Erkrankung ist, umso höher ist der Gipfel in diesem Spektralbereich. Die gebräuchlichste Methode ist die Messung der **relativen Extinktion bei 450 nm nach** *Liley*. Anhand kritischer Grenzwerte der relativen Extinktion (E 450) läßt sich die Gefährdung der Frucht abschätzen und die weitere Therapie festlegen.

Die präpartale Diagnose eines Morbus haemolyticus fetalis hat je nach Schweregrad verschiedene therapeutische Konsequenzen. Das wichtigste Problem, das sich dem Geburtshelfer stellt, ist die **Verhinderung des intrauterinen Fruchttodes**. Das Risiko der Fruchtschädigung steigt mit der Dauer der Einwirkung der mütterlichen Antikörper. Eine vorzeitige Beendigung der Schwangerschaft kann für das Kind lebensrettend sein. Eine zu frühe Entbindung trägt allerdings die Gefahr der kindlichen Lebensschwäche infolge hochgradiger Unreife. Jeder Fall bedarf der individuellen Entscheidung. Abb. 3.20 zeigt die **therapeutischen Richtlinien**:

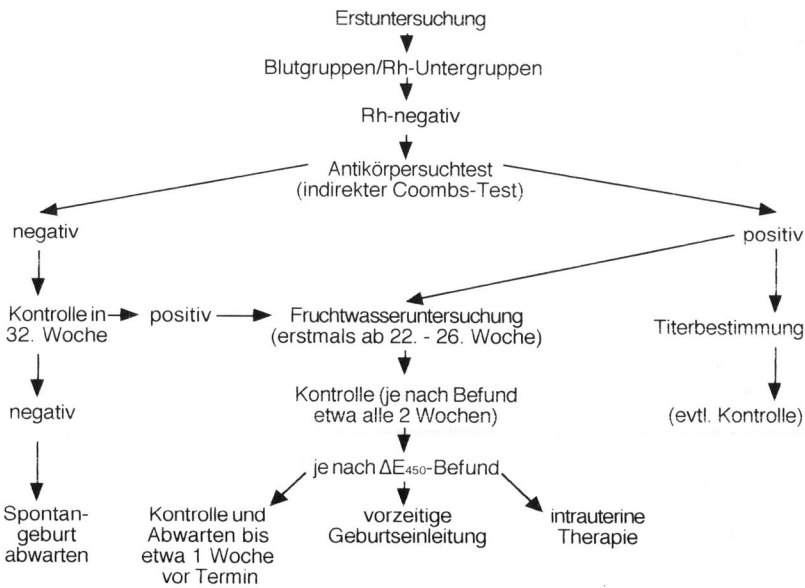

Abb. 3.20 Diagnostisches und therapeutisches Vorgehen bei Rh-Erythroblastose

1. Finden sich im Verlauf einer Schwangerschaft zum ersten Male Antikörper im mütterlichen Blut, so kann die Spontangeburt abgewartet werden, sofern der Antikörpertiter 1 : 8 nicht übersteigt. Bei einem Antikörpertiter von 1 : 16 und höher ist die spektrophotometrische Fruchtwasseruntersuchung notwendig. In Abhängigkeit vom Fruchtwasserbefund wird die Geburt 2—3 Wochen vor dem errechneten Termin eingeleitet.

2. Finden sich in Kontrollen rasch ansteigende Antikörpertiter oder besteht bereits ein positiver Antikörperbefund aus einer vorausgegangenen Gravidität, so sind auf jeden Fall Fruchtwasseranalysen erforderlich. Die erste Amniozentese sollte frühestens in der 23. Schwangerschaftswoche durchgeführt werden, von der 32. Woche ab in 2—3 wöchigen Kontrollen. Bei kritischen Bilirubinwerten wird die Geburt eingeleitet, sofern ausreichende Fruchtreife zu erwarten ist (in der Regel nach der 36. Woche).

3. Besteht Verdacht auf schwere Schädigung der Frucht (hochgradige fetale Anämie, Hydrops) bei noch ungenügender Reife, so kann der Fetus nur durch pränatale **intra-** **uterine Transfusion** wirksam behandelt werden. Ziel dieser Maßnahme ist es, die lebensbedrohende Anämie des Feten solange zu bessern, bis der Reifezustand die Geburt des Kindes zuläßt. Dabei wird O-Rh-negatives Erythrozytenkonzentrat über einen Katheter unter Ultraschallkontrolle in ein fetales Gefäß oder die Bauchhöhle des Feten injiziert und von dort (direkt oder transperitoneal) in die fetale Blutbahn aufgenommen.

Der Eingriff ist spezialisierten Zentren vorbehalten; er erfolgt in enger Kooperation von Pädiater, Immunologen und Geburtshelfer.

Nach der Geburt muß bei Rh-Inkompatibilität im Nabelvenenblut der **direkte** *Coombs*-**Test** durchgeführt werden. Er dient dem Nachweis erythrozytär gebundener inkompletter Antikörper (IgG). Durch einen positiven *Coombs*-Test ist eine Inkompatibilität so gut wie gesichert, ein negativer Test schließt Rh-Inkompatibilität weitgehend aus.

Um das Ausmaß der kindlichen Anämie zu bestimmen, werden unmittelbar post partum Erythrozytenzahl, Hb und Hämatokrit bestimmt.

Therapie des Neugeborenen

Therapie der Wahl beim Morbus haemolyticus neonatorum sind die Austauschtransfusion und die Fototherapie. Ziel der **Austauschtransfusion** ist die Entfernung der geschädigten, antikörperbesetzten kindlichen Erythrozyten. Das Spenderblut muß bei der klassischen Rh-Erythroblastose Rh-negativ sein. Für den Austausch wird das Zwei- bis Dreifache der kindlichen Blutmenge — also 200—300 ml/kg Körpergewicht — benötigt. Bei Hydrops und Aszites ist Punktion notwendig. **Fototherapie** beschleunigt den Bilirubinabbau. Licht, maximal im Spektralbereich von 425—475 nm, verursacht eine Fotoisomerisation von Bilirubinsäure; das Molekül wird hydrophil und damit direkt ausscheidungsfähig. Fototherapie ersetzt im kritischen Bereich nicht die Austauschtransfusion.

Prophylaxe

Präpartale Prophylaxe der Rhesus-Erythroblastose:

Bei einer Rh-negativen Frau ohne Antikörper (indirekter *Coombs*-Test negativ) wird bereits während der Schwangerschaft (28.—30. Woche) Anti-D-Gammaglobulin (300 ng) injiziert, um eine eventuelle Sensibilisierung bis zur Geburt zu verhindern.

Postpartale Prophylaxe der Rhesus-Erythroblastose:

Durch Injektion von Anti-D-Gammaglobulin unmittelbar post partum (300 ng i.m. innerhalb von 48 Stunden post partum) ist es möglich, eingeschwemmte kindliche Erythrozyten vorzeitig abzubauen und damit eine Sensibilisierung der Mutter zu verhindern. Die Behandlung muß auch nach Aborten und Amniozentesen vorgenommen werden.

Die konsequente Durchführung prophylaktischer Maßnahmen dürfte künftig schwere hämolytische Fetalerkrankungen eine Seltenheit werden lassen.

AB0-Erythroblastose

Unverträglichkeit im AB0-System ist vor allem bei der Konstellation Mutter: 0, Kind: A1 oder B zu erwarten.

Diese Situation findet sich bei 20—25 % aller Schwangerschaften. Eine hämolytische Fetalerkrankung tritt aber nur in einer von 200 Schwangerschaften mit AB0-Situation ein. Obgleich bereits in der ersten Schwangerschaft eine AB0-Erythroblastose auftreten kann, ist der Krankheitsverlauf wesentlich milder als bei **Rhesus-Inkompatibilität**. Schwere Anämie mit Hydrops fetalis und Totgeburten treten nicht auf. Der Grund liegt darin, daß die A/B-Rezeptoren des Neugeborenen noch unvollständig ausgeprägt sind. Die mütterlichen IgG-Antikörper binden sich demzufolge bei der AB0-Erythroblastose bevorzugt an die kindlichen Erythrozyten mit starker Rezeptorausprägung. Diese Erythrozyten werden selektiv hämolysiert, während die Erythrozyten mit schwacher Antikörperbindung länger überleben. Es resultiert daher nur eine partielle Hämolyse.

Eine zuverlässige **Diagnose** ante partum ist nicht möglich. Beim Neugeborenen ist der direkte *Coombs*-Test meist negativ. Zum Ausschluß einer AB0-Erythroblastose sind modifizierte Testverfahren erforderlich. Die Therapie der Wahl ist die **Austauschtransfusion**. Bei Anti-A1-Erythroblastose wird ein Blutaustausch mit A2-Blut oder mit Anti-A-Lysinarmem 0-Blut durchgeführt, bei Anti-B-Erythroblastose verwendet man Anti-B-Lysinarmes 0-Blut. Die Austauschtransfusion ist indiziert, wenn der Serumbilirubinspiegel am ersten Lebenstag 10 mg/100 ml, in den folgenden Tagen 15—20 mg/100 ml übersteigt. Bei vielen Kindern mit AB0-Erythroblastose ist die Bilirubinenzephalopathie allein durch rechtzeitige Fototherapie zu verhindern.

3.5.5 Mehrlingsschwangerschaft

Die Häufigkeit von Mehrlingsschwangerschaften war beim Menschen über lange Zeit relativ konstant. Nach der **Hellinschen Regel** kommen auf 85 Geburten eine Zwillingsschwangerschaft, auf 85^2 eine Drillings- und auf 85^3 eine Vierlingsschwangerschaft. Durch Fortschritte in der Sterilitätsbehandlung (induzierte Ovulationen) ist der Anteil an Mehrlingen heute höher.

Mit der Zahl der Feten in einer Mehrlingsschwangerschaft verkürzt sich die **Schwangerschaftsdauer**. Sie beträgt durchschnittlich bei

— Einlingen   280,5 Tage
— Zwillingen   261,6 Tage
— Drillingen   246,8 Tage
— Vierlingen   236,8 Tage

Mit der Zahl der Mehrlinge verringert sich auch das durchschnittliche **Geburtsgewicht**. Durch die Frühgeburtlichkeit steigt die **perinatale Mortalität** auf das 3—4 fache der durchschnittlichen perinatalen Sterblichkeit.

> Die Mehrlingsschwangerschaft bedeutet ein für Mutter und Kinder erhöhtes Risiko. Nahezu jede Schwangerschafts- und Geburtskomplikation tritt gehäuft auf.

Mögliche Komplikationen während der Schwangerschaft sind:

— Abort
— Hyperemesis
— intrauteriner Fruchttod
— Blutungen (durch abnormen Sitz oder vorzeitige Lösung der Plazenta)
— Hydramnion
— EPH-Gestose.

Mögliche Komplikationen sub partu sind:

— Geburtsstillstand durch Lageanomalien der Feten
— Wehenanomalien (Wehenschwäche)
— vorzeitige Lösung der Plazenta
— Nabelschnurvorfall.

Mögliche Komplikationen post partum sind:

— Plazentaretention
— Atonie
— Subinvolutio uteri.

Ein großer Teil der aufgeführten Komplikationen ist unmittelbar auf die **räumliche Konkurrenz der Früchte in utero** zurückzuführen. Diese kann bereits in der Nidations- und Plazentationsperiode Störungen auslösen.

In ca. der Hälfte aller Zwillingsschwangerschaften liegen beide Feten bei Geburtsbeginn in Schädellage, in 35 % einer in Kopf- der andere in Beckenendlage. Der Rest verteilt sich auf verschiedene Kombinationen von Beckenend-, Schräg- und Querlage.

Die Überdehnung der Uteruswand ist ein prädisponierender Faktor für die Entstehung einer EPH-Gestose (Spannungsgestose s. Kap. 3.5.3). Sub partu kann der Geburtsverlauf durch Wehenschwäche verzögert werden. Die verringerte Kontraktionsfähigkeit des überdehnten Uterus kann schließlich Anlaß zur Plazentaretention oder zur atonischen Nachblutung geben.

Die **Geburtsleitung** richtet sich vor allem nach der Lage der Feten, die durch Ultraschalldiagnostik zuvor exakt bestimmt werden muß. Nach Geburt des ersten Zwillings paßt sich der Uterus dem verringerten Raumbedarf an. Dadurch wird die Plazentahaftfläche verkleinert und der Sauerstoffaustausch beeinträchtigt. Aus diesem Grunde ist in der Regel aktives Vorgehen mit **zügiger Entwicklung des zweiten Zwillings** notwendig.

Indikationen zur **Sectio caesarea** bei Zwillingsgravidität sind:

— Beckenendlage des ersten Zwillings
— Geburt vor der 33. Schwangerschaftswoche bzw. erwartetes Geburtsgewicht unter 1500 g
— Beckenend- bzw. Querlage des zweiten Zwillings bei erwartetem Geburtsgewicht unter 1500 g
— erster Zwilling deutlich kleiner als zweiter.

3.6 Notfälle in der Schwangerschaft

3.6.1 Blutungen

Komplikationen mit starken und lebensbedrohenden Blutungen können in allen Phasen der Gravidität, unter der Geburt und in der Postpartalperiode auftreten.

Die wichtigsten Ursachen, Symptome und dringlichen Sofortmaßnahmen sind nachfolgend in Stichworten zusammengefaßt. Die einzelnen Krankheitsbilder sind in den einschlägigen Kapiteln detailliert dargestellt.

3.6.1.1 Blutungen in der Frühschwangerschaft

Abort (s. Kap. 3.3.3)

Symptome

— meist allmählicher Beginn einer vaginalen Blutung nach mehr oder weniger langer amenorrhoischer Pause. Kombination mit wehenartigen Schmerzen

— bei Abortus imminens nur leichte Blutung. Mit Fortschreiten der Abortvorgänge (Abortus incipiens, Abortus completus, Abortus incompletus) Verstärkung der Blutung
— Abgang von Gewebsteilen (Frucht und Plazenta, bei Frühabort: in toto, bei Spätabort: zweizeitig).

Diagnose

— Palpation (Vergrößerung und Auflockerung des Uterus)
— Spekulumeinstellung
— bei Abortus imminens: Muttermund geschlossen
— bei Abortus incipiens und Abortus incompletus: Muttermund geöffnet, evtl. Frucht oder Plazentateile im Zervikalkanal oder Vaginallumen
— bei Abortus completus: Muttermund geöffnet oder bereits wieder geschlossen.

Differentialdiagnose

— Extrauteringravidität
— hydatiforme Mole.

Therapie

— bei Abortus imminens: konservative Behandlung (Sedativa, evtl. Gestagene)
— bei Abortus incipiens, incompletus und completus: Entleerung des Uterus durch instrumentelle Ausräumung oder Aspirationskürettage
— bei Abortus complicatus (begleitende Adnexitis, Parametritis oder Pelveoperitonitis): Behandlung der Komplikation hat Vorrang:
  1. Maßnahme: Hochdosierte Antibiotikatherapie, Schockbekämpfung
  2. Maßnahme: Entleerung des Uterus durch Kürettage
— bei lebensbedrohender Blutung: sofortige Kürettage unter Antibiotikaschutz, venöser Zugang, Blutersatz.

Missed abortion (verhaltene Fehlgeburt)
(s. Kap. 3.3.3)

Symptome

— Keine oder leichte Blutungen
— Diskrepanz zwischen Uterusgröße und Gestationsalter

— keine fetale Herzaktion, sonographisch keine Vitalitätszeichen der Frucht oder fehlende Fruchtanlage
— Schwangerschaftstest meist negativ oder quantitativ inadäquate hCG-Werte.

Therapie

— Zervixdilatation, instrumentelle oder Aspirationskürettage nach Prostaglandinvorbehandlung zur „Erweichung" der Cervix uteri.
— Cave: Perforation und Wandläsion
— Cave: Koagulopathie, Gefahr der Hyperfibrinolyse mit Gerinnungsstörung durch Einschwemmung von Gewebsthrombokinase und proteolytischen Enzymen in die mütterliche Blutbahn.

Extrauteringravidität (s. Kap. 3.3.2)

Zeitraum meist I. Trimenon. Ektopische Nidation überwiegend in der Tube.

Symptome

— bei **isthmischer Einnistung** hohes Risiko der Tubarruptur mit akuter Bauchsymptomatik durch massive intraabdominale Blutung
— bei **ampullärer Einnistung** Tubarabort mit klinisch protrahiertem Verlauf. Sickerblutung durch das abdominale Tubenostium in die freie Bauchhöhle. Bildung eines peritubaren Hämatoms und einer Hämatozele. Einseitige ausstrahlende Schmerzen, peritoneale Reiz- und Kollapserscheinungen. Vaginale Blutung (Dauerschmierblutung) infolge Abstoßung der dezidual umgewandelten Uterusschleimhaut) nach meist kurzem amenorrhoischen Intervall.

Diagnose

— palpatorisch einseitiger, weicher, dolenter Adnextumor, „Portioschiebeschmerz"
— Schwangerschaftstest positiv oder nach Absterben der Frucht wieder negativ. Direktnachweis der dystopen Frucht u.U. vaginalsonographisch möglich
— Sicherung der Verdachtsdiagnose durch Douglaspunktion (Aspiration von Blut mit Gerinnseln als Zeichen einer protrahierten intraabdominalen Blutung) oder Laparoskopie.

Differentialdiagnose

- rupturierte Ovarialzyste (z.B. Corpus luteum-Zyste)
- Adnexitis
- stielgedrehter Adnextumor
- Perityphlitis
- Abort (Abgrenzung durch Ultraschalluntersuchung möglich: leeres Cavum bei extrauteriner Gravidität).

Therapie

Laparotomie, Salpingektomie, wenn möglich konservierende (organerhaltende) Chirurgie.

3.6.1.2 Blutungen in der Spätschwangerschaft

Placenta praevia (s. Kap. 5.3.10)

Symptome

- meistens leichte u.U. aber auch plötzliche massive vaginale Blutung im letzten Trimenon. Keine Schmerzen. Blutungen aus dem Zervikalkanal im letzten Trimenon sind immer hochverdächtig auf Placenta praevia
- Ursache der Blutungen: Gewebsverschiebungen (Abscherung) zwischen Uteruswand und dystop lokalisierter Plazenta, mit Eröffnung intervillöser und dezidualer Gefäßräume. Blutung entstammt überwiegend dem mütterlichen Stromgebiet. Bei Zottenabrissen auch fetale Blutverluste.

Diagnose

- Spekulumeinstellung
- Lokalisation der Plazenta durch Ultraschalldiagnostik
- Cave: unvorsichtige vaginale Untersuchung kann verstärkte Blutung provozieren.

Differentialdiagnose

- tiefer Sitz der Plazenta
- sog. Randsinusblutung
- vorzeitige Ablösung der normal sitzenden Plazenta
- blutende Ektopie
- Schleimhautpolypen
- blutende Varizen des Uterovaginalbereiches
- Zervixkarzinom in graviditate.

Therapie

- bei leichten Blutungen vor dem Geburtstermin konservative stationäre Behandlung, Tokolytika, Sectiobereitschaft
- nach Geburtsreife des Kindes Schnittentbindung
- bei bedrohlicher Blutung sofortige Schnittentbindung ohne Rücksicht auf den Reifezustand des Feten.

3.6.1.3 Subpartale Blutungen

Vorzeitige Lösung der normal sitzenden Plazenta (s. Kap. 5.3.10)

Symptome

- Zeitraum der Komplikation meistens letztes Trimenon. Prädisponierende Faktoren: EPH-Gestose, mütterlicher Diabetes, Hypertonie, Bauchtrauma.
- partielle oder vollständige Ablösung der Nachgeburt von der Uteruswand mit Bildung eines retroplazentaren Hämatoms („Blutung nach innen"). Keine oder nur schwache vaginale Blutung.

Diagnostik

- gespannter (harter) Uterus oder schmerzhafte Dauerkontraktion
- Zeichen des hämorrhagischen Schocks (Blässe, Zyanose, kleiner frequenter Puls, kalter Schweiß)
- Kardiotokographisch Zeichen des fetalen Distress (intrauterine Asphyxie). Bei Ablösung größerer Areale der Plazenta intrauteriner Fruchttod.

Komplikation

- Verbrauchskoagulopathie.

Therapie

Sectio caesarea, Schockbekämpfung.

Uterusruptur (s. Kap. 5.3.12)

- Zeitraum der Komplikation: unter der Geburt
- Spontanruptur bei Mißverhältnis zwischen Geburtsobjekt und Geburtskanal
- Narbenruptur nach vorausgegangener Schnittentbindung

— violente Ruptur durch geburtshilflichen Eingriff.

Symptome

— bei Mißverhältnis Prodromi (zunehmende Wehenfrequenz, Wehensturm, Aufsteigen der *Bandl*schen Furche)
— plötzliches Sistieren der Wehen mit „Erleichterungsgefühl", aber auch plötzlicher akuter Abdominalschmerz („Vernichtungsschmerz") sind Zeichen der eingetretenen Ruptur
— leichte, starke oder auch fehlende vaginale Blutung
— nach eingetretener Ruptur rasche Entwicklung eines Schockzustandes.
— Cave: „stille" (symptomarme) Ruptur (oft bei Narbenruptur).
— Cave: Verschleierte Symptomatik unter geburtshilflicher Anästhesie (Peridural-, Kaudalanästhesie).

Diagnose

— Schockzustand
— Abbruch der Wehen
— fetale intrauterine Asphyxie
— evtl. durch die Bauchdecke der Mutter deutlich tastbare Kindsteile.

Therapie

— bei drohender Ruptur Sofortmaßnahme: Tokolyse (z. B. Dilatol 1 Amp. i. v., Partusisten langsam i. v., eine weitere Ampulle i. m.)
— bei Ruptur: Sectio oder Re-Sectio caesarea meist in Verbindung mit Uterusexstirpation. Bei kleineren Zervixrissen und Erstgebärenden wenn möglich Übernähen der Rupturwunde, um Fertilität zu erhalten.

3.6.1.4 Postpartale Blutungen
(s. Kap. 5.4.1)

Störungen der Plazentalösung (Placenta accreta, Placenta increta)

Fehlende Lösungszeichen weisen auf eine fest sitzende Plazenta hin. Bei leichter Blutung kann zunächst abgewartet werden, bei starker Blutung oder Dauer der Nachgeburtsperiode über 60 Min. wird der *Crede*-Handgriff in Narkose angewandt, falls erfolglos, erfolgt die manuelle Plazentalösung. Bei manueller Lösung bei Placenta accreta besteht die Gefahr der Uteruswandverletzung. Bei Placenta increta ist wegen des Risikos einer unstillbaren Blutung in der Regel die Uterusexstirpation unumgänglich.

Plazentaretention

Auch nach regelrechter Lösung kann die Plazenta durch zervikalen Spasmus in utero retiniert werden. In diesen Fällen ist zunächst abzuwarten, sofern keine starke Blutung besteht. Nur selten ist manuelle Entfernung der Plazenta in Narkose erforderlich.

Plazentareste

Die obligatorische Inspektion der Plazenta ergibt mehr oder weniger große in utero verbliebene Reste. Bei unvollständiger Plazenta (auch beim Zurückbleiben von großen Eihautanteilen) ist die Nachkürettage mit großen stumpfen Küretten oder die manuelle Nachtastung erforderlich.

Uterusatonie

Die Plazenta ist vollständig ausgestoßen. Der Uterus ist von weicher Konsistenz, schlaff und ohne Kontraktionsbereitschaft. Meist besteht eine massive vaginale Blutung („Blutung im Strahl"), u. U. auch eine starke Einblutung in das weite Uteruskavum ohne nennenswerte sichtbare äußere Blutverluste (hoher Fundusstand!).

Die Therapie besteht in:

— „Uterus halten" (ausdrücken und komprimieren durch die Bauchdecken hindurch)
— Wehen- und Kontraktionsmittel (z. B. 5—10 IE Syntocinon i. V. + eine Ampulle Methergin i. m.; mehrfache Wiederholung der Medikation) oder Prostaglandin i. v. (z. B. Nalador 500 5—15 ng/Min)
— Vorbeugende Schocktherapie (Infusionen, Blutersatz, Blutkonserven).

Cave: Wochenbettatonie. Atonische Nachblutungen können in seltenen Fällen noch Stunden oder Tage post partum auftreten.

Geburtsverletzungen

Meist starke vaginale Blutungen bei gut kontrahiertem Uterus und vollständig ausgestoßener Plazenta, gelegentlich auch massive Blutung in das lockere parametrane und paravaginale Gewebe mit aufsteigendem retroperitonealem Hämatom. Die Hauptlokalisationen der Geburtsverletzungen sind Scheidenwand und Cervix uteri.

Die Therapie besteht in Spekulumeinstellung und Naht. Cave: Bei starken Blutungen kann die Versorgung der Wunden schwierig sein (Einstellung mit großen Spekula, gute Lichtverhältnisse, Assistenz!).

Alle mit starken Blutungen einhergehenden Schwangerschafts- und Geburtskomplikationen erfordern schnelles und zielbewußtes Handeln. Entscheidend ist die rasche Erkennung der Ursachen und die sofort einsetzende kausale Therapie. In allen Fällen ist zu beachten, daß sich eine lebensbedrohende Schocksymptomatik in Kombination mit Blutgerinnungsstörungen (Koagulopathie) innerhalb kürzester Zeit ausbilden kann. Die anfangs noch stabil erscheinenden Kreislaufverhältnisse dürfen über diese Gefahr nicht hinwegtäuschen! Prospektive Maßnahmen zur Schockbekämpfung (venöser Zugang, Bereitstellung von Konservenblut) sind bei den ersten Anzeichen einer Komplikation mit Blutungsgefahr erforderlich.

Die wenigsten mit starker Blutung einhergehenden Notfälle kommen „aus heiterem Himmel".

Prodromi und disponierende Faktoren beachten! Prospektiv handeln!

3.6.2 Krampfanfälle und komatöse Zustände

Unter den Krampfanfällen in graviditate hat die **Eklampsie** die größte Bedeutung. Der eklamptische Anfall ist ein tonisch-klonischer Krampfzustand mit oder ohne nachfolgendes Koma. (s. Kap. 3.5.3)

Der primär generalisierte **epileptische** Anfall ist dem eklamptischen vergleichbar. Die Abgrenzung ergibt sich aus der Anamnese und dem Fehlen präklamptischer Zeichen.

Als weitere **zerebrale Erkrankungen mit fakultativer Anfallsymptomatik** kommen in Betracht:

— Enzephalitis und Meningitis
— Hirntumoren
— rupturierte Hirnaneurysmen und andere Gefäßanomalien
— Sinusthrombosen.

Synkopische Reaktionen (synkopale Anfälle) können auftreten bei Störungen der Kreislaufregulation und Herzrhythmusstörungen (Asystolie). Sog. **psychogene Anfälle** und Überempfindlichkeitsreaktionen im Gefolge geburtshilflicher Analgesie (z.B. Kaudal-, Periduralanästhesie) bereiten im allgemeinen keine diagnostischen Schwierigkeiten gegenüber der Eklampsie.

3.6.3 Vorzeitiger Blasensprung

Unter vorzeitigem Blasensprung versteht man die **Spontanruptur der Eihäute vor Wehenbeginn**. Vorzeitiger Blasensprung betrifft ca. 20% aller Geburten. Ein Drittel der Fälle ist mit Frühgeburtlichkeit assoziiert.

Als **Ursachen** kommen in Betracht:

— herabgesetzte Reißfestigkeit der Membranen
— Insuffizienz der zervikalen Verschlußmechanismen
— erhöhter Binnendruck bei Hydramnion oder Mehrlingsgravidität.

Die **Diagnose** bereitet keine Schwierigkeiten, wenn sich größere Fruchtwassermengen u.U. im Schwall entleeren. Nicht selten sickern jedoch nur Minimalmengen an Fruchtwasser ab. Eine Täuschung durch Fluor vaginalis oder Urinabgang ist dann möglich. In unklaren Fällen ist jedoch Sicherung der Verdachtsdiagnose erforderlich, da das Ereignis des vorzeitigen Blasensprunges je nach geburtshilflicher Situation verschiedene Entscheidungen notwendig macht.

Die Sicherung der Diagnose erfolgt durch:

— Spekulumeinstellung des Muttermundes mit Direktkontrolle auf Fruchtwasserabgang
— Lackmusprobe (positive Reaktion einer Streifenvorlage bei Benetzung durch das alkalische Fruchtwasser)
— mikroskopische Untersuchung des Scheidensekretes (bei Fruchtwasserbeimengung: fetale Hautschuppen, Lipidtropfen u. gelegentlich Lanugohaare)

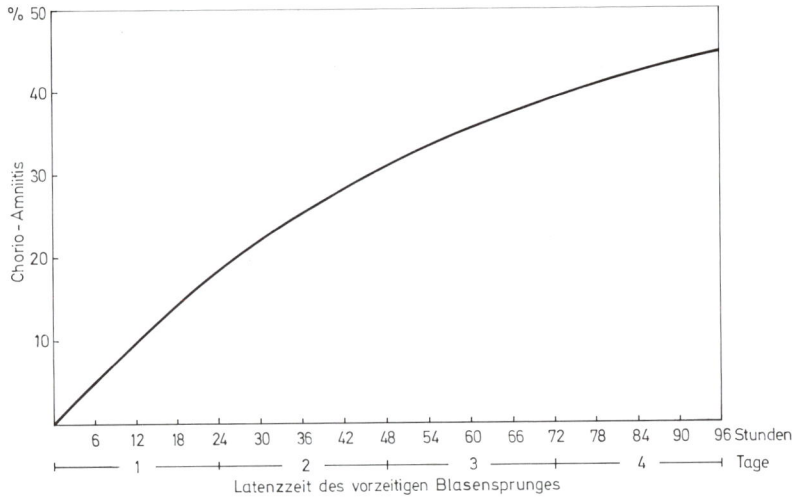

Abb. 3.21 Steigendes Risiko einer Chorioamniitis nach Blasensprung (modif. nach *Pryles* u. *Gellis* 1961)

— Sonographie
— Amnioskopie.

Risiken des vorzeitigen Blasensprunges sind:

— Frühgeburt
— aszendierende Infektion (Chorioamniitis, Amnioninfektionssyndrom)
— Nabelschnurvorfall
— Vorfall kleiner Teile (Extremitäten) insbesondere bei Lageanomalien der Frucht (Querlage, Beckenendlage).

Aus den genannten Risiken ergeben sich folgende geburtshilfliche Konsequenzen:

Bei vorzeitigem Blasensprung nahe dem Termin und reifem Kind sollte die Geburt durch Weheninduktion eingeleitet werden.

Bei vorzeitigem Blasensprung zum Zeitpunkt fehlender oder mangelhafter Fruchtreife mit schlechten Überlebenschancen für das Kind muß durch tokolytische Maßnahmen unter strenger Bettruhe versucht werden, die Frühgeburt zu verhindern. Die konservierende Therapie erfolgt unter **antibiotischem Schutz und Scheidendesinfektion** (z.B. Betaisodona Vaginalsuppositorien), um eine aszendierende Infektion zu verhindern. Eine erfolgreiche **Tokolyse** sollte solange fortgesetzt werden, bis die klinischen Parameter der Fruchtentwicklung auf eine ausreichende Reife schließen lassen (Ultraschallkontrolle des Fruchtwachstums, Bestimmung der LS-Ratio zur Beurteilung der fetalen Lungenreife). Bei drohender Frühgeburt vor der 34. Woche ist zur Förderung der fetalen Lungenreife und Verhinderung eines postpartalen Atemnotsyndroms **Glukokortikoidbehandlung** angezeigt (z.B. 2—3 mal 8 mg Betamethason).

Ohne antibiotische Abschirmung steigt das Risiko einer aufsteigenden Infektion mit latenter Chorioamniitis oder manifestem Amnioninfektionssyndrom innerhalb von 24—48 Stunden steil an (Abb. 3.21).

Häufigste Erreger der aszendierenden Infektion sind:

— E. coli
— Staphylokokken
— hämolysierende Streptokokken
— Clostridium perfringens
— Proteus.

Haupteintrittspforte in den fetalen Organismus ist die Nabelschnur. Die Infektion bedroht in erster Linie die Frucht. Übergreifen auf den mütterlichen Organismus führt zur Temperaturerhöhung und Pulsbeschleunigung und Ansteigen der Entzündungsparameter (Leukozytenzahl, CRP: C-reaktives Protein), in schweren Fällen zum septischen Krankheitsbild und Endotoxinschock. Die **Therapie** muß frühzeitig — bei Beachtung der frühen Gefahrenzeichen — einsetzen. Sie besteht in der Beendigung der Geburt (Entleerung des Uterus) und gezielter hochdosierter Antibiotikagabe, bei septischen Fällen, in der Intensivbehandlung und Schockbekämpfung.

Die antibiotische Initialbehandlung des Neugeborenen stützt sich auf Erregernachweis und Antibiogramm der Mutter (Fruchtwasser). Darüberhinaus muß zur adäquaten Therapie der Erregernachweis und Sensibilitätstest beim Kind durchgeführt werden.

Nabelschnurvorfall droht in den Fällen von vorzeitigem Blasensprung, bei denen der Muttermund nicht mehr vollständig geschlossen ist. Nabelschnurvorfall ist häufiger bei Mehrgebärenden und bei Lageanomalien (Beckenendlage, Querlage) als bei Erstgebärenden und regelrechter Schädellage. Der Nabelschnurvorfall bringt das Kind durch das Risiko der Nabelschnurkompression infolge der nachdrängenden Kindsteile in akute Gefahr. Das Risiko einer Nabelschnurkompression mit fetaler Hypoxie ist bei Schädellage größer als bei Beckenendlage.

Sofortmaßnahmen bei Nabelschnurvorfall sind:

— Beckenhochlagerung der Schwangeren
— Wehenhemmung durch intravenöse Tokolyse
— Sectio caesarea.

Bei vollständig eröffnetem Muttermund kann in Einzelfällen vaginale Sofortentbindung möglich sein.

3.6.4 Intrauteriner Fruchttod

Unter intrauterinem Fruchttod versteht man im klinischen Sprachgebrauch das intrauterine Absterben der Frucht in der zweiten Hälfte der Schwangerschaft (mens VII—X).

Die Häufigkeit liegt bei 1 % aller Geburten. Ein Viertel der perinatalen Todesfälle geht zu Lasten des Fruchttodes **vor** Geburtsbeginn.

Ursachen des intrauterinen Fruchttodes sind:

— chronische Plazentainsuffizienz (z.B. infolge EPH-Gestose, Diabetes, Übertragung)
— akute Plazentainsuffizienz (durch vorzeitige Lösung der Plazenta oder Placenta praevia)

— Nabelschnurkomplikationen
— fetale Fehlbildungen
— immunologische Inkompatibilität (Morbus haemolyticus neonatorum)
— pränatale Infektionen (z.B. Lues, virale Infekte).

In den meisten Fällen wird die abgestorbene Frucht im Verlaufe von 14 Tagen spontan ausgestoßen. Länger andauernde Retention in utero ist aber möglich. Infolge abakterieller Zytolyse kommt es zur Zersetzung der Frucht (Mazeration). Nach dem Ausmaß der enzymatischen Selbstzersetzung werden **3 Mazerationsgrade** unterschieden.

Bei Grad I ist die Haut grauweiß, mißfarben, gelegentlich durch mekoniumhaltiges Fruchtwasser grünlich imbibiert und teigig.

Bei Grad II ist die Epidermis schmutzig-grau, blasig abgehoben oder abgestoßen (Epidermolyse). Die Gelenkverbindungen der Gliedmaßen sind hochgradig aufgelockert. Das Fruchtwasser ist rötlich-braun verfärbt.

Bei Grad III findet sich ein vollständiger Tonusverlust des ganzen Körpers. Die Haut ist grau-rot und geschrumpft. Die parenchymatösen Organe sind der Kolliquationsnekrose verfallen. Das Schädelskelett ist erweicht und deformiert.

Ein zuverlässiger Rückschluß aus dem Mazerationsgrad auf den Zeitpunkt des Todeseintritts ist nicht möglich.

Subjektives Symptom des intrauterinen Fruchttodes ist das **Verschwinden der Kindsbewegungen**. Körpergewicht, Leibesumfang und Uterusfundusstand können zurückgehen.

Die **klinische Diagnose** stützt sich auf:

— Fehlen der kindlichen Herztöne (negatives Phonokardiogramm in Kontrollen!)
— fehlende Herzaktion und fehlende Kindsbewegungen in der Ultraschallfetographie
— Röntgendiagnose (regelhaft nicht mehr erforderlich): Abnorme Abknickung der Wirbelsäule, übergreifende Scheitelbeinknochen (*Spalding*-Zeichen)
— Amniozentese (braun-rot verfärbtes trübes Fruchtwasser).

Seltene **materne Komplikationen** des intrauterinen Fruchttodes sind sekundäre Infektionen und Gerinnungsstörungen (hämorrhagische Diathese). Die Gerinnungsstörungen entstehen wahrscheinlich durch Einschwemmung von proteolytischen Fermenten und thromboplastinhaltigem Material in die mütterliche Blutbahn.

Zur Vermeidung von Komplikationen — mehr noch aus psychologischen Gründen — sollte bei sicher nachgewiesenem intrauterinen Fruchttod die Austreibung der Frucht möglichst bald durch Weheninduktion in Gang gesetzt werden.

3.7 Betreuung von Risikoschwangerschaften

3.7.1 Spezielle Überwachungsmethoden

Als Risikoschwangerschaften werden Graviditäten bezeichnet, die eine über das normale Maß hinausgehende Gefährdung für Mutter und/oder Kind erkennen lassen.

Risikoschwangerschaften erfordern je nach individueller Lage des Falles eine intensivere, engmaschige Überwachung der Schwangeren sowie eine prospektive Geburtsleitung.

Ein erhöhtes Risiko kann

1. aus der Anamnese
2. aus dem klinischen Befund

abgeleitet werden (Tab. 3.5).

Die Tabelle gibt lediglich Beispiele. Jeder Fall einer Risikoschwangerschaft erfordert einen **individuell angepaßten Behandlungsplan**. Einige grundsätzliche Richtlinien über Art und Zeitpunkt der speziellen Untersuchungen bei normaler Gravidität und Risikogravidität haben der Bundesausschuß der Ärzte und Krankenkassen erarbeitet. Die Richtlinien (**Mutterschafts-Richtlinien**) basieren auf den gesetzlichen Regelungen der §§ 196 RVO (Reichsversicherungsordnung) und § 23 KVLG. Sie schließen Maßnahmen ein zur Erkennung und besonderen Überwachung von Risikoschwangerschaften. In Abhängigkeit von den erkannten anamnestischen und klinischen Risikomerkmalen gehören dazu:

1. Serologische Untersuchungen auf Infektionen:
   - z.B. Lues, Röteln
   - bei gefährdeten Frauen auf Hepatitis B
   - bei begründetem Verdacht auf Toxoplasmose o.a. Infektionen

Tabelle 3.5 Mögliche Ursachen der Risikoschwangerschaft

Risikofaktoren nach Anamnese
- Schwere Allgemeinerkrankungen der Mutter
- Zustand nach Sterilitätsbehandlung (eingeschränkte Konzeptionserwartung)
- Vorausgegangene Geburt eines toten oder geschädigten Kindes
- Vorausgegangene Früh- oder Mangelgeburt
- Zustand nach Uterusoperationen (z.B. Sectio, Myom, Fehlbildungen)
- Komplikationen bei vorangegangenen Entbindungen (z.B. Placenta praevia, Rißverletzungen, Atonie, Gerinnungsstörungen)
- Erstgebärende unter 18 oder über 35 Jahre
- Mehrgebärende über 40 Jahre

Risikofaktoren nach dem klinischen Befund
- EPH-Gestose, Pyelonephritis
- Anämie unter 10 g/dl
- Diabetes mellitus
- Blutungen in graviditate
- Blutgruppeninkompatibilität
- Fetale Wachstumsretardierung durch chronische Plazentainsuffizienz
- Drohende Frühgeburt
- Mehrlinge, regelwidrige Kindslage
- Hydramnion

   - zum Ausschluß einer HIV-Infektion (auf freiwilliger Basis nach vorheriger ärztlicher Beratung).
2. Blutgruppenserologische Untersuchungen.
3. Häufigere Vorsorgeuntersuchungen einschließlich sonographischer und kardiographischer Untersuchungen, Amniozentese und Fruchtwasseruntersuchung, Hormonanalysen.

Ein großer Teil der Schwangerschafts- und Geburtsrisiken kann durch das in den Richtlinien festgelegte Screening-Programm rechtzeitig erkannt, behandelt, eliminiert oder gemildert werden.

3.7.2 Einweisung in die Klinik

Entscheidend ist die **frühzeitige** Erkennung von Risikofaktoren, damit eine gesonderte Überwachung erfolgen kann. Der behandelnde Arzt sollte die Schwangere unter den Gesichtspunkten beraten, daß die Geburtsklinik über die notwendigen personellen und apparativen Möglichkeiten zur Betreuung von Mutter und Kind verfügt.

Der **Zeitpunkt** einer vorzeitigen Klinikeinweisung richtet sich nach der Art der Risikofaktoren. Eine zwischenzeitliche oder vorzeitige stationäre Behandlung ist in der Regel notwendig bei:

— EPH-Gestose
— Diabetes
— Blutgruppenunverträglichkeit
— Zervixinsuffizienz
— Blutungen in graviditate
— fetaler Wachstumsretardierung
— drohender Frühgeburt
— Organkrankheiten der Mutter.

4 Ärztliche Betreuung in der Schwangerschaft

4.1 Letalität und Morbidität

4.1.1 Mütterliche Letalität

Müttersterblichkeit wird definiert als Sterbefälle von Frauen, deren Tod auf Komplikationen im Zusammenhang mit einer Schwangerschaft, Entbindung oder dem Wochenbett zurückzuführen ist. Die Wochenbettzeit umfaßt 6 Wochen nach Ausstoßen der Frucht. Krankheiten des Wochenbettes sind solche, die in diesem Zeitraum von den weiblichen Geschlechtsorganen ausgehen oder in Kausalzusammenhang mit dem Wochenbett stehen.

Die statistische Berechnung bezieht sich auf 100 000 Lebendgeborene.

In den Industriestaaten Europas und den USA beträgt die Müttersterblichkeit 10–50 Todesfälle pro 100 000 Lebendgeborene. In der Bundesrepublik Deutschland zeigt sie seit 1960 stetig sinkende Tendenz (Tab. 4.1).

Nach Häufigkeit geordnet nehmen Infektionen (ca. 20 %), Blutungen (15–20 %) und EPH-Gestose (10–20 %) die ersten drei Plätze unter den Ursachen mütterlicher Todesfälle ein. Nicht zu unterschätzen ist die mütterliche Letalität im Gefolge eines Schwangerschaftsabbruches (ca. 6 %).

4.1.2 Kindliche Letalität

Als **Lebendgeborene** zählen Kinder, bei denen unmittelbar nach der Geburt entweder Herzschlag, Nabelschnurpulsation, natürliche Lungenatmung oder eindeutige Muskelspontanbewegungen eingesetzt haben.

Fetale Sterblichkeit/Totgeburtenrate ist die Zahl der vor oder unter der Geburt verstorbenen Früchte mit einem Gewicht über 500 g (WHO) bzw. über 1000 g (BRD) bezogen auf die Zahl aller Geburten (Tot- und Lebendgeburten).

Frühsterblichkeit/frühe neonatale Sterblichkeit ist die Zahl der während der ersten 7 Tage verstorbenen Kinder bezogen auf die Zahl der Lebendgeborenen, unabhängig von der Tragzeit.

Die **perinatale Letalität** umfaßt nach der Definition der WHO die Totgeburtenrate plus Frühsterblichkeit.

Unter **Säuglingssterblichkeit** versteht man die Zahl der im ersten Lebensjahr verstorbenen Kinder, bezogen auf die Zahl der Lebendgeborenen.

Dank verbesserter perinatologischer Versorgung ist die **perinatale Sterblichkeit** in den europäischen Industriestaaten kontinuierlich zurückgegangen. Im Jahre 1984 lag sie in den verschiedenen europäischen Ländern zwischen 6.3 und 28.9 pro 1000. In der Bundesrepublik Deutschland betrug sie 1990 7.1 pro 1000 Lebend- und Totgeborene (Abb. 4.1).

Die wichtigsten Ursachen der perinatalen Letalität sind Frühgeburtlichkeit, kindliche Hypoxie und angeborene Fehlbildungen.

Die postpartal verstorbenen **Früh- und Mangelgeburten** (Geburtsgewicht von 2500 g und weniger) machen 70 % (!) der perinatal verstorbenen Kinder aus, bei einem Gesamtanteil von 5–10 % aller Geburten.

Hypoxie und **Azidose** treten auf als Folgen einer Plazentainsuffizienz, einer vorzeitigen Ablösung der Plazenta oder durch Atemnotsyndrom (Surfactantmangelsyndrom). Die geburtstraumatische Gefährdung des Kindes rückt in der modernen Geburtshilfe gegenüber den nicht immer vermeidbaren intrauterinen und postnatalen Notsituationen mehr und mehr in den Hintergrund.

Tabelle 4.1 Müttersterblichkeit in der Bundesrepublik Deutschland 1955–1990 bezogen auf 100 000 Lebendgeborene

1955	156,7	1975	39,6
1960	106,3	1976	36,3
1965	69,3	1978	25,0
1970	51,8	1980	20,6
1971	50,5	1982	17,5
1972	42,7	1984	10,8
1973	45,9	1986	8,0
1974	34,0	1990*	7,3

* altes Bundesgebiet

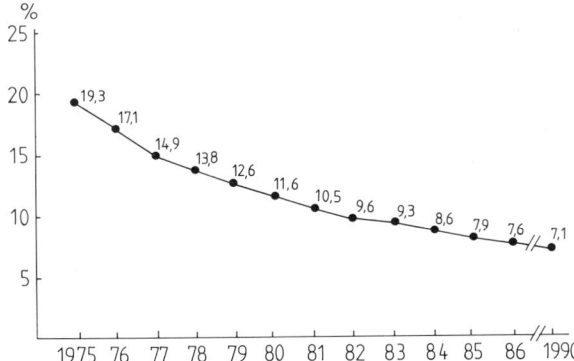

Abb. 4.1 Perinatale Mortalität in der Bundesrepublik Deutschland in den Jahren 1975–1990 (Stat. Bundesamt Wiesbaden 1992)

Mit dem extrauterinen Leben unvereinbare **Fehlbildungen** machen ca. 20 % der perinatalen Todesfälle aus.

4.1.3 Morbidität

Die **mütterliche Morbidität** ist in ihrer Gesamtheit schwer abzuschätzen. Zu den schwangerschaftsspezifischen Krankheiten addieren sich Komplikationen in graviditate und unter der Geburt sowie deren Folgen.

Zahlreiche mütterliche Erkrankungen, die durch erhöhte **fetale Sterblichkeit** belastet sind, haben durch Fortschritte in der Vorsorgemedizin und verbesserte Behandlungsmöglichkeiten an Bedeutung verloren. So ist die fetale Sterblichkeit bei **mütterlichem Diabetes** (s. Kap. 3.5.1) durch frühzeitige Kompensation der Stoffwechselstörung rückläufig. Auch die Zahl der durch **Rhesus-Inkompatibilität** verursachten Früh- und Totgeburten ist durch die Erfolge der Anti-D-Prophylaxe im Rückgang begriffen (s. Kap. 3.5.1). Dem intrauterinen Fruchttod bei **EPH-Gestose** kann in vielen Fällen durch konsequente Überwachung der Fruchtentwicklung mit klinischen und biochemischen Methoden und durch vorzeitige Entbindung vorgebeugt werden (s. Kap. 3.5.3). Die Zahl der **angeborenen Fehlbildungen** zeigt demgegenüber noch steigende Tendenz trotz besserer Kenntnisse über Art und Wirkung teratogener Noxen.

4.1.4 Prophylaxe

Aus der Analyse der Hauptursachen kindlicher Morbidität und Letalität ergeben sich folgende Maßnahmen zur Reduzierung der **perinatalen Sterblichkeit:**

— frühzeitige Selektion von Risikoschwangerschaften
— Vermeidung schädigender Noxen während der Gravidität (Medikamente, Alkohol, Nikotin)
— Verhütung von Frühgeburten (Abschirmung der Schwangeren gegenüber psychischen und physischen Belastungen)
— Verbesserung von Diagnostik und Therapie der Plazentainsuffizienz
— Verbesserung der Frühgeborenenaufzucht.

Auch unter Einsatz aller verfügbaren prophylaktischen und therapeutischen Möglichkeiten wird sich infolge „unvermeidbarer perinataler Verluste" die perinatale Mortalitätsrate nicht auf 0 senken lassen.

Aus den Hauptursachen der **Müttersterblichkeit** (Infektion, Verblutung, Gestose) ergeben sich folgende Forderungen an die Prophylaxe:

— strenge Beachtung der Regeln der Asepsis im Kreißsaal und auf den Wochenstationen. Ausschaltung prädisponierender Faktoren des „infektiösen Hospitalismus"
— prospektive Geburtsleitung. Rechtzeitige Einweisung der Schwangeren in Geburtskliniken, die über die notwendigen Voraussetzungen zur Schockbekämpfung verfügen.
— Intensivierung der Schwangerenvorsorge.

4.2 Mutterschutzrecht

Sozioökonomische Situation

Ein wesentliches Problem der Frau in der modernen Industriegesellschaft ist die Konkurrenz von Mutterschaft und Berufstätigkeit. Mehr als ein Drittel aller Erwerbstätigen in der Bundesrepublik sind Frauen. Während der Mann in der Regel seinen Beruf kontinuierlich bis zur Altersgrenze ausübt, bedeuten Ehe und Schwangerschaft für viele Frauen Unterbrechung oder Abbruch der Berufstätigkeit.

Die Zäsur wird im Berufsleben, je nach Motivation und Persönlichkeitsstruktur, unterschiedlich empfunden. Bei der auf Zugewinn ausgerichteten, primär familienorientierten Erwerbstätigen entstehen wirtschaftliche Einbußen. Für die erwerbstätige Frau, deren Streben auf Verwirklichung in einem frei gewählten Beruf abzielt, kann die Schwangerschaft ein Handicap für die Karriere oder auch den völligen Verzicht auf die weitere Ausübung des Berufes bedeuten.

Rollenkonflikt und Überforderung können zur Ursache von Störungen der endogenen Rhythmik, Psychoneurosen oder auch von körperlichen Überlastungssyndromen werden. Die Erleichterungen, die der Gesetzgeber im Mutterschutzgesetz den erwerbstätigen Frauen einräumt, können nicht mehr als befristete Hilfen sein. Sie berühren nicht die Grundproblematik, die sich aus der erwählten oder auferlegten Doppelrolle für viele Frauen ergibt. Wichtiger als die Entlastung durch staatliche Maßnahmen ist in diesem Konflikt die bewußte Entscheidung zu einer individuellen Lebensform, die von Intellekt, Persönlichkeitsstruktur, Motivation, Partnerschaft, sozialem Umfeld und vielen anderen Faktoren bestimmt wird.

Mutterschutzgesetz

Das Gesetz zum Schutze der erwerbstätigen Mütter (MuSchG) vom 18.4.1968 und 22.12.1983 enthält **Vorschriften über die Arbeitsbedingungen** (Gestaltung des Arbeitsplatzes §2) für erwerbstätige Mütter und **Beschäftigungsverbote** (§§ 4, 6, 8) **für bestimmte Tätigkeiten**, welche die Gesundheit der werdenden und stillenden Mütter und ihrer Kinder gefährden oder zu einer psychischen und körperlichen Überbeanspruchung führen können.

Das **allgemeine Beschäftigungsverbot** erstreckt sich auf einen Zeitraum von **6 Wochen vor** und **8 Wochen nach** der Entbindung. Die erwerbstätige Frau ist verpflichtet, ihren Arbeitgeber frühzeitig über die Schwangerschaft in Kenntnis zu setzen. Grundlage für die Berechnung der gesetzlichen Mutterschutzfrist ist das Zeugnis eines Arztes oder einer Hebamme, das den mutmaßlichen Entbindungstermin angibt. Mehrarbeit, Nacht- und Sonntagsarbeit sind für werdende und stillende Mütter nicht zulässig. Eine Kündigung während der Schwangerschaft und bis zum Ablauf von 4 Monaten nach der Niederkunft ist unzulässig.

Nach dem 1991 novellierten Bundeserziehungsgesetz kann ein Elternteil bis zu 36 Monate **Erziehungsurlaub** beanspruchen. Die Bezugsdauer für Erziehungsgeld beträgt 24 Monate. Der Kündigungsschutz verlängert sich auf 36 Monate.

4.3 Diagnose der Schwangerschaft

4.3.1 Symptomatik

Die klinische Symptomatik der Frühgravidität umfaßt **unsichere** und **sichere** Schwangerschaftszeichen.

Unsichere anamnestische Zeichen sind:
— Amenorrhoe
— Spannungsgefühl in den Brüsten
— Übelkeit und morgendliches Erbrechen.

Unsichere organische (genitale und extragenitale) **Zeichen** sind:
— verstärkte Kongestion und livide Verfärbung von Introitus, Vagina und Portio
— Vergrößerung und Auflockerung des Uterus
— wechselnde Konsistenz des Uterus durch Kontraktionsneigung bei der Palpation
— Ausladung des Fundus uteri im Implantationsbereich (*Piskaček*-Zeichen)
— Auflockerung des Uterus im isthmischen Bereich (*Hegar*-Zeichen)
— Absonderung von Vormilch (Kolostrum) aus den Mamillen
— Zunahme der Hautpigmentierung.

Als **sichere Zeichen** sind alle Symptome zu werten, die mittelbar oder unmittelbar vom Feten ausgehen.

Sichere Schwangerschaftszeichen sind:
— Nachweis der kindlichen Herztöne (durch Ultraschalltechnik von der 6.—7. Schwangerschaftswoche an, durch Stethoskop von der 16.—18. Schwangerschaftswoche an)
— Nachweis fetaler Strukturen und Herzaktionen im Ultraschallbild
— palpatorischer Nachweis von Kindsteilen und Kindsbewegungen.

Schließlich können zu den sicheren Schwangerschaftszeichen die immunologischen Schwangerschaftsreaktionen gezählt werden.

4.3.2 Schwangerschaftsnachweis

Die **immunologischen Schwangerschaftsreaktionen** beruhen auf dem Nachweis von hCG (humanem Choriongonadotropin) im Urin oder Serum (s. Kap. 3.2.1). HCG besitzt relativ starken Antigencharakter. Das Prinzip der geläufigen Tests ist die kompetitive Agglutinationshemmung.

Bestimmte Partikel (z.B. Erythrozyten, Latexkörnchen) oder Enzymliganden dienen durch die Bindung von hCG an ihrer Oberfläche als Antigenträger. Die Zugabe eines korrespondierenden hCG-Antiserums bewirkt eine Agglutination der Partikel. Wird jedoch als 3. Substanz freies Antigen in Form von hCG-haltigem Urin hinzugefügt, so reagieren die Antikörper mit dem urinären hCG und sind danach nicht mehr frei für die Reaktion (Agglutination) mit den sensibilisierten Partikeln (positiver Test). Ist die Frau nicht schwanger, enthält der Urin also kein hCG, so reagiert der Antikörper mit den hCG-beladenen Partikeln. Es kommt zur Agglutination: der Schwangerschaftstest ist negativ.

Die Empfindlichkeit der kommerziellen immunologischen Tests (z.B. Pregnosticon®, Gravindex®, Chorignost®, Prepurex® u.a.) ist auf 1000 bis 1500 hCG-Einheiten eingestellt. Diese Konzentrationen sind bei normaler Gravidität **8—10 Tage nach Ausbleiben der Regelblutung** (36—38 Tage nach der letzten Regel) erreicht. Frühestens zu diesem Zeitpunkt ist damit eine positive Reaktion zu erwarten.

Tests mit höherer Sensitivität sind z.B. Neo-Planotest®: 500 IU hCG/l; Neo Pregnosticon®: 75 IU hCg/l; Gonavislide®: 200 IU hCG/l; Tandem-Icon®: 40 IU hCG/l).

Die diagnostische Sicherheit der immunologischen Methoden liegt bei 99 %. Bei Verdacht auf gestörte oder ektope Gravidität, Mehrlingsschwangerschaft oder hCG-bildende Trophoblasttumoren (hydatiforme Mole, Chorionepitheliom) ist eine **quantitative hCG-Bestimmung** erforderlich.

Der quantitative hCG-Nachweis im Blutserum mit Hilfe des **Radioimmunoassay** erfaßt die β-hCG-Untereinheit und ermöglicht eine Differenzierung gegenüber dem in Struktur und Antigenität homologen LH (luteinisierendes Hormon). Im Radioimmunoassay ist β-hCG bereits 12—14 Tage nach der Ovulation (Konzeption) nachweisbar. Die Blutspiegel steigen danach steil an bis zu einem Gipfel von 40—90 IU/ml im 3. Monat der Gravidität. Danach tritt ein langsamer Abfall bis auf 10—20 IU im 7. Monat ein. Unmittelbar vor der Geburt kommt es zu einem zweiten kleineren Gipfel.

4.4 Schwangerenbetreuung

4.4.1 Anamnese und Untersuchungen

Anamnese

Das wichtigste anamnestische Indiz einer eingetretenen Schwangerschaft ist die **Amenorrhoe**. Gelegentlich können allerdings in den ersten Monaten einer Gravidität noch termingerechte regelartige Blutungen auftreten.

Allgemeinsymptome der Gravidität (Übelkeit, morgendliches Erbrechen, Spannungsgefühl in den Brüsten) geben weitere Hinweise. Multipare Frauen wissen aus eigener Erfahrung die Frühzeichen einer Gravidität im allgemeinen besser zu beurteilen als Erstgebärende.

In der **Familienanamnese** spielen Mehrlingsschwangerschaften, Disposition zu funktionellen oder organischen Krankheiten (z.B. essentielle Hypertonie, Diabetes mellitus) sowie genetisch determiniert Konstitution (Erbkrankheiten) eine Rolle.

Die **Eigenanamnese** hat besonders die Krankheiten zu berücksichtigen, welche den Verlauf von Schwangerschaft und Geburt nachteilig beeinflussen können und das Risiko für Mutter und Kind überdurchschnittlich erhöhen.

Dazu zählen frühere oder aktuelle **schwere Erkrankungen der Mutter** (z.B. an Herz, Lungen, Leber, Nieren, ZNS), Blutungs- und Thromboseneigung.

Erhöhte Komplikationsraten sind bei sehr jungen (unter 18 Jahren) oder bei Schwangeren über 35 Jahren zu erwarten.

Wichtig ist die Information über durchgemachte **Infektionskrankheiten**. Die Mehrzahl der abortiv oder teratogen wirkenden Infektionen hinterläßt einen dauerhaften immunologischen Schutz.

Besondere Bedeutung kommt dem **Verlauf früherer Schwangerschaften und Geburten** zu. Vorausgegangene Spontanaborte geben Hinweise auf chromosomale Störungen, Nidations- und Plazentationsstörungen oder auf eine Zervixinsuffizienz. Früh- und Mangelgeburten können Folgen einer chronischen Plazentainsuffizienz sein, überdurchschnittliche hohe Neugeborenengewichte sind häufig Symptom eines latenten Diabetes. EPH-Gestosen neigen zum Rezidiv. Bei präexistentem Hypertonus besteht die Gefahr einer sog. Pfropfgestose. Pathologische Geburtsverläufe (Dystokien, Wehenschwächen) oder auch Anomalien der Nachgeburtsperiode (Lösungsstörungen der Plazenta: Placenta accreta et increta, Atonien) haben ein erhöhtes Wiederholungsrisiko.

Schließlich ist die **soziale Situation** der Schwangeren zu berücksichtigen. Verschiedene schwangerschaftsbedingte Erkrankungen, wie z.B. Schwangerschaftsanämie und Spätgestosen sind bei sozial ungünstig gestellten Frauen häufiger als bei Frauen, die in guten sozialen Verhältnissen leben. Bei berufstätigen Frauen ist eine Tätigkeitsanamnese notwendig, um rechtzeitig Vorsorge zu treffen, daß eine Exposition gegenüber schädigenden Noxen (Chemikalien, ionisierende Strahlen) vermieden wird.

Tragzeit

Das **Ende** einer Gravidität ist mit dem Geburtstermin exakt definiert, der **Anfang** dagegen aus methodischen Gründen und widersprechenden Ansichten über den Beginn des individuellen Lebens schwierig zu erfassen. Bei den Tragzeitberechnungen werden deshalb verschiedene Zeitpunkte zur Kennzeichnung des Schwangerschaftsbeginns herangezogen.

1. **Tragzeit post menstruationem** (Schwangerschaftsalter): Bezogen auf den ersten Tag der letzten Menstruation liegt die mittlere Tragzeit bei 281,5 Tagen mit einer mittleren quadratischen Abweichung von $\pm$ 12,7 Tagen. Die Grenzen des 3σ-Bereiches reichen von 243—320 Tagen. Für die geburtshilfliche Praxis und die Festlegung der im Mutterschutzgesetz fixierten Schonfristen ist die Tragzeit post menstruationem eine ausreichende Grundlage.

Die große Variabilität der Tragzeit post menstruationem beruht auf Schwankungen der Regelintervalle und auf den oft unsicheren anamnestischen Angaben.

> Die durchschnittliche Schwangerschaftsdauer beträgt berechnet vom ersten Tag der letzten Regel 281,5 Tage.
>
> Zur Vereinfachung wird die normale Schwangerschaftsdauer mit 10 Lunarmonaten à 28 Tage = 280 Tage = 40 Wochen angegeben.
>
> Die Errechnung des Geburtstermins erfolgt nach der *Naegele*schen Regel: 1. Tag der letzten Regel minus 3 Kalendermonate plus 7 Tage (plus ein Jahr) = Geburtstermin.
>
> Bei verkürztem oder verlängertem Zyklus sind die von der 28 Tage-Norm nach oben oder unten abweichenden Tage zu addieren bzw. zu substrahieren.

Mit Hilfe spezieller Rechengeräte (Terminuhr, Gravidarium) ist in praxi eine rasche Ermittlung des aktuellen Schwangerschaftsalters, des erwarteten Geburtstermins und anderer wichtiger Daten der Schwangerschaft (z.B. Beginn und Ende der gesetzlichen Mutterschutzfrist) möglich.

2. **Tragzeit post cohabitationem:** Die Tragzeit post cohabitationem ist auf wenig zuverlässige Angaben über den Kohabitationstermin angewiesen. Aufgrund der retrospektiven Datengewinnung besteht die gleiche Unsicherheit wie bei der Berechnung post menstruationem.

3. **Tragzeit post ovulationem:** Der Ovulationstermin ist anhand der Basaltemperaturkurve mit einer Genauigkeit von $\pm 1-2$ Tagen zu bestimmen. Damit ist die Bestimmung des Schwangerschaftsbeginns genauer als bei den retrospektiven Ermittlungen des Regel- oder Konzeptionstermins möglich. Bezogen auf den Ovulationstermin beträgt die mittlere Tragzeit 267,4 Tage, die mittlere Abweichung + 7,6 Tage, der Bereich der 3-σ-Grenze liegt zwischen 245 und 290 Tagen. Eine exakte Ermittlung des Ovulationstermins ist im Zuge sonographischer Kontrollen bei medikamentös induzierter Schwangerschaft möglich.

Als „**gesetzliche Empfängniszeit**" gilt die Zeit vom 181.–302. Tag vor der Geburt eines Kindes. In Vaterschafts- und Alimentationsprozessen kommt ein Mann, der in diesem Zeitraum der Mutter beigewohnt hat, als Vater in Betracht.

Dieser, vom Gesetzgeber festgelegte Zeitraum hat aus zwei Gründen nur noch bedingt Gültigkeit, da

1. überlebende Kinder nach einer Tragzeit von weniger als 181 Tagen geboren werden können
2. Tragzeiten von mehr als 292 Tagen post conceptionem als „im höchsten Maße unwahrscheinlich" bezeichnet werden müssen.

Vaterschaftsnachweise können erforderlich werden bei ungeklärter Paternität, Eheanfechtungen, seltener auch bei Verdacht der Kindsvertauschung oder zur Familienzusammenführung. Der Abstammungsnachweis wird durch Blutgruppengutachten geführt (genetische Unterschiede in Blutgruppen- und Serumproteinen). Die Verfahren erlauben einen Vaterschaftsausschluß mit an Sicherheit grenzender Wahrscheinlichkeit. Umgekehrt ist statistisch der Nachweis einer biologischen Vaterschaft in ca. 99% möglich.

Neue Möglichkeiten des Vaterschaftsnachweises haben gentechnologische Methoden eröffnet (genetischer Abstammungsnachweis durch Restriktionsfragmentlängen-Polymorphismen: „genetischer Fingerabdruck").

Untersuchungen

Die ärztliche Untersuchung der Schwangeren gliedert sich in die **Erstuntersuchung** und die **Kontrolluntersuchungen**.

Vorrangiges Ziel ist die rechtzeitige Erkennung und Selektion von Risikofällen.

Zu jeder Untersuchung gehört eine Reihe obligater Maßnahmen, die je nach individueller Situation durch weitere diagnostische Maßnahmen ergänzt werden. Die Minimalmaßnahmen sind in den Mutterschaftsrichtlinien des Bundesausschusses der Ärzte und Krankenkassen festgelegt.

Erstuntersuchung

Die Erstuntersuchung dient der Feststellung der Schwangerschaft und der Terminbestimmung.

Sie beschränkt sich aber nicht auf den geburtshilflich-gynäkologischen Befund, sondern schließt eine Allgemeinuntersuchung ein

1. zur Beurteilung konstitutioneller Besonderheiten
2. zur rechtzeitigen Erkennung von Organkrankheiten.

Zu den obligaten Maßnahmen der Erstuntersuchung gehören:

- gynäkologisch-geburtshilfliche Untersuchung
- Blutdruckmessung
- Bestimmung des Körpergewichts
- Urinuntersuchung (Eiweiß, Zucker, Sediment)
- Hämoglobinbestimmung
- Blutgruppenbestimmung einschließlich der Untergruppen
- Lues-Suchreaktion (Treponema pallidum-Hämagglutinationstest)
- Rötelnantikörper-Suchtest (Hämagglutinations-Hemmungstest: HAH)
- HIV-Serologie (auf freiwilliger Basis).

Die gynäkologisch-geburtshilflichen Untersuchungen werden bis zur 20. Schwangerschaftswoche als innere (vaginale), jenseits der 20. Schwangerschaftswoche als äußere (abdominale) Untersuchungen vorgenommen.

Die vaginale Untersuchung beginnt mit der **Inspektion des äußeren Genitale**, um infektiöse Erkrankungen, Dystrophien und Anomalien im Vulvabereich sowie Varikosen zu erkennen.

Die **Spekulumeinstellung** erfaßt krankhafte Veränderungen von Introitus und Vagina. Sie ermöglicht die genaue Beurteilung der Cervix uteri. Verkürzung der Portio, alte Läsionen (*Emmet*-Risse), Klaffen des äußeren Muttermundes können prädisponierende Faktoren einer funktionellen Insuffizienz der zervikalen Verschlußmechanismen sein.

Über die schwangerschaftsspezifischen Erfordernisse hinaus gibt die Spekulumeinstellung und Kolposkopie bei der Erstuntersuchung die Gelegenheit zur **Krebsfrüherkennung**.

Die kolposkopische und zytologische Untersuchung sind daher unerlässliche Ergänzungen der Erstuntersuchung in graviditate.

Nach der Spekulumeinstellung erfolgt die **bimanuelle Palpation** zur Bestimmung von Lage, Größe und Konsistenz des Uterus und zum Ausschluß pathologischer Resistenzen im Bereich des inneren Genitale.

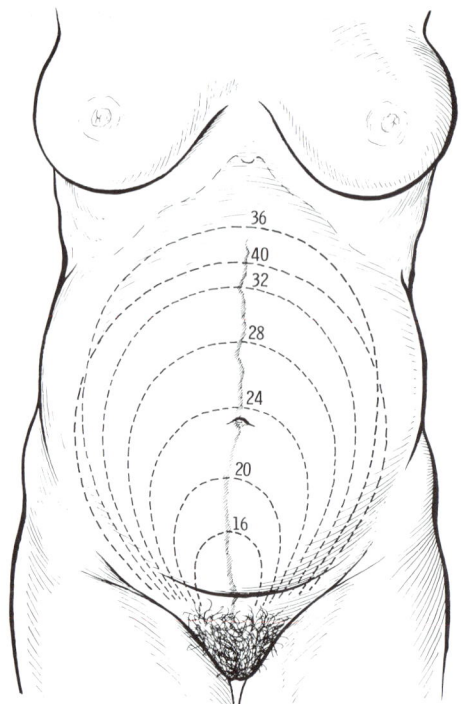

Abb. 4.2 Stand des Fundus uteri in den verschiedenen Gestationswochen

Kontrolluntersuchungen

Die Kontrolluntersuchungen sollten bei ungestörter Schwangerschaft im Abstand von 4 Wochen erfolgen. In den letzten 2 Schwangerschaftsmonaten sind im allgemeinen je 2 Untersuchungen angezeigt.

Die Kontrolluntersuchungen umfassen:

— Bestimmung des Körpergewichts
— Blutdruckmessung
— Urinuntersuchung (Eiweiß, Zucker, Sediment)
— Hämoglobinbestimmung
— Kontrolle des kindlichen Wachstums und der fetalen Herzaktion
— Feststellung der Kindslage

Die Gewichts-, Blutdruck- und Urinkontrollen dienen hauptsächlich der Entdeckung von Symptomen der EPH-Gestose:

— oberer systolischer Grenzwert: 140 mmHg
— oberer diastolischer Grenzwert: 90 mmHg.

Bei der Hb-Bestimmung gelten Werte unter 11.0 g/dl = 70 % Hb als pathologisch.

Größenzunahme des Uterus

Das regelrechte Wachstum des Feten läßt sich indirekt anhand der Größenzunahme des Uterus oder direkt durch Ultraschallfetometrie kontrollieren.

Die regelhafte Größenzunahme des Uterus, gemessen am Fundusstand ist in Abb. 4.2 und Tabelle 4.2 dargestellt.

Eine bessere Korrelation zur Größe des Feten ergibt sich aus der Messung des Symphysen-Fundus-Abstandes (SF-Maß).

Tabelle 4.2 Fundusstand in den einzelnen Schwangerschaftswochen

Ende der 12. Woche: obere Symphysenkante
Ende der 16. Woche: 2 QF über Symphyse
Ende der 24. Woche: Nabel
Ende der 28. Woche: 3 QF über Nabel
Ende der 32. Woche: zwischen Nabel und Processus xyphoides
Ende der 36. Woche: Rippenbogen
Ende der 40. Woche: 2 QF unter Rippenbogen

Der Höchststand des Fundus uteri ist am Ende der 36. Schwangerschaftswoche erreicht. Vier bis drei Wochen vor der Geburt tritt im allgemeinen eine „Senkung" des Leibes ein, die manchmal mit einer für die Schwangeren deutlich spürbaren Wehentätigkeit einhergeht (Senkwehen). Bei 70—80 % aller Erstgebärenden nimmt im Zuge der Leibessenkung der vorangehende Kindsteil Beziehungen zum kleinen Becken auf. Bleibt das Tiefertreten aus, so kann ein relatives Mißverhältnis zwischen dem kindlichen Kopf und dem mütterlichen Becken vorliegen. Auch eine tiefsitzende Plazenta kann das Eintreten des kindlichen Kopfes verhindern.

Bei Abweichungen vom zeitgerechten Fundusstand kommen differentialdiagnostisch folgende Störungen in Betracht:

Fundus höher als erwartet:

— Fehler in der Berechnung des Gestationsalters
— Mehrlingsschwangerschaft
— hydatiforme Mole
— Hydramnion
— Riesenkind bei mütterlichem Diabetes
— präexistente Uterusvergrößerung (Uterus myomatosus).

Fundus niedriger als erwartet:

— Fehler in der Berechnung des Gestationsalters
— Mangelentwicklung bei chronischer Plazentainsuffizienz
— intrauteriner Fruchttod

Ultraschalldiagnostik

Eine exakte Beurteilung des fetalen Wachstums und der fetalen Organentwicklung ermöglicht die Ultraschalldiagnostik (Sonographie).

Die **erste sonographische Untersuchung** sollte **im ersten Trimenon** der Schwangerschaft erfolgen (Abb. 4.3 a). Sie dient

— dem Nachweis der intakten intrauterinen Gravidität
— der exakten Bestimmung des Gestationsalters
— der Erkennung einer gestörten oder ektopen Schwangerschaft oder einer hydatiformen Mole.

Der sonographische Nachweis einer **Fruchthöhle** ist zuverlässig ab der 6. Schwangerschaftswoche möglich. Eine intakte intrauterine Schwangerschaft ist erst dann bestätigt, wenn **Lebensäußerungen des Embryo** (Herzaktion, Bewegungen) nachzuweisen sind. Das embryonale Herz beginnt ca. 21 Tage nach der Konzeption zu schlagen. In der 7. Woche können Herzaktionen sonographisch zuverlässig nachgewiesen werden. Aktive, meist ruckartige oder fluktuierende embryonale Bewegungen lassen sich ab der 9. Woche nachweisen.

Die **zweite sonographische Untersuchung** sollte **zwischen der 18. und 23. Woche** erfolgen (Abb. 4.3 b). Sie dient

— dem Ausschluß fetaler Fehlbildungen
— der Erkennung des proportionierten Wachstums
— der Erkennung einer atypischen Plazentalokalisation (Ausschluß Placenta praevia).

Der zuverlässige Ausschluß oder Nachweis fetaler Entwicklungsanomalien setzt spezielle Erfahrungen in der sonographischen Diagnostik voraus. Bei Verdachtsmomenten im Rahmen einer sonographischen Basisuntersuchung ist die Überweisung der Schwangeren an ambulante oder klinische Abteilungen mit spezieller apparativer Ausrüstung und Erfahrung in der pränatalen Diagnostik notwendig.

Folgende sonographische Befunde können auf **fetale Entwicklungsanomalien** hinweisen:

— An- bzw. Oligohydramnion
— Polyhydramnion
— fetale Disproportion
— anomales Körperumrissbild, anomales Bewegungsverhalten
— Strukturanomalien im Fetus (echoarme Räume, Zysten, Ergüsse)
— Strukturanomalien der Plazenta.

Abweichungen von der normalen **Fruchtwassermenge** sind ein Indiz fetaler Fehlbildungen.

Die **fetale Biometrie** dient der Kontrolle des fetalen Wachstums und der Erkennung von Wachstumsretardierung, Dystrophien oder Makrosomie. Biometrische Standardparameter sind der **biparietale Durchmesser (Kephalometrie)**, der **Thoraxquerdurchmesser (Thorakometrie)** und die **Femurlänge**. Mit Hilfe

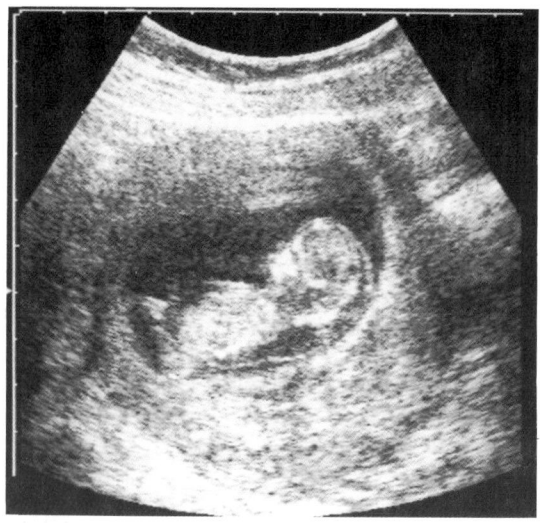

a

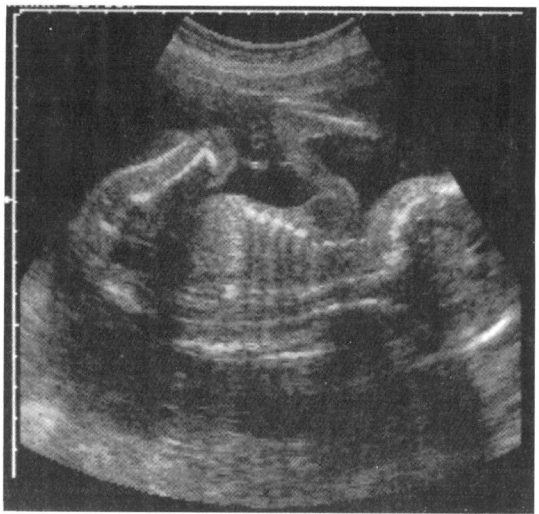

Abb. 4.3 a, b
a Vaginalsonographischer Befund bei intakter Schwangerschaft der 11. Woche
b Sonographische Darstellung eines Feten in der 20. SSW

b

dieser drei Standardparameter wird bei gesichertem Gestationsalter die proportionale Entwicklung des Feten überprüft.

Abnormales Bewegungsverhalten des Feten zeigt sich entweder in Form extremer Bewegungsarmut oder hektisch zuckender Bewegungen.

Ein **anormales Körperumrißbild** findet sich in erster Linie bei Struktur- und Kontinuitätsdefekten (z.B. Anenzephalus, Enzephalozele und Meningozele, Spina bifida, Hygroma colli, Omphalozele, Ektopia vesicae, sakrales Teratom).

Zu den sonographisch erkennbaren **intrafetalen Fehlbildungen** zählen u.a. der Hydrozephalus, intrathorakale Zysten, Hydrothorax und Zwerchfellhernie, Atresie der Darmwege, Nierenagenesie und Zystenniere (*Potter*-Syndrom), Blasenagenesie und urethrale Obstruktionen.

Die **sonographische Lokalisation der Plazenta** ist nach der 12. Woche zuverlässig möglich. Befindet sich die Plazenta vor der 20. Woche im Fundus uteri, so ist eine spätere Placenta praevia mit Sicherheit auszuschließen.
Sonographische Untersuchungen in der fortgeschrittenen Schwangerschaft dienen:

— der Erfassung von fetalen Dystrophien und Makrosomien
— der Bestimmung der Kindslage
— der endgültigen Lokalisation der Plazenta.

Die **peripartale Sonographie** kann einen Beitrag leisten:

— zur Diagnose der Übertragung (Wachstumsstillstand, Abnahme der Fruchtwassermenge, Plazentaalterung)
— zur Diagnose plazentarer Komplikationen (z.B. vorzeitige Lösung)
— zur Diagnose fetaler Haltungs-, Lage- und Einstellungsanomalien.

Gegenüber der sonographischen Diagnostik in der Frühschwangerschaft und im 2. Trimenon ist die Sonographie in der fortgeschrittenen Gravidität und peripartal von geringerer praktischer Bedeutung.

Fetale Herzaktion

Die Kontrolle der fetalen Herzaktion erfolgt mit Hilfe des geburtshilflichen **Stethoskops** (Hebammenstethoskop) oder durch **Ultraschallgeräte**, die nach dem Prinzip des *Doppler*-Effektes die Herzaktion (Pulsation) registrieren. Mit dem heute nur noch selten verwendetem Holzstethoskop sind die kindlichen Herztöne frühestens von der 16. Woche ab hörbar, mit dem Ultraschallgerät unter günstigen Bedingungen schon von der 7. Woche an. Die fetale Herzaktion ist ein regelmäßiger Doppelschlag mit einer Frequenz von 120--160 Schlägen pro Minute (SpM). Die fetale Herzaktion ist asynchron mit dem mütterlichen Puls. Das Punctum maximum der Herztöne findet sich dort, wo das kindliche Herz der mütterlichen Bauchwand am nächsten liegt, d.h. bei der Flexionslage auf der Seite des kindlichen Rückens, bei Deflexionslage auf der Seite der kindlichen Brust (Abb. 4.4). Ein auskultatorisches Phänomen, das zur Verwechslung Anlaß geben kann, ist das sog. **Nabelschnurgeräusch.** Es beruht auf Strömungsvorgängen in den Nabelschnurgefäßen und ist der kindlichen Herzfrequenz synchron. Der sichere Nachweis kindlicher Herztöne beweist das Leben des Kindes.

Feststellung der Kindslage

Die Feststellung der Kindslage ist vor allem gegen Ende der Gravidität von Bedeutung. Sie

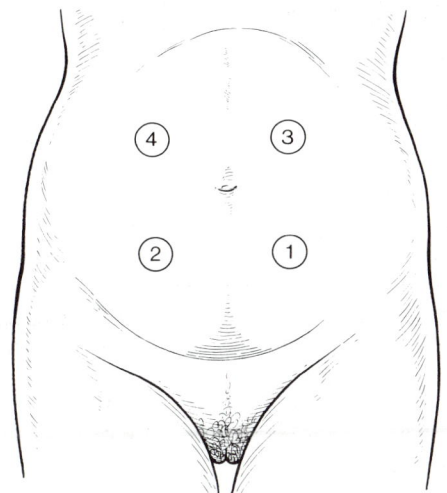

Abb. 4.4 Punctum maximum der fetalen Herztöne bei verschiedenen Kindslagen
1 linke Schädellage, 2 rechte Schädellage, 3 linke Beckenendlage, 4 rechte Beckenendlage

erfolgt durch äußere Untersuchung mit Hilfe der sog. *Leopold*-Handgriffe (Abb. 4.5).

Der **1.** *Leopold*-**Handgriff** dient der Ermittlung des Fundusstandes.

Mit den ulnaren Kanten beider Hände wird der Fundus uteri durch die Bauchdecken umfaßt. Die Höhe des Fundus erlaubt Rückschlüsse auf den Zeitpunkt der Schwangerschaft.

Der **2.** *Leopold*-**Handgriff** bestimmt die Stellung des kindlichen Rückens und der kleinen Teile (obere und untere Extremitäten).

Dazu werden beide Hände dem graviden Uterus seitlich flach angelegt. Der Rücken des Kindes ist als größere glatte Resistenz palpabel, die kleinen Teile verursachen eine unregelmäßige Kontur. Oft sind dabei auch Bewegungen der kindlichen Exremitäten spürbar.

Bei der **1. Lage (Stellung)** findet sich der kindliche Rücken auf der linken Seite.

Bei der **2. Lage (Stellung)** findet sich der kindliche Rücken auf der rechten Seite.

Über dem kindlichen Rücken sind im allgemeinen die fetalen Herztöne am deutlichsten zu hören.

Abb. 4.5 a–d *Leopold*-Handgriffe

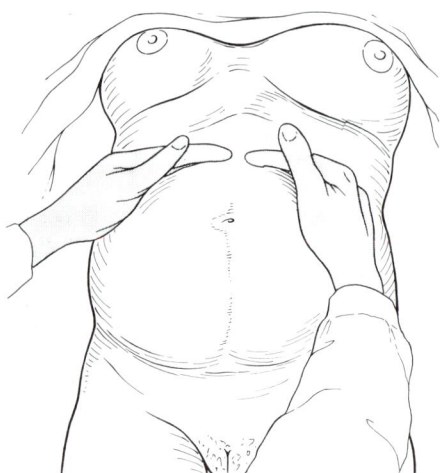

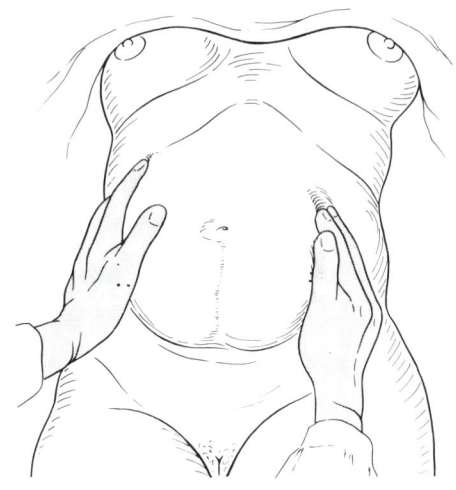

a 1. *Leopold*-Handgriff, ermittelt den Fundusstand

b 2. *Leopold*-Handgriff, ermittelt die Stellung des kindlichen Rückens

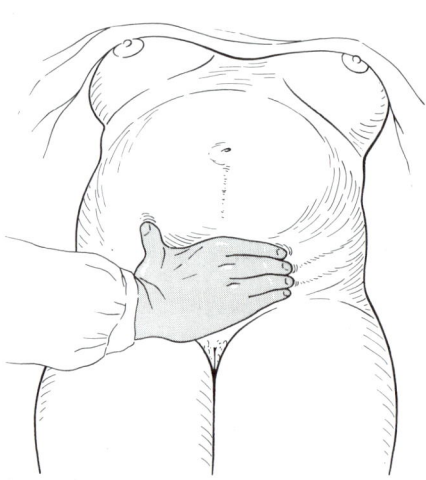

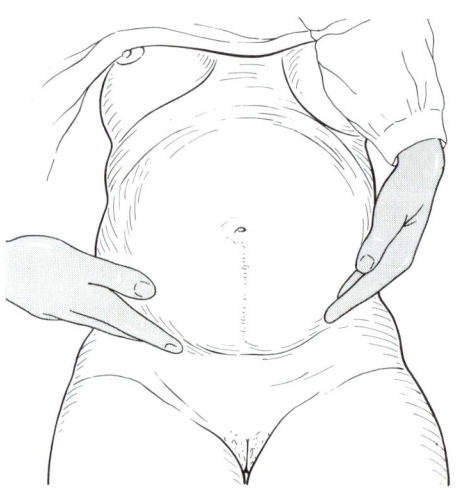

c 3. *Leopold*-Handgriff, dient der Feststellung des vorangehenden Kindsteiles

d 4. *Leopold*-Handgriff, kontrolliert die Beziehungen des führenden Kindsteiles zum Beckeneingang

Der **3. *Leopold*-Handgriff** dient zur Unterscheidung von Kopf- und Beckenendlage.

Der Daumen und die abgespreizten Finger der rechten Hand umgreifen den vorangehenden Teil im Bereich des unteren Uterinsegmentes.

Der kindliche Schädel imponiert als derbes kugeliges (ballotierendes) Gebilde, der kindliche Steiß dagegen als schmale weiche Resistenz von zumeist geringerer Beweglichkeit. Bei Querlage ist ein vorangehender Kindsteil mit dem 3. *Leopold*-Handgriff nicht nachweisbar.

Der **4. *Leopold*-Handgriff** ermittelt die Beziehungen des vorangehenden Teiles zum Beckeneingang.

Die ulnaren Kanten beider Hände werden symmetrisch von kranial her dem Uterus angelegt und dringen oberhalb der Leistenbeuge seitlich in die Tiefe. Dadurch läßt sich der Höhenstand des vorangehenden Teiles bestimmen.

Bei der Mehrgebärenden bleibt der kindliche Kopf im allgemeinen bis zum Geburtsbeginn beweglich über dem Beckeneingang. Bei der Erstgebärenden tritt er in der Regel bereits 4—3 Wochen vor der Geburt in das kleine Becken ein.

Mit Hilfe des *Zangemeister*-**Handgriffes** läßt sich ein relatives Mißverhältnis zwischen kindlichem Kopf und mütterlichem Becken feststellen. Dabei werden beide Hände von lateral parallel dem mütterlichen Abdomen im Symphysenbereich aufgelegt. Die untere liegt der Symphyse, die obere dem kindlichen Kopf flach auf. Liegt die obere Hand **unter** dem Niveau der Symphyse, so ist ein Mißverhältnis unwahrscheinlich, liegt sie **über** dem Niveau der Symphyse, so ist ein Mißverhältnis anzunehmen.

Beckendiagnostik

Die Beckendiagnostik dient der Erkennung von Anomalien des knöchernen Geburtskanals, die eine Geburt per vias naturales erschweren oder verhindern können. Die äußere Beckenmessung (anatomische Beckendiagnostik) hat in der Geburtshilfe an Bedeutung verloren, da die früher häufigen rachitischen Beckenveränderungen heute nur noch äußerst selten zu beobachten sind. Rückschlüsse aus den äußeren Abmessungen auf die räumlichen Verhältnisse des Beckens sind außerdem nur bedingt möglich. Sie lassen die von Fall zu Fall unterschiedlichen Abmessungen des Geburtsobjektes und seine Verformbarkeit außer Betracht. An die Stelle der **anatomischen Beckendiagnostik** ist die **funktionelle Beckendiagnostik** getreten, welche die Beziehungen zwischen Geburtsobjekt und Gebärkanal in der Frühphase der Geburt, d.h. nach Einsetzen der Geburtswehen erfaßt und zur Prognose des weiteren Geburtsverlaufes heranzieht.

Sie wird den individuellen geburtsmechanischen Bedingungen besser gerecht.

Eine Abschätzung der Beckenform und Raumverhältnisse ist aus der Konfiguration der *Michaelis*-Raute und durch die vaginale oder rektale Austastung möglich.

Die **Michaelis-Raute** wird durch folgende Punkte markiert: Kranial durch den Dornfortsatz des 5. Lendenwirbels, kaudal durch den Beginn der Analfurche und auf beiden Seiten durch die Spina iliaca posterior superior. Eine schmale spindelige Form der Raute spricht für ein allgemein verengtes Becken, eine sog. Drachenform für rachitische Beckenanomalie, Schrägstellung für ein asymmetrisches Becken (z.B. infolge Hüftgelenksluxation).

Die **Austastung des kleinen Beckens** gibt dann Hinweise auf eine Verengung im geraden Durchmesser, wenn der Mittelfinger der von vaginal untersuchenden Hand (bei abgespreizten Daumen) das Promontorium berührt. Der Abstand zwischen Unterrand der Symphyse und Promontorium wird als **Conjugata diagonalis** bezeichnet. Die Conjugata diagonalis beträgt durchschnittlich 13 cm. Durch Substraktion von 1,5—2 cm wird die geburtshilflich wichtige **Conjugata vera obstetrica** errechnet (Distanz zwischen Promontorium und nächstgelegenem Punkt am hinteren Rand der Symphyse).

Ferner können durch die vaginale und rektale Beckenaustastung grobe Formanomalien des Steißbeines, der Kreuzbeinhöhle und der Spinae ischiadicae sowie Exostosen und posttraumatische Verformungen des Beckens erkannt werden.

Eine exakte Ermittlung der räumlichen Struktur des knöchernen Beckens ist durch die an die Stelle von Röntgenuntersuchungen getretene **sonographische Pelvimetrie** möglich.

4.4.2 Ernährung

Die heute in den europäischen Industrieländern übliche Normal- und Mischkost ist in Zusammensetzung und kalorischem Gehalt auch in der Schwangerschaft ausreichend. Eine spezielle Schwangerschaftsdiät ist nicht erforderlich. Gegenüber weltweiten Problemen der Mangelernährung entstehen Ernährungspro-

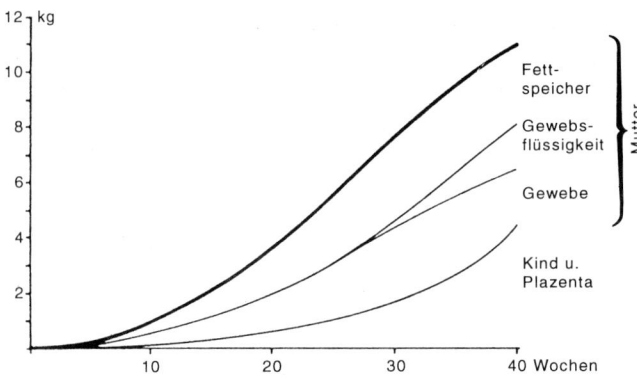

Abb. 4.6 Komponenten der normalen Gewichtszunahme in der Schwangerschaft (nach *Thomson* u. *Hytten* 1980)

bleme in den westlichen Industrieländern vorwiegend durch Überfluß, Reduktion des Energiebedarfs und Verlagerung der Eßgewohnheiten zugunsten fettreicher Produkte.

Zur angemessenen Ernährung sind jedoch einige Richtlinien zu beachten, die den veränderten Resorptions- und Stoffwechselvorgängen Rechnung tragen.

Der **kalorische Bedarf** liegt nicht wesentlich höher als außerhalb der Gravidität. Eine überhöhte Nahrungszufuhr („Ernährung für zwei") ist unbedingt zu vermeiden. Im ersten Trimenon sollte der Gewichtsanstieg pro Woche 250 g, im II. Trimenon 350 g nicht übersteigen. Im letzten Drittel der Schwangerschaft liegt die kritische Gewichtszunahme pro Woche bei 500 g. Die Gewichtszunahme addiert sich aus verschiedenen Einzelkomponenten (Abb. 4.6).

Unterkalorische und proteinarme Ernährung in der Schwangerschaft erhöhen die Rate an Früh- und Fehlgeburten. Die Zufuhr von hochwertigem Eiweiß (Milch, Milchprodukte, Fleisch, Fisch, Eier) sollte zwischen 80 und 100 g liegen. Die Fettzufuhr ist demgegenüber zu reduzieren. Bei den Kohlehydraten besteht in der Schwangerschaft eher die Gefahr einer überhöhten als einer zu niedrigen Zufuhr.

Nicht weniger wichtig als eine ausgeglichene Energiebilanz ist die ausreichende Versorgung der Schwangeren mit essentiellen Nährstoffen: Eiweiß, essentielle Fettsäuren, Mineralstoffe und Vitamine. Die empfohlene Mehrzufuhr an den unentbehrlichen Nahrungsbestandteilen in der Schwangerschaft ist z.T. erheblich höher als die durchschnittliche Zunahme des Energiebedarfs.

Unter den Mineralien ist ein Mehrbedarf an **Eisen** erwiesen, da die Eisenreserven zu Beginn der Schwangerschaft in der Regel unzureichend sind. Die erforderliche Tagesmenge von 3–4 mg Eisen wird im letzten Trimenon durch die übliche Nahrung häufig nicht gedeckt. Deshalb ist die Verabfolgung von gut resorbierbaren Eisenpräparaten u.U. in Kombination mit Folsäurepräparaten zu empfehlen (Fe: Ferrosanol®, Eryfer®, Parkevit-Fe®, Plastulen®, Ferro 66®, Co: Kendural Fol®). Gleiches gilt für das **Kalzium**. Die wünschenswerte Kalziumzufuhr pro die beträgt im letzten Trimenon 1.5 g. Zusätzlich zu den kalziumhaltigen Milchprodukten kann der Tagesbedarf durch Kalziumpräparate (Calcipot®, Kalzan®, u.a.) gedeckt werden. Der erhöhten Kariesneigung kann durch Fluorpräparate (Zyma-Fluor®, Zyma-Blaes®) begegnet werden.

Die Steigerung der oxydativen und reduktiven Vorgänge in graviditate erhöht auch den Bedarf an **Vitaminen**. Im allgemeinen reichen die in frischem Obst und Gemüse enthaltenen Vitaminmengen zur adäquaten Ernährung der Schwangeren aus. Fetale Entwicklungsstörungen und Fehlbildungen sind nur bei hochgradigem Vitaminmangel (aber auch bei Hypervitaminosen) zu befürchten. Eine Verabfolgung von Vitaminkombinationspräparaten in der Schwangerschaft (Prenatal®, Natabec®, Parkevit®, Pregnavit®, Multibionta®) sichert in Zweifelsfällen den notwendigen Vitaminbedarf.

Insgesamt ist eine abwechslungsreiche gemischte Kost auch in der Schwangerschaft die sicherste Grundlage für eine bedarfsdeckende

Ernährung. Bei der Beratung sollte besonders Wert gelegt werden auf einen erhöhten Verbrauch von

— Milch (als wichtige Quelle von Kalzium und Riboflavin)
— Grüngemüse (als ergiebige Folsäure-, Vitamin B 6- und Vitamin C-Lieferanten)
— magerem Fleisch (zur Deckung des Eisen- und Vitamin B 6-Bedarfs)
— Vollkornprodukten (zur Thiaminversorgung und Zufuhr von Ballaststoffen).

4.4.3 Hygiene

Die Schwangerschaft erfordert keine spezielle Hygiene, die über die Maßnahmen der allgemeinen Körperpflege hinausgeht. In der Vorsorge für eine ungestörte Entwicklung des Kindes und zur Vorbereitung auf die erhöhten Anforderungen an den mütterlichen Organismus wird die Schwangere jedoch bewußt auf eine gesunde Lebensführung achten. Genußgifte (Alkohol, Nikotin) sind zu meiden oder doch zumindest auf ein vernünftiges Maß zu reduzieren.

Alkohol ist direkt oder indirekt teratogen. Er kann bei den Kindern alkoholkranker Frauen zum schweren Krankheitsbild der Alkoholembryopathie führen. **Nikotinabusus** reduziert dosisabhängig Wachstum und Geburtsgewicht des Feten und erhöht die perinatale Mortalität.

Ganzkörperwaschungen und Reinigungsbäder sollten durch Wechselduschen und kräftiges Frottieren zur Förderung der Hautdurchblutung ergänzt werden. Scheidenspülungen sind zu unterlassen. Sexuelle Karenz ist nur bei gestörter Gravidität, insbesondere bei habituellen Aborten, Zervixinsuffizienz und Neigung zu Frühgeburten erforderlich. **Schlackenreiche Kost** genügt in den meisten Fällen, um die physiologische Obstipation zu beheben. Oft ist aber die Verordnung von milden Laxantien zur Regelung der Stuhlfunktion unvermeidbar (Quell- und Ballaststoffe). Die verstärkte Kariesneigung macht sorgfältige Zahnpflege erforderlich. Ein bis zwei **zahnärztliche Kontrollen** sind während der Schwangerschaft anzuraten. Bei Disposition zu **Varikosis** der unteren Extremitäten sind Wechselbäder, Gymnastik, Hochlagerung der Beine, u.U. auch Stütz- oder Kompressionsstrümpfe notwendig. Beengende und schnürende **Kleidung** ist zu vermeiden, ein sog. Umstandsgürtel nur bei hochgradig erschlafften Bauchdecken Mehrgebärender erforderlich. Besser als passive Stützmaßnahmen ist das **aktive Training der Bauchmuskulatur**. Bewegung in frischer Luft, längere Spaziergänge, auch sportliche Betätigung (Gymnastik, Schwimmen) sind zu empfehlen. Leistungs- und Kraftsport, sowie alle Sportarten, die mit stärkerer Erschütterung des Körpers einhergehen, müssen während der Schwangerschaft ausgesetzt werden.

Reisen in der Schwangerschaft

Reisen in Länder mit extremen geographischen und klimatischen Unterschieden, mit erhöhtem Infektionsrisiko (z.B. Magen-Darminfektionen, Hepatitis) sowie mit speziellen Impferfordernissen sollten in der Schwangerschaft wenn möglich vermieden werden. Die Möglichkeiten der adäquaten ärztlichen Versorgung vor Ort sollten vor Antritt der Reise geklärt werden. Die Flugreise selbst ist im Hinblick auf höhenphysiologische Gesichtspunkte ohne Risiko für Mutter und Kind. Von der Reise unabhängige Schwangerschaftskomplikationen sind allerdings immer in Rechnung zu stellen (z.B. Abortgefahr im I. Trimenon, Gefahr der Frühgeburt im letzten Trimenon). Die Luftverkehrsgesellschaften gestatten in den letzten 6 Wochen vor dem errechneten Geburtstermin keine Flugreisen mehr. In unverzichtbaren Fällen ist eine Kontrolluntersuchung unmittelbar vor Antritt der Reise anzuraten.

4.4.4 Geburtsvorbereitung

Unter Geburtsvorbereitung versteht man die Beseitigung funktioneller, geburtserschwerender Störungen, die infolge spezifischmenschlicher Großhirnfunktionen entstehen, durch natürliche (nichtmedikamentöse) Maßnahmen. Im Vordergrund steht dabei die **psychologische Geburtsvorbereitung** (Psychoprophylaxe), die durch **körperliches Training** (Gymnastik, Atemtechnik, Entspannungsübungen) ergänzt wird.

Der **Geburtsschmerz** ist mit der Wahrnehmung der Schmerzreize nur unvollständig erklärt. Dem physiologischen **Schmerzempfinden** addiert sich eine emotionale Komponente des **Schmerzerlebens**. Die Schmerzschwelle ist von der aktuellen geistigen, gefühlsmäßigen und körperlichen Verfassung der Kreißenden abhängig. Bei einem großen Teil der Schwangeren besteht eine Erwartungsangst, die aus der Unkenntnis des Geburtsvorganges, aber auch aus bewußten und unbewußten negativen Eindrücken und Informationen gefördert wird. Sogenannte Realängste der Schwangeren oder gebärenden Frau bestehen z.B. in der Furcht vor Geburtskomplikationen, der Furcht, ein krankes oder fehlgebildetes Kind zu haben, in materielle oder soziale Schwierigkeiten zu geraten. Aber auch unbewußte Ängste (Schuldgefühle, Ablehnung des Kindes oder des Kindsvaters, narzißtische Motive, retardierte psychosexuelle Reife) können den Geburtsvorgang affektiv belasten. Die Affektspannung induziert vegetative Spannung (Gefäßspasmen, muskuläre Tonuserhöhung). Erhöhter peripherer Widerstand und Hypoxie verstärken ihrerseits die Wehentätigkeit und den Wehenschmerz. Auf diese Weise entsteht ein circulus vitiosus, den *Read* als **Angst-Spannungs-Schmerz-Syndrom** definiert hat.

Die Verhinderung oder Unterbrechung dieses Circulus vitiosus ist das wichtigste Ziel der psychologischen Geburtsvorbereitung, die auf verschiedenen praktischen oder theoretischen Wegen angestrebt wird (Erziehung zur natürlichen Geburt, „Geburt ohne Angst", progressive Muskelrelaxation, autogenes Training, Wachsuggestion). Die verschiedenen Methoden und „Schulen" lassen sich auf drei wichtige therapeutische Prinzipien zur Verminderung des Geburtsschmerzes reduzieren:

1. Affektentzug (rationale Aufklärung, Vertrauensvermittlung)
2. Einengung des Bewußtseins (Ablenkung durch Konzentration, Wachsuggestion)
3. Tonusregulierung (muskulär-vegetative Entspannung).

Die Vorbereitung kann durch Einzel- oder Gruppentherapie erfolgen. Im Mittelpunkt der **gymnastischen Maßnahmen** stehen die **Lagerungs- und Entspannungsübungen** (Spannen-Entspannen-Schwere-Übungen). Daran schließt sich das Erlernen der **tiefen rhythmischen Abdominalatmung** an, die in der Eröffnungsperiode zur Anwendung kommt. Die

Hechelatmung kann in der Austreibungsperiode hilfreich sein. Sie bedeutet Affektentladung, ersetzt das Schreien und vermag den reflektorischen Drang zum unkontrollierten Mitpressen zu bremsen. Schließlich wird die Technik der **Preßatmung** geübt.

Nur ein Teil der Frauen nutzt die gebotenen Möglichkeiten der psychologischen Geburtsvorbereitung. Oft genug kann die Vermittlung der wichtigsten Informationen erst nach Aufnahme der Schwangeren auf dem Kreißsaal vorgenommen werden. In diesen Fällen bleibt nur Zeit für eine „**Kurzanleitung**", die parallel zu den notwendigen Vorbereitungen und körperlichen Untersuchungen durch Hebamme und Arzt erfolgen muß. Eine Atmosphäre der Ruhe und Sicherheit, persönliche Zuwendung und präzise Verhaltensanweisungen sind wichtige Voraussetzungen für den Aufbau eines Vertrauensverhältnisses. Unbedachte, für das Personal selbstverständliche, für die Kreißende aber u.U. mißverständliche Äußerungen wirken als negative Suggestion, die die Haltung der Kreißenden und den Ablauf der Geburt nachteilig beeinflussen.

4.4.5 Pharmaka

Schwangerschaft, Geburt und Wochenbett zeigen phasenspezifische pharmakokinetische Besonderheiten, die bei der Arzneimitteltherapie Beachtung finden müssen. Pharmakokinetik umfaßt die Vorgänge der

— Resorption (Absorption)
— Verteilung (Distribution)
— Umwandlung (Metabolism) und
— Ausscheidung (Exkretion)

eines Pharmakons im Organismus (ADME-Vorgänge).

In der Schwangerschaft sind drei für die Pharmakokinetik wichtige Kompartimente, die untereinander in Verbindung stehen, zu berücksichtigen: Schwangere, Fruchtwasser und Frucht. Die entscheidende Frage der Pharmakotherapie in der Schwangerschaft ist die prospektive Beurteilung von unerwünschten Nebenwirkungen am Kind. Art und Umfang einer möglichen embryo-fetalen Schädigung sind abhängig von

— der teratogenen Potenz des Präparates
— der verwendeten Dosis

— dem Zeitpunkt der Verabfolgung in der Schwangerschaft.

Pharmakokinetik im I. Trimenon

Pharmaka können die befruchtete Eizelle schon vor der Implantation erreichen. Der Übertritt erfolgt per diffusionem. Für schädigende Substanzen gilt in dieser Phase das Alles- oder- Nichts-Gesetz: normale Weiterentwicklung oder Fruchttod.

In der Periode der Organogenese (bis ca. 12. Woche) können diaplazentar übertretende Stoffe schwere Organfehlbildungen (Embryopathien, s. Kap. 3.1.5) verursachen. Über die 12. Schwangerschaftswoche hinaus ist noch die Entwicklung des ZNS, der Augen und der weiblichen Geschlechtsorgane durch Pharmaka negativ beeinflußbar.

Pharmakokinetik im II. und III. Trimenon

Nach der 12. Woche gewinnt das Fruchtwasser als 3. Kompartiment für die Pharmakokinetik zunehmend an Bedeutung. Der Austausch zwischen mütterlichem Organismus und Feten kann **diaplazentar** und **paraplazentar** erfolgen. Der diaplazentare Weg führt über die selektionsfähige Barriere der Plazenta, der paraplazentare über die Eihäute und verschiedene gewebliche Substrate des Feten, die unterschiedliche Barrierenfunktion besitzen (Haut, Darmtrakt). Das **Fruchtwasser** ist Transportmedium, aber auch Reservoir für Pharmaka.

Pharmakokinetik im Wochenbett

Durch die Geburt werden die direkten dia- und paraplazentaren Verbindungen zwischen Mutter und Fet abrupt unterbrochen. Eine diskontinuierliche materno-fetale Verbindung bleibt aber durch den **Stillvorgang** bestehen. Bei vielen Substanzen, die der Wöchnerin verabreicht werden, muß mit einem Übertritt in die Muttermilch und mit unerwünschten Nebenwirkungen am Neugeborenen gerechnet werden. Neben der einfachen Diffusion spielt bei der translaktalen Passage die selektive und aktive Übertragung von Pharmaka eine große Rolle. Einige (insbesondere fettlösliche) Stoffe können durch die aktive Sekretionsleistung des Drüsenepithels in der Muttermilch eine höhere Konzentration als im mütterlichen Plasma erreichen.

Pharmakotherapie in der Schwangerschaft

Unter der großen Zahl von Arzneimitteln sind nur für wenige Substanzen begründete Kontraindikationen bekannt. Da die tierexperimentelle Prüfung von Pharmaka keinen sicheren Rückschluß auf die Wirkung im menschlichen Organismus erlaubt, ist bei der Verabfolgung von Arzneimitteln an Schwangere **strengste Indikationsstellung** erforderlich. Zumindest im ersten Trimenon sollte eine Pharmakotherapie auf das unbedingt erforderliche beschränkt bleiben.

Für die in Tabelle 4.3 aufgeführte Pharmaka besteht aufgrund bekannter Nebenwirkungen eine Kontraindikation in der Gravidität

4.4.6 Impfung

Die Indikation zu Impfungen ist in der Schwangerschaft mit besonderer Vorsicht zu stellen, da der Organismus der Schwangeren empfindlicher reagiert (Störung des immunologischen Toleranzgleichgewichtes, herabgesetzte zelluläre Abwehr) und die Frucht geschädigt werden kann (Tab. 4.4). Das Risiko einer teratogenen Schädigung besteht besonders im 1. Trimenon der Gravidität.

> **Als Faustregel gilt:**
> Schutzimpfungen mit Lebendvakzinen sind in der Schwangerschaft im allgemeinen nicht möglich, mit Totimpfstoffen dagegen in den meisten Fällen unbedenklich. Bei Krankheitskontakt mit hoher Gefahr der Ansteckung sind u.U. auch Schutzimpfungen mit Lebendimpfstoffen notwendig und vertretbar.

Die **Pocken-Erstimpfung** ist in der Gravidität kontraindiziert, eine Wiederimpfung dagegen nach dem 4. Schwangerschaftsmonat möglich. **Gelbfieber-Impfung** sollte nur in dringlichen und unvermeidbaren Fällen erfolgen. Die **Röteln-Impfung** ist kontraindiziert. Der pränatalen Rötelninfektion ist durch prophylaktische Impfung **vor** dem Eintreten einer Gravidität zu begegnen (Impfung aller Mäd-

Tabelle 4.3 In der Schwangerschaft kontraindizierte Pharmaka und mögliche Folgen ihrer Anwendung

---

Antibiotika

Tetrazyklin	(Wachstumshemmung, Gelbfärbung der Zähne)
Chloramphenicol	(sog. Grey-Syndrom bei Früh- und Neugeborenen)
Streptomycin	(Innenohrschädigung)
Kanamycin	(Otonephrotoxizität)
Gentamycin	(Otonephrotoxizität)
Sulfonamide	(Ikterus)

Penicilline und Cephalosporine können ohne Bedenken eingesetzt werden. Trimathoprim und Sulfomethoxazol-Kombinationen (Bactrim, Eusaprim u.a.) wirken als Folsäureantagonisten und sind in der Schwangerschaft nicht anzuwenden, obwohl negative Auswirkungen bislang nicht bekannt geworden sind.

Hormone

Androgene	(Virilisierung weiblicher Feten)
Synthetische Gestagene und Anabolika	(Virilisierung durch die androgen wirkende Komponente)
Stilbene	(Adenosen und Vaginalkarzinome im Adoleszentenalter)
Kortisone	(Lippen-Kiefer-Gaumenspalten, postpartale Nebennierenrindeninsuffizienz)

Endokrin wirksame Substanzen

Thyreostatika	(Struma, Kretinismus)
Orale Antidiabetika	(multiple Fehlbildungen)

Verschiedene Medikamente

Zytostatika	(Fruchttod, multiple Fehlbildungen)
Thalidomid	(Amelie, Phokomelie)
Gasförmige Narkotika (z.B. Halothan)	(Aborte)
Cumarine	(fetale Hämorrhagien)
Sedativa, Barbiturate, Opiate	(Atemdepression, Trinkschwäche)
Diazepam	(Lippen-Kiefer-Gaumenspalten)
Hypotensiva	(Atemstörungen, Bradykardie)
Vitamin A (Überdosis)	(ZNS-Fehlbildungen)
Vitamin C (Überdosis)	(Herz-Gefäß-Fehlbildungen)
Vitamin K	(Icterus gravis)
Phenacetin	(Methämoglobinbildung)
Hydantoin	(Dystrophie, Mikrozephalie)

---

chen bis zum 15. Lebensjahr). Kontraindikation besteht auch für die **Masern-** und **Mumps-Impfung**. Die **Polyomyelitis-Schluckimpfung** ist in der Gravidität auch im I. Trimenon möglich. Im Erwachsenenalter besteht eine relativ gute Polioimmunität. Die verwendeten Impfviren besitzen nur eine äußerst geringe residuale Virulenz und minimale Fähigkeit zur Virämie. Für die **Tetanus- und Grippe-Schutzimpfung** bedeutet die Schwangerschaft keine Kontraindikation. **Typhus- und Paratyphus-Impfungen** sind oral jederzeit möglich. **Cholera-Impfung** sollte nur in unvermeidbaren Situationen und möglichst jenseits des I. Trimenons erfolgen.

Passive Immunisierungen (bei Krankheitsexposition oder Infektion) durch polyvalente Gammaglobulin-Präparate können in allen Stadien der Gravidität durchgeführt werden. Bei der passiven Immunisierung werden Immunglobuline zugeführt. Nur IgG-Antikörper treten diaplazentar auf den Feten über, IgA- und IgM-Antikörper dagegen nicht. Die protektive Wirkung der Gammaglobuline besteht in der Vermittlung sowohl einer antiviralen und antibakteriellen als auch einer antito-

Tabelle 4.4 Impfungen in der Schwangerschaft

Impfstoff	Impfung	erstes Trimenon	später
Lebendvakzine	Pockenerstimpfung	nein	nein
	Pockenwiederimpfung	wenn nicht vermeidbar	
	BCC-Impfung	nein	nein
	Polioimpfung	ja	ja
	Masernimpfung	nein	nein
	Rötelnimpfung	nein	nein
	Mumpsimpfung	nein	nein
	Gelbfieberimpfung	wenn nicht vermeidbar	
Totvakzine	Tetanusimpfung	ja	ja
	Diphtherieimpfung	nein	wenn indiziert
	Pertussisimpfung	nein	nein
	Polioimpfung	ja	ja
	Grippeimpfung	wenn indiziert	wenn indiziert
	Tollwutimpfung	wenn nicht vermeidbar	
	Typhus/Paratyphusimpfung	oral jederzeit möglich	
	Choleraimpfung	wenn nicht vermeidbar	

xischen Immunität. Zur Prophylaxe von Viruskrankheiten müssen polyvalente Gammaglobuline möglichst rasch nach der Exposition injiziert werden, da eine Wirkung nur während der virämischen Phase zu erwarten ist.

4.4.7 Strahlenexposition

Ionisierende Strahlen können **im postnatalen Leben auftretende Erkrankungen** oder **Embryopathien** hervorrufen. Die Indikation zur geburtshilflichen Röntgenuntersuchung ist deshalb streng zu stellen. Durch die technische Verfeinerung der Ultrasonographie ist die geburtshilfliche Röntgendiagnostik mehr und mehr in den Hintergrund getreten.

Unter den möglichen postnatal auftretenden Schäden einer Strahlenexposition der Frucht sind die Induktion von Leukämien und Malignomen zu nennen. Von größerer Bedeutung sind die Embryopathien. Obgleich für diese eine Dosisabhängigkeit unbestritten ist, gibt es keine „sicher unschädliche Minimaldosis". Grundsätzlich kann jeder „Treffer" eine teratogene oder letale Mutation auslösen. Über das Ausmaß und die Art der embryonalen Schädigung entscheidet der Zeitpunkt der Einwirkung. In der Blastogenese ist mit letaler Schädigung zu rechnen, in der organogenetischen Determinationsperiode können Organfehlbildungen in verschiedener Form induziert werden.

Eine Dosis von 0,1 Gy wird als praktische Grenze der Teratogenität angesehen. Unterhalb dieser Dosis ist das Risiko einer strahleninduzierten Fehlbildung gering. Die bei der Röntgendiagnostik gebräuchlichen Dosierungen überschreiten nur selten den Wert von 1 rad.

Zur Verminderung der Strahlenbelastung, insbesondere der kindlichen, aber auch der mütterlichen Gonaden, sind optimale Einstellung der möglichst kleinen Aufnahmefelder und technische Vorkehrungen zur Verringerung der Strahlendosis notwendig (Zusatzfilter, empfindliches Filmmaterial, Verstärkungsschirme).

Die **Verordnung über den Schutz von Schäden durch Röntgenstrahlen (Röntgenverordnung — RöV)** vom 1.3.73 nimmt in § 23 besonderen Bezug auf den Schutz der Keimdrüsen und der Leibesfrucht. Danach sind Röntgenuntersuchungen bei Personen, deren Gebär- oder Zeugungsfähigkeit nicht dauernd ausgeschlossen ist, so vorzunehmen, daß die Keimdrüsen nicht der direkten Strahlung ausgesetzt sind. Bei Frauen im gebärfähigen Alter dürfen nach § 23 Abs. 2 Röntgenuntersuchungen der Beckenorgane „nur dann vorgenommen werden, wenn eine Schwangerschaft nicht wahrscheinlich ist". Eine aufschiebbare Röntgendiagnostik sollte also bei Frauen nur in der ersten Hälfte des Zyklus erfolgen.

4.5 Pränatale Diagnostik

Die pränatale Diagnostik hat über die frühzeitige Erkennung unheilbarer kindlicher Anomalien hinaus mehr und mehr Bedeutung als Grundlage einer rechtzeitigen intrauterinen Therapie, die im besten Falle die Manifestation krankhafter Störungen verhindern kann.

Die pränatale Diagnose konnataler Anomalien stützt sich hauptsächlich auf die Untersuchung von Fruchtwasserproben, die durch **Amniozentese** gewonnen werden.

Die unter Ultraschallsicht entnommene **Chorionzottenbiopsie** ist die zur Zeit schnellste Methode der Pränataldiagnostik. Durch die **Fetoskopie** ist eine optische Beurteilung des Feten und die Entnahme von Blut und Gewebe möglich. Die **Kordozentese** (ultraschallgeführte Punktion der Nabelschnur) wird bei einer wachsenden Zahl von Indikationen zur pränatalen Diagnostik und Therapie eingesetzt.

Amniozentese

Prinzip der Amniozentese ist die transabdominale Punktion der Fruchthöhle unter sonographischer Kontrolle zur Aspiration von Fruchtwasser. Sie ist frühestens in der 12.–13. Schwangerschaftswoche möglich.

Im Fruchtwasser finden sich abgeschilferte Zellen aus dem Bereich der Epidermis und des Gastrointestinaltraktes sowie der ableitenden Harnwege des Feten. Durch **in vitro-Kultivierung von Fetalzellen** lassen sich Zellteilungen erreichen. An den sich teilenden Zellen können die Chromosomen des Kindes untersucht wie auch biochemische Defekte nachgewiesen werden.

Einige biochemische Defekte lassen sich aus der **Direktanalyse des Fruchtwassers** diagnostizieren.

Günstigster Termin für die Amniozentese ist die 15.–17. Schwangerschaftswoche. Zu dieser Zeit enthält die Amnionhöhle ca. 170 ml Fruchtwasser; der Fundus uteri steht ausreichend hoch für die transabdominale Punktion.

Durch Ultraschall wird überprüft, ob die Schwangerschaft intakt und zeitgerecht entwickelt ist und wo die Plazenta lokalisiert ist (Wahl einer plazentafreien Punktionsstelle). Nach Lokalanästhesie der Haut werden unter Kontrolle des Ultraschallbildes mit einer langen dünnen Nadel (0,7–0,9 mm) mit Mandrin 15 bis 25 ml Fruchtwasser aus der Amnionhöhle aspiriert.

Das **Risiko des Eingriffes** (induzierter Abort, Verletzung des Feten, Infektion) liegt — ausreichende Erfahrung des Untersuchers vorausgesetzt — unter 1%.

Die Punktion kann einen Übertritt von fetalem Blut in den mütterlichen Kreislauf verursachen (feto-maternale Transfusion). Bei Rh-negativen Frauen muß Rh-Immunoglobulin (Anti-D) gegeben werden.

Indikationen zur pränatalen Fruchtwasserdiagnostik sind:

— Wiederholungsrisiko nach Geburt eines chromosomal geschädigten Kindes (z.B. *Down*-Syndrom)
— erhöhtes Gebäralter (ab 35. Lebensjahr)
— bekannte balancierte Chromosomenaberration bei einem der Eltern
— angeborene Enzymopathien in der Familie
— Verdacht auf neurale Spaltbildung des Feten
— Mutter Konduktorin für X-chromosomal vererbte Krankheit
— Morbus hämolyticus fetalis (s. Kap. 3.5.4)
— Bestimmung der fetalen Reife (Phospholipide)
— Gewinnung von fetalem Blut oder Gewebe.

Von den Schädigungen des Kindes, die durch eine in der Amniozentese feststellbare numerische Chromosomenaberration bedingt sind, kommt zahlenmäßig dem **Morbus Down** die größte praktische Bedeutung zu. Mit höherem **Lebensalter der Mutter** steigt das Risiko eines Kindes mit Trisomie 21. Die Gesamthäufigkeit beträgt ca. 1:600.

Bei Müttern bis zu 20 Jahren liegt das Risiko bei 1:2000
zwischen dem 21. und 29. Lebensjahr bei 1:1000
zwischen dem 30. und 34. Lebensjahr bei 1:600
zwischen dem 35. und 39. Lebensjahr bei 1:300
zwischen dem 40. und 44. Lebensjahr bei 1:60.

Der pränatale Nachweis eines **Enzymdefektes** ist gegenwärtig bei ca. 50 erblichen Stoffwechselstörungen möglich. Diese Krankheiten sind jedoch außerordentlich selten. Die relativ häufige Phenylketonurie läßt sich pränatal bislang nicht diagnostizieren, da der Defekt in den fetalen Leberzellen lokalisiert ist, die nicht in das Fruchtwasser gelangen.

Die pränatale **Geschlechtsdiagnose** allein stellt noch keine Indikation zur Amniozentese dar. Von entscheidender Bedeutung ist sie jedoch bei X-chromosomal vererbten Leiden (z.B. Muskeldystrophie *Duchenne, Lesch-Nyhan*-Syndrom, X-chromosomal vererbter Hydrozephalus).

Bei der Diagnostik einiger angeborener Fehlbildungen (Neuralrohrdefekte, Bauchwanddefekte) kann die Bestimmung des **Alpha-Fetoprotein** im Fruchtwasser oder im mütterlichen Serum nützlich sein.

Alpha-Fetoprotein, ein Glykoproteid mit einem Molekulargewicht von 70 000, wird vorwiegend in fetalen Strukturen (Dottersack, Leber, Gastrointestinaltrakt) gebildet. AFP ist wahrscheinlich das erste embryonale Strukturprotein und essentiell für die frühe Embryonalentwicklung. Die höchste AFP-Konzentration findet sich im fetalen Serum in der 5. Woche. AFP gelangt mit dem fetalen Urin in das Fruchtwasser und von dort diamnial in den mütterlichen Kreislauf.

Die Untersuchung des AFP im mütterlichen Serum sollte in der 16.–18. Woche erfolgen. Erhöhte Werte sind nicht beweisend für eine fetale Fehlbildung. Mehrlingsschwangerschaften, falsche Tragzeitberechnung und Wachstumsretardierung sind differentialdiagnostisch in Betracht zu ziehen. Abweichungen der AFP-Werte von der Norm bedürfen daher immer einer weitergehenden diagnostischen Klärung.

Zahlreiche Körpergewebe, insbesondere Erythrozyten, Muskelzellen und neurale Gewebe sind reich an dem Neurotransmitter **Acetylcholinesterase** (ACHE). Bei Neuralrohrdefekten und anderen fetalen Fehlbildungen kann — analog der AFP-Erhöhung — eine erhöhte Konzentration von ACHE im Fruchtwasser nachgewiesen werden.

Chorionzottenbiopsie

Das Trophoblastgewebe besitzt als Abkömmling der Zygote dieselben genetischen Informationen wie der Embryo. Der Mitosereichtum des Choriongewebes in der Frühschwangerschaft ermöglicht eine relativ schnelle chromosomale (zytogenetische) Analyse, da die Einschaltung einer Zellkultivierung entfällt.

Der optimale Zeitpunkt für die Chorionzottenbiopsie liegt zwischen der 9. und 11. Schwangerschaftswoche. Die zytogenetische Untersuchung kann somit wesentlich früher als bei der transabdominalen Amniozentese erfolgen.

Die Chorionzottenbiopsie kann im I. Trimenon transzervikal oder transabdominal erfolgen.

Bei transzervikaler Biopsie umfaßt sie folgende Schritte:

1. Ultraschalldiagnostik zum Nachweis fetalen Lebens und zur Lokalisation der Plazenta
2. Desinfektion von Vulva und Vagina
3. Anhaken der Portio und Sondierung des Zervikalkanals mit feiner Sonde
4. Einführen des Aspirationskatheters mit Mandrin retroplazentar unter Ultraschallkontrolle bis in Höhe der Nabelschnurinsertion. Ersetzen des Mandrins durch eine 20 ml Spritze. Erzeugung eines Vakuums und Retraktion des Katheters
5. Überprüfung des Aspirates im Lupenmikroskop auf das Vorhandensein von ausreichend Zottengewebe
6. Vorbereitung der Probe zur Karyotypisierung.

Die Chorionzottenbiopsie ist mit einem erhöhten Abortrisiko belastet.

Fetoskopie

Die Fetoskopie ermöglicht die optische Beurteilung der Frucht (Erkennung konnataler Syndrome mit „phänotypischen Markern") und die Entnahme von fetalem Blut oder Gewebe durch ein transabdominal in die Fruchthöhle eingebrachtes Fetoskop. Das Verfahren ist aufwendig und risikoreich und nur dann indiziert, wenn eine vermutete fetale (genetische) Krankheit mit anderen Methoden nicht diagnostiziert werden kann, und die Verdachtsdiagnose den Abbruch der Schwangerschaft rechtfertigt.

4.6 Schwangerschaftsabbruch

4.6.1 Gesetzliche Regelung

Der Abbruch einer Schwangerschaft ist per definitionem ein provozierter (artefizieller) Abort. Die Frage nach der Zulässigkeit des Abbruches einer ungewollten Schwangerschaft berührt die sittliche Grundeinstellung des Individuums wie der Gesellschaft. Sie ist über Jahrzehnte Gegenstand kontroverser, argumentativ und emotional geführter Diskussion. Das ethisch begründete und vom Staat zu schützende Rechtsgut des werdenden Lebens und das Recht auf Selbstbestimmung der Frau sind die zentralen Punkte der kontroversen Diskussion. Der Arzt, als unmittelbar Handelnder, ist in den durch ungewollte Schwangerschaft entstandenen Konflikt einbezogen. Er ist Gesundheit und Lebensschutz verpflichtet. Seine Mitwirkung am Schwangerschaftsabbruch ist abhängig von seiner Gewissensentscheidung und nur im Rahmen einer gesetzlichen Regelung möglich, die für ihn eine Einsicht in die Konfliktlage der hilfesuchenden Frau zuläßt.

Nach § 218 StGB war bisher der Abbruch einer Schwangerschaft grundsätzlich strafbar. Ausgenommen von der Bestrafung waren lediglich Fälle, bei denen ein Fortbestand der Schwangerschaft eine Gefährdung für Leben und Gesundheit der Mutter zur Folge gehabt hätte **(medizinisch-soziale Indikation)**. Die Voraussetzungen zum Abbruch einer Gravidität gelten auch dann als erfüllt, wenn

— dringende Gründe für die Annahme sprechen, daß das Kind infolge einer Erbanlage oder schädlicher Einflüsse vor der Geburt an einer nicht behebbaren Schädigung seines Gesundheitszustandes leiden würde, die so schwer wiegt, daß von der Schwangeren die Fortsetzung der Schwangerschaft nicht verlangt werden kann **(eugenische Indikation)**;

— an der Schwangeren eine rechtswidrige Tat nach §§ 176—197 begangen worden ist und dringende Gründe für die Annahme spre-

chen, daß die Schwangerschaft auf der Tat beruht **(ethische Indikation)**; oder

— der Abbruch der Schwangerschaft sonst angezeigt ist, um von der Schwangeren eine Notlage abzuwenden, die

a) so schwer wiegt, daß von der Schwangeren die Fortsetzung der Schwangerschaft nicht verlangt werden kann und

b) nicht auf eine andere, für die Schwangere zumutbare Weise abgewendet werden kann **(Notlagenindikationen)**.

Der Schwangerschaftsabbruch ist in den Indikationsfällen nur innerhalb bestimmter **Fristen** zulässig:

— bei der eugenischen (embryopathisch-genetischen) Indikation bis zum Ende der 22. Woche post conceptionem (24. Woche post menstruationem)

— bei der ethischen Indikation und der Notlagenindikation bis zum Ende der 12. Woche post conceptionem (14. Woche post menstruationem).

Für die medizinische Indikation besteht keine zeitliche Begrenzung.

Nach dem am 27.7.1992 vom Bundestag mit Zustimmung des Bundesrates beschlossenen **Schwangeren- und Familienhilfegesetz** galt in Neufassung des § 218 der Abbruch einer Schwangerschaft als **nicht rechtswidrig**, wenn

1. die Schwangere den Schwangerschaftsabbruch verlangt und dem Arzt durch eine Bescheinigung nachgewiesen hat, daß sie sich mindestens 3 Tage vor dem Eingriff hat beraten lassen (Beratung der Schwangeren in einer Not- und Konfliktlage)

2. der Schwangerschaftsabbruch von einem Arzt vorgenommen wird und

3. seit der Empfängnis nicht mehr als 12 Wochen vergangen sind.

Diese vom Gesetzgeber beschlossene **Fristenregelung** wurde vom Bundesverfassungsgericht für nichtig erklärt. Im Grundsatz wird durch den Beschluß des Bundesverfassungsgerichtes vom 28.5.93 eine Ablösung der Indikationsregelung durch eine Fristenregelung mit Beratung für rechtlich zulässig erklärt. Das grundsätzliche Verbot des Schwangerschaftsabbruches bleibt aber unberührt. Eine Strafverfolgung gemäß § 218 findet jedoch nicht statt, wenn — wie in der Fristenregelung dargelegt — die Schwangerschaft innerhalb von 12 Wochen nach der Empfängnis von einem Arzt abgebrochen wird, die schwangere Frau den Abbruch verlangt und dem Arzt durch eine Bescheinigung nachgewiesen hat, daß sie sich mindestens 3 Tage vor dem Eingriff von einer anerkannten Beratungsstelle hat beraten lassen. Das Urteil des Bundesverfassungsgerichtes macht detaillierte Vorgaben für die Beratung. Sie dient dem Schutz des ungeborenen Lebens und soll sich von dem Bemühen leiten lassen, die Frau zur Fortführung der Schwangerschaft zu ermutigen und ihr Perspektiven für ein Leben mit dem Kind zu eröffnen.

Die Anordnung des Bundesverfassungsgerichtes vom 28.5.1993 ist Grundlage einer erforderlichen Neufassung des Schwangeren- und Familienhilfegesetzes.

4.6.2 Indikationen

Medizinisch-soziale Indikation

Die medizinisch-soziale Indikation umfaßt nicht nur die Gefahr einer unmittelbaren Gesundheitsschädigung durch die Gravidität, sondern auch die Gefahr einer aktuellen und künftigen Beeinträchtigung des Gesundheitszustandes der Frau. Eine solche Gefahr kann z.B. bestehen, wenn infolge einer Summation wirtschaftlicher und familiärer Belastungen eine psychische Überforderung der Schwangeren zu befürchten ist.

Die Mehrzahl der **somatischen Krankheiten** zeigt unter den gegenwärtigen therapeutischen Möglichkeiten keine Verschlechterung in der Gravidität. Mit der Verbesserung der Betreuung und der Behandlungsaussichten sinkt das Risiko, welches bei einem latenten oder manifesten Leiden durch das Austragen einer Schwangerschaft entsteht. Es kann schließlich sogar vom Morbiditäts- und Mortalitätsrisiko übertroffen werden, das auch heute noch der operative Eingriff zum Schwangerschaftsabbruch mit sich bringt. Mit den Fortschritten der Therapie auf zahlreichen Gebieten reduziert sich die Zahl der medizinischen Indikationen mehr und mehr.

Die medizinischen Indikationen aus den verschiedenen Fachrichtungen lassen sich nicht listenmäßig erfassen, da neben der Art des Grundleidens auch der jeweilige Schweregrad und die Prognose zu berücksichtigen sind. Die Darstellung der Indikationen ist daher nur an Beispielen möglich.

Innere Medizin

Unter den **Herz- und Kreislauferkrankungen** stellt in der Regel nur der Schweregrad IV mit Zeichen der Ruhedekompensation eine Indikation zur Beendigung der Gravidität dar.

Asthmatoide Erkrankungen sind nur in extremen Fällen (Status asthmaticus), die hochdosierte Kortikoidtherapie erfordern, eine Indikation zum Schwangerschaftsabbruch.

Beim **Diabetes mellitus** hat sich die Indikationsbeurteilung ebenfalls entscheidend geändert. Nur bei therapieresistenter Dekompensation der Stoffwechsellage oder bei diabetischer Angio- bzw. Nephropathie ist der Schwangerschaftsabbruch indiziert.

Die **Lungentuberkulose** ist nur dann eine Indikation zum Schwangerschaftsabbruch, wenn gleichzeitig eine fortgeschrittene respiratorische und kardiale Insuffizienz besteht.

Die **Hepatitis** kann in der Schwangerschaft einen schweren Verlauf nehmen. Ikterus im Rahmen einer Spätgestose ist als ein Signum malum aufzufassen, das auch bei fortgeschrittener Gravidität den Abbruch notwendig machen kann. Das gleiche gilt für die seltene **akute Fettleber** und für Intoxikationen mit Leberparenchymschäden.

Unter den **Nierenkrankheiten** kommen Nephropathien infolge toxischer oder ischämischer Schädigung sowie auch die chronische Glomerulonephritis mit fortschreitender Retention harnpflichtiger Stoffe und drohendem Nierenversagen in Betracht.

Chirurgie

Chirurgische Komplikationen sind nur in den seltensten Fällen eine Indikation zum Schwangerschaftsabbruch. Ausgenommen sind schwere **lebensbedrohende Unfallverletzungen.** Akute chirurgische Komplikationen in graviditate unterliegen den gleichen Behandlungsprinzipien wie außerhalb der Gravidität.

Neurologie und Psychiatrie

Depressive Reaktionen mit Suizidgefahr geben nicht selten Anlaß zum Antrag auf Schwangerschaftsabbruch. Die Abschätzung der tatsächlichen Suizidgefahr bei depressiver Reaktion ist außerordentlich schwierig. Selbst in Fällen ernsthafter Gefährdung ist der

Schwangerschaftsabbruch nicht das einzige Mittel, um der Suizidgefahr zu begegnen. Die gezielte, u.U. klinische Therapie vermag in den meisten Fällen die suizidalen Tendenzen abzubauen. Auch tiefreichende depressive Symptomatik liefert keine grundsätzliche Indikation zum Schwangerschaftsabbruch. Bei **Schizophrenie** ist der Abbruch der Schwangerschaft allein im Blick auf die Gefahr eines zunehmenden Persönlichkeitszerfalles zu begründen, wenn die Anamnese ein zeitliches Zusammentreffen von Krankheitsschüben und Schwangerschaft erkennen läßt.

Unter den neurologischen Erkrankungen gibt es kein Krankheitsbild, bei dem der Schwangerschaftsabbruch grundsätzlich indiziert wäre. Indikationen können sich aber aus dem individuellen Schweregrad einer Erkrankung ergeben. Bei **Hirntumoren** liegt die Gefahr in der erhöhten Ödemneigung während der Schwangerschaft, welche einen bis dahin ausgeglichenen Hirndruck zur Dekompensation bringen kann.

Hirnkrampfleiden können eine Begründung abgeben, wenn eine Anfallshäufung bzw. ein Status epilepticus nicht therapeutisch zu beherrschen ist. Bei der **multiplen Sklerose** kann durch Gestationsvorgänge eine Verschlechterung des Krankheitsverlaufes eintreten. Bei der **Myasthenia gravis** ist die Indikation zur Interruptio zu stellen, wenn vor der Schwangerschaft bereits deutliche myasthenische Symptome vorlagen. **Polyneuritiden** legen den Abbruch der Schwangerschaft nahe, wenn sich aufsteigende Lähmungen einstellen und diese Verlaufsform frühzeitig genug erkennbar wird.

Eugenische Indikationen

Der Schwangerschaftsabbruch ist dann angezeigt, wenn dringende Gründe für die Annahme bestehen, daß das Kind infolge einer Erbanlage oder schädlicher Einflüsse in der Gravidität (z.B. Virusinfektionen, Strahlenexposition) mit nicht behebbaren körperlichen oder geistigen Schäden geboren wird. Der eugenische Aspekt bezieht sich dabei weniger auf die künftigen Lebensumstände des noch Ungeborenen als auf die psychische Belastung der Frau, die ein voraussichtlich geschädigtes Kind erwartet.

Ethische Indikation

Eine ethische Indikation ist dann gegeben, wenn die Schwangerschaft als Folge einer rechtswidrigen Tag (Vergewaltigung, sexuelle Nötigung) eingetreten ist.

Notlagenindikation

Eine scharfe Grenzziehung zwischen medizinisch-sozialer und Notlagenindikation ist nicht möglich. Da unabhängig von den jeweiligen Ursachen eine psychische und physische Überforderung der Frau als Mutter auch zu einer Beeinträchtigung des Gesundheitszustandes führt, sind damit in der Regel auch die Voraussetzungen der medizinisch-sozialen Indikation erfüllt.

4.6.3 Methoden

Zum Abbruch einer Gravidität sind **mechanische und medikamentöse Verfahren einzeln oder in Kombination** geeignet.

Mechanische Verfahren

Die gebräuchlichsten Methoden des Schwangerschaftsabbruchs bis zur 12. Woche sind die instrumentelle Ausräumung des Uterus mit stumpfen Küretten oder die Aspirationskürettage (Saugkürettage) nach Dilatation des Zervikalkanals.

Die Aufdehnung der Zervix erfolgt mit *Hegar*-Stiften oder Vibrodilatatoren. Die Dilatation kann durch vorausgehende lokale Applikation von Prostaglandinen (z.B. Minprostin® Vaginaltabletten) erleichtert werden.

Das Prinzip der **Aspirationskürettage** besteht in der Absaugung des Uterus mit relativ großkalibrigen Plastik- oder Metalltuben, die an ein Vakuumsystem angeschlossen sind. Aufgrund der Schmerzhaftigkeit der Zervixdilatation ist Lokalanästhesie oder Allgemeinnarkose erforderlich.

Vorteile der Aspirationskürettage sind:

— geringes Verletzungs- (Perforations-) risiko
— geringer Blutverlust
— Schnelligkeit der Methode.

Insbesondere bei Frühgraviditäten ist das bei der Kürettage gewonnene Gewebe histologisch zu untersuchen. Die Gewebsuntersuchung dient vor allem der Sicherung einer **intrauterinen** Schwangerschaft. Fehlende choriale Gewebe (Plazentazotten, Trophoblast, embryonale Anteile) legen den Verdacht auf **extrauterine** Gravidität nahe.

Beim Schwangerschaftsabbruch **nach der 12. Woche** ist in der Regel zweizeitiges Vorgehen erforderlich. Prinzip ist die medikamentöse Wehenindukion mit dem Ziel der Spontanausstoßung der Frucht und Plazenta mit nachfolgender instrumenteller Ausräumung, um die komplette Entleerung des Uterus sicherzustellen.

Zur medikamentösen Wehenindukion kommen Prostaglandine und Oxytozin zur Anwendung. Geeignete Prostaglandine sind vor allem PgE2-Derivate (z.B. Nalador®). Applikationsformen sind die intra- und extraamniale Instillation sowie die intravenöse und intramuskuläre Injektion.

Mechanische Verfahren wie Bougierung, Metranoikter u.a. haben an Bedeutung für die Abortauslösung verloren.

Die **abdominale Hysterotomie** (Sectio parva) kommt nur in Ausnahmefällen zum Abbruch einer in der Regel fortgeschrittenen Schwangerschaft in Betracht.

4.6.4 Komplikationen

Früh- und Spätkomplikationen sind zu unterscheiden. Relative Häufigkeit und Art der Komplikationen sind abhängig vom Gestationsalter, in dem der Eingriff durchgeführt wird, und von der Operationsmethode.

Frühkomplikationen sind Zervixrisse, Perforationen, Blutungen mit Schocksymptomatik, Narkose- und Prostaglandinnebenwirkungen sowie Infektionen (Endometritis, Salpingitis, Pelveoperitonitis).

Spätfolgen sind Zervixinsuffizienz (nach forcierter Dilatation), Menstruationsstörungen (infolge intrauteriner Synechien), tubare Sterilität (durch narbig ausgeheilte Salpingitis) und Plazentationsstörungen bei nachfolgenden Schwangerschaften.

Mögliche **psychische Spätfolgen** sind Schuldgefühle und psychosexuelle Störungen.

Mit Frühkomplikationen ist in 5–15 % der Fälle zu rechnen. Das Risiko von Frühkomplikationen ist bis zur 8. SSW gering und steigt ab der 12. Woche relativ steil an. Die Verwendung von Prostaglandinen verringert das Komplikationsrisiko im II. Trimenon. Die **Mortalität** beim legalen Schwangerschaftsabbruch liegt nach amerikanischen Statistiken zwischen 0.7/100 000 (bis zur 8. SSW) und 22.9/100 000 (jenseits der 21. SSW).

5 Geburt und Risikogeburt

5.1 Regelhafte Geburt

5.1.1 Mütterliches Becken und kindlicher Kopf

95 % aller Geburten erfolgen aus Längslage mit vorangehendem kindlichen Kopf. Bei diesem physiologischen Ablauf folgt das Geburtsobjekt dem Gesetz des geringsten Zwanges, d.h., es paßt sich den Raumverhältnissen in den verschiedenen Etagen (Ebenen) des Geburtskanals optimal an. Der Geburtskanal zeigt in den definierten Ebenen unterschiedliche Form und Ausmaße, die hauptsächlich durch die Konturen und Abmessungen des knöchernen Beckens bestimmt werden.

Der **Beckeneingang** ist **queroval**. Seine durchschnittlichen Maße betragen:

— im geraden Durchmesser (Conjugata vera obstetrica): 11 cm
— im queren Durchmesser: 13 cm
— im schrägen Durchmesser: 12 cm.

Nach kaudal schließt sich die **Beckenhöhle**, der geräumigste Teil des kleinen Beckens an. Sie hat annähernd **runde Form** und verschmälert sich nach unten durch die beiden absteigenden Schambeinäste. Die lichte Weite beträgt 12–12,5 cm.

Der **Beckenausgang** ist **längsoval** geformt. Er wird vorn vom Schambeinbogen (Arcus pubis), seitlich von den Tubera ischiadica und den Ligg. sacrotuberalia und hinten vom Steißbein begrenzt. Der Querdurchmesser beträgt ca. 11 cm, der Längsdurchmesser durch das abgewinkelte Steißbein nur ca. 9 cm. Die Steißbeinspitze wird jedoch vom kindlichen Kopf nach dorsal verdrängt und bietet im allgemeinen kein wirksames Geburtshindernis. Die **Führungslinie** (Beckenachse) **des Geburtskanals** verläuft **bogenförmig**.

Die weichen Geburtswege, das sog. **Weichteilrohr**, werden von der Zervix, der Vagina, dem Beckenboden und der Vulva gebildet. Die unteren Abschnitte weiten sich unter der Geburt aus und bilden als **Weichteilansatzrohr** eine kaudale Fortsetzung des knöchernen Geburtskanals.

Von gleicher Bedeutung wie die Beckenform ist die **Form des kindlichen Kopfes**. Er ist der härteste und umfangreichste Kindsteil. Die geburtsmechanisch wichtigen Kopfmaße sind:

— der große quere Durchmesser (Diameter biparietalis): 9,5 cm
— der kleine quere Durchmesser (Diameter bitemporalis): 8,5 cm
— die Circumferentia fronto-occipitalis: 35 cm
— die Circumferentia mento-occipitalis: 39 cm
— die Circumferentia suboccipito-bregmatica: 33 cm, (als Bregma wird der Berührungspunkt von Pfeilnaht und Kranznaht bezeichnet).

Die bindegewebigen Verbindungen der Schädelknochen werden als **Nähte (Suturae)** bezeichnet. Sie ermöglichen eine Verformung des Kopfes unter der Geburt. Dadurch wird die Anpassung an die räumlichen Beckenverhältnisse verbessert.

Folgende Nähte sind zu unterscheiden:

— Stirnnaht (Sutura frontalis): zwischen den beiden Stirnbeinen
— Pfeilnaht (Sutura sagittalis): zwischen den beiden Scheitelbeinen
— Kranznaht (Sutura coronaria): zwischen Stirn- und Scheitelbeinen
— Lambdanaht (Sutura lambdoidea): zwischen Hinterhauptsschuppe und Scheitelbeinen.

Größere Knochenlücken sind die sog. **Fontanellen**. An diesen Stellen fühlt man die fortgeleitete Pulsation der Hirngefäße (Fonticuli cranii). Die **große Fontanelle** ist von viereckiger Form und liegt an der Kreuzungsstelle von Stirnnaht, Pfeilnaht und Kranznaht. Die **kleine Fontanelle** ist von dreieckiger Form und liegt an der Vereinigungsstelle von Pfeilnaht und Lambdanaht.

5.1.2 Geburtsobjekt und Geburtsmechanik

Zum Verständnis des Geburtsmechanismus ist die Kenntnis folgender Begriffe notwendig:

— Haltung

— Lage
— Stellung
— Poleinstellung
— Einstellung.

Die **Haltung** bezeichnet die Beziehung der einzelnen Kindsteile zueinander. Geburtsmechanisch spielt dabei die Haltung des kindlichen Kopfes zum kindlichen Körper die wichtigste Rolle.

— Regelrechte Haltung: Beugehaltung (Flexion) des Kopfes
— regelwidrige Haltung: Streckhaltung (Deflexion) des Kopfes.

Die Beurteilung der Haltung kann jedoch nur in Korrelation zum Höhenstand des kindlichen Kopfes im Geburtskanal erfolgen, da sich die Haltung im Verlaufe der Geburt ändert! Die Diagnose der Haltung erfolgt durch innere Untersuchung (Tastuntersuchung von vaginal oder rektal, s. Kap. 5.2.1) anhand des Fontanellenstandes.

Unter der **Lage** der Frucht versteht man die Beziehung der Längsachse des Kindes zur Längsachse des Geburtskanals.

— Regelrechte Lage: Längslage
— regelwidrige Lagen: Querlage, Schräglage.

Die Diagnose ergibt sich aus der äußeren Kontur des mütterlichen Abdomens und aus den *Leopold*-Handgriffen.

Unter **Stellung** versteht man das Verhältnis des kindlichen Rückens zur Uterusinnenwand. Bei der normalen Längslage entscheidet die Position des kindlichen Rückens über die Stellung.

— Rücken links: I. Stellung
— Rücken rechts: II. Stellung.

Die Diagnose erfolgt durch den 2. *Leopold*-Handgriff.

Die Begriffe **Lage** und **Stellung** werden in der geburtshilflichen Praxis häufig synonym gebraucht. So spricht man von einer linken oder I. „Lage", wenn der Rücken nach links gerichtet ist, von einer rechten oder II. „Lage", wenn der Rücken nach rechts gerichtet ist.

Verschiedene Grade der Streckhaltung des kindlichen Kopfes werden als **Deflexionslagen** bezeichnet.

Die **Poleinstellung** beschreibt den vorangehenden Kindsteil.

Bei der regelrechten Poleinstellung führt der kindliche Schädel (**Schädellage**), bei regelwidriger Poleinstellung das Beckenende (**Beckenendlage**). Bei den Beckenendlagen sind verschiedene Einstellungsvarianten möglich (z.B. reine Steißlage, Fußlage, Steißfußlage u.a.).

Die Diagnose erfolgt durch innere Untersuchung anhand der tastbaren Konturen.

Die **Einstellung** zeigt die Beziehung des vorangehenden Kindsteiles zum Geburtskanal an.

Entsprechend den Raumverhältnissen im mütterlichen Becken stellt sich bei physiologischem Geburtsverlauf der kindliche Kopf

— im querovalen **Beckeneingang quer**,
— im längsovalen **Beckenausgang gerade** ein.

Regelwidrigkeiten sind:

— die **gerade** Einstellung des Kopfes im **Beckeneingang = hoher Geradstand**
— die **quere** Einstellung des Kopfes im **Beckenausgang = tiefer Querstand**.

Die Diagnose erfolgt durch innere Untersuchung anhand des Verlaufes der Pfeilnaht.

Geburtsmechanik bei vorderer Hinterhauptslage (regelrechte Geburt)

Die regelrechte Geburt in vorderer Hinterhauptslage läßt sich in vier Phasen einteilen (Abb. 5.1 u. 5.2).

1. Phase: Der Kopf tritt mit querverlaufender Pfeilnaht in den querovalen Beckeneingang ein. Bei innerer Untersuchung tastet man die Fontanellen in gleicher Höhe:

I. Stellung (I. vordere Hinterhauptslage) = kleine Fontanelle links
II. Stellung (II. vordere Hinterhauptslage) = kleine Fontanelle rechts.

2. Phase: Nach dem Eintritt in das kleine Becken führt der Kopf eine Beugung und eine Drehbewegung durch. Durch die Flexion wird das Kinn auf die Brust gepreßt, das Hinterhaupt übernimmt die Führung und wird zur „Leitstelle". Die Beugung dient der

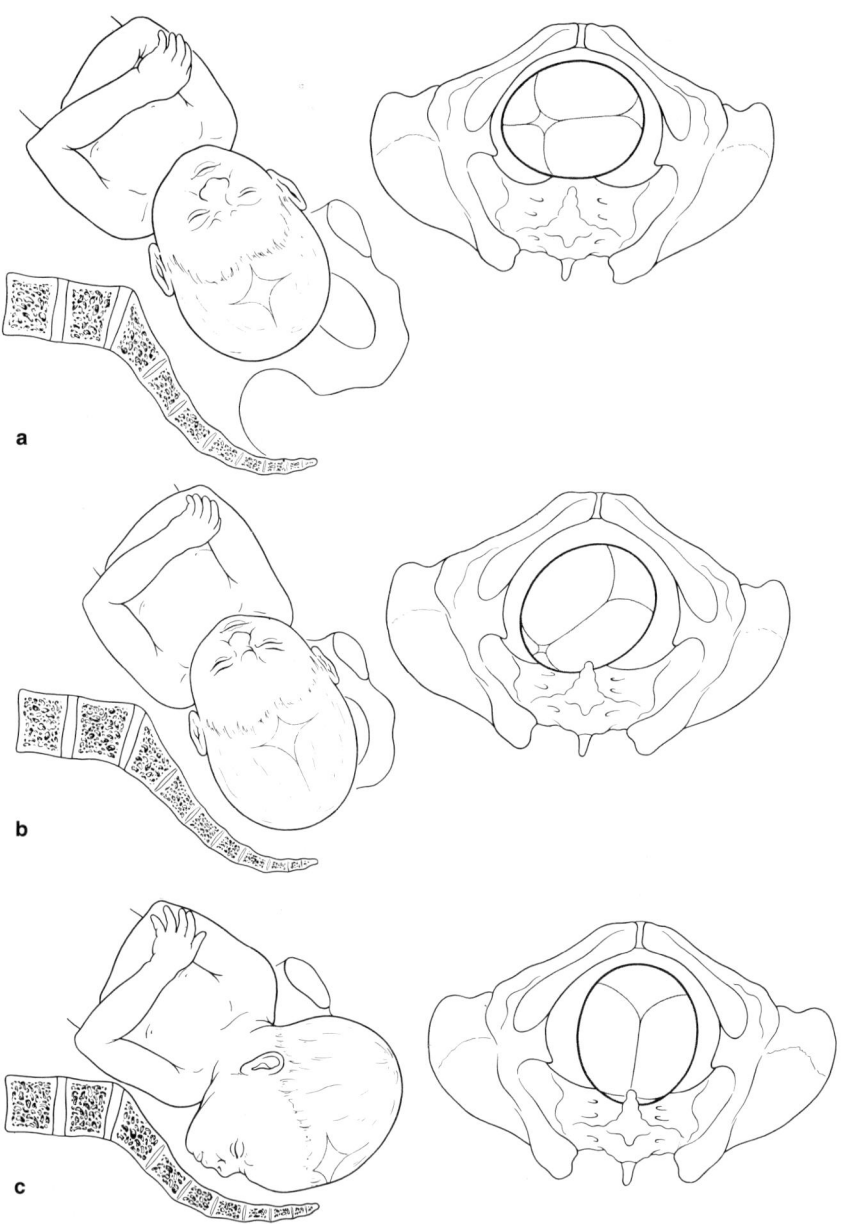

Abb. 5.1 a–c Regelrechte Geburt aus I. vorderer Hinterhauptslage

a 1. Phase: Der kindliche Kopf steht quer im Queroval des Beckeneinganges. Innere Untersuchung: Pfeilnaht quer, kleine Fontanelle links, große Fontanelle rechts

b 2. Phase: Der tiefer tretende kindliche Kopf beugt sich zur besseren Raumausnutzung. Gleichzeitig erfolgt eine schraubenförmige Drehung. Die kleine Fontanelle tritt in Führung. Die Pfeilnaht dreht sich aus dem queren Durchmesser über den ersten schrägen Durchmesser in den tiefen Geradstand

c 3. Phase: Der kindliche Kopf tritt in starker Beugehaltung aus dem Beckenausgang. Er stemmt sich mit dem Nacken der Symphyse an, um mit einer abschließenden Streckung den Geburtskanal zu verlassen. Innere Untersuchung: Kleine Fontanelle führt, Pfeilnaht im geraden Durchmesser

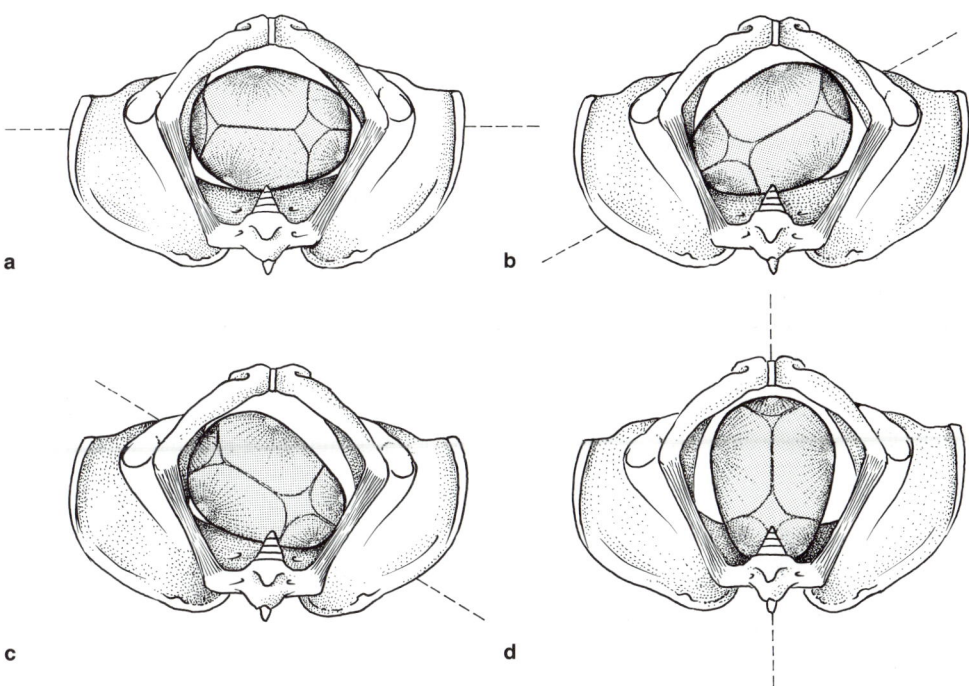

Abb. 5.2 a–d Pfeilnahtpositionen
a querer Durchmesser, **b** erster schräger Durchmesser, **c** zweiter schräger Durchmesser, **d** gerader Durchmesser

besseren Raumanpassung. Durch die Flexion tritt der längliche Kopf mit dem kleinsten Umfang (Circumferentia suboccipitobregmatica) in das Becken. In Beckenmitte vollführt der Kopf beim Tiefertreten eine schraubenförmige Drehung (Rotation). Am Ende der zweiten Phase erreicht der Kopf stark gebeugt mit gerade verlaufender Pfeilnaht den Beckenausgang und paßt sich damit der längsovalen Form des Beckenausganges an.

3. Phase: Der Kopf passiert den knöchernen Beckenausgang in starker Beugehaltung, stemmt sich mit dem Nacken dem Schambogen an und tritt mit einer Streckbewegung aus dem Weichteilansatzrohr. Dabei erscheint zuerst das Hinterhaupt in der Vulva. Mit weiterer Streckung des Kopfes werden Scheitel, Stirn und Kinn über dem Damm geboren.

4. Phase: In der 4. Phase erfolgt die Geburt des kindlichen Körpers. Der Rumpf vollzieht im kleinen Becken eine Rotation, die

der des kindlichen Kopfes entspricht. Die Schulterbreite tritt quer in den Beckeneingang, führt eine halbe Drehung in Beckenmitte aus, um den Beckenausgang längs zu verlassen. Man unterscheidet die vordere, unter der Symphyse erscheinende und die hintere, über den Damm geborene Schulter.

Regelwidrige Geburtsmechanismen

Ca. 5 % aller Geburten zeigen Anomalien des Geburtsmechanismus. Grundsätzlich ist nicht jede Abweichung von der normalen vorderen Hinterhauptslage durch ein erhöhtes Risiko für Mutter und Kind belastet. So können z.B. einige Haltungsanomalien ohne Geburtsverzögerung und ohne über das normale Maß hinausgehende Belastungen ablaufen (physiologisch-atypische Geburt).

In der Mehrzahl der Fälle bedeuten jedoch Störungen des physiologischen, d.h., optimal adaptierten Geburtsmechanismus ein erhöhtes Risiko für Mutter und Kind. Die Störung kann zu einer Verzögerung der Geburt führen oder eine Geburt per vias naturales unmöglich machen. Im einzelnen sind folgende Anomalien zu unterscheiden:

1. **Haltungsanomalien:**
— Scheitellage
— Vorderhauptslage
— Stirnlage
— Gesichtslage

2. **Einstellungsanomalien:**
— Hoher Geradstand
— Tiefer Querstand
— Hintere Hinterhauptslage

3. **Lageanomalien:**
— Beckenendlage
— Querlage
— Schräglage.

Die relative Häufigkeit von Haltungs- und Einstellungsanomalien liegt jeweils bei 1 %. Unter den Lageanomalien ist die Beckenendlage mit 4–6 % am häufigsten zu erwarten. Querlagen treten in ca. 1 % auf.

5.1.3 Geburtskräfte

Die zur Austreibung der Frucht notwendigen **Wehen** sind weitgehend **autonom gesteuerte rhythmische Muskelkontraktionen** des Uterus. Die Kontraktionen gehen von einem Schrittmacher aus. Im Gegensatz zum Herzmuskel besteht aber kein fixiertes Erregungs- und Reizleitungssystem. Die Uterusmuskulatur ist multifokal zur Erregungsbildung fähig. Die Tubenecken des Fundus uteri sind jedoch Prädilektionsorte der Erregungsbildung. Die Impulse breiten sich mit einer Leitungsgeschwindigkeit von ca. 2 cm/sec über den Uterus aus und erfassen das ganze Organ in etwa 15 sec. Die Kontraktion des gesamten Uterus zeigt eine Koordination, die als ,,triple descending gradient'' bezeichnet wird:

Im muskelstarken Fundus beginnt die Kontraktion früher, erreicht die stärkste Intensität und dauert am längsten an. Im tieferen Korpusbereich und in der Cervix uteri treffen die Kontraktionswellen später ein, die Kontraktionsamplituden sind kleiner und die Erschlaffung setzt früher ein.

Die **Eröffnung der Zervix** erfolgt durch zwei wirksame Mechanismen:

— exzentrischer Druck durch den vorangehenden Kindsteil und
— longitudinaler Zug durch die Retraktion des oberen Uterinsegmentes,

d.h., das sich aktiv kontrahierende Corpus uteri zieht sich über dem auszutreibenden Objekt nach kranial zurück. Dadurch kommt es zu einer Dehnung (Distraktion) der Zervix. Die Muttermundseröffnung wird durch den andrängenden kindlichen Kopf unterstützt.

In Abb. 5.3 ist der normale Wehenablauf graphisch dargestellt.

Zur quantitativen Charakterisierung der Wehe dient die sog. **Montevideo-Einheit**. Sie ist definiert durch das Produkt aus Intensität und Frequenz der Kontraktionen. Die Bestimmung der Intensität stützt sich auf intraamniale Druckmessungen.

$$\text{ME} = \text{Wehenanzahl}$$
$$\text{pro 10 min x Wehenamplitude.}$$

Wehentypen

Unterschieden werden **Schwangerschafts-, Eröffnungs-, Preß-, Nachgeburts-** und **Nachwehen**.

Tokometrische Untersuchungen zeigen schon am subjektiv ,,wehenlosen'' Uterus des 1. Trimenons myometrane Motilitäten. Dabei handelt es sich um lokale Kontraktionen von hoher Frequenz und geringer Intensität (*Alvarez*-Wellen) oder um tetaniforme Kontraktionen mit meist relativ langen Intervallen (*Braxton-Hicks*-Kontraktionen).

Sog. **Senkwehen** werden als deutliche, gelegentlich auch schmerzhafte Kontraktionen empfunden. Sie treten vor allem bei Erstgebärenden 3 bis 2 Wochen vor dem Geburtstermin auf. Zu diesem Zeitpunkt nimmt der vorangehende Kindsteil Beziehungen zum kleinen Becken auf. Die eigentlichen Ursachen dieser Senkungsvorgänge sind unbekannt.

Der Übergang von den **Schwangerschaftswehen** in die **Geburtswehen** ist fließend. In der Vorgeburtsphase liegt die Uterusmotilität bei 50 ME. Sie steigt in der Eröffnungsperiode bis auf ca. 200 ME und erreicht in der Austreibungsperiode 250 ME. (s. Kap. 5.1.6).

Die **Preßwehen** werden nach vollständiger Eröffnung des Muttermundes durch den tiefer-

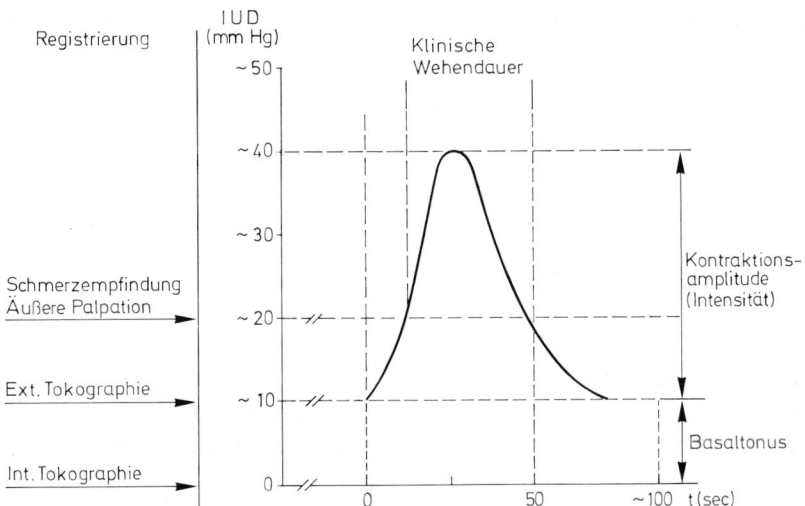

Abb. 5.3 Ablauf der Uteruskontraktion bei den Geburtswehen. Die tetaniforme Kontraktion geht von einem als Basaltonus bezeichneten intraamnialen „Ruhedruck" aus, steigt steil zur Kontraktionsamplitude und kehrt danach in einer flacher auslaufenden Kurve zum Basaltonus zurück. Interne Tokographie erfaßt die Absolutwerte der meßbaren Parameter, externe Tokographie lediglich relative Werte (modif. nach *Fischer* et al. 1973)

tretenden führenden Kindsteil reflektorisch ausgelöst. Durch das aktive Mitpressen der Kreißenden (s. Kap. 5.2.1) wird der intrauterine Druck auf das 4- bis 5fache gesteigert. Intraamniale und intramyometrane Drucksteigerung haben unterschiedliche Auswirkungen auf die O_2-Versorgung des Feten. Frucht, Nabelschnur und Plazenta unterliegen den gleichen Druckbedingungen. Die Zirkulation wird durch einen wehensynchronen Anstieg des kindlichen Blutdruckes aufrechterhalten. Die utero-plazentare Durchblutung vermindert sich allerdings in der Wehe durch Anstieg der intramyometranen Spannung. Unter physiologischen Bedingungen leidet die fetale O_2-Versorgung dadurch keine Not. Sie kann jedoch bei unzureichender Reservekapazität der Plazenta (chronische Plazentainsuffizienz) zu einer akuten Mangelversorgung des Feten führen.

Die **Nachgeburtswehen** bewirken die Lösung der Plazenta von der Uterushaftfläche. Sie setzen mit kurzer Latenz nach Geburt des Kindes ein. Sie verlaufen mit gleicher Amplitude wie die Geburtswehen, jedoch mit nachlassender Frequenz und sind relativ schmerzlos.

Nachwehen sind in den ersten Wochenbetttagen häufige, allmählich ausklingende schmerz-

hafte (vor allem bei Mehrgebärenden) Kontraktionen. Sie dienen der Blutstillung und fördern die Rückbildung (Involution) des Uterus.

Regelwidrigkeiten der Wehentätigkeit (Wehendystokie)

Die Uterusmotilitätsstörungen lassen sich in vier Gruppen unterteilen:

— Hypoaktivität
— Hyperaktivität
— hypertone Motilitätsstörungen
— Koordinationsstörungen.

Bei der Hypo- und Hyperaktivität wie auch den hypertonen Störungen ist die Koordination (absteigender Gradient) der Kontraktionen nicht grundsätzlich verändert.

Bei der **Hypoaktivität (Wehenschwäche)** kann die Amplitude erniedrigt und/oder die Frequenz herabgesetzt sein. Der Basaltonus ist normal. Klinische Ursachen einer **primären** oder **sekundären Wehenschwäche** sind u.a. Überdehnung des Uterus (z.B. bei Mehrlingsschwangerschaft, großem Kind oder Hydramnion), allgemeine körperliche Erschöpfung (z.B. bei Mehrgebärenden, rascher Geburtenfolge) oder ein Überangebot sedierender oder tokolytisch wirkender Medikamente. Die Therapie besteht in der kontrollierten Oxytozinzufuhr (per infusionem).

Die **Hyperaktivität (Wehensturm)** weist hohe Kontraktionsamplituden (über 50 mm Hg) und/oder Wehenfrequenzen von mehr als fünf Kontraktionen pro 10 Minuten auf. Der Basaltonus ist normal, er kann allerdings bei sehr hoher Wehenfrequenz schnell ansteigen.

Klinische Ursachen der Hyperaktivität sind Lage- und Einstellungsanomalien, relatives Mißverhältnis, Oxytozinüberdosierung u.a.

Die Hyperaktivität führt nicht zu einer Beschleunigung der Geburt, sondern in der Regel zur Verzögerung (hypertone Dystokie) und zu fetalen Notfallsituationen infolge unzureichender Sauerstoffversorgung.

Kennzeichen der **hypertonen Motilitätsstörungen** ist der pathologisch erhöhte Basaltonus. Der BT-Anstieg ist die für das Kind gefährlichste Motilitätsstörung. Die utero-plazentare Durchblutung wird stark eingeschränkt, die O_2-Versorgung ungenügend.

Ursache ist zumeist eine Oxytozinüberdosierung, aber auch zervikale Rigidität und Geburtshindernisse spielen eine ätiologische Rolle. In Extremfällen kommt es zur Dauerkontraktion (Uterustetanie) mit Bildung einer *Bandl*schen Kontraktionsfurche und drohender Uterusruptur.

Die Therapie besteht in wehenhemmenden Substanzen (β-Sympathikomimetika): Auch durch Inhalationsnarkotika ist eine rasche Erschlaffung der Uterusmuskulatur zu erreichen.

Bei den **Koordinationsstörungen** fehlt die fundale Dominanz der Erregungsbildung. Die Erregungswellen entstehen multifokal und ungeordnet. Der kraniokaudale Gradient des Kontraktionsablaufes ist aufgehoben. Inkoordinationen führen zu einem mehr oder weniger verlangsamten Geburtsablauf. Kontrollierte Oxytozinzufuhr behebt in der Regel die Rhythmusstörung.

Pharmakologische Beeinflussung der Wehentätigkeit

Oxytozin

Oxytozin ist das natürliche wehenstimulierende Hormon. Es ist ein Oktapeptid, das in den Zellen des Nucleus supraopticus und des Nucleus paraventricularis gebildet, auf neurovaskulärem Wege in den Hypophysenhinterlappen transportiert und dort gespeichert wird. Verschiedenartige Stimuli können eine Freisetzung des Hormons bewirken (z.B. Uterusdehnung, mechanische Mamillenreizung, emotionale Reize). Das in die Blutbahn abgegebene Oxytozin wird, an Plasmaproteine gebunden, den Erfolgsorganen zugeführt. Wie andere biologisch aktive, niedermolekulare Peptide wird es vom Organismus rasch abgebaut. Seine Halbwertszeit beträgt ca. 3 Minuten. Die physiologischen Konzentrationen im Blut betragen nur wenige Mikroeinheiten pro ml, sie steigen unter der Geburt und in der Stillperiode an. Erfolgsgewebe des Oxytozins sind das **Myometrium**, die **Gefäßmuskulatur** und die **myoepithelialen Zellen der Brustdrüse**. Seine Wirkung an der glatten Muskelzelle besteht in einer Senkung des Ruhepotentials durch Erhöhung der K^+-Leitfähigkeit der Zellmembran. Östrogene sensibilisieren, Progesteron desensibilisiert den Uterus für die Oxytozinwirkung.

Oxytozin stimuliert alle Parameter der Uterusmotilität. Mit steigender Dosis kommt es zu einer Erhöhung der Wehenfrequenz, der Wehenamplitude und des Basaltonus.

Die klinische Anwendung von Oxytozin zur **Weheninduktion** und zur **Wehenregulierung** erfolgt per infusionem. Die „physiologische" Infusionsdosis beträgt 1–5 mE/min. Automatische Infusionspumpen geben die beste Gewähr für eine exakte Dosierung, die stets unter tokographischer Kontrolle erfolgen muß. Überdosierung führt durch Anhebung des Basaltonus zur Verminderung der uteroplazentaren Durchblutung und damit zur Gefährdung des Feten.

Prostaglandine

Prostaglandine haben entscheidenden Einfluß auf die Aktivität des Myometriums.

PGF2 stimuliert die Kontraktilität des Uterusmuskels **PGE2** kann in Abhängigkeit von der uterinen Topographie, der Konzentration und der Zyklusphase relaxierend oder stimulierend wirken. **Prostazyklin** relaxiert das Muskelgewebe.

Im Geburtsvorgang kommt den Prostaglandinen eine Rolle zu:

– bei der Auslösung der Geburtswehen
– bei der Modulation der Wehen
– bei der Dilatation der Zervix
– bei der Lösung und Ausstoßung der Plazenta.

PGF2 und PGE2 werden in den Eihäuten, der Dezidua und im Myometrium synthetisiert. Sie stehen in funktioneller Wechselwirkung zu den in den gleichen Organen gebildeten Steroidhormonen.

Während der Schwangerschaft werden Prostaglandine nur in geringer Menge synthetisiert. Am Termin wird die Synthese durch verschiedene Stimuli (Oxytozin, mechanische Faktoren) maximal gesteigert. Oxytozin wirkt offenbar als übergeordneter Mediator uteriner Kontraktionen, der seine Aufgabe mit Hilfe der Prostaglandine erfüllt und selbst wiederum von den Sexualsteroiden kontrolliert wird.

Katecholamine

Nicht nur die Oxytozinwirkung, auch die Katecholaminwirkung wird im Uterus durch Prostaglandine vermittelt. Katecholamine bewirken über alpha-adrenerge Rezeptoren eine Zunahme der PGF2-Synthese, Stimulation der beta-adrenergen Rezeptoren steigert die Prostazyklin-Synthese.

Stimulation der α-Rezeptoren des Uterus, z.B. durch Noradrenalin, führt zur Kontraktion der Muskelfasern,
Stimulation der β-Rezeptoren des Uterus, z.B. durch Adrenalin, bewirkt Ruhigstellung der Muskelfasern.

5.1.4 Vorzeichen der Geburt

Zu den subjektiv spürbaren Anzeichen des Geburtsbeginns gehören:

– **Abgang von blutigem Schleim** (sog. „Zeichnen"): Dabei handelt es sich um die Abstoßung eines blutig verfärbten Schleimpfropfes aus der Cervix uteri.
– **Regelmäßige Wehentätigkeit:** Vorwehen können dabei schon über längere Zeit bestehen und gelegentlich falschen Alarm auslösen.

Schmerzhafte regelmäßige Wehen im Abstand von 15–20 Minuten sind in der Regel Anzeichen des Geburtsbeginnes.

– **Blasensprung:** Ca. 10 % der Geburten beginnen mit einem „vorzeitigen" Blasensprung ohne Wehentätigkeit. Ist der Geburtstermin erreicht, so setzen im allgemeinen nach kurzer Latenzzeit (selten nach mehr als 48 Stunden) Geburtswehen ein.

Das Auftreten von einem oder mehreren Zeichen sollte die Schwangere veranlassen, die Geburtsklinik aufzusuchen. Bei vorzeitigem Blasensprung mehrgebärender Frauen ist liegender Transport ratsam.

Objektive Kriterien der Geburtsreife

Das wichtigste objektive Indiz der Geburtsreife ist der Zervixbefund. Als Ausdruck der Wehenbereitschaft rückt die Portio vor Geburtsbeginn aus der ursprünglich dorsalen Position in die Führungslinie (Zentrieren der Portio). Unter Verkürzung und Auflockerung der Portio beginnt sich der Muttermund zu erweitern.

Stand, Länge und Konsistenz der Portio sowie Muttermundsweite können in ein Punktesystem übertragen werden und ergeben einen prognostisch verwertbaren **Index der Geburtsbereitschaft** (pelvic score), z.B. den **Bishop-Score** (Abb. 5.4). Neben dem Portiobefund können auch der Höhenstand des vorangehenden Kindsteils und der amnioskopisch erhobene Fruchtwasserbefund in einem Prognoseindex Berücksichtigung finden. Hohe Punktzahl spricht für Geburtsbereitschaft und rechtfertigt die Weheninduktion.

Programmierte Geburt

Die sog. programmierte Geburt (Geburtseinleitung am Termin) stützt sich auf die Befunde des Pelvic score (Prognoseindex). Vorteil der programmierten Geburt ist die Schwanger-

Bishop-Score

Punkte	Portio	Muttermund	Verhältnis VT : Becken
0	erhalten	geschlossen	VT beweglich
1	teilw. verstrichen	1 - 2 cm	VT abschiebbar
2	mittelsaumig	3 - 4 cm	VT fest in BE
3	dünnsaumig	5 - 6 cm	VT tief und fest
0	rigide		
1	aufgelockert		
2	weich		
0	dorsal		
1	mediodorsal		
2	zentriert		

Abb. 5.4 Bishop-Score. VT = vorangehende Teile des Kindes

schaftsbeendigung zu einem für Mutter und Kind günstigen Zeitpunkt. Der Entbindungstermin ist nicht dem Zufall des spontanen Wehenbeginns überlassen, sondern anhand objektiver Kriterien auf einen Zeitpunkt zu legen, der die optimale personelle und apparative Überwachung von Mutter und Kind gewährleistet. Die Schwangere kann bezüglich ihrer eigenen Vorbereitung (z.B. Unterbringung und Versorgung weiterer Kinder) besser disponieren.

Bei unkompliziert verlaufender Gravidität ohne Risikofaktoren wird die Schwangere von der 38. Woche an in 2–4tägigen Abständen untersucht. Zu den Kontrollmaßnahmen gehören die äußere Untersuchung, die Kontrolle der kindlichen Herztöne (Kardiotokographie) und die Erhebung des Portiobefundes.

Ein hoher Prognoseindex ist die Conditio sine qua non für die Wehenindukion und ein zuverlässiges Zeichen, daß die Geburtseinleitung gefahrlos und erfolgversprechend ist.

5.1.5 Geburtseinleitung

Indikationen zur Einleitung der Geburt können sich ergeben bei:

— Verdacht auf Übertragung (Tragzeitüberschreitung)
— chronischer Plazentainsuffizienz
— mütterlichem Diabetes
— Rhesus-Inkompatibilität
— EPH-Gestose
— mütterlichen Erkrankungen in graviditate
— intrauterinem Fruchttod

In diesen Fällen ist häufig die Schwangerschaftsbeendigung bei noch unreifer Portio notwendig. Das Vorgehen unterscheidet sich nicht grundsätzlich von dem bei geburtsreifer Zervix.

Durchführung

Die **medikamentöse Geburtseinleitung** erfolgt unter synergistischer Anwendung von Prostaglandinen und Oxytozin.

Prostaglandine vermögen auch in der frühen Schwangerschaft und bei noch fehlender Geburtsreife das ruhigstellende Sicherungssystem zu durchbrechen und Kontraktionen auszulösen. PGE2-Analoga (z.B. Sulproston®) eignen sich zur intramuskulären, intramuralen und intravenösen wie auch lokalen Applikation (Vaginaltabletten).

Die **lokale Applikation** (Einlegen einer PGE2-Tablette in das hintere Scheidengewölbe oder Einbringen eines PGE2-Gels in die Cervix uteri) führt zur Auflockerung und Erweiterung der Zervix (Priming, Softening).

Die **intramuskuläre Injektion** hat den Nachteil der fehlenden Steuerbarkeit.

Die **intravenöse Tropfinfusion** unter Verwendung des natürlichen PGE2 gewährleistet die Steuerbarkeit und Vermeidung einer Überdosierung.

Oxytozin steht als vollsynthetisches Präparat zur Verfügung und ist nach internationalen Einheiten standardisiert. Voraussetzung für die weheninduzierende Wirkung von Oxytozin ist die Wehenbereitschaft des Uterusmuskels. Oxytozin wird per infusionem (6 IE Oxytozin in 500ml 5%iger Glukoselösung) zugeführt. Die Infusionsgeschwindigkeit beginnt mit einer Tropfenzahl von 8/min (= 4 mE) und wird je nach Ansprechbarkeit des Myometriums bis zu einer Tropfenzahl von 30/min gesteigert. Infusionsautomaten ermöglichen eine exakte Dosierung. Die Oxytozinzufuhr ante- und subpartal muß unter kontinuierlicher Kardiotokographie erfolgen (Kontrolle der Frequenz und des Typus der Wehen sowie der fetalen Herzaktion). Die Geburtseinleitung wird unterstützt durch manuelle Dehnung des Muttermundes und Eröffnung der Fruchtblase (Blasensprengung).

5.1.6 Geburtsverlauf

Die Geburt wird in drei Phasen unterteilt: Eröffnungsperiode, Austreibungsperiode, Nachgeburtsperiode.

Die **Eröffnungsperiode** beginnt mit dem Einsetzen regelmäßiger zervixwirksamer Wehen und endet zum Zeitpunkt der vollständigen Eröffnung des Muttermundes. Die durchschnittliche Dauer der Eröffnungsperiode beträgt bei der Primipara 12 Stunden, bei der Multipara 7 Stunden.

Die Geburtsdauer unterliegt erheblichen individuellen Schwankungen. Sie wird zusätzlich von der Geburtsleitung und der Art der geburtshilflichen Analgesie beeinflußt. Die Eröffnung des Muttermundes vollzieht sich, bezogen auf den Gesamtzeitraum der Eröffnungsperiode, nicht gleichmäßig. Nach dem Tempo der Muttermunderöffnung und der Wehenintensität läßt sich die Eröffnungsperiode in eine **Latenzphase** und eine **Aktivitätsphase** unterteilen.

Die **Latenzphase** macht ca. 2/3 der Eröffnungsphase aus. In der Latenzphase liegt die Wehenfrequenz bei 3/10 min bei Druckwerten von ca. 60 mmHg. Am Ende der Latenzphase ist der Muttermund auf 2 cm eröffnet. In der kürzeren **Aktivitätsphase** bis zur vollständigen Muttermunderöffnung beträgt die Wehenfrequenz 4/10 min bei Druckwerten über 60 mmHg. Die Aufweitung der Zervix erfolgt nicht ausschließlich durch den distraktiven Effekt der Wehen, sondern wird auch durch den aktiv zervikalwärts andrängenden Kindsteil unterstützt. Mit fortschreitender Muttermunderöffnung dringt der untere Pol der Fruchtblase in den Zervikalkanal vor. In der Mehrzahl der Fälle springt die Fruchtblase in der Eröffnungsperiode (rechtzeitiger Blasensprung). In ca. 10% erfolgt der Blasensprung vor Wehenbeginn (vorzeitiger Blasensprung). In seltenen Fällen wird die Frucht in der geschlossenen Eihülle geboren.

Die **Austreibungsperiode** beginnt mit der vollständigen Eröffnung des Muttermundes und endet mit der Geburt des Kindes. Sie dauert bei Primiparae 30—60 Minuten, bei Multiparae 20—30 Minuten.

Eine länger andauernde Austreibungsperiode erhöht das kindliche Risiko, da die azidotische Stoffwechsellage im fetalen Organismus zunimmt. Eine Verlängerung der Austreibungsperiode über 60 Minuten zwingt zur Überprüfung der geburtshilflichen Situation, um die Ursachen zu ermitteln und zu beheben (z.B. sekundäre Wehenschwäche, Geburtshindernis, ungenügende aktive Mitarbeit der Kreißenden). Unter den Bedingungen der Spinal-, Kaudal- und Periduralanästhesie finden sich häufig verlängerte Austreibungszeiten.

In der Austreibungsperiode wird die Geburtsarbeit nicht allein von den Wehen geleistet, die mit einer Frequenz von 5/10 min bei Druckwerten bis zu 120 mmHg ablaufen, sondern durch das wehensynchrone **aktive Mitpressen** der Kreißenden unterstützt (s. Kap. 5.1.3). Der Preßdrang wird reflektorisch ausgelöst.

Unter dem Wehendruck und der Bauchpresse wird die Frucht kaudalwärts getrieben. Der andrängende kindliche Kopf dehnt die Scheide und bewirkt eine **Auswalzung** der Beckenbodenmuskulatur und Vulva zum sog. Weichteilansatzrohr. Das Sichtbarwerden des kindlichen Kopfes in der Vulva wird als **Einschneiden** bezeichnet. Während des **Durchschneidens** streckt sich der kindliche Kopf, wobei sich der Nacken unter der Symphyse anstemmt. Der kindliche Körper folgt der Rotation des kindlichen Kopfes. Bei einer I. Stellung (Rükken des Kindes links) dreht sich das Hinterhaupt des geborenen Kopfes nach links, bei einer II. Stellung nach rechts. Die Entwicklung der Schultern und des nachfolgenden Körpers wird durch spezielle Handgriffe vom Geburtshelfer oder der Hebamme unterstützt.

> Die **Nachgeburtsperiode** beginnt nach Geburt des Kindes und endet mit der Ausstoßung der Plazenta. Die Ablösung der Plazenta erfolgt durch die Kontraktion des entleerten Uterus und die Nachgeburtswehen.

Durch die Uteruskontraktion wird die Plazentahaftfläche verkleinert. Die Inkongruenz der Flächen führt im Bereich der spongiösen Dezidua zur Lösung der Plazenta. Die vollständige Ablösung wird durch Bildung eines zentralen retroplazentaren Hämatoms gefördert. Zwei Formen der **physiologischen Plazentalösung** werden unterschieden:

– Modus nach *Schultze*: Die Plazenta löst sich zentral. Die fetale Seite geht bei der Ausstoßung voran.
– Modus nach *Duncan*: Die Plazenta löst sich marginal und „gleitet" auf der maternen Fläche nach außen. Die Lösungsblutung tritt vor Ausstoßung der Plazenta in Erscheinung.

Bei unbeeinflußter Nachgeburtsperiode ist die Plazenta in ca. 85 % der Fälle innerhalb von 20 Minuten, in ca. 90 % im Verlauf von 30 Minuten gelöst. Überschreitung dieser Zeitspanne ist Ausdruck einer pathologischen Retention und erfordert aktive Maßnahmen. Die Geburt der Plazenta muß in der Regel durch spezielle Handgriffe unterstützt werden. Vorbedingung der aktiven Expression sind positive **Lösungszeichen:**

– Lösungszeichen nach *Schröder*: Der Uterus ist schmal, hart und kantig. Er steigt nach rechts über die Nabelhöhe hinauf.
– Lösungszeichen nach *Küstner*: Bei tiefer Impression der Bauchwand oberhalb der Symphyse zieht sich die Nabelschnur nicht mehr uteruswärts zurück. Retraktion der Nabelschnur ist ein Zeichen der noch ungelösten Plazenta.
– Lösungszeichen nach *Ahlfeld*: Die Nabelschnur wird vor der Vulva mit einem Markierungsbändchen versehen. Mit fortschreitender Plazentaablösung rückt das Bändchen tiefer.

Die Ausstoßung der gelösten Plazenta erfolgt entweder allein durch die Bauchpresse oder unterstützt durch äußere **Handgriffe:**

– Handgriffe nach *Baer*: Eine breite Falte der erschlafften Bauchdecken wird von lateral mit beiden Händen angehoben. Auf diese Weise wird die Wirkung der aktiven Bauchpresse erhöht.
– Handgriff nach *Credé*: Der kontrahierte Uterus wird durch die schlaffen Bauchdecken hindurch im Fundus umfaßt (Daumen auf der Vorderwand, die übrigen vier Finger auf der Rückwand des Uterus) und vulvawärts stempelartig ausgedrückt (Abb. 5.5).
– Handgriff nach *Brand-Andrews*: Die gelöste Plazenta wird durch Zug an der Nabelschnur entfernt, der Uterus dabei gleichzeitig durch eine streichende Bewegung kranialwärts gedrängt.

Die Lösungsblutung führt bei physiologischer Nachgeburtsperiode zu einem Blutverlust von 200–300 ml. Die **postpartale Blutstillung** wird durch die Kontraktion der Uterusmuskulatur bewirkt. Durch das muskuläre Scherengitter werden die maternen Gefäße mechanisch gedrosselt. Der endgültige Gefäßverschluß erfolgt durch Gefäßthrombosierung. Die rasche Thrombosierung wird durch den hohen Thromboplastingehalt der Plazenta begünstigt.

Zur Verminderung des Blutverlustes und zur Verhütung postpartaler Atonien wird von vielen Geburtshelfern eine **aktive** (medikamentöse) **Nachgeburtsleitung** befürwortet.

Bei der sog. **Methergin-Prophylaxe** werden vor Abschluß der Austreibungsperiode –

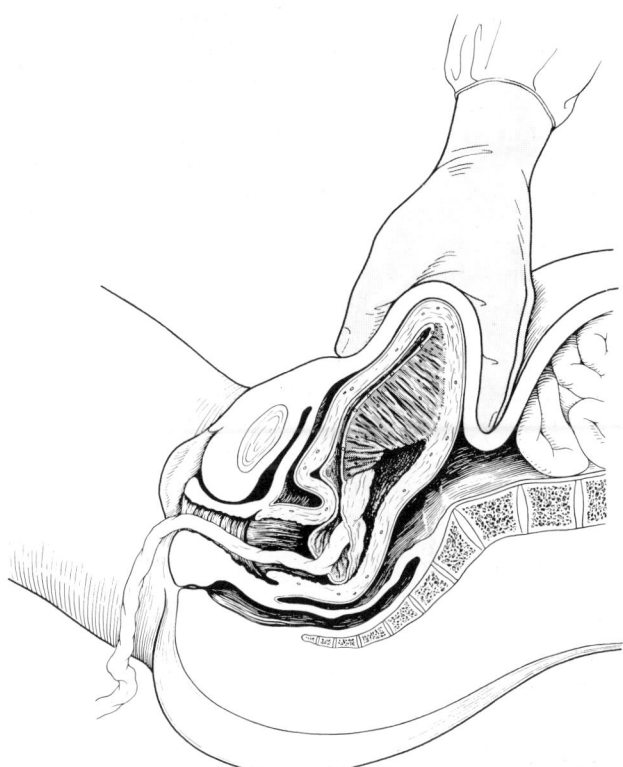

Abb. 5.5 Handgriff nach *Credé* zur Expression der Plazenta

nämlich nach Geburt des kindlichen Kopfes und der vorderen Schulter — 1ml Methergin® (Methylergometrinhydrogenmaleinat) der Kreißenden i.v. injiziert. Dadurch wird eine rasche Tonisierung des Uterus ausgelöst. Nach einer Latenzzeit von 30 Sekunden wird das Kind vollständig entwickelt und unmittelbar darauf die Plazenta durch *Credé*-Handgriff exprimiert.

Kontraktions- und **Wehenmittel** haben auch nach Geburt der Plazenta, intravenös oder intramuskulär injiziert, einen prophylaktischen Effekt gegenüber atonischen Blutungen (z.B. 10 IE Oxytozin und 0,5 mg Ergobasin i.m.).

5.2 Leitung und Überwachung der Geburt

5.2.1 Mutter

Psychologische Führung

Die psychologische Betreuung der Kreißenden hat erheblichen Einfluß auf den Geburtsverlauf. Sie beginnt im Vorfeld der Geburt bereits während der Schwangerschaft (Psychoprophylaxe, s. Kap. 4.4.4). Die persönliche Zuwendung durch den Geburtshelfer, die Hebamme und das Hilfspersonal ist mindestens so wichtig wie eine zuverlässige objektive Überwachung mit den heute zur Verfügung stehenden technischen Mitteln. Zuwendung schafft Vertrauen und das Gefühl des Geborgenseins während eines überwältigenden Ereignisses, das nach wie vor mit Erwartungsangst, Spannung und Schmerz belastet ist. Negative verbale oder optische Suggestionen entstehen nicht selten aus Unbedachtsamkeit und wirken sich nachteilig auf den Geburtsablauf aus. Nur auf der Grundlage des Vertrauens ist eine kontinuierliche Führung der Kreißenden über alle Phasen der Geburt möglich. Über die technischen Maßnahmen zur Überwachung (Kardiotokographie, Monitoring, Mikroblutanalysen usw.) sowie die Methoden der geburtshilflichen Analgesie sollte die Schwangere schon vor der Aufnahme im Kreißsaal informiert sein.

Aufnahmeuntersuchung

Die Aufnahmeuntersuchung überprüft den Zustand von Mutter und Kind und die aktuelle geburtshilfliche Situation. Der Aufnahmebefund ist bestimmend für die nächstliegenden Maßnahmen und für die prognostische Beurteilung des Geburtsablaufes.

Zur geburtshilflichen Aufnahmeuntersuchung gehören:
— äußere geburtshilfliche Untersuchung (Bestimmung der Kindslage durch die *Leopold*-Handgriffe)
— innere geburtshilfliche Untersuchung (Portiobefund, bzw. pelvic score, vorangehender Kindsteil, Höhenstand, Zustand des Geburtskanals)
— fetale Herztonkontrolle und Wehenkontrolle (Kardiotokographie)
— Amnioskopie
— Allgemeinuntersuchungen der Kreißenden.

Sofern die notwendigen serologischen Befunde nicht vorliegen, ist Blutentnahme zur Bestimmung der Blutgruppe und Blutfaktoren erforderlich. Nach der Untersuchung der Schwangeren folgen Reinigungsbad oder Dusche und Einlauf.

Maßnahmen während der Eröffnungsperiode

Zweckmäßig ist die **Seitenlagerung der Schwangeren** im Kreißbett. Rückenlagerung kann Kollapserscheinungen (Vena-cava-Syndrom) auslösen. Während der Geburt unterbleibt jegliche orale Nahrungszufuhr mit Rücksicht auf eine Narkose, die in jeder Phase der Geburt akut notwendig werden kann. Eine **Dauertropfinfusion** gibt die Gewähr für einen ständigen venösen Zugang zur medikamentösen Wehenregulierung, zum Volumenersatz bei Blutverlusten sowie zur Verabfolgung von Glukose und Elektrolytlösungen bei protrahiertem Geburtsverlauf.

Folgende materne Parameter sind in der Eröffnungsperiode fortlaufend zu kontrollieren und in einem Geburtsprotokoll zu registrieren:
— Wehentätigkeit: kontinuierliche externe oder interne Tokographie, gewöhnlich in Kombination mit Registrierung der fetalen Herzaktion (CTG)
— Blutdruck, Puls und Temperatur: in stündlichen Abständen
— Zervixbefund: Muttermundsweite und Beschaffenheit der Zervix in Abständen von 1—2 Stunden.

Die Registrierung der Wehentätigkeit durch „Handauflegen" ist heute durch externe oder interne Tokographie weitgehend ersetzt. Das sollte den Geburtshelfer nicht hindern, das Tastgefühl für die uterinen Kontraktionen empirisch zu schulen.

Bei der **externen Tokographie** wird ein Wehentaster mit elastischen Gurten auf dem Abdomen der Kreißenden befestigt. Durch die Uteruskontraktion verursachte Hubänderungen des Taststiftes erzeugen Widerstandsänderungen in einem geschlossenen Stromkreis, die von einem Meßgerät in Form einer Druckkurve aufgezeichnet werden. Die externe Tokographie erlaubt keine Aussage über die Höhe von Basaltonus und Wehenamplitude. Sie ermöglicht aber eine verläßlich Registrierung von **Wehenfrequenz** und **Wehenform**. Kindsbewegungen und Atembewegungen der Kreißenden führen zu Überlagerungen.

Bei der **internen Tokographie** wird ein flüssigkeitsgefüllter Bläschenkatheter transzervikal zwischen Fruchtblase und Uteruswand geführt. Damit lassen sich absolute Werte für **Basaltonus, Kontraktionsamplitude** und **Wehendauer** ermitteln.

Blutdruck, Puls und **Temperatur** sollten in stündlichen Abständen kontrolliert werden. Das Blutdruckverhalten unter der Geburt hat besondere Bedeutung bei präexistenter EPH-Gestose. Temperaturanstieg auf febrile Werte bei protrahierter Geburt ist in der Regel Zeichen einer Infektion (Amnioninfektionssyndrom).

Die **innere Untersuchung** registriert die Geburtsfortschritte. Sie wird heute überwiegend von vaginal her vorgenommen. Unter Einhaltung steriler Kautelen ist das Infektionsrisiko dadurch nicht größer als bei den früher üblichen rektalen Kontrollen.

Durch die Tastuntersuchung wird die Kontur und Konsistenz der Zervix erfaßt. Die Muttermundsweite wird in Zentimetern angegeben.

Die Art des vorangehenden Kindsteils ist anhand der Oberflächenbeschaffenheit zu erkennen. Bei Schädellagen ist die Haltung des kindlichen Kopfes am Verlauf der Nähte (Suturae) und der Position der Fontanellen zu bestimmen. Die noch intakte Fruchtblase ist als weiches Polster oder pralle Vorwölbung tastbar. Für die Beurteilung des Höhenstandes dienen vier fiktive parallele Bezugsebenen des Gebärkanals:

— Beckeneingangsebene (zwischen Promontorium und oberem Symphysenrand)
— untere Symphysenrandebene (parallel zur Beckeneingangsebene in Höhe des unteren Symphysenrandes)
— Interspinalebene (in Höhe der Spinae ischiadicae)
— Beckenbodenebene (in Höhe der Steißbeinspitze und Levatorplatte).

Zu den obligaten Maßnahmen in der Eröffnungsperiode gehört außerdem die regelmäßige **Entleerung der Harnblase**. Eine gefüllte Harnblase bremst die Wehentätigkeit.

Maßnahmen während der Austreibungsperiode

Die Austreibungsperiode ist die für die Frucht gefährlichste Phase der Geburt. Sie erfordert eine besonders intensive Überwachung der fetalen Parameter. Sie ist darüber hinaus die Phase der aktiven Geburtshilfe durch eine Reihe von Maßnahmen zur Regulation und Erleichterung der Geburt.

Zu den geburtshilflichen Maßnahmen in der Austreibungsperiode gehören:
— Anleitung zum Mitpressen
— Dammschutz und Entwicklung des Kindes
— Episiotomie (falls erforderlich)
— Erstversorgung des Kindes.

Anleitung zum Mitpressen

Reflektorischer Preßdrang wird gelegentlich von der Kreißenden schon vor der vollständigen Eröffnung des Muttermundes gespürt. Ein zu frühes Mitpressen führt zur vorzeitigen Erschöpfung der Kreißenden infolge ineffektiver Arbeit. Der **Beginn der Austreibungsperiode** ist deshalb nicht durch das subjektive Gefühl des Preßdranges, sondern durch den **objektiven Befund der vollständigen Muttermunderöffnung** definiert. Das Mitpressen kann in Rücken- oder Seitenlage wie auch in sitzender oder halbsitzender Stellung erfolgen. Bei der am häufigsten angewandten Rückenlage werden die Beine abgespreizt und abgewinkelt. Beide Hände umfassen die Beine in der Kniekehle und ziehen sie an den Oberkörper heran. Auf diese Weise wirken Wehe und abdominaler Preßdruck gleichgerichtet über die Längsachse des Kindes. Entscheidend ist die richtige Atemtechnik und die Konzentration des Preßdruckes auf die Dammregion. In der Wehenpause wird durch gleichmäßige entspannte Atmung das unter der Wehe entstandene Sauerstoffdefizit ausgeglichen. Die Zahl der Preßwehen, mit der die Geburt des Kindes erreicht wird, sollte möglichst klein gehalten werden. Eine übermäßig lange Dauer der Preßperiode verursacht eine hypoxisch-azidotische Gefährdung des Kindes

Vorbedingungen zum Mitpressen sind:
— der Muttermund muß vollständig eröffnet sein
— der Kopf sollte mit der Leitstelle auf dem Beckenboden stehen
— die Pfeilnaht muß im geraden Durchmesser stehen.

Dammschutz und Entwicklung des Kindes

Der **Dammschutz** verhindert die abrupte Überdehnung des Beckenbodens und die unkontrollierte Zerreißung des Dammes. Durch einen kombinierten Handgriff wird die Deflexionsbewegung des kindlichen Kopfes beim „Durchschneiden" unterstützt. Die rechte Hand liegt über dem Damm und umgreift den kindlichen Kopf von der Stirnseite, die linke Hand liegt auf der Leitstelle und reguliert durch dosierten Gegendruck das Tempo des Durchschneidens. In der entscheidenden Phase des Kopfdurchtrittes wird die Kreißende angehalten, durch Hechelatmung den Preßdrang zu unterdrücken und damit den Damm zu entlasten.

Nach Geburt des Kopfes und abgeschlossener äußerer Haltungsdrehung wird der kindliche Kopf zwischen beide Hände gefaßt und nach dorsal gesenkt. Auf diese Weise wird der

Durchtritt der vorderen kindlichen Schulter unter der Symphyse erleichtert. Anschließend wird durch Anheben des kindlichen Kopfes die hintere Schulter entwickelt. Der schmale kindliche Körper folgt daraufhin mühelos.

Episiotomie

Der Dammschnitt (Episiotomie) dient der Entlastung des Dammes. Er beugt der extremen Überdehnung des Beckenbodens und unkontrollierten Zerreißung vor. Die Entlastung des Dammes setzt außerdem den Kompressionsdruck auf den kindlichen Schädel herab und vermindert damit die Gefahr intrakranieller Verletzungen insbesondere bei den leicht verformbaren Köpfen Frühgeborener.

Bei der Episiotomie sind folgende Schnittführungen möglich:
— median
— mediolateral
— lateral.

Die **mediane Episiotomie** ist dann angezeigt, wenn nur geringe Entlastung notwendig ist. Sie ist postpartal weniger schmerzhaft und belästigend als die mediolaterale und laterale Episiotomie. Ein Nachteil der medianen Episiotomie ist das Risiko der Verletzung des Sphincter ani im Falle eines Weiterreißens der Wunde bei Kopfdurchtritt.

Die **mediolaterale** oder **laterale Episiotomie** ist dann angezeigt, wenn eine größere Entlastung notwendig oder eine vaginale geburtshilfliche Operation vorgesehen ist (z.B. Manualhilfe bei Beckenendlage, Vakuumextraktion oder Zangenentbindung).

Der Dammschnitt erfolgt im allgemeinen beim Einschneiden des vorangehenden Teils am gedehnten Gewebe mit einer gebogenen und gezähnten Episiotomieschere. Die innere Hand schützt den vorangehenden Kindsteil vor Verletzungen. Über die Methoden der geburtshilflichen Analgesie s. Kap. 5.2.4.

Operative Versorgung von Episiotomiewunden und Dammrissen

Die Prinzipien der Wundnaht sind für Episiotomie und Dammrisse gleich. Die Versorgung sollte **unmittelbar nach der Geburt** erfolgen. Verzögerte Wundnaht erhöht die Gefahr der

Sekundärinfektion. Dammrisse werden nach dem Ausmaß der Läsion in drei Grade unterteilt:
— Grad I: Einriß der Haut und des Subkutangewebes im Bereich der hinteren Kommissur
— Grad II: Einriß der Muskulatur des Dammes, aber ohne Verletzung des M. sphincter ani
— Grad III: Zerreißung der Muskulatur des Dammes sowie auch des M. sphincter ani.

Sowohl die Episiotomie als auch die Mehrzahl der Dammrisse zeigen dreieckige kongruente Wundflächen. Die Dammnaht beginnt mit der Vereinigung der vaginalen Wundränder am oberen Winkel der Scheidenwunde (Abb. 5.6a). Von diesem Punkt bis zur hinteren Kommissur werden Einzelnähte im Abstand von 1 cm gesetzt. Anschließend wird die Dammuskulatur durch tiefe (versenkte) Nähte versorgt (Abb. 5.6b). Dabei ist zu beachten, daß keine tiefen Wundtaschen verbleiben. Zuletzt wird die äußere Haut des Dammes, beginnend an der hinteren Kommissur, durch Einzelnähte adaptiert. Wichtig ist die symmetrische Adaptation der Wundränder. Zu dicht gesetzte Nähte können ein schmerzhaftes Ödem bewirken. In Abweichung von der klassischen Dammnaht werden auch andere (fortlaufende, intrakutane) Nahttechniken angewandt. Besondere Sorgfalt erfordert die Naht des Sphincter ani bei Dammrissen III. Grades. Die zurückgewichenen Muskelstümpfe werden mit Klemmen gefaßt und danach durch Einzelnähte vereinigt.

Tiefe Scheidenrisse mit paravaginalen Hämatomen, zirkuläre Scheidenrisse sowie größere Zervixrisse sind nur unter klinischen Bedingungen mit ausreichender Assistenz zuverlässig zu versorgen. In der Regel handelt es sich um stark blutende Wunden. Entscheidend sind die übersichtliche Einstellung der Wunde mit großen geburtshilflichen Spekula und gute Lichtverhältnisse. Die Naht beginnt immer am oberen Wundwinkel und wird schrittweise nach kaudal fortgesetzt.

Nachbehandlung von Episiotomiewunden und Dammnähten: Zur Säuberung der Wunde sind tägliche Spülungen notwendig. Bei entzündlicher Infiltration sind Antiphlogistika (z.B. Pyrazolonpräparate) oder auch Salben-

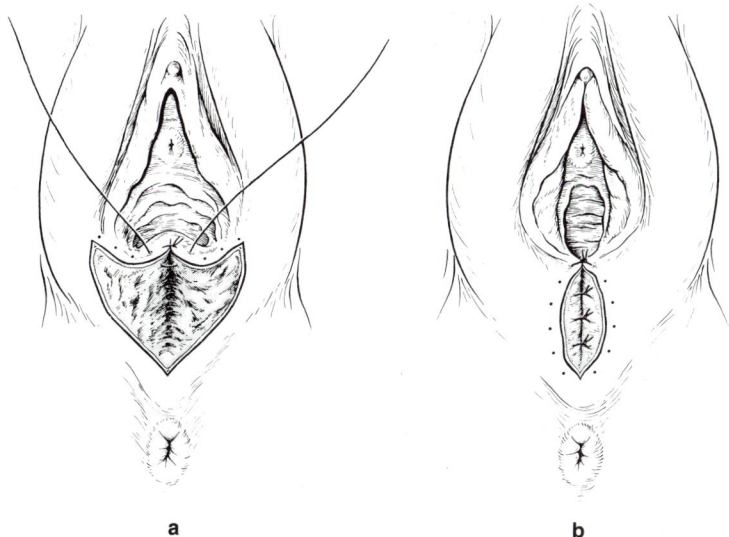

Abb. 5.6a, b Naht der Episiotomiewunde
a Die Ränder der Scheidenwunde werden durch Einzelkopfnähte vereinigt. Die Naht beginnt am oberen Wundwinkel
b Durch tiefreichende „versenkte" Nähte werden die Wundflächen adaptiert. Danach wird die Hautwunde durch Einzelkopfnähte geschlossen

auflagen angezeigt; bei Bedarf werden Analgetika gegeben.

5.2.2 Fetus

Diagnostische Parameter zur Überwachung des Kindes sub partu sind:
— Herztonkontrolle
— Beurteilung des Fruchtwassers
— fetale Blutanalyse
— fetale Elektrokardiographie

Herztonkontrolle und fetale Elektrokardiographie

Die in der klassischen Geburtshilfe übliche diskontinuierliche Überwachung der kindlichen Herztöne durch Auskultation ist heute durch die **kontinuierliche Registrierung der Herztonfrequenz** abgelöst worden. Dadurch sind die Voraussetzungen einer prospektiven Geburtsleitung entscheidend verbessert worden. Mit Hilfe der **Kardiotokographie (CTG)** werden in der Regel fetale Herzfrequenz (FHF) und Uterusmotilität simultan registriert und graphisch aufgezeichnet. Verschiedene Methoden der Signalgewinnung und -verarbeitung beeinflussen das Kardiotokogramm. Die Deutung der Kurven setzt große Erfahrung voraus.

Bei der **Phonokardiographie** wird der kindliche Herzschall über die Bauchwand der Mutter mit Hilfe eines Mikrophons und entsprechendem Verstärker aufgezeichnet.

Bei der **Ultraschallkardiographie** wird der *Doppler*-Effekt zum Nachweis der fetalen Herztätigkeit ausgenutzt. Ein mit konstanter Frequenz ausgesandter Dauerschall trifft auf das pulsierende fetale Herz. Die Frequenz der reflektierten Schallwellen verkleinert oder vergrößert sich, je nachdem, ob sich die bewegenden Grenzflächen dem Schallkopf nähern oder entfernen. Die aufgenommenen Schallimpulse werden in aktionssynchrone Steuerimpulse umgewandelt.

Bei der **fetalen Elektrokardiographie** werden die Herzaktionspotentiale direkt über eine an der kindlichen Kopfschwarte befestigten Elektrode abgeleitet. Aus der Frequenz der R-Zakken (Kammeranfangsschwankung) ergibt sich die Zahl der Herzschläge pro Minute. Das direkte fetale EKG stellt das zuverlässigste Si-

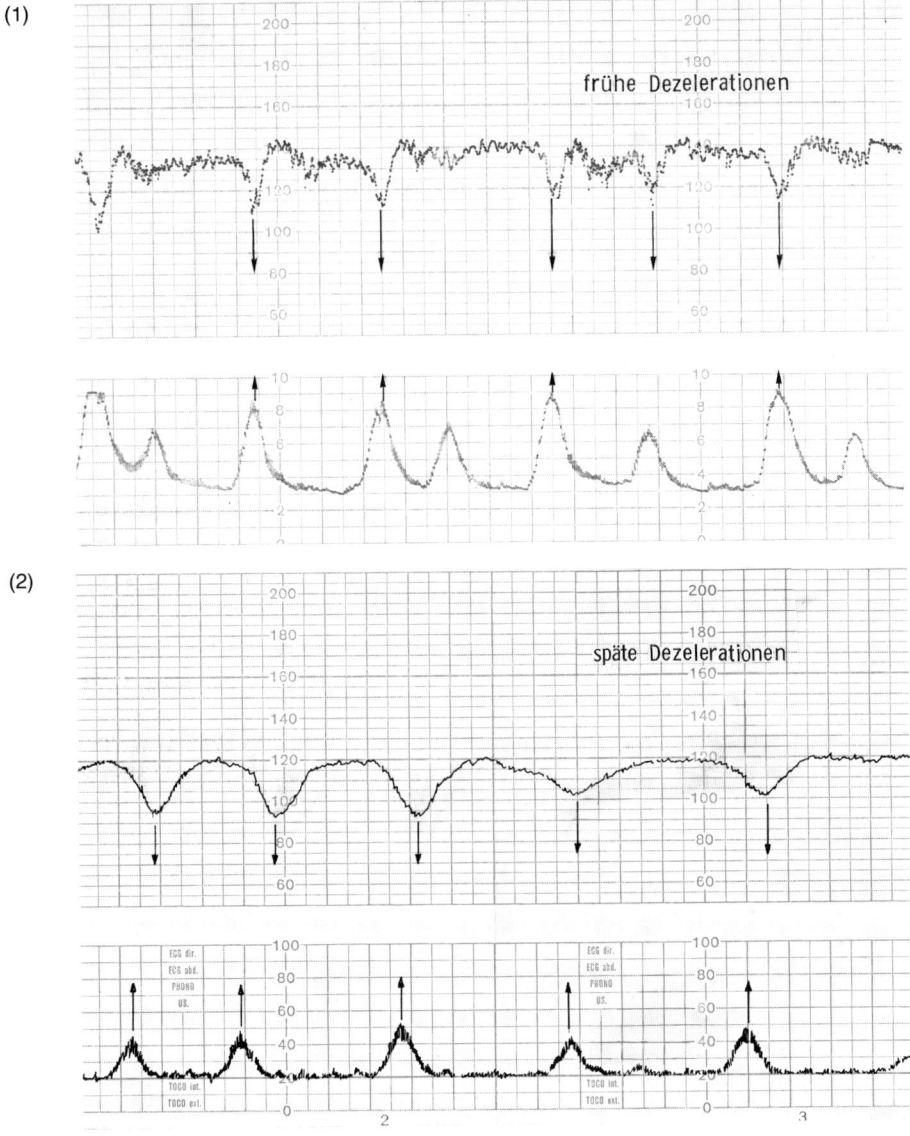

Abb. 5.7a, b Kardiotokographie (CTG)
a Herzfrequenzalterationen. (1) Frühdezelerationen (early decelerations, Dip I). Die FHF-Verlangsamung beginnt mit der Uteruskontraktion. Ihr Tiefpunkt fällt mit der Wehenakme zusammen. (2) Spätdezelerationen (late decelerations, Dip II). Die FHF-Verlangsamung setzt erst nach Wehenbeginn ein. Die Rückkehr zur Basalfrequenz erfolgt nach Ablauf der Uteruskontraktion. Späte Dezelerationen, anhaltende Bradykardie und silenter Oszillationstyp sind die wichtigsten Symptome der uteroplazentaren Mangeldurchblutung bzw. der Plazentainsuffizienz
b Oszillation (= Amplitude der basalen Herzfrequenz). (1) Saltatorischer Typ, (2) Undulatorischer Typ, (3) Eingeengt undulatorischer Typ, (4) Silenter Typ

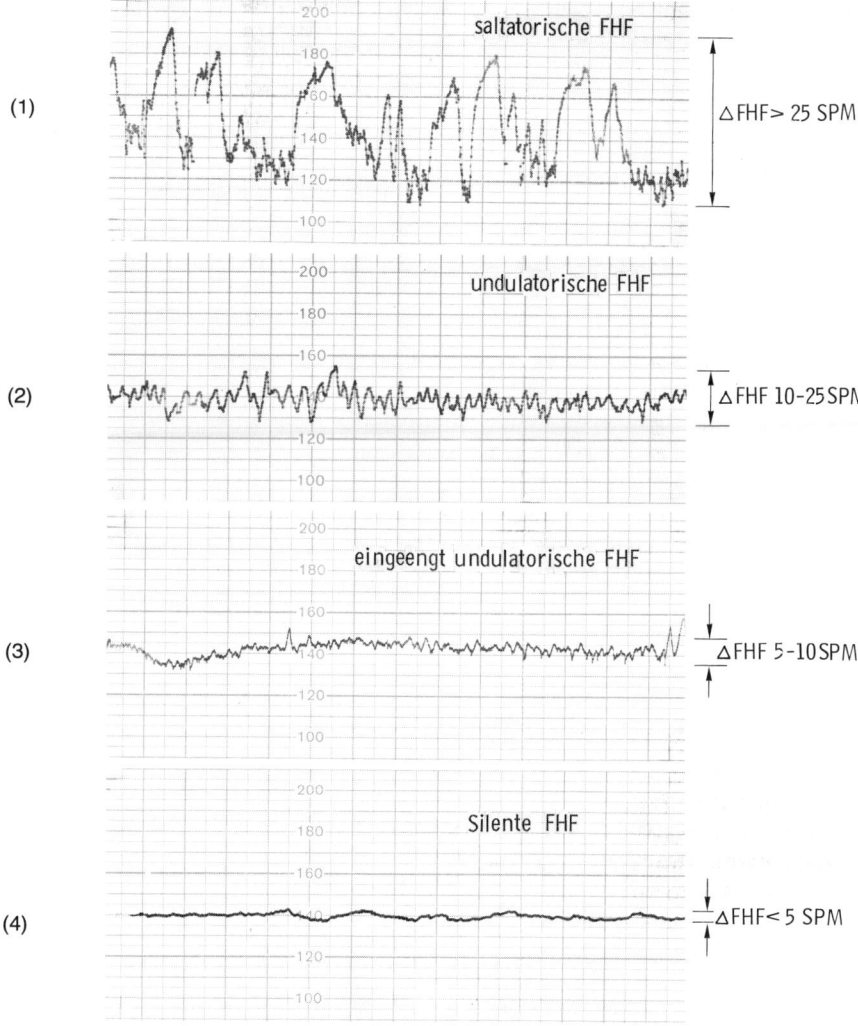

b

gnal zur Aufnahme der momentanen fetalen Herzfrequenz dar. Es gewährt optimale Registrierqualität in der Austreibungsperiode.

Durch die kontinuierliche Registrierung der kindlichen Herzaktion ergeben sich **charakteristische Herztonkurven**. Die Analyse der Kurven stützt sich auf folgende Bewertungsgrößen:

— basale Herztonfrequenz
— Herztonalterationen.

Die **basale Frequenz** liegt normalerweise zwischen 120 und 160 Schlägen pro Minute (SpM). Anstiege bis 180 SpM werden als leich-

te Tachykardie, Frequenzen über 180 SpM als schwere Tachykardie bezeichnet. Der Abfall auf 100 SpM wird leichte, der unter 100 SpM schwere Bradykardie genannt.

Herztonalterationen sind plötzliche oder allmählich auftretende Veränderungen der Herzfrequenz mit Unter- oder Überschreitung der basalen Herztonfrequenz. Dabei werden wehenabhängige und wehenunabhängige **Dezelerationen** und **Akzelerationen** sowie **Oszillationen** unterschieden.

Dezelerationen sind passagere Herzschlagverlangsamungen unter 120 SpM. Sie können sporadisch oder periodisch auftreten. Die periodischen werden nach ihrem zeitlichen Zusammenhang mit den Wehen in frühe und späte Dezelerationen unterteilt (Abb. 5.7a).

Frühe Dezelerationen (early decelerations, Dip I) sind kurzdauernde wehensynchrone Frequenzabfälle, die ihren Tiefpunkt zum Zeitpunkt der Wehenakme erreichen. Sie sind im allgemeinen nicht pathognomonisch für eine fetale Gefährdung.

Späte Dezelerationen (late decelerations, Dip II) setzen erst nach Wehenbeginn ein und erreichen den tiefsten Punkt **nach** der Wehenakme. Sie werden durch utero-plazentare Durchblutungsstörungen ausgelöst und sind ein Alarmzeichen der fetalen Gefährdung.

Variable Dezelerationen (Kombination von Dip I und Dip II) sind in der Form und gegenüber der Wehendruckkurve variierende Tiefs. Sie lassen auf eine Nabelschnurkomplikation schließen und zählen damit ebenfalls zu den ernst zu nehmenden Alarmzeichen.

Prolongierte Dezelerationen sind über Minuten anhaltende wannen- oder schüsselförmige Dezelerationen, die z.B. bei maternem Blutdruckabfall, Dauerkontraktionen und anderen Ereignissen auftreten können.

Oszillationen sind wehenunabhängige kurzzeitige Änderungen der fetalen Herzschlagfrequenz. Nach der Bandbreite werden bei Phonokardiographie silente, undulatorische und saltatorische Typen unterschieden (Abb. 5.7b).

Der **undulatorische** Oszillationstyp spricht für die ungestörte Leistungs- und Kompensationsfähigkeit des fetalen Herz-Kreislaufsystems. Der **saltatorische Typ** kann Ausdruck einer hypoxischen Notsituation durch Beeinträchtigung der Nabelschnurzirkulation sein.

Der **eingeengt undulatorische oder silente** Typ wird im physiologischen Schlaf- oder Ruhezustand des Feten oder unter dem Einfluß sedierender Pharmaka beobachtet, er kann aber auch Ausdruck einer O_2-Mangelsituation des Feten sein.

Fetalblutanalyse, FBA

Bei der FBA werden pH-Wert und Gaspartialdrucke in Mikroblutproben, die aus der Haut des vorangehenden Kindsteils (Kopf, Steiß) entnommen werden, untersucht. Der **pH-Wert des fetalen Kapillarblutes** erlaubt Rückschlüsse auf die aktuelle Stoffwechselsituation.

Jeder Sauerstoffmangel verursacht eine anaerobe Glykolyse mit Anhäufung von sauren Stoffwechselprodukten und führt damit zu einer mehr oder weniger starken Azidose (s. Kap. 5.5.3).

Physiologischerweise liegt der fetale pH-Wert mit 7,30 ± 0,05 in der Schwangerschaft nur wenig unter den Durchschnittswerten Erwachsener (7,40 ± 0,05). Eine Azidose liegt vor, wenn der pH-Wert kleiner als 7,20 ist (= pathologischer pH-Bereich). Eine Präazidose besteht bei pH-Werten von 7,24—7,20 (= präpathologischer pH-Bereich).

Genauere Aussagen liefert das **äquilibrierte pH qu 40**. Durch die Äquilibrierung (Einstellung der Blutprobe auf einen normalen CO_2-Druck von 40 mm Hg) wird bei der respiratorischen Azidose der aktuelle pH-Wert normalisiert, bei der metabolischen Azidose bleibt der Wert unbeeinflußt. Die Normwerte des äquilibrierten pH qu 40 liegen bei 7,30. Als Grenzwert wird 7,20 angegeben. Weitere Parameter des Säure-Basen-Stoffwechsels (Basenüberschuß, pCO_2, Standardbikarbonatwert) erlauben eine differenzierte Beurteilung der Stoffwechsellage, sind aber in der Routinediagnostik entbehrlich.

Unter der Geburtsbelastung kommt es normalerweise zu Veränderungen der biochemischen Werte. Die Stoffwechsellage des Fetus verschiebt sich nach der sauren Seite. Am Ende der Austreibungsperiode kann eine (physiologische) fetale Azidose mit Werten bis 7,20 auftreten. Bei pathologischer Azidose infolge intrauteriner Asphyxie liegen die pH-Werte weit unter den angegebenen Normgrenzen.

Die Fetalblutanalyse ist indiziert bei **kardiotokographischen Gefährdungszeichen**, z.B.

— anhaltende Tachykardie
— unklare Bradykardieformen
— variable und späte Dezelerationen

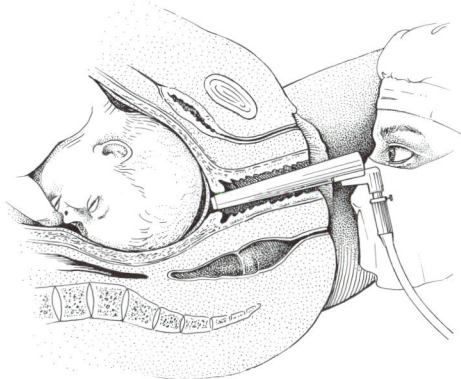

Abb. 5.8 Amnioskopie

— Abnahme der Oszillationsfrequenz bzw. eingeschränkte Bandbreite.

Vorbedingungen zur Durchführung der FBA sind:

— Zervikalkanal für Amnioskop durchgängig
— vorangehender Teil erreichbar
— Fruchtblase eröffnet.

Nach Desinfektion des äußeren Genitale der Mutter und Einstellen des vorangegangenen Teiles mit dem Amnioskop wird die fetale Haut getrocknet und gesäubert und ein Fettfilm (z.B. Paraffinöl) auf die Inzisionsstelle aufgetragen, um ein Zerfließen des Bluttropfens zu verhindern.

Nach Stichinzision erfolgt die luftfreie Aspiration des Blutes in eine Kapillare (ca. 3 Tropfen = 150 μl).

Fruchtwasserbefund

Die Beurteilung erfolgt nach Blasensprung am abfließenden Fruchtwasser, bei stehender Blase durch Amnioskopie.

Die **Amnioskopie** ist ein endoskopisches Verfahren zur Spiegelung des unteren Eipoles. Das Gerät — ein einfacher Tubus unterschiedlichen Kalibers — wird in die Cervix uteri eingeführt. Eine geschlossene Lichtquelle durchleuchtet die transparente Fruchtblase (Abb. 5.8). Bei normalem Befund ist das Fruchtwasser klar bis milchig. Es kann Vernixflocken als flottierende Bestandteile enthalten.

Mekoniumbeimengung führt zu einer mehr oder weniger intensiven Grünverfärbung des Fruchtwassers und ist ein Frühzeichen einer ungewöhnlichen Belastung des Feten. Weitere pathologische amnioskopische Befunde sind:

— Gelbfärbung bei Rh-Inkompatibilität
— Fleischwasserfarbe bei intrauterinem Fruchttod.

Hauptindikation zur Amnioskopie ist der **Verdacht auf Plazentainsuffizienz**. Vor der 37. Woche ist die Amnioskopie wegen der Gefahr der Weheninduktion zu unterlassen. Die Amnioskopie gehört zur Erstuntersuchung der Kreißenden bei Klinikaufnahme (**Aufnahmeamnioskopie**). Sie ist kontraindiziert bei Verdacht auf Placenta praevia.

5.2.3 Abnabelung

Zu den wichtigsten Maßnahmen der Erstversorgung des Neugeborenen gehört das **Absaugen** der Nasen-, Mund- und Rachenhöhle, um einer Aspiration von Sekreten und Fruchtwasser vorzubeugen. Abgesaugt wird mit einem sterilen Einmalkatheter, sobald der kindliche Kopf entwickelt ist. Bei Verdacht auf Aspiration muß das Absaugen unter laryngoskopischer Kontrolle erfolgen (s. Kap. 5.6.8).

Der Zeitpunkt des **Abnabelns** richtet sich nach der Zustandsdiagnose des Neugeborenen. Bei reifen, in gutem Zustand geborenen Kindern wird kurze Zeit abgewartet, bis die Nabelschnurpulsation erlischt. Danach wird die Nabelschnur, ca. 10 cm vom Bauchansatz entfernt, mit zwei Klemmen gefaßt und zwischen den Klemmen durchtrennt. Durch die verzögerte Abnabelung und durch Ausstreichen der Nabelschnur werden plazentares Reserveblut bis zu einer Menge von 30 % des zirkulierenden fetalen Blutvolumens dem Neugeborenen „transfundiert". Bei **asphyktischen Kindern** muß die Abnabelung rasch erfolgen, um unverzüglich die Reanimation einzuleiten. Die definitive **Nabelversorgung** besteht in der Kürzung der Nabelschnur auf einen ca. 3 cm langen Stumpf, der in einer Metall- oder Kunststoffklemme gefaßt oder auch mit einem sterilen Bändchen ligiert wird.

Zu den Maßnahmen der Erstversorgung gehört bei Klinikentbindung die doppelte **Kennt-**

lichmachung des Neugeborenen. Sie kann auf verschiedene Weise erfolgen (Namensbändchen, Nummernschildchen usw.), sollte aber möglichst **vor** Abnabelung und keinesfalls nach der räumlichen Trennung von Mutter und Kind vorgenommen werden.

5.2.4 Geburtserleichterung

Die Maßnahmen der psychologischen Geburtsvorbereitung und die Möglichkeiten der Geburtserleichterung durch suggestive Geburtsleitung, Entspannungsübungen und adäquate Atemtechnik sind in Kap. 4.4.4 beschrieben. Die natürlichen Maßnahmen können je nach individueller Situation durch pharmakologische Methoden ergänzt werden.

Die grundsätzliche Entscheidung für eine Schmerzausschaltung unter der Geburt muß der Gebärenden überlassen bleiben. Dem Geburtshelfer obliegt die Aufgabe, die Schwangere frühzeitig über die zur Verfügung stehenden Methoden zur Schmerzbekämpfung zu informieren. Dazu zählt auch die Aufklärung über die Nebenwirkungen und Risiken der verschiedenen Anästhesieverfahren.

Zu den pharmakologischen Methoden der Schmerzbekämpfung gehören:

— medikamentöse Analgesie und Sedierung
— Inhalationsanalgesie
— Lokal- und Leitungsanästhesie
— Allgemeinnarkose.

Die **Auswahl der Verfahren** richtet sich nach der jeweiligen geburtshilflichen Situation bzw. dem Progressionsstadium der Geburt. Vom klinischen Standpunkt sind drei Komponenten des Geburtsschmerzes zu unterscheiden:

— Wehenschmerz
— Dehnungsschmerz des Gebärmutterhalses
— Dehnungsschmerz des Beckenbodens.

Der **Wehenschmerz** wird über die sympathischen Fasern des Plexus hypogastricus inferior (Frankenhäuser-Plexus, Plexus pelvinus), des Plexus hypogastricus superior (N. praesacralis) und über den sympathischen Grenzstrang zu den dorsalen Wurzeln des Rückenmarks von Th 11 und Th 12 geleitet.

Der **zervikale Dehnungsschmerz** verläuft ähnlich dem Wehenschmerz über die sympathischen Fasern des N. praesacralis in die dorsalen Wurzeln des Rückenmarkes von Th 11 und Th 12 und über parasympathische Fasern des Plexus hypogastricus inferior zu den sakralen Wurzeln von S 3 und S 4.

Der **Dehnungsschmerz des Beckenbodens** wird über den N. pudendus zum Plexus pudendalis im Bereich von S 3 und S 4 geleitet. Der M. levator ani wird von den Nn. perineales (s. Kap. 1.2.1) versorgt.

Medikamentöse Analgesie und Sedierung

Die Mehrzahl der geburtshilflich angewandten Analgetika gehört zur Gruppe der **Opiate** (z.B. Dolantin®, Cliradon®). Auch Morphium hydrochloricum und Hydromorphon (Dilaudid®) finden unter bestimmten Bedingungen Anwendung.

Nachteile der Opiate sind die atemdepressive Wirkung auf den Feten und der wehenhemmende Effekt. Die atemdepressive Komponente der Opiate kann durch Morphinantagonisten (Lorphan®) kompensiert werden.

Pyrazolon- und Phenazetinderivate (Novalgin®, Baralgin®, Spasmo-Cibalgin ®) haben einen schwächeren analgetischen Effekt als die Opiate. Sie spielen daher in der Geburtshilfe eine untergeordnete Rolle.

In Ergänzung oder Kombination mit Analgetika finden die anxiolytisch wirkenden **Tranquilizer** (z.B. Benzodiazepinderivate: Valium ®, Librium ®, Nobrium ®) sowie Neuroleptika (z.B. Droperidol®) Anwendung in der Geburtshilfe. Tranquilizer sind angst- und spannungslösende hypnotikafreie Beruhigungsmittel. In adäquater Dosierung haben sie keine nachteilige Wirkung auf den Feten.

Analgetika und Tranquilizer werden im allgemeinen zu Beginn der Eröffnungsperiode eingesetzt.

Inhalationsanalgesie

Die Inhalationsanalgesie ist gegenüber der kombinierten Anwendung von Tranquilizern und Analgetika in den Hintergrund getreten. Geeignet sind Lachgas-Sauerstoffgemische, Methoxyfluran (Penthrane) und Enfluran (Ethrane). Die Inhalation erfolgt durch **intermittierende Selbstapplikation** während der Wehen.

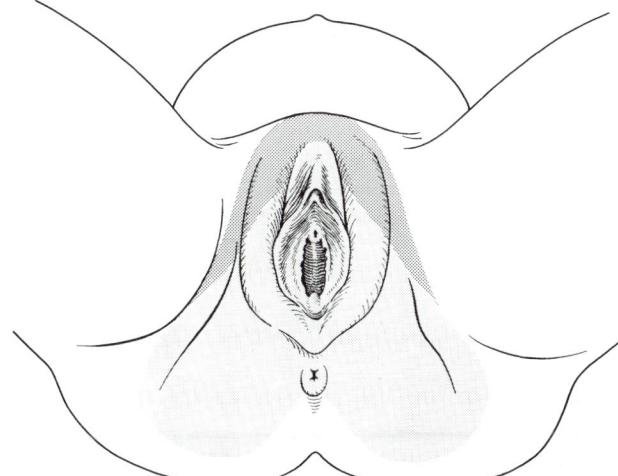

Abb. 5.9 Wirkungsbereich der Pudendusanästhesie (Pudendusblockade). Die Schmerzausschaltung betrifft das untere Drittel der Vagina, die Vulva- und Dammregion. Der Wehenschmerz bleibt unbeeinflußt

Lokal- und Leitungsanästhesie

Verschiedene Verfahren der Lokal- und Leitungsanästhesie haben sich zu Standardmethoden in der Geburtshilfe entwickelt. Ihr Vorteil liegt in der Kombination von Schmerzausschaltung und Spasmolyse. Sie umgehen das Risiko einer Allgemeinnarkose (Erbrechen, Aspiration, Narkosezwischenfälle). Bei sachgemäßer Durchführung sind sie ohne ernste Nebenwirkungen auf das Kind.

Folgende Methoden kommen zur Anwendung:

— Damminfiltration
— Pudendusanästhesie
— Parazervikalanästhesie
— Kaudalanästhesie
— Periduralanästhesie.

Die **Damminfiltration** bewirkt eine örtliche Betäubung im Vulva-, Vaginal- und Perinealbereich. Sie ermöglicht die schmerzlose Durchführung der Episiotomie sowie die Wundversorgung nach Dammschnitt oder Scheiden-Damm-Rissen. Sie ist ohne Auswirkung auf den Wehenschmerz.

Mit einer langen Kanüle wird das Dammgewebe von der hinteren Kommissur aus fächerförmig infiltriert. Als Lokalanästhetika sind u.a. Mepivacain (Scandicain®) und Lidocain (Xylocain®) geeignet.

Die **Pudendusanästhesie oder Pudendusblockade** verursacht eine Schmerzausschal-

tung im Versorgungsgebiet des N. pudendus (unteres Drittel der Vagina, Vulva und Perinealbereich) (Abb. 5.9). Sie ist in der Austreibungsperiode indiziert. Wehenschmerz und Preßreflex bleiben unbeeinflußt.

Der aus den ventralen Ästen des 2. bis 4. Sakralnerven hervorgehende N. pudendus verläuft im *Alcock*-Kanal hinter der Spina ischiadica in Höhe der Ansatzstelle des Lig. sacrospinale und teilt sich dann in drei Äste:

— Der N. haemorrhoidalis inferior versorgt den M. sphincter ani und die Haut der Perianalregion
— Der N. perinealis versorgt die großen und kleinen Labien, das Perineum sowie Muskulatur und Faszie des Diaphragma urogenitale
— Der N. dorsalis clitoridis versorgt die Klitoris und einen Teil des M. ischiocavernosus.

Der ungeteilte Nerv ist für die Leitungsanästhesie am günstigsten transvaginal zu erreichen. Dabei dient die Spina ischiadica als Leitstelle. Die Infiltrationsnadel wird lateral vom unteren Scheidendrittel aus unter Führung von Zeige- und Mittelfinger durch die Scheidenhaut gestochen und in Richtung auf die Spina ischiadica vorgeführt (Abb. 5.10). 0,5—1,0 cm unterhalb der Spina wird das Lig. sacrospinale durchstochen und ein Depot von 5—10 ml einer 1 %igen Mepivacainlösung gesetzt.

Durch den **parazervikalen Block (PCB)** werden die schmerzleitenden Bahnen des *Fran-*

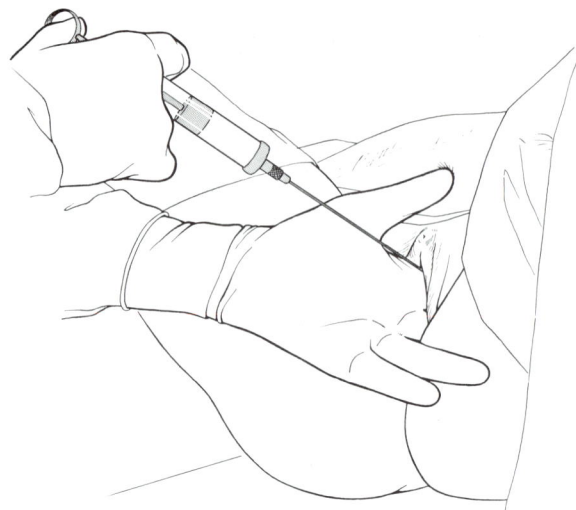

Abb. 5.10 Technik der transvaginalen Pudendusanästhesie. Die Scheidenwand wird mit einer ca. 10 cm langen Kanüle seitlich durchstochen, die Kanüle unter Leitung der inneren Hand (Zeige- und Mittelfinger) in Richtung auf die tastbare Spina ischiadica vorgeführt. Unterhalb der Spina wird das den N. pudendalis umgebende Gewebe mit 5–10 ml eines Lokalanästhetikums (z.B. 1 %-ige Lidocain- oder Mepivacainlösung) infiltriert

kenhäuser-Plexus und somit der Wehen- und Dehnungsschmerz des Uterus ausgeschaltet. Der PCB ist in der Eröffnungsperiode indiziert, sofern regelmäßige Wehentätigkeit besteht und der Muttermund sich bereits auf wenigstens 3 cm eröffnet hat.

Die Infiltration erfolgt durch eine spezielle Injektionsnadel mit Führungshülse. Das Lokalanästhetikum wird im Bereich der Fornix vaginae (bei 9 und 10 Uhr) in das parazervikale Gewebe eingespritzt. Die Schmerzausschaltung bei einmaliger Injektion von 5–10 ml Scandicain® bzw. 12,5–25 mg Carbostesin® wirkt 90–120 Minuten. Kontinuierliche Infusion über einen Teflonkatheter erlaubt eine Verlängerung der Anästhesiedauer je nach Geburtsfortschritt.

Die Leitungsanästhesie durch PCB-Block ist nicht risikolos für Mutter und Kind. Die Lokalanästhetika wirken auf das Myokard und das Reizleitungssystem negativ chronotrop und inotrop (Induktion von Bradykardien!). Das Ausmaß der toxischen Reaktion ist von der Konzentration des Mittels im kindlichen oder mütterlichen Blutkreislauf abhängig (cave: intravasale Injektion!). Strikte kardiotokographische Überwachung ist bei Anwendung des PCB notwendig.

Bei der **Kaudalanästhesie** wird das Anästhetikum durch den Hiatus canalis sacralis in den periduralen Raum injiziert (Abb. 5.11).

Bei adäquater Dosierung reicht die Anästhesie bis zu den unteren Thorakalsegmenten. Dabei wird eine Schmerzausschaltung im Bereich der gesamten unteren Körperhälfte erreicht. Die Kaudalanästhesie ist für die Eröffnungs- und Austreibungsperiode geeignet.

Nachteile sind die Lähmung der Bauchmuskulatur und die Ausschaltung des Preßdranges. Einstellungs- und Haltungsanomalien treten häufiger auf. Aktive Austreibungshilfe (z.B. Beckenausgangszange) ist öfter notwendig.

Bei der **Peridural (Epidural)-Anästhesie** erfolgt die Injektion vom gekrümmten Rücken der Kreißenden aus in den Periduralraum zwischen LW 3 und 4 oder LW 4 und 5 durch eine Lumbalpunktionsnadel. Die Periduralanästhesie bewirkt eine komplette Analgesie der unteren Körperhälfte ohne Einschränkung des Bewußtseins. Alle geburtshilflichen Operationen, einschließlich der Sectio caesarea, sind in Peridural-Anästhesie möglich.

Häufigste Komplikation der periduralen Verfahren ist der **materne Blutdruckabfall** (hypotensives Syndrom), der bei Hypovolämie zu ernsten Störungen der Kreislaufregulation und zur Verminderung der utero-plazentaren Durchblutung führen kann. Intravenöse Dauerinfusionen (Volumenkontrolle) sind bei allen Periduralverfahren obligatorisch.

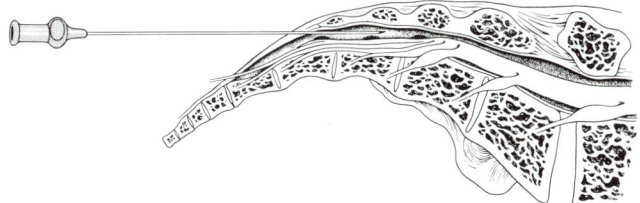

Abb. 5.11 Technik der Kaudalanästhesie. Eine ca. 10 cm lange Kanüle wird durch den Hiatus canalis sacralis in den Periduralraum eingeführt. Der Hiatus canalis sacralis ist eine bogenförmige Öffnung zwischen den gut tastbaren Cornua sacralia. Je nach Körpergröße der Patientin werden 25–28 ml eines Lokalanästhetikums langsam injiziert

Allgemeinnarkose

Allgemeinnarkose kommt — in der Regel als Intubationsnarkose — in Betracht bei:

— Schnittentbindung (Sectio caesarea)
— operativer vaginaler Entbindung
— postpartalen Komplikationen (z.B. manuelle Plazentalösung, Versorgung von Geburtsverletzungen).

Allgemeinnarkose ist die Methode der Wahl, wenn schnelles Handeln erforderlich ist (akute geburtshilfliche Notsituation).

Die ungeplante Allgemeinnarkose auf Grund einer Notsituation verkürzt die Vorbereitungszeit und verschlechtert damit die anästhesiologischen Voraussetzungen. Zum prospektiven Handeln des Geburtshelfers gehört auch die frühzeitige Verständigung des Anästhesisten bei sich anbahnenden Risikosituationen.

5.3 Risikofaktoren und Notfälle unter der Geburt

5.3.1 Formanomalien des Beckens

Das weibliche Becken weist eine Reihe von Formvarianten auf, die bestimmten Konstitutionstypen zuzuordnen sind:

— **gynäkoider Typ** (spezifisch weibliche Beckenform):
annähernd runder Beckeneingang, gleichmäßige Krümmung des Kreuzbeines, weiter Schambogenwinkel, weiter Beckenausgang
— **androider Typ** (männlicher Typ):
dreieckiger (kartenherzförmiger) Beckeneingang, geringe Kreuzbeinkrümmung, enger Schambogenwinkel
— **anthropoider Typ:**
runder bis längsovaler Beckeneingang, langes, wenig gekrümmtes Kreuzbein, mittelweiter Arcus pubis
— **platypeloider Typ:**
querovaler Beckeneingang mit kleinem Sagittaldurchmesser, flaches Kreuzbein, breiter Arcus pubis.

Pathologische Verengung oder Deformierung des Beckens kann verschiedene Ursachen haben (z.B. Anlagestörung, Wachstumsstörungen, Skeletterkrankungen, Frakturen, Knochentumoren). In der geburtshilflichen Praxis erfolgt die Einteilung der Beckenanomalien unabhängig von der Pathogenese nach formalen Gesichtspunkten.

Bei **allgemein verengtem Becken** besteht eine proportionierte Verengung des Beckeninnenraumes („kleinere Ausgabe des normalen Beckens"). Das allgemein verengte Becken findet sich bei Klein- und Zwergwuchs und bei infantiler Konstitution.

Beim **platten Becken** (plattrachitisches Becken) ist der gerade Durchmesser, d.h. die Conjugata vera verkleinert, während der quere Durchmesser normal oder sogar größer als normal ist. Häufigste Ursache des platten Beckens ist die — heute seltene — Rachitis. Das weiche (osteomalazische) Beckenskelett wird unter der wachsenden Rumpflast deformiert (Belastungsdeformität).

Das **querverengte Becken** ist die pathologische Übertreibung des infantilen bzw. anthropoiden Typs. Die transversale Wachstumstendenz ist vermindert, der Beckenausgang längsoval.

Das **schrägverengte Becken** entsteht in der Regel infolge einer einseitigen Belastung im Wachstumsalter (z.B. durch Erkrankung einer Extremität: Klumpfuß, Kniegelenksversteifung, Beinverkürzung), seltener infolge einer Koxitis oder Hüftgelenksluxation.

Das **lange Becken** (Assimilationsbecken) entsteht durch die Aufnahme (Assimilation) des 5. Lendenwirbels in den starren Verband des Kreuzbeines (Sakralisation). Die Verlängerung des Kreuzbeines ist in den meisten Fällen mit einer Aufhebung der Konkavität verbunden.

Das **Trichterbecken** ist eine pathologische Übertreibung des androiden (virilen) Beckens. Das auffälligste Merkmal ist der spitze Schambogenwinkel (60–70° gegenüber einem normalen Winkel von 85–90°). Das Kreuzbein ist steil gestellt und bedingt damit eine Längsverengung in Beckenmitte und im Beckenausgang.

Unregelmäßige Beckendeformierungen können schließlich durch Frakturen, Osteomalazie oder Knochengeschwülste auftreten.

5.3.2 Mißverhältnis

Ein Mißverhältnis zwischen Geburtsobjekt und Geburtskanal kann auftreten:

— infolge einer Verengung und Deformierung des mütterlichen Beckens
— infolge eines übergroßen Kindes.

Durch den drastischen Rückgang der Rachitis spielen Beckenverengung und Beckendeformierung heute nur noch eine geringe Rolle als geburtsmechanische Störung. Die systematische Ermittlung der Beckenabmessungen hat deshalb ihre praktische Bedeutung für die Prognose des Geburtsverlaufes verloren, sofern nicht Hinweise auf eine grobe Normabweichung vorliegen.

Bei leichten Graden der Beckenanomalie ist durch geburtsmechanische Adaptation die Geburt per vias naturales möglich. Die Anomalie des knöchernen Beckens zwingt dem Geburtsobjekt eine bestimmte Haltung oder Einstellung auf. So versucht der kindliche Kopf beim **platten Becken**, den schmalen Beckeneingang durch **Scheitelbeineinstellung mit leichter Deflexion** zu überwinden.

Beim **querverengten** Becken stellen der **hohe Geradstand** und die frühzeitige Beugung des kindlichen Kopfes (*Roederer*-Kopfhaltung) Anpassungsversuche des Geburtsobjektes dar. Grenzfälle der Beckenanomalie sind dann überwindbar, wenn die Maße des kindlichen Kopfes und seine Verformbarkeit eine Adaption an die unphysiologischen Raumverhältnisse erlauben.

Bei **Kindsgewichten von mehr als 4500 g** sind in zunehmendem Maße Schwierigkeiten im Geburtsverlauf zu erwarten. Übergröße des Feten kann konstitutionell bedingt oder die Folge einer fetalen oder mütterlichen Erkrankung sein. Häufigste Ursache fetaler Hypertrophie (Makrosomie) ist der mütterliche Diabetes. Dysproportionale Größenverhältnisse finden sich beim Hydrozephalus, der etwa 10–15% der kindlichen Fehlbildungen ausmacht. Andere kindliche Fehlbildungen wie Meningomyelozelen, Doppelbildungen (Kraniopagen, Thorakopagen) können die Geburt auf natürlichem Wege unmöglich machen.

Ein Mißverhältnis zwischen Geburtsobjekt und Geburtskanal bringt Mutter und Kind in Gefahr. Frühzeitige Erkennung ermöglicht vorzeitige Klinikeinweisung. Die Verdachtsdiagnose ergibt sich aus den äußeren Beckenmaßen, der inneren Beckenaustastung, dem mütterlichen Gesamthabitus und den *Leopold*-Handgriffen, insbesondere dem 5. *Leopold*- oder *Zangenmeister*-Handgriff. Eine zuverlässige präpartale Ermittlung der Kindsgröße ist durch die Ultraschallfetometrie möglich.

Bei **absolutem Mißverhältnis** ist die **primäre Schnittentbindung** vor Wehenbeginn erforderlich. Die Grenzfälle eines relativen Mißverhältnisses werden oft erst sup partu durch verzögerten Geburtsverlauf evident.

5.3.3 Haltungs- und Einstellungsanomalien, Beckenendlage und Querlage, Mehrlinge

Haltungsanomalien

Zu den Haltungsanomalien zählen:

— Scheitellage
— Vorderhauptslage
— Stirnlage

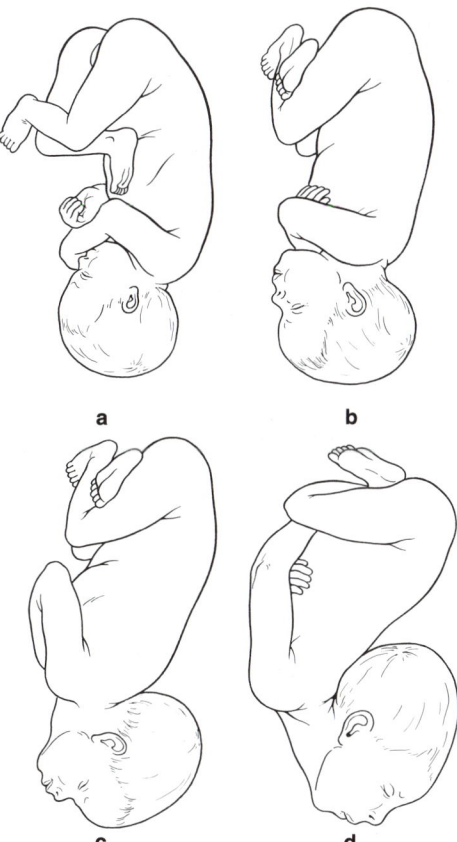

Abb. 5.12 a–d Verschiedene Grade der Deflexionshaltung (Deflexionslage)
a Scheitellage, b Vorderhauptslage, c Stirnlage, d Gesichtslage

— Gesichtslage.

Sie stellen verschiedene Grade der Streckstellung des kindlichen Kopfes dar und werden unter dem Begriff der **Deflexionslagen** zusammengefaßt.

> Bei den Deflexionslagen unterbleibt die Beugung des kindlichen Kopfes beim Eintritt in

das kleine Becken. Der Kopf passiert den Geburtskanal in graduell unterschiedlich starker Streckhaltung (Abb. 5.12).

Die **Scheitellage** ist der geringste, die **Gesichtslage** der stärkste Grad der Streckhaltung. Das Durchtrittsplanum des kindlichen Kopfes (geburtsmechanisch wirksamer Kopfumfang) ist immer größer als bei der physiologischen Beugehaltung.

> Gemeinsames Charakteristikum der Deflexionslagen ist die **dorsoposteriore Einstellung**, d.h., der kindliche Rücken dreht sich nach dorsal.

Während bei der normalen vorderen Hinterhauptslage der schmale kindliche Nacken im Schambeinwinkel als Drehpunkt (Hypomochlion) dient, ist es bei den Deflexionslagen die breite Stirn oder das Gesicht. Beide passen sich weniger gut in den Schambeinwinkel ein. Der Kopf wird dadurch nach dorsal gedrängt, die Dammregion stärker belastet. Die geburtsmechanischen Besonderheiten der Deflexionslagen sind in Tabelle 5.1 zuammengefaßt.

> **Die dorsoposterioren Deflexionslagen bewirken eine erschwerte und verzögerte Austreibungsperiode.** Die Stirnlage ist der ungünstigste Grad der Deflexion. Grundsätzlich ist jedoch bei allen **dorsoposterioren** Deflexionslagen die Geburt per vias naturales möglich. Die seltene **dorsoanteriore (mentoposteriore) Gesichtslage** ist dagegen eine **geburtsunmögliche Lage**, da zum Austritt des maximal deflektierten Kopfes aus dem gebogenen Gebärkanal eine weitere Überstreckung notwendig, de facto aber nicht mehr möglich ist. Damit kommt es zum Geburtsstillstand im Beckenausgang.

Tabelle 5.1 Geburtsmechanische Besonderheiten der Deflexionslagen

	Leitstelle	Durchtrittsplanum	Hypomochlion
Scheitellage	Pfeilnaht	Planum frontooccipitale = 34 cm	Stirn-Haargrenze
Vorderhauptslage	Große Fontanelle	Planum frontooccipitale = 34 cm	Stirn
Stirnlage	Stirn	Planum maxilloparietale = 36 cm	Oberkiefer, Jochbein
Gesichtslage	Gesicht	Planum tracheloparietale = 34 cm	Zungenbein

Einstellungsanomalien

Zu den Einstellungsanomalien zählen:

— hoher Geradstand
— Scheitelbeineinstellung
— tiefer Querstand
— hintere Hinterhauptslage.

In der Diagnostik der Einstellungsanomalie muß — wie bei den Haltungsanomalien — der jeweilige Höhenstand des Geburtsobjektes Berücksichtigung finden, da sich die Einstellung im Verlaufe der Geburt ändert. So ist die für den Beckeneingang normale quere Einstellung der Pfeilnaht im Beckenausgang regelwidrig (tiefer Querstand).

Beim **hohen Geradstand** ist der Kopf mit sagittal verlaufender Pfeilnaht dem querovalen Beckeneingang aufgepreßt. Diese Einstellungsanomalie ist erst dann pathologisch, wenn sie unter der Wehentätigkeit persistiert und damit zum Geburtsstillstand führt.

Beim hohen Geradstand sind zwei Formen möglich:

— Positio occipitalis pubica (vorderer hoher Geradstand)
— Positio occipitalis sacralis (hinterer hoher Geradstand).

Der hohe Geradstand ist häufig mit einer Haltungsanomalie kombiniert, da der Kopf durch frühzeitige Beugung (*Roederer*-Kopfhaltung) versucht, den Beckeneingang zu überwinden. In der Diagnostik gibt der **3.** *Leopold*-**Handgriff** den ersten Hinweis. Man tastet den auffallend schmalen Durchmesser des kindlichen Kopfes. Bei der inneren Untersuchung findet sich der Kopf mit gerade verlaufender Pfeilnaht auf dem Beckeneingang.

Wenn es nicht gelingt, durch Seitenlagerung (evtl. Wechsellagerung) der Kreißenden die Einstellungsanomalie zu beheben, ist die Schnittentbindung erforderlich.

Bei der **Scheitelbeineinstellung** steht der Kopf mit querverlaufender Pfeilnaht im Beckeneingang, zeigt aber eine übertriebene Lateralflexion nach ventral oder dorsal.

Bei der **vorderen Scheitelbeineinstellung** (verstärkte *Naegele*-Obliquität) ist die Pfeilnaht dem Promontorium genähert, das vordere Scheitelbein führt.

Bei der **hinteren Scheitelbeineinstellung** (verstärkte *Litzmann*-Obliquität) ist die Pfeilnaht der Symphyse genähert, das hintere Scheitelbein führt. In der Regel ist die Scheitelbeineinstellung eine transitionelle Einstellungsanomalie ohne geburtshilfliche Konsequenzen.

Beim **tieferen Querstand** unterbleibt die innere Rotation des kindlichen Kopfes. Der Kopf steht auf dem Beckenboden mit querverlaufender Pfeilnaht.

In der Regel besteht zugleich eine leichte Deflexionshaltung.

— kleine Fontanelle links:
  I. tiefer Querstand
— kleine Fontanelle rechts:
  II. tiefer Querstand.

Als passagere Einstellungsanomalie ist der tiefe Querstand ohne geburtshilfliche Bedeutung. Persistenz erfordert aktives Vorgehen auf folgende Art und Weise:

— **Lagerung der Kreißenden auf die Seite der kleinen Fontanelle:**
  Durch die Lagerung wird erreicht, daß sich der Wehendruck stärker auf den führenden Teil — das Hinterhaupt — auswirkt. Ist der Lagerungsversuch erfolglos, so muß das Kind durch Vakuumextraktor oder Forceps (s. Kap. 5.5) entwickelt werden.

— **Operative Entbindung:**
  Durch die Zangenentbindung wird die Rotation des kindlichen Kopfes nachvollzogen, d.h. die Pfeilnaht in den geraden Durchmesser gebracht. Beim I. (linken) tiefen Querstand muß der Kopf über den ersten schrägen Durchmesser in den geraden Durchmesser gedreht werden; beim II. (rechten) tiefen Querstand muß der Kopf über den II. schrägen Durchmesser in den geraden Durchmesser gedreht werden. Die Zange wird dem kindlichen Kopf schräg angelegt, jeweils so, ,,als stünde die Pfeilnaht bereits im I. oder II. schrägen Durchmesser".

Die Extraktion ist mit einer linken oder rechten Drehbewegung kombiniert.

Bei Anwendung des Vakuumextraktors wird die Saugglocke exzentrisch über der kleinen

Fontanelle aufgesetzt, um bei der Traktion gleichzeitig die Haltungs- und Einstellungsanomalie zu korrigieren.

Bei der **hinteren Hinterhauptslage** handelt es sich um eine dorsoposteriore Lage mit regelrechter Beugehaltung des kindlichen Kopfes.

Als Hypomochlion dient die große Fontanelle. Beim Austritt des Kopfes muß die Beugehaltung zunächst verstärkt werden, bis das Hinterhaupt über dem Damm geboren ist. Danach erscheinen unter Streckung des Kopfes Stirn, Gesicht und Kinn unter der Symphyse. Die hintere Hinterhauptslage bewirkt in der Regel einen protrahierten Verlauf der Austreibungsperiode.

Beckenendlage

Beckenendlagen machen 4–6 % aller Geburten aus. Sie sind häufiger bei Frühgeburten, da ein großer Anteil der Früchte bis zum Ende der 32. Schwangerschaftswoche eine Beckenendlage einnimmt und erst dann die Selbstwendung in die physiologische Schädellage vollzieht.

Ursachen

Als Ursachen der Beckenendlage kommen in Betracht:

— **Behinderung der Fruchtdrehung,**
z.B. durch Oligohydramnion, übergroßes Kind, Uterusmißbildung, Myome, Placenta praevia.

— **abnorme Beweglichkeit der Frucht,**
z.B. durch Hydramnion, schlaffer Fruchthalter.

— **Beckenanomalien,**
z.B. enges Becken.

— **abnorme fetale Kopfform,**
z.B. Dolichozephalie, Anenzephalie.

Definitionen

Die Beckenendlage ist eine Anomalie der Poleinstellung. Nach der Haltung der unteren Extremitäten werden unterschieden:

— reine Steißlage (ca. 65 %)
— Steißfußlage (ca. 15 %)
— Fußlage (ca. 15 %)
— Knielage (ca. 1 %).

Die **Haltung der unteren Extremitäten** bestimmt den geburtsmechanisch wirksamen Umfang. Bei der vollkommenen Steißfußlage (Beine angehockt, Füße nebeneinander) entspricht der Umfang des Beckenendes mit 33 cm dem der Circumferentia suboccipito-bregmatica. Prognostisch ungünstig ist die vollkommene Fußlage (beide Beine ausgestreckt). In diesen Fällen kann die Geburt des Körpers vor der kompletten Eröffnung des Muttermundes erfolgen. Daraus ergeben sich Schwierigkeiten für die Entwicklung des nachfolgenden kindlichen Kopfes.

Diagnose und Komplikationen

Bei der äußeren Untersuchung mit dem **3. *Leopold*-Handgriff** fehlt ein ballotierender Teil über dem Beckeneingang. Dagegen ist die harte kugelige Resistenz des kindlichen Kopfes im Fundus uteri tastbar. Das Punctum maximum der kindlichen Herztöne liegt in Nabelhöhe oder darüber. Bei der **inneren Untersuchung** ist das Beckenende als weiche, unregelmäßige Resistenz zu tasten. Die Kontur ergibt sich aus der Haltung der unteren Extremitäten.

Die Verdachtsdiagnose ist durch **Ultraschalldiagnostik** zu sichern. Die exakte präpartale Diagnose ist wichtig, da die Entscheidung über den Entbindungsmodus frühzeitig fallen muß.

Die Beckenendlage stellt ein erhöhtes Risiko für das Kind dar.

Die perinatale Mortalität ist nach Geburt per vias naturales, bedingt durch Frühgeburtlichkeit, intrauterine Asphyxie und Hirntraumata, erhöht. Ein erhöhtes Risiko besteht auch für neurologische und geistige Spätschäden.

Zu den **Komplikationen** der Beckenendlage zählen:

— vorzeitiger Blasensprung
— Nabelschnurvorfall
— fetale Hypoxie in der Phase des Kopfdurchtrittes
— intrakranielle Verletzungen.

Manualhilfe

Bei vaginaler Entbindung aus Beckenendlage ist in jedem Falle eine **Manualhilfe** in der Aus-

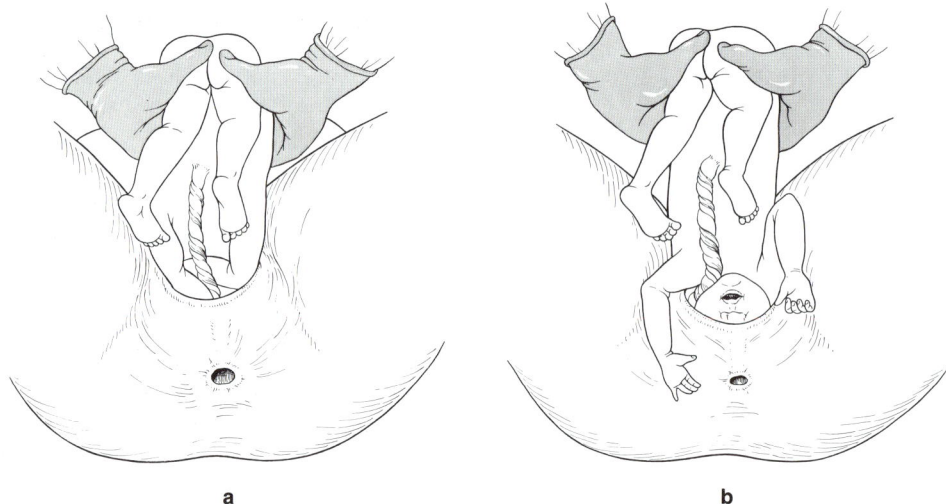

a   b

Abb. 5.13 a, b   Manualhilfe nach *Bracht*. Umfassen des kindlichen Körpers (Fruchtwalze) mit beiden Händen, Anheben in der Führungslinie **ohne Zug**, bis der kindliche Kopf über den Damm geboren ist (Abb. modif. nach *Greenhill* u. *Freedman*: Biological principles and modern practice of obstetrics, Saunders 1974)

treibungsperiode erforderlich. Die Austreibungsperiode ist die für das Kind gefährlichste Geburtsperiode. Mit dem Eintreten des nachfolgenden Kopfes in das kleine Becken wird die Nabelschnur komprimiert. Eine längerfristige Drosselung der Blutzirkulation bringt das Kind in eine lebensbedrohende hypoxisch-azidotische Stoffwechsellage.

> Grundsätzlich gilt für die Leitung der Beckenendlage-Geburt: Geduld in der Eröffnungsperiode, zügiges Handeln in der Austreibungsperiode.

Die Manualhilfe beginnt, wenn der Steiß über dem Damm geboren und soweit „gestiegen" ist, daß der hintere Schulterblattwinkel des Kindes sichtbar wird. Von diesem Moment an wird durch den nachfolgenden Kopf die Nabelschnur komprimiert. Die Geburt muß deshalb zügig zu Ende gebracht werden.

Methoden der Manualhilfe sind:

— Entwicklung nach *Bracht*
— klassische Armlösung und Entwicklung des Kopfes nach *Veit-Smellie*.

Manualhilfe nach *Bracht*

Die Manualhilfe nach *Bracht* ist die schonendste und einfachste Unterstützung der Geburt

aus Beckenendlage. Sie ist bei Mehrgebährenden die Methode der Wahl.

Vorbereitende Maßnahmen sind:

— Lagerung der Kreißenden in Beinhaltern
— Entleerung der Harnblase
— äußere Desinfektion
— Lokalanästhesie oder Leitungsanästhesie (z.B. Kaudalanästhesie, Pudendusanästhesie).

Nach Anlegen einer lateralen Episiotomie wird abgewartet, bis der Steiß steigt und der hintere Schulterblattwinkel des Kindes sichtbar wird. Danach wird der kindliche Körper (Fruchtwalze) mit beiden Händen umfaßt, **ohne Zug** in der Führungslinie angehoben, bis der Nacken sich unter der Symphyse anstemmt und das Gesicht über dem Damm austritt (Abb. 5.13). Der Durchtritt des Kopfes wird durch kräftiges Mitpressen der Kreißenden unterstützt. Besser ist Druck von abdominal her durch eine Hilfskraft (*Kristeller*-Handgriff). Auf diese Weise wird ein Hochschlagen der Arme des Kindes verhindert.

Klassische Armlösung und Entwicklung des Kopfes nach *Veit-Smellie*

Bei Erstgebärenden mit straffen Weichteilen oder bei hochgeschlagenen kindlichen Armen

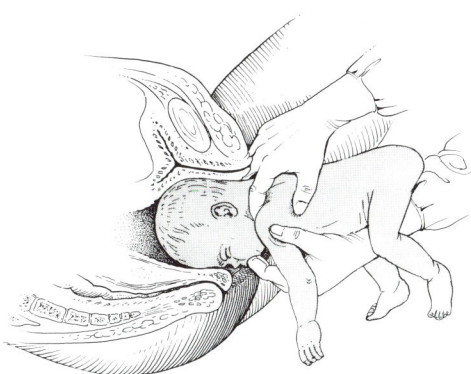

Abb. 5.14 Entwicklung des Kopfes nach *Veit-Smellie*

ist die Methode nach *Bracht* weniger geeignet. In diesen Fällen ist der klassischen Armlösung und Entwicklung des Kopfes nach *Veit-Smellie* der Vorzug zu geben.

Klassische Armlösung: Bei linker Beckenendlage umgreift die linke Hand des Geburtshelfers die Füße des Kindes von dorsal im „Hasenpfotengriff". Durch kräftiges Anheben des Körpers wird die hintere Schulter des Kindes entlastet. Zwei Finger der rechten Hand streifen danach den rechten Arm des Kindes heraus. Der geborene Arm wird dem Rumpf angelegt, durch stopfende Bewegungen wird der kindliche Körper um 180° nach links gedreht. Auf diese Weise wird der linke Arm in die Kreuzbeinhöhle gebracht und kann auf die gleiche Weise gelöst werden.

Modifikationen der Armlösung sind die Methoden nach *Müller, Lövset* und *Bickenbach*.

Entwicklung des Kopfes: Das Kind „reitet" auf dem stützenden Unterarm des Geburtshelfers. Der Mittelfinger wird in den Mund des Kindes geführt, die angrenzenden Finger liegen auf der Maxillarregion des kindlichen Gesichtes. Die „innere" Hand vermag auf diese Weise den kindlichen Kopf zu beugen und bei noch nicht geradestehendem Kopf die innere Rotation zu unterstützen. Die andere Hand des Geburtshelfers umgreift als „äußere Hand" den kindlichen Nacken mit Zeige- und Mittelfinger gabelförmig. Danach wird der gebeugte Kopf zunächst steil nach unten gezogen, bis die Nacken-Haar-Grenze erscheint, anschließend durch Anheben des Körpers das Gesicht über den Damm geboren (Abb. 5.14).

Die vaginale Entwicklung durch Manualhilfe erfordert Geschick und Erfahrung, um nicht zusätzlich Komplikationen wie Frakturen, Plexuslähmungen oder Weichteilverletzungen zu verursachen.

Indikationen zur Schnittentbindung

Die höhere Gefährdung des Kindes bei Geburt aus Beckenendlage hat die Indikationsstellung zur Sectio caesarea erweitert.

Eine primäre Schnittentbindung ist angezeigt bei Beckenendlage und:

— großem Kind
— Verdacht auf Mißverhältnis
— zusätzlichem fetalen Risiko (z.B. Plazentainsuffizienz, materner Diabetes mellitus)
— Primipara (insbesondere älterer Erstgebärender)
— reiner Steißlage und Fußlage
— Frühgeburten zwischen der 28. und 32. Woche.

Der relative Anteil operativer Entbindungen bei Beckenendlage liegt heute in der Bundesrepublik zwischen 70 und 80%.

Äußere Wendung

Bei multiparen Frauen und schlaffen Bauchdecken ist in ausgewählten Fällen die äußere Wendung, d.h., die Umwandlung einer Beckenendlage in eine Schädellage möglich. Sie sollte vor der 38. Woche unter Tokolyse erfolgen.

Gegenindikationen sind: drohende Frühgeburt, Placenta praevia, Verdacht auf Mißverhältnis.

Querlage

Die Querlage ist eine gebärunfähige Lage; die Spontangeburt ohne ärztliche Eingriffe unmöglich. Nach der Position des kindlichen Kopfes wird eine **erste** (linke) und eine **zweite** (rechte) **Querlage** unterschieden. Bei der **Schief-** oder **Schräglage** ist der vorangehende Teil mehr oder weniger stark nach lateral von der Längsachse des Geburtskanals abgewichen. Die Häufigkeit der Querlage beträgt ca. 1%.

Die Querlage wird bereits in der Eröffnungsphase der Geburt zur gefährlichen Situation. Da die Abdichtung des unteren Eipoles durch den vorangehenden Kindsteil fehlt, ist frühzeitiger Blasensprung häufig. In 20–25 % der Fälle kommt es dabei zum Nabelschnurvorfall. Nach dem Blasensprung keilt sich die vorliegende Schulter im Beckeneingang ein. Damit ist der Zustand der **verschleppten Querlage** erreicht, der eine **akute lebensbedrohliche Situation für die Kreißende** bedeutet. Der Uterus reagiert auf das unüberwindbare Hindernis mit verstärkten Kontraktionen bis hin zum sog. Wehensturm; das untere Uterinsegment wird überdehnt und zerreißt bei nicht rechtzeitiger Erkennung der Prodromi der Uterusruptur.

Therapie

Die in der klassischen Geburtshilfe üblichen **inneren Wendungsoperationen** sind mit einem hohen kindlichen und mütterlichen Risiko belastet. Sie spielen in der modernen Geburtshilfe praktisch keine Rolle mehr. Die innere Wendung kommt nur noch bei Zwillingsschwangerschaften zur Entwicklung des zweiten Zwillings aus Querlage in Betracht.

Die **äußere Wendung**, wenn möglich zur Schädellage, kann bei noch stehender Fruchtblase am wehenlosen Uterus bei schlaffen Bauchdecken versucht werden. Der kindliche Kopf wird mit einer Hand in Richtung auf den Beckeneingang gedrängt, gleichzeitig wird mit der anderen Hand der Steiß des Kindes funduswärts geschoben. Gelingt die Wendung, dann sollte die erreichte Längslage durch äußere Bandagen fixiert und die Geburt eingeleitet werden.

> Die **Sectio caesarea** ist die Methode der Wahl bei allen Formen der Querlage. Sie ist unumgänglich bei der **verschleppten Querlage**.

Mehrlingsschwangerschaft (s. Kap. 3.5.6)

5.3.4 Geschwülste und Fehlbildungen im Genitalbereich

In seltenen Fällen bilden genitale Geschwülste und Fehlbildungen des Genitaltraktes ein Geburtshindernis. So können isthmische oder zervikale Uterusmyome, Adnextumoren und Knochentumoren den Eintritt des vorangehenden Kindsteils in das kleine Becken blockieren.

Unter den Hemmungsmißbildungen des Uterovaginaltraktes kommen Verdoppelungen der Cervix uteri (Uterus bicollis) und Scheidensepten als Geburtshindernis in Betracht.

5.3.5 Vorausgegangene operative Eingriffe am Uterus

Vorausgegangene operative Eingriffe am Uterus (z.B. Myomenukleation, Schnittentbindung) sind mit dem Risiko einer **Narbenruptur sub partu** belastet (3–4 % nach Schnittentbindungen). Sorgfältige Überwachung ist während der Geburt notwendig. Verfahren der Leitungsanästhesie zur vollständigen Ausschaltung des Wehenschmerzes (Peridural-, Kaudalanästhesie, parazervikaler Block) sind möglichst zu vermeiden, da sie die Symptome einer drohenden Uterusruptur verschleiern. Bei vorausgegangener Sectio caesarea ist die Indikation zur wiederholten Schnittentbindung großzügig zu stellen.

5.3.6 Protrahierter Geburtsverlauf

Ursachen

Die Leitung einer Geburt erfordert Geduld, aber auch Gefühl für den zeitlichen Ablauf der einzelnen Geburtsphasen. Ursachen einer protrahierten Geburt (**Dystokie**) sind:

— gestörte Wehentätigkeit (mangelhafte vis a tergo)
— erhöhter Weichteilwiderstand.

Störungen der Wehentätigkeit treten als Hypoaktivität (Wehenschwäche) oder Hyperaktivität auf. Bei der **Wehenschwäche** liegt die Druckamplitude der einzelnen Wehe unter 30 mm Hg, die Wehenfrequenz unter 2/10 min. Die Insuffizienz der treibenden Kräfte führt zur Geburtsverzögerung oder zum Geburtsstillstand. **Sekundäre Wehenschwäche** nach mehrstündiger normaler Wehentätigkeit ist in der Regel die Folge eines Verbrauchs der Energiedonatoren (ATP, AMP). Sie geht häufig mit einer allgemeinen Erschöpfung der Kreißenden einher. Großzügige medikamentöse Analgesie (Opiate, Sedativa) kann eine sekundäre Wehenschwäche induzieren. Bei längerer Geburtsdauer wird sie vom Geburtshelfer u.U. bewußt eingesetzt, um der erschöpften Kreißenden eine Ruhepause zu gönnen.

Übersteigerte Wehenfrequenz (Hyperaktivität) ist meist von einer Erhöhung des Basaltonus begleitet. Sie bewirkt eine Verzögerung und nicht eine Beschleunigung der Geburt und steigert das Risiko der fetalen Asphyxie. Schließlich können **Koordinationsstörungen der Wehentätigkeit** (Aufhebung des Gradienten) Ursachen einer protrahierten Geburt sein.

Unter den **Geburtsschwierigkeiten infolge erhöhten Weichteilwiderstandes** spielt die **zervikale Dystokie** die größte Rolle. Während der Gravidität wird das elastisch-kollagene Fasersystem der Cervix uteri aufgelockert. Mangelhafte Auflockerung (Gewebsrigidität) findet sich gehäuft bei alten oder auch sehr jungen Primiparae und nach vorausgegangenen Operationen (z.B. Konisation). Auch die Dehnbarkeit der Vagina und des Hiatus genitalis ist bei älteren Gebärenden und bei Narbenbildung nach vorausgegangenen Geburten beeinträchtigt.

Risiken bei protrahierter Geburt

Mit der Dauer der Geburt wächst das Risiko der fetalen Asphyxie und der mütterlichen Infektion. Bei unüberwindlichem Geburtshindernis droht die Uterusruptur, da der Widerstand eine Steigerung der Wehenintensität bis zum Wehensturm auslöst.

Entscheidend ist die **prospektive Geburtsleitung**, d.h. die rechtzeitige Erkennung der Ursachen einer Dystokie. Die Entscheidung zur Schnittentbindung muß fallen, bevor die vollständige Erschöpfung der Kreißenden das Operationsrisiko zusätzlich erhöht und bevor die Dauerbelastung das Kind in eine Notsituation (fetal distress) gebracht hat.

5.3.7 Vorzeitiger Fruchtwasserabgang (s. Kap. 3.6.3)

5.3.8 Frühgeburt

Definition

Die Frühgeburt ist definiert als eine Geburt vor dem 259. Schwangerschaftstag bzw. vor der vollendeten 37. Schwangerschaftswoche, gerechnet ab 1. Tag der letzten Regelblutung. Bei unsicherer Tragzeit dient als Kriterium das Geburtsgewicht.

Nach einer Empfehlung der WHO werden Kinder bis zu einem Gewicht von 2500 g als Frühgeburten (infants of low birth weight) bezeichnet. Geringeres Geburtsgewicht kann aber nicht nur die Folge einer verkürzten Tragzeit, sondern auch einer unzureichenden intrauterinen Versorgung sein (Mangelgeburt bei Plazentainsuffizienz). Die allein auf Tragzeit oder Geburtsgewicht gestützten Definitionen werden deshalb dem Problem der Frühgeburtlichkeit nicht gerecht. Nach *Jung* ist Frühgeburt eine Geburt „vor dem Termin" oder „Geburt vor der optimalen Reife des Neugeborenen".

Eine **Mangelgeburt** („small for date baby") ist ein Kind mit einem Geburtsgewicht unterhalb des für die Schwangerschaftsdauer erwarteten Normalgewichtes (s. Abb. 5.22). Als Grenzwert dient die 10. Perzentile der Wachstumsnormkurve.

Unabhängig von der Pathogenese ist die perinatale Mortalität statistisch vom Geburtsgewicht abhängig. Unreife Kinder wie auch Mangelgeburten haben infolge geringer Adaptationsfähigkeit an das extrauterine Milieu schlechtere Überlebenschancen.

Risiken

Das Hauptrisiko des **eutrophen Frühgeborenen** liegt in der allgemeinen Organunreife (insbesondere Lunge und Leber). Die Hauptgefährdung des **dystrophen Kindes** (Mangelgeburt) liegt in der ante- und intrapartal auftretenden Hypoxie.

Die physiologische Geburtsbelastung kann zum akuten Absterben des mangelentwickelten Kindes sub partu führen. Post partum sind dystrophe Kinder verstärkt anfällig für Hypoglykämie und Hypothermie. Im Vergleich zu Frühgeborenen gleicher Gewichtsklasse haben sie jedoch im allgemeinen bessere Überlebenschancen.

Letalität und Morbidität

Die **Häufigkeit** der Frühgeburten liegt nach internationalen Statistiken zwischen 5 und 15%, in der Bundesrepublik Deutschland bei 4,5—8 % der Geburten. Sie wird entscheidend von der sozioökonomischen Struktur und vom Leistungszustand der Schwangerenbetreuung bestimmt. Die ungenügende Adaptationsfähigkeit des unreifen Kindes verursacht eine erhöhte Morbidität. Früh- und Mangelgeburten sind anfällig für **Hypothermie** und **Hypoglykämie**. Unter den Todesursachen frühgeborener Kinder steht das **Atemnotsyndrom** infolge einer mangelhaften Stabilisierung der Lungenalveolen an erster Stelle.

Die perinatale Mortalität korreliert mit dem Geburtsgewicht. Der Anteil der Frühgeborenen an der Gesamtmortalität der Neugeborenen liegt zwischen 50 und 80 %. Eine signifikante Senkung der Neugeborenensterblichkeit ist deshalb nur durch Reduzierung der Frühgeburten möglich.

Ursachen

Prädisponierende Faktoren der Frühgeburtlichkeit sind:

— Alter der Mutter
  (unter 18 und über 32 Jahre)
— Parität (Erstgebärende)
— vorzeitiger Blasensprung
— Mehrlingsschwangerschaft
— uterine Fehlbildungen
— Zervixinsuffizienz
— pränatale Infektionen
— EPH-Gestose
— Plazentainsuffizienz
— Intoxikationen
— sozioökonomische Faktoren
— berufliche Überbelastung
— Nikotinabusus
— Mangelernährung.

Prophylaxe

Die Kenntnis der prädisponierenden Faktoren gibt die Chance für prophylaktische Maßnahmen. Durch intensive **Schwangerenvorsorge** sind vermeidbare Faktoren zu erkennen und auszuschalten. Durch das **Mutterschutzgesetz** trägt der Gesetzgeber zur Entlastung und wirtschaftlichen Sicherstellung der Schwangeren bei (s. Kap. 4.2).

Behandlung

Bei drohender Frühgeburt sind die Elimination von möglichen Kausalfaktoren, Entlastung und Ruhe der Schwangeren und evtl. die Verabfolgung von Sedativa die ersten notwendigen Maßnahmen. Bei zunehmender Kontraktionstätigkeit und dem Einsetzen effektiver (zervixwirksamer) Wehen ist **medikamentöse Wehenhemmung (Tokolyse)** erforderlich.

In praxi kommen für die Tokolyse verschiedene aus der Adrenalinreihe abgewandelte β-Stimulatoren (β-Sympathikomimetika) zur Anwendung (Dilatol®, Partusisten®, Prepar®). Die Mittel können durch Dauertropfinfusion, intravenöse oder intramuskuläre Injektion sowie oral verabfolgt werden. Die Dosierung richtet sich nach der im Kardiotokogramm registrierten Intensität der Wehen oder Kontraktionen. Nebenwirkungen der Tokolyse mit β-Stimulatoren sind Abfall des diastolischen Blutdruckes und Tachykardie. Sofern die Fruchtblase noch nicht gesprungen ist, gelingt es in vielen Fällen, eine vorzeitige Wehentätigkeit wirksam zu bremsen.

Ein Aufschub der Geburt schon um wenige Tage gibt die Möglichkeit, die **fetale Lungenreife** medikamentös zu fördern und damit die Überlebenschancen des Frühgeborenen signifikant zu verbessern.

Zur Förderung der Lungenreife und zur Prophylaxe des Atemnotsyndroms (ANS) werden **Glukokortikoide** eingesetzt. An die Mutter verabfolgte Kortikoide passieren die Plazenta und gelangen in die fetalen Lungen. Dort bewirken sie eine Steigerung der Surfactantsynthese.

Gegeben werden an zwei aufeinanderfolgenden Tagen im Abstand von 12 Stunden je 4 mg Betamethason (Celestan solubile®) oder in dringenden Fällen je 8 mg, dreimal im Abstand von 8 Stunden.

Bei EPH-Gestose, Diabetes mellitus und schwerer Plazentainsuffizienz sollte die Glukokortikoidbehandlung vermieden werden.

Die Prophylaxe und Behandlung des manifesten Atemnotsyndroms (ANS) bei Frühgeburten ist in der letzten Zeit durch endotracheale **Surfactantsubstitution** verbessert worden. Natürliche Surfactantpräparate werden aus Rinder- oder Schweinelunge extrahiert oder

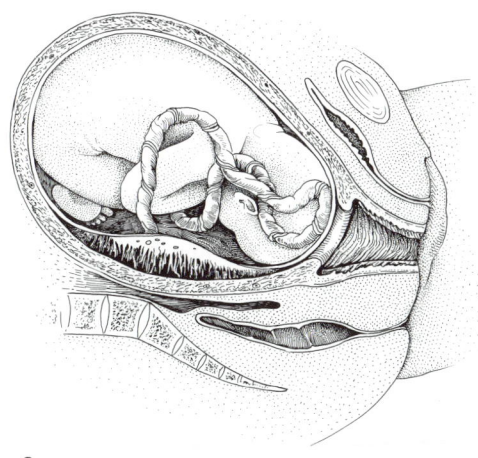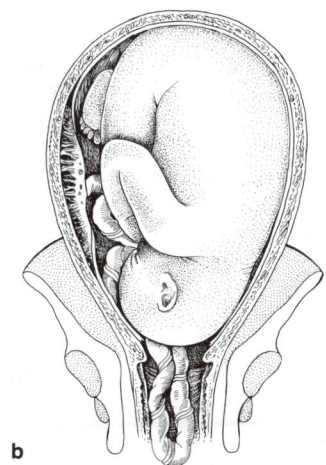

a   b

Abb. 5.15 a, b Nabelschnurvorliegen (**a**) und -vorfall (**b**)

aus menschlicher Amnionflüssigkeit isoliert. Sie unterscheiden sich in der Zusammensetzung der Phospholipidfraktionen.

5.3.9 Nabelschnurkomplikationen

Regelwidrige Kindslagen (Querlage, Beckenendlage, Mehrlingsschwangerschaft) prädisponieren zum Nabelschnurvorfall. Man spricht vom **Vorliegen** der Nabelschnur bei stehender Fruchtblase, vom **Vorfall** nach gesprungener Fruchtblase (Abb. 5.15).

> Der Nabelschnurvorfall ist eine akut bedrohliche Situation für das Kind. Vor allem bei Schädellagen wird durch den Kompressionsdruck des kindlichen Kopfes die Blutzirkulation in der Nabelschnur behindert. Die Verdachtsdiagnose auf Nabelschnurvorfall ergibt sich bei Veränderung der fetalen Herztonfrequenz unmittelbar nach dem Blasensprung oder nach Blasensprengung.

Nabelschnurvorfall bei **Schädellage** zwingt zur schnellen Schnittentbindung. Sofortmaßnahmen sind Beckenhochlagerung und Tokolyse.

Bei **Beckenendlagen** ist der Nabelschnurvorfall weniger bedrohlich, da der Kompressionseffekt durch den weichen Steiß geringer ist. Bei vollständig eröffnetem Muttermund richtet sich das geburtshilfliche Vorgehen nach dem Zustand des Kindes. Unbeeinträchtigte Herzaktion rechtfertigt abwartendes Verhalten, Zeichen der drohenden Asphyxie zwingen zur Extraktion. Bei unvollständig eröffnetem Muttermund ist die Sectio caesarea erforderlich.

5.3.10 Blutungen

Blutungen ante partum und sub partu sind in den meisten Fällen Symptome einer für Mutter und Kind bedrohlichen Komplikation. Sie können durch schwangerschaftsabhängige und -unabhängige Ursachen bedingt sein. Die wichtigsten akuten schwangerschaftsabhängigen Ursachen sind:

— Placenta praevia
— Abruptio placentae
— Uterusruptur
— Plazentarandblutungen
— Insertio velamentosa.

Seltene und harmlose Ursachen einer Genitalblutung vor oder unter der Geburt sind geplatzte Varizen im Vaginalbereich, Hämorrhoiden, hämorrhagische Kolpitis, Zervixpolypen u.a.

Placenta praevia

Definitionen

> Die Placenta praevia ist in ca. 25 % der Fälle Ursache einer Blutung ante und sub partu. Je

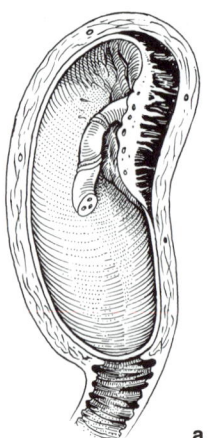
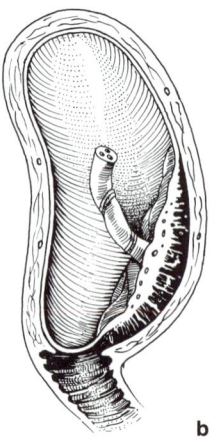
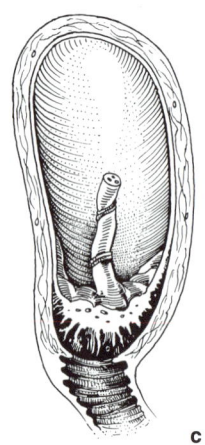

a   b   c

Abb. 5.16 a–c
Placenta praevia
a regelrecht situierte
Plazenta
b Placenta praevia
marginalis
c Placenta praevia
totalis

nach Lage der Plazenta werden verschiedene Grade einer Placenta praevia unterschieden (Abb. 5.16):

– Placenta praevia totalis: der innere Muttermund ist vollständig von Plazentagewebe überdeckt
– Placenta praevia partialis: der innere Muttermund ist teilweise von Plazentagewebe überdeckt
– Placenta praevia marginalis: der Rand der Plazenta erreicht den inneren Muttermund.

Vom „tiefen Sitz" der Plazenta spricht man, wenn Teile des Mutterkuchens im unteren Uterinsegment liegen, jedoch den inneren Muttermund nicht erreichen.

Ursachen

Ursachen und prädisponierende Faktoren der abnormen Implantation sind:

– vorausgegangene uterine und intrauterine Eingriffe (Abortkürettagen, manuelle Plazentalösung, Myomenukleation, Sectio caesarea)
– entzündliche Endometriumveränderungen oder Endometriumdefekte
– Multiparität (sechsmal häufiger als bei Primiparae)
– höheres Lebensalter (dreimal häufiger bei Frauen über 39 Jahre)
– Mehrlingsschwangerschaft (große Implantationsflächen).

Die **Genitalblutung** – das Leitsymptom der Placenta praevia – wird ausgelöst durch Dehnung des unteren Uterinsegmentes in den letzten Schwangerschaftswochen. Dabei kommt es zu einer Flächenverschiebung zwischen Plazenta und Uteruswand mit Zerreißen von Deziduagefäßen und Zottenablösung. Neben den mütterlichen Bluträumen (intervillöser Raum, Deziduagefäße, Randsinus) können auch Zottengefäße einreißen. Die Blutung stammt also sowohl aus dem mütterlichen als auch aus dem fetalen Kreislaufsystem.

Symptome

Leitsymptom der Placenta praevia ist die schmerzlose Blutung. Sie tritt in den meisten Fällen bereits vor dem Geburtstermin rezidivierend in wechselnder Stärke und ohne erkennbaren äußeren Anlaß auf.

Die Verdachtsdiagnose verlangt Einweisung in die Klinik zur erweiterten Diagnostik. Außerhalb der Klinik sollte auf keinen Fall eine vaginale oder rektale Tastuntersuchung vorgenommen werden. Palpation kann die Ablösung der Plazenta verstärken und eine lebensbedrohliche Blutung auslösen. Auch in der Klinik wird zunächst Vorsorge für eine unmittelbare Entbindung durch Kaiserschnitt getroffen (**Sectio-Bereitschaft**).

Diagnose

Diagnostische Maßnahmen bei Verdacht auf Placenta praevia sind:

1. **Einstellen des Muttermundes** mit sterilen Specula dient der exakten Abklärung der Blutungsquelle.

2. **Vaginale Palpation** zeigt bei Placenta praevia meist eine auffallend weiche aufgelockerte Zervix, darüber fühlt man eine schwammartige Verdichtung.
3. **Ultraschalluntersuchung** ermöglicht eine genaue Lokalisation der Plazenta.
   Lageanomalien des Kindes (Schräglage, Querlage, Hochstand des Kopfes) geben indirekte Hinweise auf eine Placenta praevia.

Therapie

Die Therapie hängt von folgenden Fakten ab:
— Zeitpunkt der Blutung
— Stärke der Blutung
— Grad der Placenta praevia.

Bei **Blutungen vor der 36. Schwangerschaftswoche** ist konservativ-exspektatives Verhalten angezeigt, sofern die Blutung nicht stärkere Ausmaße annimmt. Klinische Aufnahme und folgende Maßnahmen sind erforderlich:

— Bettruhe
— tokolytische Therapie
— Bereitstellung von Blutkonserven
— fortlaufende Kontrolle von Hb, Hämatokrit, Erythrozytenzahl
— sorgfältige Überwachung des Kindes (Kardiotokographie)
— Bestimmung der Kindsgröße durch Ultraschallmeßverfahren und evtl. der kindlichen Lungenreife (L/S-Ratio).

Vaginale oder rektale Untersuchungen sollten vermieden werden.

Bei **lebensbedrohenden Blutungen** wird unabhängig vom erwarteten Reifegrad und Zustand des Kindes aus mütterlicher Indikation die Entbindung durch Sectio caesarea vorgenommen.

Bei **Blutungen nach der 38. Woche** wird in Operationsbereitschaft die vaginale Untersuchung durchgeführt, ergänzt durch sonographische Lokalisation der Plazenta. Ist der innere Muttermund durch Plazentagewebe verlegt, wird die Sectio caesarea ausgeführt.

Eine vaginale Entbindung kommt in Ausnahmefällen bei Mehrgebärenden in Betracht, wenn eine Placenta praevia marginalis oder ein tiefer Sitz der Plazenta vorliegen. Durch den tiefertretenden kindlichen Kopf werden die abgelösten Plazentateile fest gegen die Uteruswand gepreßt und die Blutung gestillt. Die

Austreibungsperiode kann in diesen Fällen u.U. durch Vakuumextraktion oder Zangenentbindung beschleunigt werden.

Abruptio placentae

Definitionen

Unter Abruptio placentae versteht man die vorzeitige Lösung der normal sitzenden Plazenta nach der 28. Schwangerschaftswoche. Die Ablösung kann das gesamte Organ oder Teile der Plazenta betreffen. Jede ausgedehntere Ablösung geht mit einer starken arteriellen Blutung aus Deziduagefäßen einher. Unter dem Druck des ausströmenden Blutes bildet sich in der Dezidua basalis ein retroplazentares Hämatom, das sich peripher zwischen Dezidua und Eihäuten ausbreitet und schließlich durch die Zervix nach außen Abfluß findet.

Bei Abruptio placentae besteht in ca. 20 % der Fälle **ausschließliche Blutung nach innen**; in ca. 80 % der Fälle eine **Blutung nach innen und außen**.

Ursachen

Ätiologisch spielen exogene und endogene Faktoren eine Rolle:

Exogene Ursachen:

— mechanische Einwirkungen (Sturz, Stoß, Unfalltrauma).

Endogene Ursachen:

— extreme Blutdruckschwankungen (z.B. Vena-cava-Kompressionssyndrom)
— abrupter Abfall des intrauterinen Druckes (z.B. nach Geburt des ersten Zwillings, nach Punktion eines Hydramnion)
— präexistente Gefäßschäden (Angiopathien) bei EPH-Gestosen und Nierenerkrankungen. In ca. 50 % der Fälle von Abruptio placentae bestehen Zeichen einer EPH-Gestose.

Symptome

Die Symptome werden vom Ausmaß der Ablösung und von der Höhe des Blutverlustes bestimmt. Die Ablösung der Plazenta und intrauterine Druckerhöhung verursachen einen oft plötzlich einsetzenden **uterin-abdomina-**

len Schmerz sowie eine **tetanische Kontraktion des Uterus.** In ca. 80 % der Fälle kommt es zu mehr oder weniger starken Blutungen nach außen. Erhöhung der Pulsfrequenz, kalter Schweiß sind Zeichen des sich anbahnenden **Schockzustandes.**

Diagnose

Der Uterus ist gespannt (bretthart) und druckempfindlich. Sind bereits Geburtswehen abgelaufen, so kommt es zum Geburtsstillstand. Im Kardiotokogramm (CTG) finden sich — bei Ablösung einer größeren Plazentafläche — die Zeichen des **fetal distress (akute Plazentainsuffizienz).** Der Kindstod kann innerhalb weniger Minuten eintreten. Durch den häufig großen retroplazentaren Blutverlust entwickelt sich ein hypovolämischer Schockzustand, der bei nicht rechtzeitig einsetzender Therapie zu Kreislaufdekompensation und Nierenversagen führt. Der äußere Blutverlust erlaubt keine Rückschlüsse auf das tatsächliche Volumendefizit!

Komplikationen

Die unmittelbar drohende Komplikation der Abruptio placentae ist der hypovolämische Schock. Folgekomplikationen sind Hypo- und Afibrinogenämie.

Durch den Verbrauch von Fibrinogen im retroplazentaren Hämatom entsteht eine verminderte Gerinnbarkeit des Blutes, die schließlich zur Ungerinnbarkeit führen kann (**Verbrauchskoagulopathie**). Aus der Plazenta gelangen gerinnungsaktive und fibrinolytische Substanzen in die Blutbahn und erhöhen das fibrinolytische Potential. Dadurch wird das noch vorhandene oder therapeutisch zugeführte Fibrinogen zerstört (Defibrinisierungssyndrom) (s. Kap. 5.4.2). Ein spontaner thrombotischer Verschluß der blutenden uterinen Gefäße ist dann nicht mehr möglich. Schockzustand und Gerinnungsstörung verursachen herdförmige Gewebsnekrosen in verschiedenen parenchymatösen Organen. Die Zerstörung des Nierenparenchyms (Schockniere) führt in leichten Fällen zu Oligurie und Proteinurie, in schweren Fällen zur kompletten Anurie.

Therapie

Bei den schweren Formen der Abruptio placentae mit akuter Symptomatik besteht höchste Gefahr für Mutter und Kind. Das erste Ziel aller therapeutischen Maßnahmen ist die **Entbindung auf schnellstem und sicherstem Wege.** Bei noch lebendem oder lebensfähigem Kind ist die Sectio caesarea die Methode der Wahl. Bei abgestorbenem Kind ist der vaginalen Entbindung der Vorzug zu geben, sofern mit einem zügigen Geburtsverlauf zu rechnen ist und der innere Blutverlust sich in Grenzen hält. Die lebensbedrohenden **Komplikationen** (hypovolämischer Schock, Koagulopathie) sind bei jedem Verdachtsfall von Abruptio placentae in Rechnung zu stellen und vorbereitende Maßnahmen zu ihrer Behandlung zu treffen:

— Kreislaufkontrolle (Pulsfrequenz, Blutdruck, Harnausscheidung)
— Laboruntersuchungen (Hb, Hämatokrit, Gerinnungsfaktoren, Clot-Observations-Test)
— venöser Zugang (Infusion, Blutentnahme für Blutgruppenbestimmung, Kreuzprobe)
— Bereitstellen von Blutersatz und Blutkonserven.

Uterusruptur

Definitionen

Bei den (kompletten oder inkompletten) Zerreißungen der Uteruswand sub partu sind Spontanrupturen und violente Rupturen zu unterscheiden.

Spontanrupturen können bei unüberwindlichen Geburtshindernissen (Querlage, hoher Geradstand, Mißverhältnis zwischen Kopf und Becken, Tumoren im kleinen Becken) eintreten.

Violente Rupturen sind durch einen geburtshilflich-operativen Eingriff ausgelöste Zerreißungen (innere Wendung, Extraktion, hohe Zangen).

Wandschäden (z.B. Narben nach vorausgegangenen Schnittentbindungen oder intrauterinen Eingriffen) sind prädisponierende Faktoren einer Uterusruptur sub partu. Die Narbenruptur zählt heute zu den häufigsten Ursachen.

Traumatische Zerreißungen können durch starke äußere Gewalteinwirkung, z.B. bei Verkehrsunfällen, eintreten.

In der überwiegenden Zahl der Fälle entstehen die Einrisse im **unteren Uterinsegment**, das unter den Geburtswehen aufgedehnt und verdünnt ist. Im Extremfall kann das Uteruskorpus vollständig abreißen.

Symptome und Diagnose

In der Symptomatik ist die **drohende** von der **eingetretenen** Ruptur zu unterscheiden.

Die **drohende Uterusruptur** bietet folgende Zeichen:

— Hyperaktivität der Wehen bis zum „Wehensturm"
— ungewöhnlich schmerzhafte Wehen
— Druckschmerzhaftigkeit des unteren Uterinsegmentes
— Aufsteigen der *Bandl*-Furche (Retraktionsring zwischen „aktivem" Korpusteil und „passivem" unteren Uterinsegment)
— Unruhe und Todesangst der Kreißenden durch zunehmende Wehenfrequenz, unerträglichen Wehenschmerz und beginnenden Schock.

Unter geburtshilflicher Anästhesie (Kaudalanästhesie, Periduralanästhesie u.a.) sind die Symptome verschleiert!

Die eingetretene Uterusruptur kann sich durch einen akuten abdominalen, auch in die Schulter strahlenden Schmerz anzeigen; nicht selten ist aber auch ein kurzzeitiges Erleichterungsgefühl durch die plötzlich nachlassende Spannung und das Sistieren der Wehen. Nicht immer tritt eine vaginale Blutung auf. Durch die Bauchdecken sind Kindsteile deutlich zu tasten. Die Bewegungen erlöschen. Bei Auskultation oder Ultrasonographie sind die kindlichen Herztöne nicht mehr nachweisbar. Durch den inneren Blutverlust bildet sich meist in kürzester Zeit eine **Schocksymptomatik** aus.

Nicht immer bestehen hochakute Symptome. Eine Ruptur kann weitgehend symptomlos verlaufen **(stille Ruptur)** und erst nach Stunden oder Tagen zu peritonealen (peritonitischen) Zeichen führen.

Therapie

Bei **unmittelbar drohender Uterusruptur** ist i.v. Tokolyse die erste Maßnahme. Danach ist so rasch wie möglich zu entbinden. Bei lebendem Kind ist die Sectio caesarea die Methode der Wahl. Auch bei totem Kind wird in den meisten Fällen die Schnittentbindung durchgeführt, da vaginale Methoden (Perforation des kindlichen Kopfes, intrauterine Zerstückelung bei Querlage) mit hohen, nicht mehr vertretbaren Risiken belastet sind.

Bei **eingetretener Ruptur** oder **dringendem Verdacht hierauf** ist in jedem Fall die sofortige Laparotomie notwendig unter gleichzeitigem Einsatz aller Reanimationsmaßnahmen für Mutter und Kind. In wenigen Fällen ist die Erhaltung des rupturierten Uterus möglich. Meistens ist die subtotale oder totale Hysterektomie unumgänglich.

Prophylaxe

Gute Nahttechnik bei Schnittentbindung beugt späteren Narbenrupturen vor. Bei vorausgegangenen Schnittentbindungen ist die Indikation zur Re-Sectio großzügig zu stellen. Vollständige geburtshilfliche Analgesie in der Eröffnungs- und Austreibungsphase sollte bei prädisponierenden Faktoren einer Ruptur vermieden bzw. nur unter strengster Überwachung durchgeführt werden. Bei Spontangeburten nach vorausgegangener Schnittentbindung muß postportal durch intrauterines „Nachtasten" die Unversehrtheit der Narbe kontrolliert werden.

Plazentarandblutungen

Blutungen aus dem Plazentarand (Randsinus) sind eine zumeist harmlose Variante der vorzeitigen Plazentaablösung. Die venöse Blutung erreicht nur selten bedrohliche Ausmaße. Tiefer Sitz der Plazenta, Placenta extrachorialis oder membranacea begünstigten die Randsinusblutungen. Die Symptomatik entspricht der der Placenta praevia marginalis. Nicht selten wird die Diagnose erst nach der Geburt bei Inspektion der Plazenta gestellt. Der Peripherie der Plazenta haften dann umschriebene ältere oder frischere Koagula an.

Insertio velamentosa

Bei der Insertio velamentosa inseriert die Nabelschnur entfernt vom Mutterkuchen an den Eihäuten. Die Nabelschnurgefäße verlaufen über eine mehr oder weniger lange Strecke in den Membranen, bevor sie die Plazenta erreichen.

Beim Blasensprung können die Gefäße einreißen. Dadurch kommt es innerhalb kurzer Zeit zum **Verblutungstod des Feten**. In seltenen Fällen ist eine amnioskopische Aufdeckung der Anomalie ante partum möglich. Im allgemeinen ergibt sich die Verdachtsdiagnose bei einer mit dem Blasensprung gleichzeitig auftretenden Blutung. Kontinuierliche Kardiotokographie zeigt eine rapide Verschlechterung der fetalen Herztöne bis zum Erlöschen der Herzaktion.

Die Therapie besteht in der schnellstmöglichen Entbindung. Die Chancen, das Kind zu retten, sind gering.

5.3.11 Krampfanfälle und komatöse Zustände (s. Kap. 3.6.2)

5.3.12 Akute Schmerzzustände

Abruptio placentae und **Uterusruptur** sind die wichtigsten mit akuten abdominalen Schmerzen einhergehenden peripartalen Komplikationen. Ihre Symptomatik ist in Kap. 5.3.10 dargestellt. Seltene Ereignisse sind die **Torsion von Adnextumoren** oder **gestielten Myomen**. **Uterustorsion** oder **Inversio uteri** (bei atonischem Uterus kann Nabelschnurzug oder Druck auf den Fundus uteri die vollständige Umstülpung der Gebärmutter bewirken) können spontan oder durch geburtshilfliche Eingriffe auftreten. Unter den extragenitalen Erkrankungen, die akute Schmerzzustände sub partu oder postpartal auslösen können, sind die **Appendicitis acuta** und die **Nierensteinkolik** anzuführen.

5.3.13 Fruchtwasserembolie

Die Fruchtwasserembolie (Amnioninfusionssyndrom) ist ein durch den Übertritt von Fruchtwasser in den mütterlichen Kreislauf ausgelöstes akutes Schockgeschehen.

Geringe Fruchtwassermengen gelangen wahrscheinlich nicht selten nach dem Blasensprung über die Venen der Plazentahaftstelle in den maternen Kreislauf. Akute Symptome sind aber nur beim Übertritt größerer Flüssigkeitsmengen zu erwarten. Die fetalen Bestandteile des Fruchtwassers (Epidermisschuppen, Lanugohaare usw.) können die Lungenkapillaren mechanisch verlegen. Die kapilläre Stauung führt zu pulmonaler Hypertension und reflektorischer peripherer Vasodilatation. Möglicherweise ist die akute Symptomatik aber auch Ausdruck einer anaphylaktischen Reaktion.

Die **klinischen Symptome** der Fruchtwasserembolie sind:

— Atemnot
— Unruhe
— Zyanose
— Übelkeit und Erbrechen
— Schock.

Differentialdiagnostisch ist an eine **Lungenembolie** oder auch **Luftembolie** zu denken. Geburtshilfliche operative Eingriffe begünstigen alle genannten embolischen Ereignisse.

Die **Therapie** der Fruchtwasserembolie ist symptomatisch. Im Vordergrund stehen die O_2-Beatmung und Sedierung der Patientin (Dolantin®, Morphium®).

Zur Lösung der Gefäß- und Bronchospasmen werden Papaverin oder Atropin verabfolgt. Da **Gerinnungsstörungen** eine gefürchtete Folgekomplikation sind, ist außerdem eine antifibrinolytische Therapie (z.B. Trasylol®) angezeigt.

5.4 Notfälle in der Plazentar- und Postplazentarperiode

5.4.1 Verstärkte Blutungen

Die Nachgeburtsperiode ist die für die Mutter gefährlichste Periode der Geburt. Störungen der Plazentaablösung und der postpartalen Blutstillung können Ursache lebensbedrohender Blutungen sein. Pathologisch sind Blutverluste ab 500 ml. Die Toleranz gegenüber Blutverlusten zeigt große individuelle Unterschiede. Entscheidend ist prospektives Handeln: **Schockprophylaxe ist besser als Schocktherapie.**

Als Ursachen postpartaler Blutungen kommen in Betracht:

— Plazentaretention (Zervikalspasmus, Placenta accreta, Placenta increta, Plazentareste)
— Uterusatonie
— Geburtsverletzungen (Uterusruptur, Zervix-, Scheiden- und Dammrisse)
— Koagulopathien.

Prophylaxe

Zur frühzeitigen Erkennung einer postpartalen Blutung wird jede Entbundene noch für wenigstens zwei Stunden post partum im Kreißsaal überwacht.

Nach operativer Entbindung ist eine Spekulumeinstellung zum Ausschluß eines Scheiden- oder Zervixrisses obligatorisch. Die frisch geborene Plazenta wird auf Vollständigkeit überprüft, der Stand des Fundus uteri regelmäßig kontrolliert, um größere intrauterine Blutstauungen wahrzunehmen.

Plazentaretention infolge Zervikalspasmus

Bei der **Plazentaretention** wird die gelöste Plazenta infolge eines Zervikalspasmus in utero zurückgehalten. Die Behinderung der Uteruskontraktion verursacht eine verstärkte Blutung (atonische Nachgeburtsblutung, Plazentaretentionsblutung).

Placenta accreta, Placenta increta

Placenta accreta und **Placenta increta** sind Folgen einer fehlerhaften Plazentation durch Uteruswandschäden oder pathologische Enzymaktivität des Trophoblasten.

In der Anamnese finden sich nicht selten vorausgegangene Abrasionen, Abortkürettagen oder puerperale Infektionen. Im ungünstigsten Falle sind die Plazentazotten tief in der Uterusmuskulatur verankert (Placenta increta).

Die Lösungszeichen sind negativ, äußere Handgriffe zur Expression der Plazenta erfolglos. Um unnötige Blutverluste zu vermeiden, sollte die Entscheidung zur manuellen Plazentalösung frühzeitig fallen.

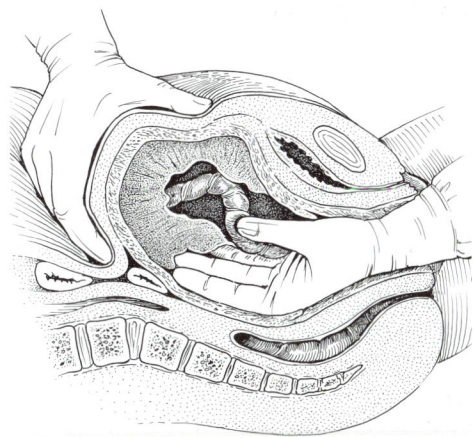

Abb. 5.17 Manuelle Lösung der Plazenta

Die **manuelle Plazentalösung** wird wie folgt vorgenommen:

Desinfektion der Vulva, Spreizung der Labien mit der äußeren Hand; die innere mit einem langen Stulpenhandschuh („Wendungshandschuh") bekleidete Hand tastet sich — der Nabelschnur folgend — bis zur Ansatzstelle der Plazenta vor. Vom Plazentarand aus wird mit der ulnaren Handkante die Nachgeburt in der präformierten Schicht von der Haftfläche abgeschält. Die äußere Hand übt einen leichten Gegendruck auf den Fundus uteri aus. Erst nach vollständiger Ablösung wird die Plazenta an der Nabelschnur herausgezogen (Abb. 5.17).

Bei Verdacht auf unvollständige Entfernung wird eine **Nachkürettage** mit großen stumpfen Küretten angeschlossen. Bei stärkeren Graden der Placenta accreta und bei Placenta increta ist die manuelle Ablösung nicht ohne Uteruswandläsion möglich. Die Gefahr der Perforation oder einer unstillbaren Blutung macht in diesen Fällen in der Regel die Uterusexstirpation notwendig.

Plazentareste

Bei unvollständiger Plazenta, in utero verbliebenen Eihautresten oder bei Verdacht auf Nebenplazenten muß unverzüglich eine Kürettage mit großen stumpfen Küretten erfolgen. Der Eingriff ist schonend unter Vermeidung von Läsionen der Uteruswand durchzuführen. Im Anschluß an die vollständige Entleerung der Gebärmutter werden Wehen- und Kontraktionsmittel gegeben. Je nach Blutverlust ist Ausgleich der Hypovolämie notwendig.

In utero verbliebene Plazentateile werden zum Ausgangspunkt für Fibrinabscheidungen. Auf diese Weise entstehen polypöse, der Uterusinnenwand anhaftende Gebilde – sog. **Plazentapolypen**, die anhaltende Blutungen bewirken und die physiologische Rückbildung des Uterus verhindern.

Atonische Nachblutung

Bei der **atonischen Nachblutung** besteht eine funktionelle Kontraktionsschwäche des entleerten Uterus. Der Uterus ist schlaff. Er kann aber auch durch die massive Einblutung in das Cavum gespannt sein. Mehr als ein Liter Blut können sich in utero ansammeln und über den tatsächlichen Blutverlust hinwegtäuschen.

Sofortmaßnahmen bei der atonischen Nachblutung sind:

- Ausdrücken und Kompression des Uterus von abdominal her. Bei der **bimanuellen Kompression nach** *Zweifel* umfaßt die in die Vagina eingeführte Hand die Cervix uteri, während die äußere Hand das Corpus uteri fest umgreift und nach vorn zieht. Damit soll eine Abknickung der Aa. uterinae und eine Drosselung der Blutzufuhr erreicht werden
- intravenöse und intramuskuläre Verabfolgung von **Wehen-** und **Kontraktionsmitteln**. Über eine intravenöse Infusion, die dem Volumenausgleich dient, wird Oxytozin zugeführt (z.B. 6 I. E. Oxytozin in 500 ml Infusionsflüssigkeit). Gleichzeitig werden Sekalepräparate (z.B. Methergin®, Neo-Gynergen®) langsam i. v. injiziert, um eine Dauerkontraktion des Uterus zu erzielen
- intravenöse Verabfolgung von **Prostaglandinen** (z.B. 1 Ampulle Nalador 500® in 250 ml isotonischer Natriumchloridlösung; nicht zusammen mit Oxytozin verabreichen).

Sofern die atonische Nachblutung nicht durch eine Gerinnungsstörung kompliziert ist, füh-

ren die geschilderten Maßnahmen bei frühzeitigem Einsatz fast immer zum Erfolg. Die **Hysterektomie** ist bei erfolgloser medikamentöser Therapie die ultima ratio. Sie sollte nicht erst dann durchgeführt werden, wenn die Frau durch starke Blutverluste in einen lebensbedrohenden Schock geraten ist.

Blutungen aus Geburtsverletzungen

Blutungen in der Postplazentarperiode bei gut kontrahiertem Uterus sind entweder Folgen einer Geburtsverletzung oder einer Koagulopathie.

Die Diagnose der **Rißverletzungen** von Zervix, Scheide oder Damm wird durch Revision des Geburtskanals (Spekulumeinstellung) gestellt.

Rißblutungen werden durch sorgfältige Wundnaht in Allgemein- oder Lokalanästhesie gestillt. Am schwierigsten ist die Versorgung hoher Zervixrisse (s. Kap. 5.3.10).

Durch Einblutung in das lockere paramentrane und pelvine retroperitoneale Gewebe können nach außen nicht in Erscheinung tretende massive Blutvolumenverluste entstehen. Die Tamponade ist keine adäquate Methode zur Behandlung von Geburtsverletzungen. Sie begünstigt eine Wundinfektion und verschleiert den tatsächlichen Blutverlust.

Bei Verdacht auf **Uterusruptur** ist die Spekulumeinstellung des Geburtskanals und die manuelle Austastung der Gebärmutter erforderlich. Bei den „stillen" Uterusrupturen und den durch geburtshilfliche Maßnahmen in der Austreibungsperiode (z.B. Vakuum-, Zangenextraktion) verursachten Rupturen (violente Rupturen) ist die verstärkte postpartale Blutung oft das erste Symptom. Die Behandlung besteht in der abdominalen Totalexstirpation des Uterus. Konservierende Therapie durch Wundübernährung ist nur in Ausnahmefällen vertretbar.

5.4.2 Schockerscheinungen

Koagulopathien

Zum Verständis der Entgleisungen im Gerinnungssystem ist eine kurze Rekapitulation der physiologischen Gerinnungsprozesse notwendig. Die physiologische Hämostase wird im Gleichgewicht gehalten durch eine **fibrinoplastische** und eine **fibrinolytische Aktivität**.

Die Gerinnung läuft in drei Phasen ab. Das in der Leber synthetisierte Prothrombin wird durch aktivierte **Gewebs-Thrombokinase** in Anwesenheit von Kalzium zu **Thrombin** umgewandelt. Gewebs-Thrombokinase ist in reichlicher Menge in Plazenta, Dezidua, Uterus und Fruchtwasser enthalten. Zur Aktivierung der Gewebs-Thrombokinase sind, im Gegensatz zur komplizierten multifaktoriellen Aktivierung von Blut-Thrombokinase, nur wenige exogene Faktoren notwendig. Unter der Wirkung von Thrombin wird aus löslichem Fibrinogen unlösliches **Fibrin** gebildet. Dabei werden zunächst zwei Peptidketten (Glykoproteide A und B) abgespalten. Das Restfibrinogenmolekül unterliegt einer Polymerisationsreaktion. Durch einen fibrinstabilisierenden Faktor (Faktor XIII) werden anschließend kovalente Bindungen geknüpft, die zur Gerinnung des Blutes führen.

In der fibrinolytischen „Nachphase" wird das retrahierte Fibringerinnsel durch **Plasmin** (Fibrinolysin) abgebaut. Plasmin entsteht aus seiner inaktiven Form, dem Plasminogen, durch Einwirkung von **Fibrinokinase**. Fibrinokinase ist in zahlreichen Geweben (u.a. auch Uterus, Plazenta, Gefäßendothelien) enthalten. Als eiweißabbauendes Enzym baut Plasmin nicht nur Fibrin, sondern auch Fibrinogen ab, bei dessen Spaltung thrombinhemmende Peptide frei werden.

Bei den Koagulopathien in der Geburtshilfe spielen quantitative, z.T. auch qualitative Veränderungen des Fibrinogens eine zentrale Rolle. Ein Verbrauch an plasmatischen Gerinnungsfaktoren kann eintreten:
— durch akute Blutverluste
— durch disseminierte intravasale Gerinnung.

In der Regel sind beide Faktoren bei den Koagulopathien im Rahmen von Geburtskomplikationen beteiligt.

Die generalisierte **Verbrauchskoagulopathie** läuft in drei Stufen ab.

1. Stufe = Hyperkoagulämisches Stadium: Durch Einschwemmung von Gewebsthrombokinase aus Uterus, Plazenta und Fruchtwasser in die materne Blutbahn wird das Gerinnungssystem aktiviert. In der peripheren Strombahn entstehen intravasale Gerinnsel (**disseminierte intravasale Gerinnung**). Auf diese Weise werden Fibrinogen, Thrombozyten und andere plasmatische Gerinnungsfaktoren in erhöhtem Maße verbraucht.

2. Stufe = Hypofibrinogenämie: Durch den Mangel an Fibrinogen wird das Blut ungerinnbar.

3. Stufe = Stadium der Defibrinisierung: Durch reaktiv (reparativ) gesteigerte fibrinolytische Aktivität wird sowohl das endogene als auch das therapeutisch zugeführte Fibrinogen zerstört (komplettes Defibrinierungssyndrom).

Diagnostik der Gerinnungsstörungen

Zur orientierenden Erfassung der aktuellen gerinnungsphysiologischen Situation dient der **Clot-observation-Test.**

Venenblut gerinnt normalerweise im Reagenzglas innerhalb von 5—7 Minuten. Das Gerinnsel macht ca. 40 % des ursprünglichen Blutvolumens aus und läßt sich auch durch Schütteln nach 30 Minuten nicht zerstören.

Bei generalisierter Hypofibrinogenämie ist die Gerinnselbildung stark verzögert oder nur unvollständig. Das Gerinnsel löst sich innerhalb von 20 Minuten teilweise oder vollständig wieder auf. Serum wird nicht ausgepreßt. Bei Verbrauchskoagulopathien mit hochgradigem Mangel an Gerinnungsfaktoren tritt keine oder eine stark verzögerte und nur angedeutete Gerinnung ein.

Zur semiquantitativen Bestimmung des Fibrinogens dient der **Fi-Test** (Testkarte der Firma Heyland). Fibrinogen wird auf der Testkarte zur Agglutination gebracht. Unter 100 mg% findet keine Agglutination statt. Der Plasmafibrinogenspiegel beträgt in der Spätschwangerschaft 400—600 mg%. 100 mg% wird als unterer kritischer Grenzwert betrachtet.

Für eine gezielte Infusions- und Substitutionstherapie bei Hämostasedefekten ist eine genaue Analyse der Gerinnungsfaktoren erforderlich (Gerinnungsstatus).

Therapie der Koagulopathien

Klinische Manifestation der Koagulopathie ist die **schwere unstillbare Blutung.** Die Behandlung der Koagulopathie geht immer parallel mit den gezielten Maßnahmen der örtlichen Blutstillung (**Verhinderung weiterer Blutverluste**) und der **Schockbekämpfung.** Sie wird weiterhin von der Art der Komplikation und dem Stadium der Koagulopathie bestimmt. Folgende Maßnahmen kommen in Betracht:

1. Blockierung von Gewebsaktivatoren der Blutgerinnung: Im hyperkoagulämischen Stadium der Koagulopathie (Stufe 1) ist eine Hemmung der überstürzten Gerinnung durch **Heparin** möglich (z.B. 5000 E Liquemin® i.v., 25 000—30 000 E/die als Infusion).
2. Substitution von Fibrinogen und anderen Gerinnungsfaktoren: Ziel ist die Normalisierung des Fibrinogenspiegels durch Zufuhr von **Frischblutkonserven** oder **Humanfibrinogen** (2—6 g i.v.). In der sog. *Cohn*-Fraktion ist neben Fibrinogen auch Faktor VIII enthalten.
3. Hemmung der Fibrinolyse: Zur Hemmung der Fibrinolyse kommen in Betracht:
   — ein **Kallikrein-Inaktivator** (Trasylol®). Seine Wirksamkeit hält nur ca. 30 Minuten an. Im Anschluß an eine erste Injektion von 3000 I.E. pro kg Körpergewicht muß die Applikation durch Dauerinfusion fortgesetzt werden
   — **synthetische Antifibrinolytika** (z.B. Epsilon-Aminocapronsäure® 100 mg/kg/Stunde; Ugurol® 1 g i.v., danach weitere 4 g über 24 Stunden).

Hypovolämischer Schock

Der hypovolämische Schock ist eine gefürchtete Komplikation bei allen mit größeren Blutverlusten einhergehenden peripartalen und postpartalen Notfallsituationen. Grundkenntnisse seiner Pathogenese und Behandlung sind daher für den Geburtshelfer unerläßlich.

Beim hypovolämischen Schock durch äußere oder innere Blutverluste ist das Stromzeitvolumen insgesamt oder in Teilgebieten des Organismus verlangsamt. Die Insuffizienz der **Makrozirkulation** zieht eine Störung der arteriokapillären **Mikrozirkulation** nach sich. Hierdurch kommt es zur Mangelversorgung des Gewebes mit Sauerstoffschuld und Anhäufung von Stoffwechselschlacken, d.h., die **primäre hämodynamische Störung** löst eine **sekundäre metabolische Störung** aus. Die zunächst **reversible** metabolische Störung geht in der Spätphase des Schocks in eine **irreversible** Schädigung einzelner Organe oder des Gesamtorganismus über.

Erstes Schockstadium

Das periphere Volumendefizit mit nachfolgender Verminderung des Herzminutenvolumens führt zur erhöhten Ausschüttung von Katecholaminen. Als Gegenregulation entsteht auf diese Weise eine Vasokonstriktion und über die Pressorrezeptoren eine Steigerung der Herzfrequenz. Parallel zur Konstriktion der Arterien erhöht sich auch der Venentonus (**Zentralisation des Kreislaufs, Kompensationsphase**). Die Drosselung der Blutzufuhr von Haut, Skelettmuskulatur und Niere ist ein wirksamer Sparmechanismus, der Blutverluste von ca. 1000 ml kompensieren kann. Durch Einstrom von Gewebsflüssigkeit in das Gefäßsystem wird ein relativer Volumenausgleich erreicht. Die Laborwerte zeigen danach eine Verminderung des Hb, der Erythrozytenzahl und des Hämatokrit.

Zustandsbild im Schockstadium I: Kalte normotone Tachykardie. Die Pulsfrequenz ist erhöht, der Blutdruck normal oder leicht vermindert (über 80 mm Hg systolisch), die Urinausscheidung normal, Schockindex um 1,0.

Der Schockindex ist definiert als Quotient aus Pulsfrequenz und systolischem Blutdruck.

Beispiel:

$$\frac{\text{Puls } 100/\text{min}}{\text{syst. Blutdruck } 70 \text{ mmHg}} = \text{Index } 1,5$$

Zweites Schockstadium

Beträgt das Volumendefizit mehr als 20 % des normalen Blutvolumens, so greift die Drosselung der Blutgefäße auf weitere Organgebiete über. Lebenswichtige parenchymatöse Organe wie Leber und Niere können nicht mehr ausreichend mit Sauerstoff versorgt werden. In der Niere verringert die Herabsetzung des Glomerulusdruckes die Harnausscheidung. Die verminderte Ausscheidung (Oligurie) geht über in Anurie und akutes Nierenversagen.

Zustandsbild im Schockstadium II: Kalte hypotone Tachykardie. Die Pulsfrequenz ist stark erhöht, der Blutdruck auf 60—80 mm Hg systolisch abgesunken, die Urinmenge vermindert, Schockindex um 1,5.

Drittes Schockstadium

Der Übergang von dem noch reversiblen Schockstadium II in das irreversible Stadium III ist fließend und in der Symptomatik schwierig zu erfassen.

Die hämodynamische und metabolische Dysregulation verstärken sich in einem Circulus vitiosus. Die Sauerstoffschuld im Gewebe führt zur Anhäufung saurer Stoffwechselschlacken (z.B. Milchsäure, Traubensäure). Es entsteht eine **metabolische Azidose**. Durch die Stagnation des Blutes im Kapillarstromgebiet tritt Blutflüssigkeit in den extravasalen Raum über. Die Blutviskosität steigt, die korpuskulären Elemente aggregieren (**Sludge-Phänomen**). Die Blutstromverlangsamung geht in vollständige Blutstase über.

Zustandsbild im Schockstadium III: Irreversibler Schock. Der Puls ist hochfrequent, fliegend, die Amplitude klein, der Blutdruck liegt unter 50 mm Hg systolisch oder ist kaum noch meßbar; es besteht Anurie, Schockindex um 2,0.

Schockbekämpfung

Entscheidend ist die schnelle **Erkennung der Blutungsursache**. Gezielte Blutstillung und Schocktherapie müssen gleichzeitig und ohne Zeitverluste einsetzen. Die **Wiederauffüllung des intravasalen Blutvolumens** steht bei den durch massive Blutverluste verursachten Geburtskomplikationen im Vordergrund der Therapie. Für einen raschen Volumenausgleich sind **Plasmaexpander** (z.B. Haemaccel®, Plasmagel®) oder Plasmaproteinlösungen am besten geeignet. Sie kompensieren die Hämodynamik, sind jedoch, da sie keine Sauerstoffträger besitzen, nur eine Überbrückungshilfe. Der definitive Blutersatz durch **Transfusion von Vollblut** oder **Erythrozytenkonzentrat** richtet sich nach dem Ausmaß des erlittenen Blutverlustes. **Elektrolytlösungen** können in Ergänzung zu den Plasmaexpandern verabfolgt werden. Sie dienen der Wiederherstellung der Homöostase im intra- und extrazellulären Raum. Sie wirken außerdem der kapillären Blutstase, die zur Aggregation von Erythrozyten und Thrombozyten führt, entgegen.

Bei azidotischer Stoffwechsellage im II. und III. Schockstadium ist die Normalisierung der Wasserstoffionenkonzentration mit **Puffersubstanzen** (z.B. Natriumbikarbonat, Natriumlaktat, Tris-Puffer) notwendig. Die erforderliche Menge richtet sich nach dem Ergebnis der Blutgasanalyse (Basenüberschuß). Eine „Blindpufferung" durch 8,4 %ige $NaHCO_3$-Lösung (1–2 ml/kg Körpergewicht) sollte nur in Ausnahmefällen erfolgen. **Osmodiuretika** („Nierenstarter") sind dann indiziert, wenn nach Kompensation der Hypotension die Nierenausscheidung nicht in Gang kommt.

5.5 Kindliche Gefahrenzustände

Ursachen

Kindliche Notfälle sub partu entstehen in erster Linie durch **Störungen der O_2-Versorgung**. Akute fetale Hypoxien (fetal distress) können plazentare, materne und fetale Ursachen haben.

Eine **akute Plazentainsuffizienz** mit Mangelversorgung des Feten findet sich bei der vorzeitigen Lösung der Plazenta und bei Nabelschnurkompression. Eine latente chronische Plazentainsuffizienz mit eingeschränkter Kompensationsfähigkeit kann unter den Geburtswehen manifest werden und eine tödliche intrauterine Asphyxie verursachen.

Als **materne Ursachen** einer fetalen Hypoxie sub partu kommen alle mütterlichen Krankheiten in Betracht, die mit einer Störung der Lungenfunktion, Blutmenge, Blutzusammensetzung, Gefäß- und Herzfunktion einhergehen (pulmonale Insuffizienz, dekompensierte Herzvitien, hochgradige Anämien).

Fetale Ursachen einer akuten Hypoxie sind kongenitale Fehlbildungen des Herzens und der Gefäße, intrauterine Infektionen und Anämien (z.B. Morbus haemolyticus neonatorum). Schließlich kann eine **pathologische Wehentätigkeit** (Hypermotilität, Wehensturm, Dauerkontraktion) eine akute Mangelversorgung des Feten auslösen.

Pathophysiologie

Die **intrauterine Asphyxie** ist in der überwiegenden Zahl der Fälle durch Störungen im diaplazentaren Stoffaustausch bedingt und durch O_2-Mangel sowie Retention von Kohlensäure und organischen Säuren in Blut und Gewebe

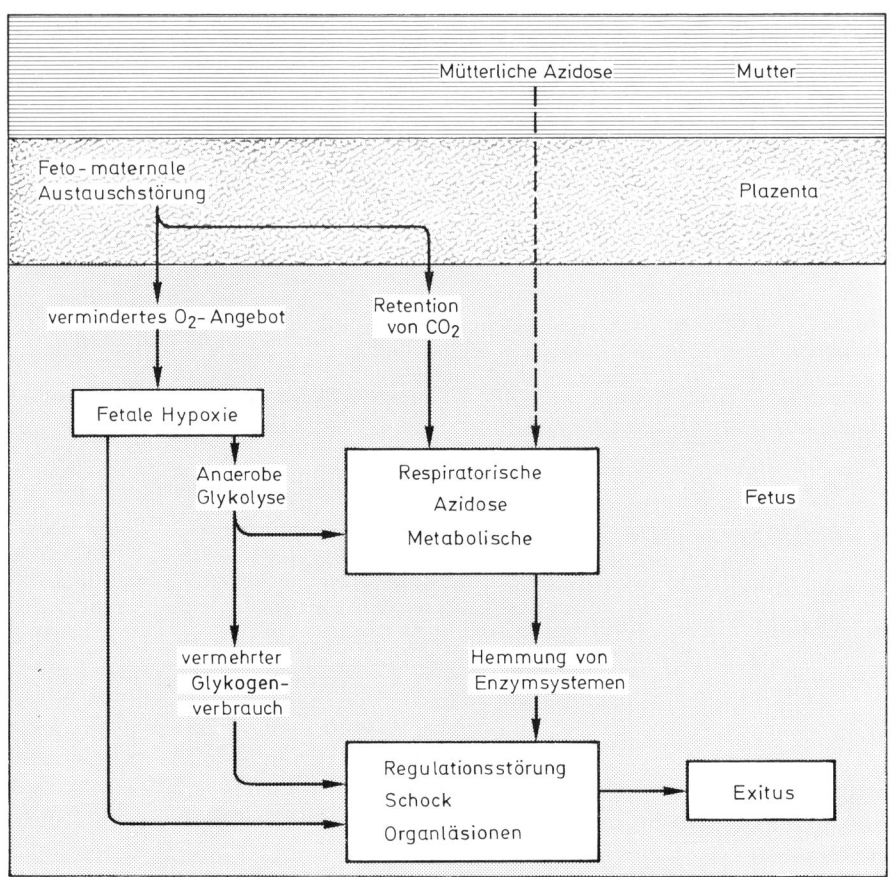

Abb. 5.18 Pathophysiologie der intrauterinen Asphyxie in schematischer Darstellung (modif. nach *Berg* 1972)

(Azidose) gekennzeichnet. Man unterscheidet eine **metabolische Azidose** (Anhäufung nicht flüchtiger saurer Stoffwechselprodukte), eine **respiratorische Azidose** (Anhäufung von CO_2) und eine **gemischte respiratorisch-metabolische Azidose**. 40–50 % aller perinatalen Todesfälle sind Folgen einer intrauterinen Asphyxie. Führt die Asphyxie nicht zum Absterben des Kindes in utero, so geht die Störung post partum durch zusätzliche Depression der Atmung und Motorik in das Krankheitsbild der Neugeborenenasphyxie (**extrauterine Asphyxie**) über. Wegen der hohen Empfindlichkeit des ZNS gegenüber O_2-Mangel sind **irreversible zerebrale Schäden** eine gefürchtete Komplikation der intrauterinen Asphyxie.

Das Ausmaß der Schädigung hängt von der Dauer und dem Schweregrad des O_2-Mangels ab. Der Fetus kann eine Hypoxie zunächst durch Senkung des O_2-Verbrauches (Sparschaltung), anaerobe Glykolyse und kardiovaskuläre Regulation (Erhöhung des Minutenvolumens) kompensieren. Die Fähigkeit zur Kompensation findet ihre Grenzen in der allmählichen Erschöpfung der Kohlenhydratreserven (Glukose und Glykogen) und der Anhäufung saurer Stoffwechselprodukte im Gewebe (metabolische Azidose). Es resultiert eine Lähmung der oxydativen Enzymsysteme, die schließlich zu irreversiblen Organschäden und zum Tode infolge Herz- und Kreislaufversagens führt (Abb. 5.18).

Diagnostik

Die Erkennung eines fetalen Gefahrenzustandes (fetal distress) sub partu stützt sich auf folgende Kriterien:

— Mekoniumabgang
— Alteration der fetalen Herztonfrequenz
— pathologische Stoffwechselparameter im Fetalblut.

Mekoniumabgang

Grünverfärbung des Fruchtwassers durch Mekonium ist oft das erste Zeichen einer ungewöhnlichen Belastung des Feten. Die Diagnose wird amnioskopisch (s. Kap. 5.2.2) oder nach Sprengung der Fruchtblase am abfließenden Fruchtwasser gestellt. Mekoniumabgang ist bedeutungslos bei Beckenendlagen in der Austreibungsperiode.

Alteration der fetalen Herztonfrequenz

Als kardiotokographische Warnzeichen gelten:

— Erhöhung der basalen Frequenz über 180 SpM
— variable Dezelerationen (verdächtig auf Nabelschnurkomplikation)
— späte Dezelerationen (ernste Zeichen gestörter utero-plazentarer Durchblutung)
— silenter Oszillationstyp.

Der kardiotokographische Befund ist immer in Beziehung zu setzen zu weiteren diagnostischen Parametern und zur aktuellen klinischen Symptomatik.

Pathologische Stoffwechsel-Parameter im Fetalblut

Die wichtigsten Meßgrößen sind pH, pO_2 und pCO_2. Die Bestimmung erfolgt in Mikroblutproben, die aus der Kopfhaut des Kindes entnommen werden (s. Kap. 5.2.2). Die Mikroblutanalyse erlaubt eine Augenblicksdiagnose des fetalen Zustandes. Fehlermöglichkeiten ergeben sich bei peripherer Blutstase durch größere Kopfgeschwulst. Unter physiologischen Bedingungen beträgt das fetale pH 7,30 ±0,05. Es liegt damit nur wenig unter den Durchschnittswerten Erwachsener. Im Verlaufe der Geburt kommt es zu einem geringfügigen Absinken der Werte. Eine **Präazidose**

besteht bei pH-Werten von 7,24—7,20 (= präpathologischer pH-Bereich). Eine **Azidose** liegt vor, wenn der pH-Wert kleiner als 7,20 ist (= pathologischer pH-Bereich).

Differenziertere Aussagen liefert das äquilibrierte pH. Durch die Äquilibrierung (O_2-Sättigung) wird bei der respiratorischen Azidose das aktuelle pH normalisiert, bei der metabolischen Azidose bleibt der Wert unbeeinflußt.

Der **Kohlensäurepartialdruck** (pCO_2) entspricht dem physikalisch gelösten Anteil der Kohlensäure.

Die mittlere CO_2-Spannung beträgt:

in der Eröffnungsperiode 44,4 mm Hg
in der Austreibungsperiode 51,1 mm Hg
der obere Grenzwert liegt bei 60,0 mm Hg.

In der klinischen Routinediagnose kommt der pH-Bestimmung unter den genannten Stoffwechselparametern die größte Bedeutung zu. Die Meßgenauigkeit liegt bei 0,05 pH-Einheiten. Richtlinien für das therapeutische Vorgehen lassen sich auf pH-Werte allein nicht aufbauen. In der Mehrzahl der Fälle finden sich aber bei azidotischen Blutwerten auch Alterationen der fetalen Herztonfrequenz.

Erste Maßnahmen

Die therapeutischen Maßnahmen bei intrauteriner Asphyxie sind abhängig von der Art, dem Ausmaß und der Dauer der Störung sowie vom aktuellen Stand des Geburtsprozesses. Durch intermittierende **Sauerstoffbeatmung der Mutter** ist eine kurzfristige Verbesserung der Sauerstoffversorgung des Feten möglich. Ergeben sich aus dem Kardiotokogramm Hinweise auf eine Nabelschnurkomplikation (z.B. variable Dezelerationen), so kann durch **Lageänderung** der Kreißenden (Seitenlagerung) u.U. die Nabelschnurzirkulation verbessert werden. Ist die intrauterine Asphyxie wahrscheinliche Folge einer pathologischen Wehentätigkeit (Dauerkontraktion, hohe Wehenfrequenz, Wehensturm), so sind **Tokolytika** (z.B. Dilatol® i.v.) als Sofortmaßnahme angezeigt.

Bei den meisten kindlichen Notfallsituationen sub partu muß die Geburt zur Rettung des Kindes auf schnellsten Wege beendet werden. Über das Verfahren (medikamen-

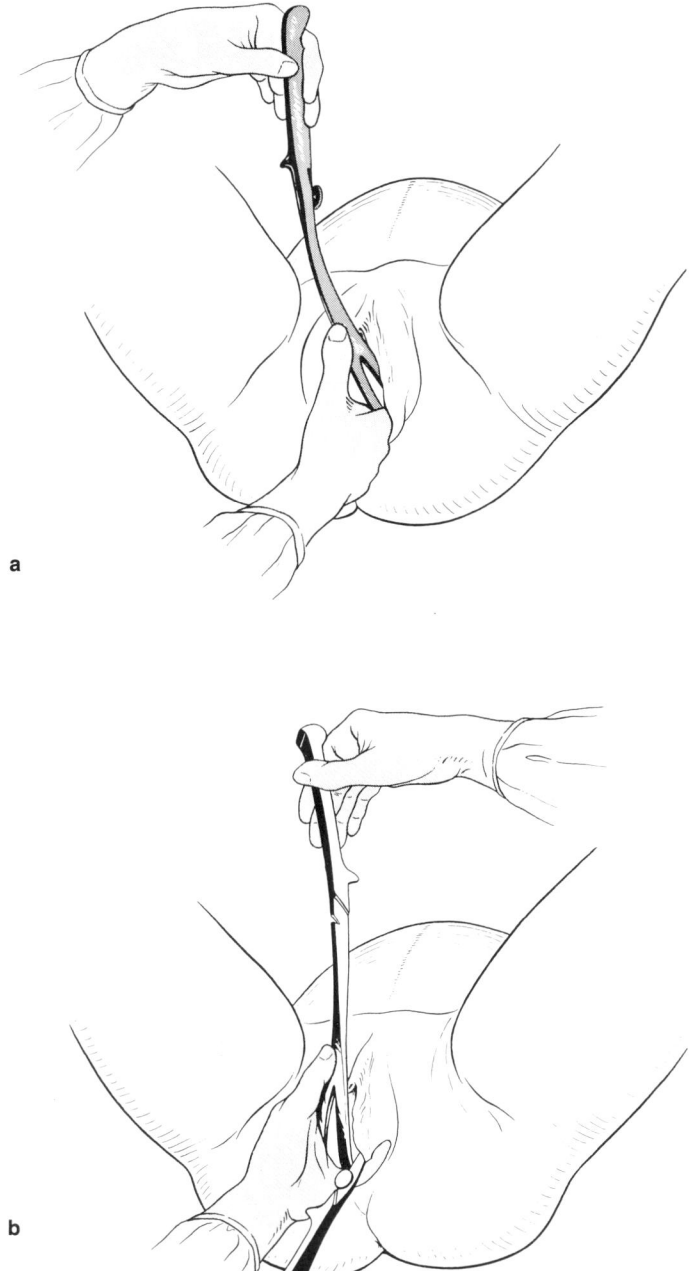

Abb. 5.19 a–d Technik der Zangenextraktion
a Einführen des linken Löffels, **b** Einführen des rechten Löffels, **c** Schließen der Zange, **d** Traktion

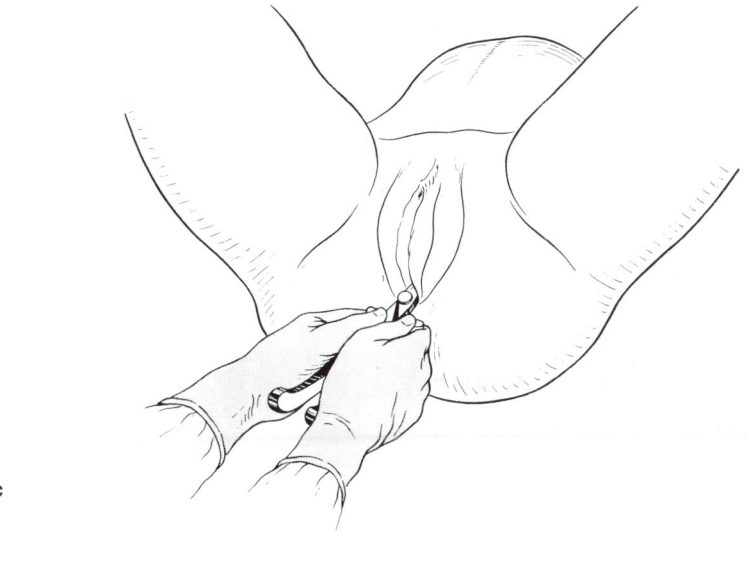

c

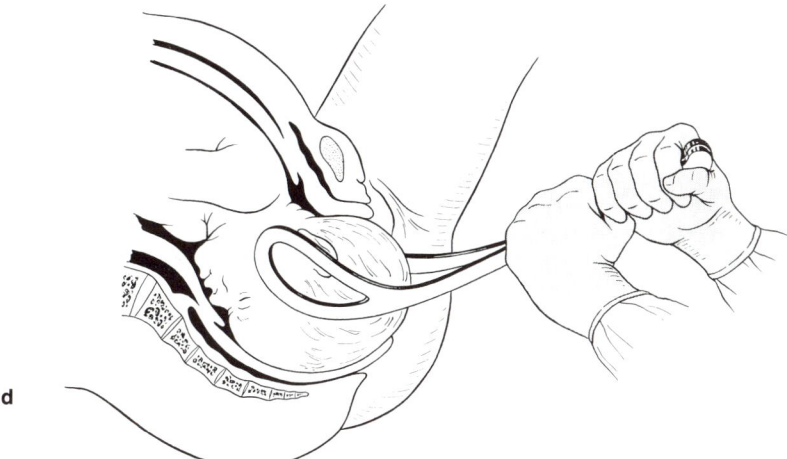

d

töse Beschleunigung, vaginale Entbindungs-operation, Sectio caesarea) entscheidet die aktuelle geburtshilfliche Situation.

In allen Fällen, in denen die Vorbedingungen einer vaginalen Entbindung **nicht** erfüllt sind, ist die abdominale Schnittentbindung (Sectio caesarea) die Methode der Wahl.

Die geläufigste Methode ist die transperitoneale Sectio im unteren Uterinsegment:

— Desinfektion der Haut und Blasenkathete-rismus

— Eröffnung der Bauchdecken durch supra-symphysären Haut- und Aponeurosenquer-schnitt
— Eröffnung des Peritoneums
— Querdurchtrennung des Blasenperito-neums unterhalb der Plica vesico-uterina
— Querinzision des Uterus im unteren Uterin-segment mit nachfolgender stumpfer Er-weiterung der Uteruswunde
— Amniotomie
— Entwicklung des Kindes:
— bei Schädellage wird der kindliche Kopf nach dorsalem Einführen der Hand „ge-

lüftet" und aus der Uteruswunde herausgeleitet, wobei ein Druck auf den Fundus uteri unterstützend wirkt
— bei Beckenendlage erfolgt die Entwicklung durch Extraktion an den Füßen
— Expression der Plazenta durch Druck auf den Fundus uteri oder manuelle Lösung der Plazenta
— Nachkürettage mit stumpfen Küretten
— Naht des Myometriums durch Einzelknopfnähte oder fortlaufende Naht
— Naht des Blasenperitoneums
— Revision des Abdomens
— Verschluß der Bauchdecken in Schichten.

Vorbedingungen für die **vaginale Entbindungsoperation** zur Verkürzung der Austreibungsperiode sind:

— der Muttermund muß vollständig geöffnet sein
— die Leitstelle des vorangehenden kindlichen Teiles muß mindestens in der Interspinalebene stehen, besser auf dem Beckenboden
— es darf kein Mißverhältnis zwischen kindlichem Kopf und mütterlichem Becken bestehen
— die Fruchtblase muß gesprungen sein oder gesprengt werden.

Als geeignete Verfahren stehen die **Zangenextraktion** und die **Vakuumextraktion** zur Verfügung. Die Wahl der Methode richtet sich nach der Situation und nach der Erfahrung des Geburtshelfers.

Die **Zangenentbindung** wird in Vollnarkose oder Lokalanästhesie (Peridural-, Kaudalanästhesie, Pudendusblock) durchgeführt. Der Eingriff besteht aus folgenden Schritten:

— Desinfektion des äußeren Genitale
— Entleerung der Harnblase durch Katheterismus
— vaginale Untersuchung
— Anlegen einer lateralen Episiotomie
— Halten der Zange: (Vor dem Anlegen wird die geschlossene Zange so vor die Vulva gehalten, wie sie nach dem Einführen am kindlichen Kopf liegen muß)
— Einführen des linken Zangenlöffels: Die rechte Hand wird zwischen kindlichem Kopf und seitlicher Vaginalwand geführt; die **linke Hand** führt von oben kommend den **linken Zangenlöffel** auf die **linke** Seite der Kreißenden in die Vagina ein. Der abge-

spreizte rechte Daumen des Operateurs dient als Gleitschiene für den Zangenlöffel (Abb. 5.19 a).
— Einführen des rechten Zangenlöffels: Die linke Hand wird jetzt als Gleitschiene für die Zange in die Vagina geführt, der **rechte Zangenlöffel** mit der **rechten** Hand auf der **rechten** Seite der Kreißenden in die Vagina eingelegt (Abb. 5.19 b)
— Schließen der Zange: Sind beide Zangenlöffel korrekt biparietal angelegt, so bereitet der Schluß der Zange keine Schwierigkeiten. Die Zangengriffe liegen nach Zangenschluß in der Achse des Geburtskanals (Abb. 5.19 c)
— Kontrolle der Zangenlage und Probezug: Vor Beginn der Extraktion muß sich der Operateur durch Nachtasten von der richtigen Lage der Zange überzeugen. Ein kurzer Probezug stellt fest, ob der kindliche Kopf dem Zangenzug folgt.
— Extraktion: Die linke Hand umschließt die Zangengriffe; Zeige- und Mittelfinger der rechten Hand umgreifen gabelförmig das Zangenschloß. Auch doppelter Faustschluß ist möglich (Abb. 5.19 d). Die Traktion erfolgt in Richtung der Zangengriffe ohne Hebel- und Drehbewegungen, bis die Nakken-Haar-Grenze des kindlichen Kopfes unter der Symphyse erscheint. Danach wird durch Anheben der Zangengriffe mit der rechten Hand der kindliche Kopf durch Deflexion entwickelt. Die linke Hand führt den Dammschutz aus.

Steht die Pfeilnaht bei Anlegen der Zange noch nicht im geraden Durchmesser, so werden die Zangenlöffel im korrespondierenden schrägen Beckendurchmesser angelegt:

— Pfeilnaht im I. schrägen Durchmesser = Zange im II. schrägen Durchmesser
— Pfeilnaht im II. schrägen Durchmesser = Zange im I. schrägen Durchmesser

Die Pfeilnaht wird in diesen Fällen unter **gleichzeitigem Zug** in den geraden Durchmesser gebracht (Nachahmung der schraubenartigen Bewegung des kindlichen Kopfes beim Durchtritt durch den Geburtskanal). Anschließend wird der Kopf durch Deflexion (Anheben der Zangengriffe) entwickelt.

Nach erfolgter Geburt werden — um Verletzungen auszuschließen — Scheide und Zervix sorgfältig inspiziert (Spekulumeinstellung).

Die Naht der Episiotomiewunde erfolgt unmittelbar in derselben Narkose.

Die **Vakuumextraktion** ist besonders indiziert zur **wehensynchronen Beschleunigung der Austreibungsperiode.** Die dem kindlichen Kopf aufgesetzten Saugglocken haben Durchmesser von 30, 40 und 50 mm. Die Haftung wird durch einen Unterdruck von maximal 0,8 kg/cm² erreicht. Der Unterdruck muß langsam (innerhalb von 6—12 Minuten) hergestellt werden, um eine zuverlässige Haftung der Saugglocke am kindlichen Kopf zu erreichen und Schädigungen durch zu große Druckschwankungen zu vermeiden.

5.6 Neugeborenes

5.6.1 Adaptation des Neugeborenen

Die Umstellung auf das extrauterine Milieu stellt große Anforderungen an den Organismus des Neugeborenen. Nur beim reifen Kind sind die Organsysteme auf den abrupten Wechsel der Lebensbedingungen genügend vorbereitet.

Atmung und Kreislauf

Steigender CO_2-Partialdruck und fallender O_2-Partialdruck geben den Anstoß zur **Spontanatmung.** Hinzu kommen äußere physikalische Reize (Kälte, mechanische Einwirkungen). Kräftige Kontraktionen des Zwerchfelles entfalten die bis zur Geburt atelektatischen Lungen. Nach anfänglicher Schnappatmung setzen im Verlauf von 1—2 Minuten zerebral kontrollierte rhythmische Atemzüge ein. Die entfalteten Alveolen werden durch eine phospholipidhaltige oberflächenaktive Substanz (Surfactant) stabilisiert. Produktionsort der spezifischen Phospholipide sind die Pneumozyten.

Die Atmung induziert die Umstellung des **fetalen** auf den **pulmonalen** Kreislauf.

Der fetale Kreislauf (Abb. 5.20) ist gekennzeichnet durch drei Shunts:

1. Ductus arteriosus (*Botalli*)
2. Ductus venosus (*Arantii*)
3. Foramen ovale

Durch die ersten Atemzüge des Neugeborenen wird bei freien Luftwegen das pulmonale Blut arterialisiert. Der Arteriolenspasmus der Lungengefäße löst sich, und der Druck in der A. pulmonalis sinkt auf 15—20 % des fetalen Wertes. Die Druckdifferenz zwischen rechtem und linkem Vorhof bewirkt den Verschluß des Foramen ovale. Im Ductus arteriosus tritt durch die Eröffnung der Lungenkapillaren eine Umkehr der Strömungsrichtung ein. Das Blut fließt jetzt aus der Aorta in die A. pulmonalis (Umwandlung des fetalen Rechts-Links-Shunts in den neonatalen Links-Rechts-Shunt).

Hämodynamisch bleiben linkes und rechtes Herz zunächst noch eine Zeitlang parallel geschaltet. Bis zur Hälfte der Blutmenge des Lungenkreislaufs entstammt zu dieser Zeit noch dem großen Kreislauf. Mit zunehmendem Verschluß des Ductus arteriosus entfällt die Unterstützung der Lungendurchblutung durch das linke Herz.

Das Kapillarstromgebiet der Lungen wird durch die **plazentaren Reserveblutmengen** aufgefüllt. Diese Auffüllung ist nur möglich bei Spätabnabelung und Lagerung des Neugeborenen unterhalb des plazentaren Lageniveaus. Die Herzschlagfrequenz stellt sich post partum nach einer vorübergehenden Verlangsamung oder Beschleunigung auf 125—135 SpM ein.

Säure-Basen-Haushalt

Das Neugeborene kommt mit einer leichten Sauerstoffschuld zur Welt. Infolge des passageren O_2-Mangels bis zum ersten Atemzug wird zunächst die anaerobe Glykolyse bevorzugt. Sie führt zur Anreicherung nichtflüchtiger organischer Säuren, insbesondere Milchsäure. Die Folge ist eine **metabolische Azidose.** Die kurze Störung des Gasaustausches in den Lungen während des Übergangs vom intrauterinen zum extrauterinen Leben bewirkt außerdem eine **respiratorische Azidose.** Die gemischte respiratorisch-metabolische Azidose klingt innerhalb der ersten 10 Lebensstunden ab.

Thermoregulation

Der Übergang vom thermostabilen intrauterinen auf das thermolabile extrauterine Milieu erfordert ein rasches Einsetzen der thermore-

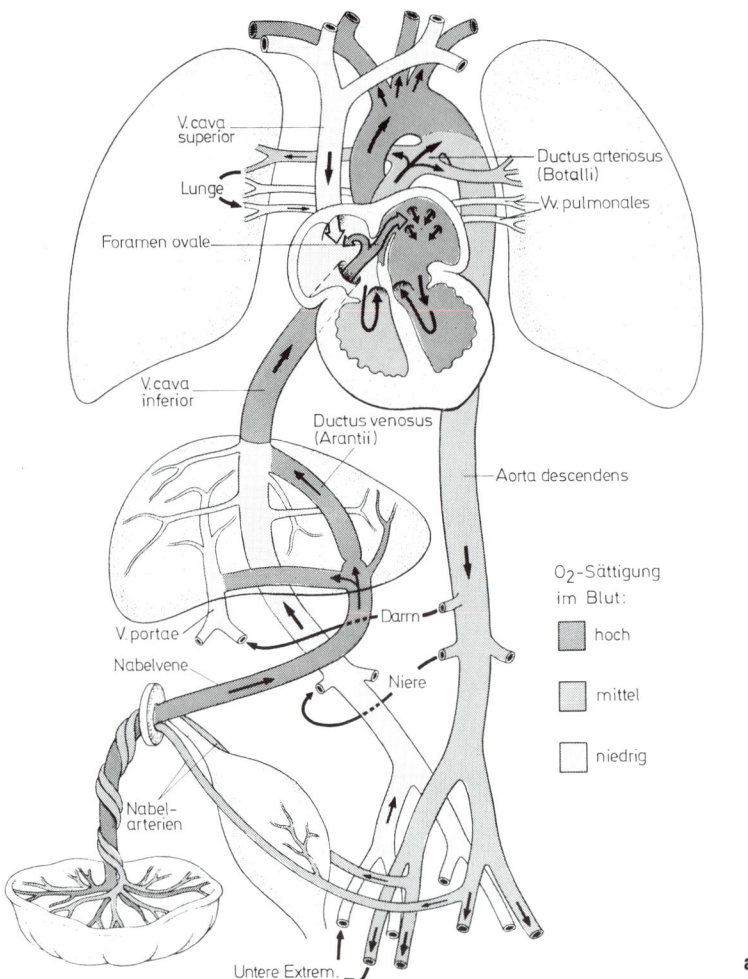

Abb. 5.20 a, b Fetaler (a) und neonataler (b) Blutkreislauf

gulatorischen Mechanismen. Die körpereigene Wärmeproduktion erfolgt vorwiegend durch biochemische Prozesse und weniger durch aktive Muskelbewegungen. Das **zerebrale Wärmezentrum ist nur beim reifen Neugeborenen voll funktionsfähig.**

Die Vermeidung einer Unterkühlung zählt zu den wichtigsten Betreuungsmaßnahmen post partum (geschützte Räume, Wärmelampen am Wickeltisch, Wärmebett).

Bei Frühgeborenen und kranken Neugeborenen ist Unterkühlung lebensbedrohlich. In diesen Fällen sind die Neugeborenen umgehend in **Inkubatoren** unterzubringen. Trans-

porte (Verlegung auf Intensiv- oder Kinderabteilung) müssen in Transportinkubatoren erfolgen. Auch Metallfolien (Alufolien) verringern die Gefahr einer Unterkühlung.

Blut und Blutgerinnung

Das relative Blutvolumen des Feten verringert sich mit zunehmender Reife. Beim Neugeborenen beträgt es 9—20 % des Körpergewichtes (beim Erwachsenen ca. 8 %). Die Erythrozytenzahl steigt intrauterin von 1 Million im 3. Fetalmonat auf 4,5—7 Millionen (4,5—7/pl) beim Neugeborenen an. Der durchschnittliche Hämatokrit beträgt am ersten Lebenstag 60 ml/100 ml (45—75), das Hämoglobin 21,5

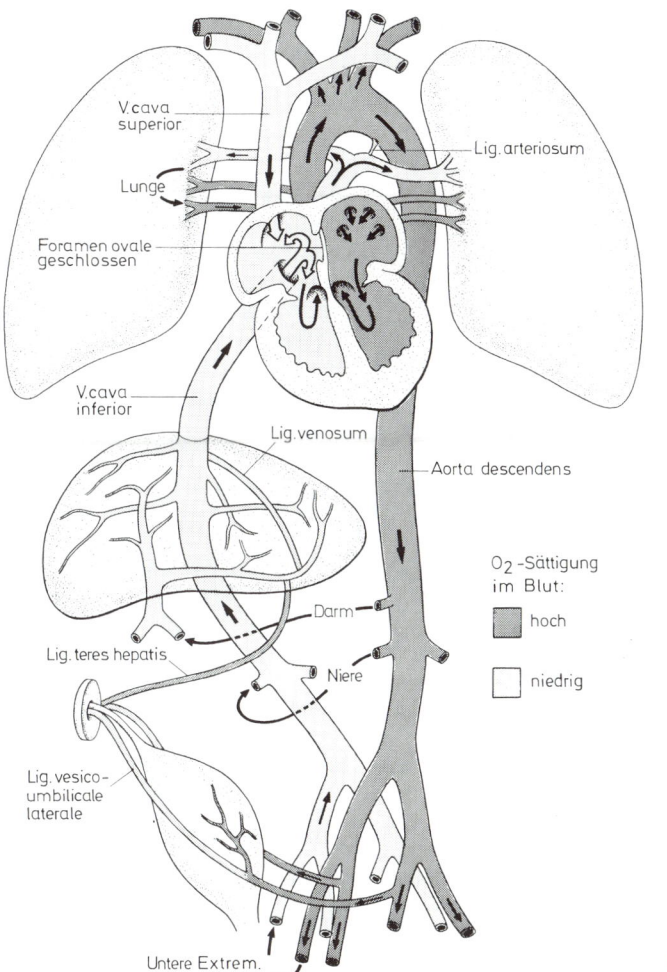

b

(17—27 g/dl), die mittlere Hämoglobinkonzentration 37,5 pg/Ery. Die Leukozytenzahl liegt am 1. Lebenstag bei 18 000 µl (18,0/nl). Ursache der **Polyglobulie des Neugeborenen** ist das Einströmen des plazentaren Reserveblutes in den kindlichen Kreislauf vor der Abnabelung. Die Lebensdauer der Neugeborenen-Erythrozyten ist kürzer als beim Erwachsenen. Nach der Entbindung wird ein großer Teil der Erythrozyten abgebaut. Das dabei entstehende freie und an Albumin gekoppelte Bilirubin wird in der Leber mit Glukuronsäure konjugiert, um gallefähig zu werden. Die zur Glukuronsäurebildung notwendige Glukuronyltransferase steht jedoch bei der Geburt noch nicht in ausreichender Menge zur Verfü-

gung. Die Folge ist eine **physiologische Neugeborenengelbsucht**. Das Maximum des Icterus neonatorum liegt zwischen dem 4. und 6. Lebenstag mit Bilirubinwerten von 6 mg ± 3 mg %. Der physiologische Icterus neonatorum ist häufig begleitet von vermindertem Reaktionsvermögen und Trinkunlust des Kindes.

Bei Hyperbilirubinämie (Anstieg des Serumbilirubinspiegels auf Werte über 14 mg %) droht die Gefahr der Überschreitung der Blut-Liquor-Schranke. Das zytotoxisch wirkende indirekte Bilirubin dringt in die Ganglienzellen des ZNS ein und kann dort irreversible Schäden hervorrufen (Kernikterus).

Die Thrombozytenzahlen betragen beim Neugeborenen ca. 60 % der Erwachsenenwerte. Die Gerinnungsfaktoren (Aktivatoren und Inhibitoren) zeigen vom Erwachsenen abweichende Werte. Vorübergehender **Vitamin-K-Mangel** bedingt beim Neugeborenen eine Minderung der Vitamin-K-abhängigen Faktoren VII, IX und X und eine Verlängerung der Prothrombinzeit. Gerinnungsstörungen können vor allem zwischen dem 2. und 5. Lebenstag auftreten. Im Vordergrund der Symptomatik steht die **Melaena vera** mit Teerstühlen oder auch Entleerung von frischem Blut aus dem Darm.

Verdauung

Schon intrauterin ist der Magen-Darm-Trakt des Feten am Flüssigkeitsaustausch zwischen Mutter und Kind beteiligt. Angeborene Fehlbildungen (Ösophagusatresie, Duodenalstenose) verhindern die notwendige Aufnahme und Resorption von Fruchtwasser und können damit Ursache eines Hydramnions werden. Der **Darminhalt** des Feten und Neugeborenen (Mekonium) besteht aus Schleim, Verdauungsfermenten, Epidermiszellen, Lanugo-Haar, Galle und Blutgruppensubstanzen. Die erste Entleerung erfolgt in der Regel innerhalb von 24 Stunden post partum. Die **sekretorischen Funktionen** des Verdauungstraktes entwickeln sich stufenweise in den ersten Lebenstagen.

Bis zum 5. Lebenstag nimmt das Neugeborene an Gewicht ab. Je nach Nahrungszufuhr beträgt der Gewichtsverlust 6—10 % des Geburtsgewichtes, das normalerweise gegen Ende der zweiten Lebenswoche wieder erreicht ist.

Urinausscheidung

In den ersten drei Lebenstagen werden täglich 20—40 ml Urin ausgeschieden. Das spezifische Gewicht ist mit 1014 am 2. und 3. Lebenstag am höchsten. Der niedrige Wert zeigt, daß die Konzentrationsfähigkeit der Nieren noch begrenzt ist.

Endokrine Funktionen

Unter dem Einfluß der plazentaren Hormone kann sich bei weiblichen und männlichen Neugeborenen eine **Hypertrophie der Brustdrüse** entwickeln. Einige sezernieren milchige Flüssigkeit (sog. Hexenmilch). Auch eine Akne des Gesichtes und gelegentlich auftretende Vaginalblutungen sind mittelbare Folgen der intrauterinen Hormoneinflüsse.

Die **Schilddrüsenfunktion** des Feten ist weitgehend autonom. Am Geburtstermin ist die Serumkonzentration von freiem Thyroxin (T4) höher als im mütterlichen Serum, T3 dagegen niedriger als im mütterlichen Organismus. Der Spiegel des thyreotropen Hormones (TSH) steigt binnen 30 Minuten post partum auf das Zehnfache an, um sich innerhalb der ersten Lebenswoche auf die neuen Normwerte einzupendeln. Gleichzeitig bestehen in den ersten Lebenswochen erhöhte Spiegel von thyroxinbindendem Globulin (TBG) mit entsprechend erhöhten Konzentrationen an Schilddrüsenhormon. Da die maternen Schilddrüsenhormone nur in minimalem Umfange die Plazentaschranke passieren, kann eine **angeborene Hypothyreose** nicht durch die mütterlichen Hormone kompensiert werden. Bei pränatalem Verdacht auf kongenitale Hypothyreose besteht die Möglichkeit der diagnostischen Sicherung durch Bestimmung von T3 und T4 im Nabelschnurblut. Die Häufigkeit angeborener Hypothyreosen liegt bei einem auf 3000 bis 7000 Neugeborenen.

Immunitätslage

Gegen Masern, Mumps, Pocken und Poliomyelitis gerichtete Antikörper vom Typ IgG gehen diaplazentar auf den Feten über. Auch gegen Diphtherie, Keuchhusten und Tetanus gerichtete Antikörper sind im Serum des Neugeborenen nachweisbar. Antikörper vom Typ IgM vermögen dagegen die Plazenta nicht zu passieren.

5.6.2 Untersuchung, Beurteilung und Versorgung des Neugeborenen

Erstmaßnahmen

Nach Absaugen, Kennzeichnung und Abnabelung des Neugeborenen (s. Kap. 5.2.3) sind folgende Maßnahmen erforderlich:

— **Reinigungsbad** (Wärmetemperatur 36 °C, Raumtemperatur 19—24 °C)

— **Blennorrhoe-Prophylaxe nach Credé** (zur Verhütung einer gonorrhoischen Augeninfektion bei mütterlicher Gonorrhoe wird eine 1 %ige Argentum nitricum-Lösung oder eine Penicillin-Lösung in die Augen geträufelt)
— **Applikation von Vitamin K** (zur Prophylaxe von Gerinnungsstörungen, 1 mg Konakion)
— **Feststellung der Körpermaße und des Körpergewichts** (zur Reifebestimmung und Dokumentation).

Bestimmung des Reifezustandes

Anatomische und funktionelle Reife des Neugeborenen sind die notwendigen Voraussetzungen für eine störungsfreie Adaptation an das extrauterine Milieu. Früh- und Mangelgeburten sind mit einem hohen Risiko belastet.

Die Bestimmung des Reifezustandes Neugeborener stützt sich auf:

— meßbare Reifezeichen
— unsichere anatomische Reifezeichen
— funktionelle Reifezeichen.

Meßbare Reifezeichen sind Gewicht und Körpermaße. Körpergewicht und Körperlänge sind abhängig vom Geschlecht des Kindes, von Alter und Parität der Mutter, von rassischen, sozialen und anderen Faktoren.

Unsichere anatomische Reifezeichen sind gut ausgebildete subkutane Fettpolster, spärliche, nur noch im Schulter-Oberarm-Bereich vorhandene Lanugobehaarung, Finger- und Zehennägel erreichen oder überragen die Kuppen. Ohrknorpel sind in Anthelix- und Helixregion angelegt. Bei den Mädchen werden die Labia minora von den Labia majora überdeckt. Bei Knaben sind die Hoden in das Skrotum deszendiert.

Zu den funktionellen Reifezeichen gehören:

— passiver Muskeltonus (Beugehaltung in allen Gelenken)
— aktiver Muskeltonus (Körperstreckung in vertikaler Haltung, Heben und Halten des Kopfes)
— konstante (umweltunabhängige) Körpertemperatur von 35,5—36,5 °C
— Fixations- und Akkommodationsfähigkeit
— Schreckreaktion auf akustische Reize

— physiologische Reaktionen und Reflexverhalten (Abb. 5.21).

Der Reifezustand ist abhängig von der Tragzeit und von der Funktion der Plazenta. Unter Berücksichtigung von Körpergewicht, Körperlänge und Tragzeit werden die Neugeborenen in verschiedene Klassen unterteilt (Abb. 5.22).

Für forensische Fragestellungen (z.B. Tragzeitgutachten) können u.U. weitere Bewertungsfaktoren herangezogen werden (EEG, Nervenleitgeschwindigkeit, Knochenkerne).

Zustandsdiagnostik

Außer der Reife ist der **Vitalitätszustand,** in dem das Kind geboren wird, für seine weitere Entwicklung von Bedeutung.

Die aktuelle Zustandsdiagnose post partum wird nach dem *Apgar*-Schema (Asphyxie-Index) vorgenommen (Abb. 5.23). Der *Apgar*-Wert berücksichtigt Atmung, Herzschlagfrequenz, Muskeltonus, Reflexverhalten und Hautkolorit des Neugeborenen. Er wird nach 1, 5 und 10 Minuten ermittelt. Er beträgt beim gesunden vitalen Neugeborenen bereits nach einer Minute 8 und mehr Punkte.

Die im *Apgar*-Schema erreichte Punktzahl wird folgendermaßen bewertet:

Apgar 8—10 = lebensfrisches Neugeborenes
Apgar 6— 7 = mittelschwerer Depressionszustand
Apgar 4— 5 = schwerer Depressionszustand
Apgar 1— 3 = schwerster Depressionszustand
Apgar 0   = totes Kind

Objektive Befunde über den aktuellen Zustand des Neugeborenen ergeben sich auch aus der Bestimmung des **Säure-Basen-Status.** Der Säure-Basen-Status ergänzt die Vitalitätsdiagnostik nach *Apgar*.

Das lebensfrische Neugeborene hat einen pH-Wert von 7.30, der innerhalb von 3 Stunden post partum auf 7.32 ansteigt; pH-Werte von 7.20—7.29 bedürfen der Kontrolle; Werte unterhalb von 7.20 aktiver Maßnahmen und einer gezielten Ursachendiagnostik.

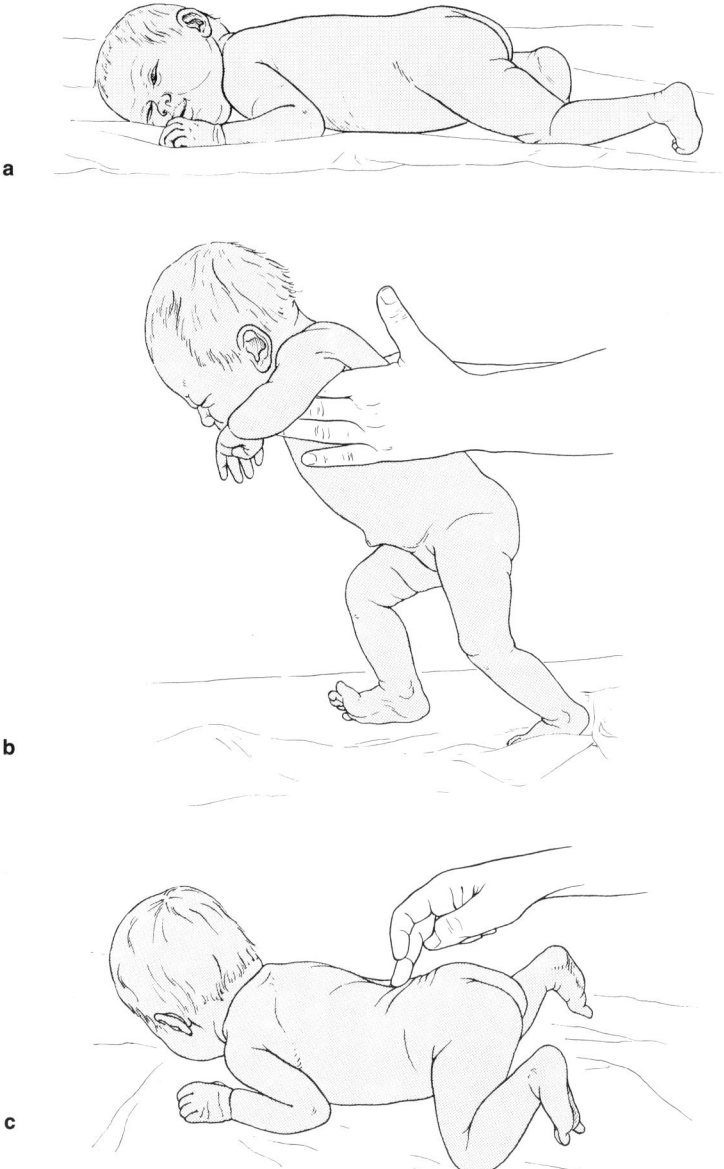

Abb. 5.21 a–f Untersuchungen zur Früherkennung sensomotorischer Störungen beim Neugeborenen. Reflexe und Reaktionen:

1. Automatische Reaktion. (**a**) Das Neugeborene dreht in Bauchlage den Kopf zur Freihaltung der Atemwege nach einer Seite. Es handelt sich um eine erste Streckung aus totaler Flexion

2. Suchreflex. Bei Berührung eines Mundwinkels mit dem Finger oder einem Gegenstand (z.B. Flasche) wird der Kopf in Richtung des Reizes gewandt (Rootingreflex)

3. Saug- und Schluckreaktion. Das Neugeborene beginnt bei der ersten Nahrungsaufnahme zu saugen und gleich darauf zu schlucken

4. Schreitreaktion. (**b**) Das Kind wird vertikal und leicht nach vorn gebeugt gehalten. Andrücken eines Fußes auf die Unterlage löst eine alternierende Beugung und Streckung beider Beine aus, die den Eindruck des Schreitens vermittelt (Marche automatique)

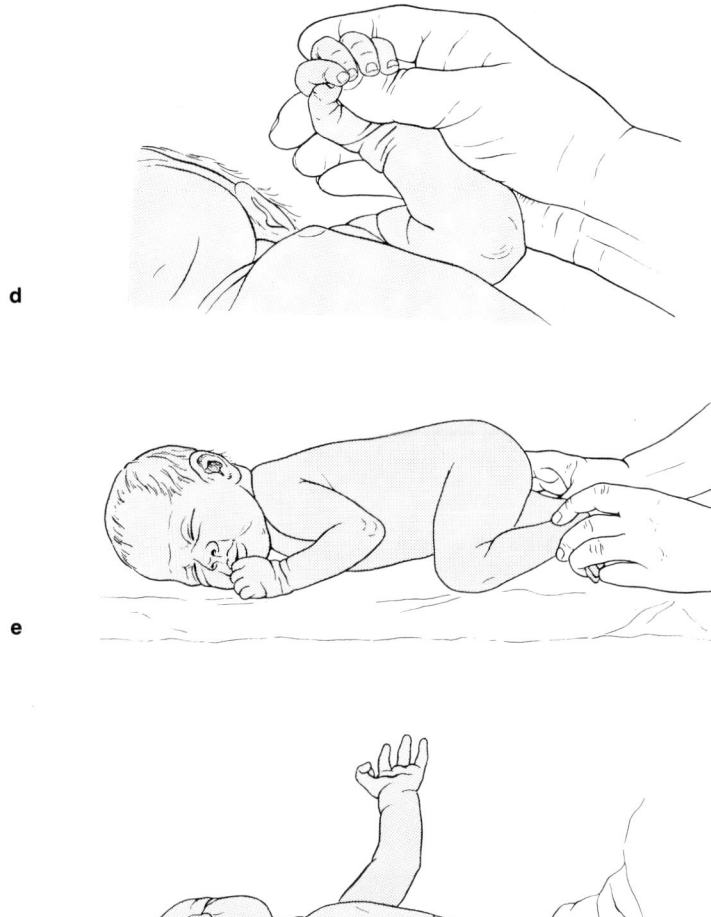

5. *Galant*-Reflex. (**c**) Paravertebrales Streichen mit dem Finger bewirkt eine bogenförmige Krümmung des Kindes in Richtung auf die stimulierte Seite. Das Becken wird nach oben gezogen, die gleichseitigen Extremitäten strecken sich

6. Greifreflex. (**d**) Bei Berührung der Handinnenfläche schließt sich die Hand

7. *Bauer*-Reaktion. (**e**) Liegt das Kind in Bauchlage und werden die Daumen des Untersuchers auf die Fußsohlen gedrückt, so beginnt der Säugling alternierend zu kriechen

8. *Moro*-Reflex. (**f**) Man legt das Kind auf einen Unterarm und unterstützt den Kopf mit der anderen Hand. Der Säugling öffnet dabei den Mund, die Arme werden nach außen oben bewegt, die Finger gespreizt (erste Phase). Danach schließt sich der Mund, die Arme werden gebeugt und nach vorn zusammengeführt (zweite Phase) (nach *Flehmig* 1979)

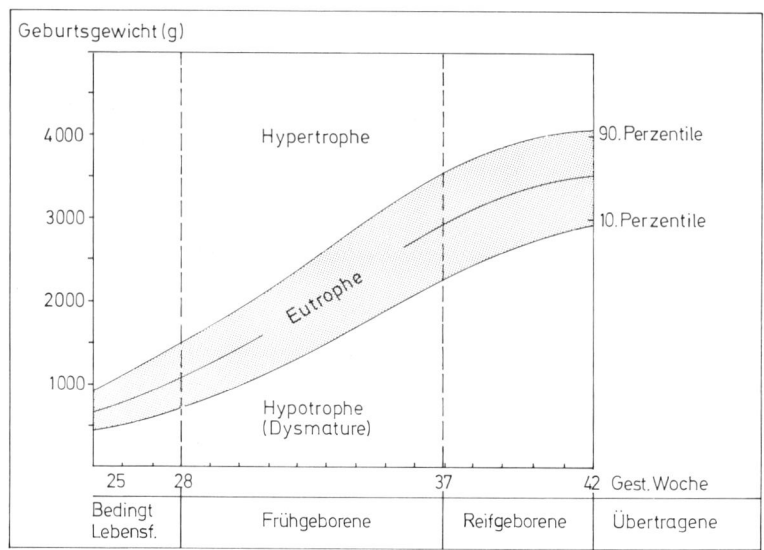

Abb. 5.22 Klassifikation der Neugeborenen nach dem Gestationsalter und dem Geburtsgewicht mit Hilfe von Perzentilen (modif. nach *Klingmüller-Ahting* et al. 1975)

Wert	0	1	2	1	5	10
Herzfrequenz	keine	< 100	≥ 100			
Atmung	keine	unregelmäßig	regelmäßig			
Muskeltonus	schlaff	schwache Beugung der Extremitäten	kräftige Bewegungen			
Reflexantwort beim Absaugen	keine	Grimassieren	kräftige Bewegungen			
Hautfarbe	blau/blaß	Akrozyanose	rosig			
Apgar-Werte	nach 1, 5 und 10 min.					

Abb. 5.23 *Apgar*-Schema

Untersuchung des Neugeborenen im Kreißsaal (U1)

Die Erstuntersuchung des Neugeborenen im Kreißsaal obliegt im allgemeinen dem Geburtshelfer. Sie dient der unmittelbaren Erkennung von Fehlbildungen, Fetopathien und Geburtsschäden. Die relative Häufigkeit von

kindlichen Fehlbildungen ist in Tabelle 5.2 dargestellt.

Pädiatrische Basisuntersuchung (U2)

Eine **fachärztlich-pädiatrische Basisuntersuchung** folgt zwischen dem 3. und 10. Lebens-

Tabelle 5.2 In der Neugeborenenperiode erkennbare Fehlbildungen (bezogen auf 10 000 Geburten) (nach *Harnack* 1968)

1. Herzfehler	50–60
2. Hüftpfannendysplasie und -luxation (<)	20–30
3. Spaltbildungen des Urogenitalsystems (>)	10–20
4. Meningo- und Meningomyelozelen (<)	10–20
5. Klumpfüße (>)	10–20
6. Down-Syndrom (Mongolismus)	ca. 15
7. Lippen-Kiefer-Gaumen-Spalten (>)	9–12
8. Hydrozephalus	5–12
9. Anenzephalie (<)	5–10
10. Polydaktylie	5
11. Syndaktylie	3
12. Rektum-, Analatresie	2– 4
13. Ösophagusatresie und -fistel	2
14. Zwerchfellhernie	2
15. Duodenal- oder Dünndarmatresie	1
16. Gallenwegsatresie	1
17. Nierenagenesie	1
18. Zystenniere	1

Die aufgeführten Fehlbildungen sind heute, von wenigen Ausnahmen abgesehen, bei geeigneter Technik und entsprechender Erfahrung bereits pränatal durch sonographische Untersuchungen zu diagnostizieren.

tag. Die prophylaktische Neugeborenen-Untersuchung hat folgende Befunde zu beachten:

Haut: Die Haut ist mit sog. Käseschmiere (Vernix caseosa) bedeckt. Hautabschilferungen und fehlende Vernix caseosa sind Indizien einer Überreife (Übertragung). Der Turgor ist straff, die Farbe blaß-rosa. Starke Hautblässe kann durch Anämie, Anoxie oder generalisiertes Ödem hervorgerufen werden. Harmlose flüchtige Hautveränderungen sind leichte Ödeme der Augenlider, Teleangiektasien im Bereich von Nacken, Stirn und Augenlidern (Naevus flammeus: „Storchenbiß"), Talgretentionszysten des Gesichtes (Milien).

Kopf: Die Fontanellen sind weich und pulsierend. Gespannte Fontanellen und klaffende Nähte geben Hinweise auf erhöhten intrakraniellen Druck. Bei Schädellagen sitzt dem Kopf die sog. Geburtsgeschwulst auf (**Caput succedaneum**), eine teigige livide und mit Petechien bedeckte Anschwellung, die sich innerhalb von 24–48 Stunden zurückbildet. Sie ist differentialdiagnostisch gegen das **Kephalhä-**matom abzugrenzen. Beim subperiostalen Kephalhämatom überschreitet die Schwellung nicht die Grenzen der Schädeldachknochen. Die Orifizien des Gesichtsschädels (Nasenlöcher, Gehörgänge, Mund) sind frei. Zum Ausschluß von Spaltbildungen dient die Inspektion und Austastung des Mund- und Rachenraumes. Der Ösophagus wird sondiert, Mageninhalt aspiriert.

Hals: Halszysten und Struma müssen ausgeschlossen werden.

Thorax: Die Atmung ist symmetrisch bei einer Frequenz von 40–50/min. Das Atemgeräusch ist vesikulär. Kleine basale atelektatische Bezirke sind physiologisch (auskultatorisch: Entfaltungsknistern). Auf größere Atelektasen und Zeichen der Aspiration (Rasselgeräusch) ist zu achten. Die Claviculae werden auf geburtstraumatische Frakturen überprüft.

Herz: Die Herzfrequenz beträgt 125–135 SpM. Die beiden Herztöne haben gleichen Abstand (im Gegensatz zum „Doppelschlag" des Erwachsenen) und gleiche Lautstärke (Embryokardie). Transitorische Herzgeräusche infolge der unvollständig geschlossenen fetalen Blutwege sind häufig und im allgemeinen ohne Krankheitswert. Fachärztliche Beurteilung ist aber angezeigt.

Abdomen: Der untere Leberrand ist in der Medioklavikularlinie 2 QF unter dem Rippenbogen zu tasten (physiologische Lebervergrößerung), die Milz nicht palpabel. Auf Aszites und Hernien ist zu achten. Das Nabelbett wird entfaltet und auf entzündliche Veränderungen untersucht. Hautnabel oder Amnionnabel sind Varianten des normalen Nabelschnuransatzes.

Extremitäten: Die Extremitäten zeigen im allgemeinen noch die intrauterin eingenommene Beuge- und Adduktionsstellung; auch hackenfußähnliche Deformierung der Füße ist meist Folge der intrauterinen Haltung. Symmetrie der Extremitäten (Hautfalten), Spontanmotorik und passive Beweglichkeit werden überprüft (zu beachten sind Lähmungen, Frakturen, Luxationen). Hüftgelenksdysplasien werden durch das *Ortolani*-Zeichen erfaßt (Abb. 5.24).

Genitoanalregion: Harnröhre und Analöffnung werden überprüft (rektale Untersuchung). Wenn in den ersten 48 Stunden kein

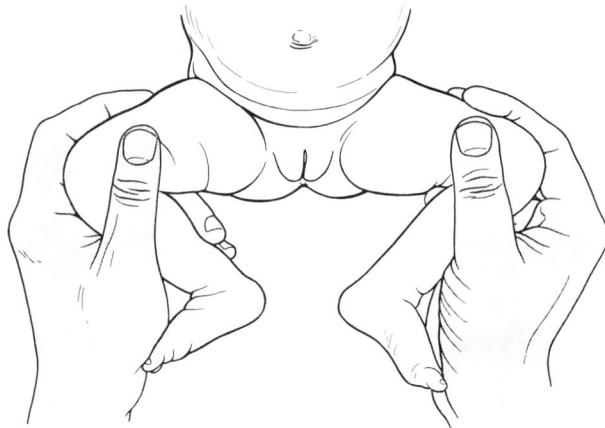

Abb. 5.24 Prüfung des *Ortolani*-Phänomens. Abduktion der Oberschenkel unter gleichzeitiger Außenrotation. Bei Hüftgelenksdysplasie verspüren die über dem Femurkopf liegenden Finger des Untersuchers das Einspringen des Femurkopfes in die Hüftpfanne als sog. „Ortolani-Klick"

Mekoniumabgang erfolgt, muß eine Darmatresie ausgeschlossen werden. Die Labia majora bedecken bei reifen Mädchen meist die Labia minora. Beim Knaben sind die Hoden deszendiert. Das Präputium ist häufig auf der Glans penis adhärent.

Zur Früherkennung einer **Phenylketonurie** wird an einer Blutprobe aus der Ferse des Neugeborenen der *Guthrie*-Test, meist in Kombination mit dem Galaktosämie-Test durchgeführt.

Zur Erkennung einer **Hypothyreose** erfolgt die TSH-Bestimmung im Kapillarblut.

Der BM-Test (Eiweißprobe im Mekonium) dient der Früherkennung einer **Mukoviszidose.**

Eine aktive **Immunisierung gegen Tuberkulose** (BCG-Impfung) kann fakultativ, insbesondere bei Risikogruppen erfolgen.

5.6.3 Adaptationsstörungen

Atmung

Anpassungsstörungen der Atmung werden unter dem Begriff des **Atemnotsyndroms (ANS)** zusammengefaßt. Darunter versteht man fehlende oder mangelhafte Atmung, kompliziert durch Herz- und Kreislaufinsuffizienz infolge ungenügender Sauerstoffversorgung. Das Atemnotsyndrom kann zerebral, pulmonal oder kardiovaskulär bedingt sein.

Als **zerebrale Ursachen** kommen Unreife des Atemzentrums (Frühgeborene), tiefe mütterliche Narkose bei geburtshilflichen Operationen, O_2-Mangelschäden des Gehirns (nach intrauteriner Asphyxie) oder geburtstraumatisch bedingte intrakranielle Blutungen in Betracht.

Unter den **pulmonalen Ursachen** stehen die primären Atelektasen und die Fruchtwasseraspiration im Vordergrund.

Primäre Atelektasen entstehen durch ungenügende Ausbildung phospholipidhaltiger oberflächenaktiver Stoffe (Surfactant), die sich der Alveoleninnenfläche anlegen und die Alveolen stabilisieren.

Die spezifischen Phospholipide werden von der 35. Graviditätswoche an in den Pneumozyten Typ II in verstärktem Maße synthetisiert. Dabei gelangen u.a. Lecithin und Sphingomyelin von der fetalen Lunge in das Fruchtwasser. Ihre Konzentration im Fruchtwasser (**Lecithin-Sphingomyelin-Quotient, L/S-Ratio**) gibt eine wichtige Orientierungshilfe zur präpartalen Beurteilung der fetalen Lungenreife (Abb. 5.25).

Fruchtwasseraspiration ist nicht selten die Folge einer vorzeitigen Reizung des Atemzentrums bei intrapartaler Hypoxie. Mehr oder

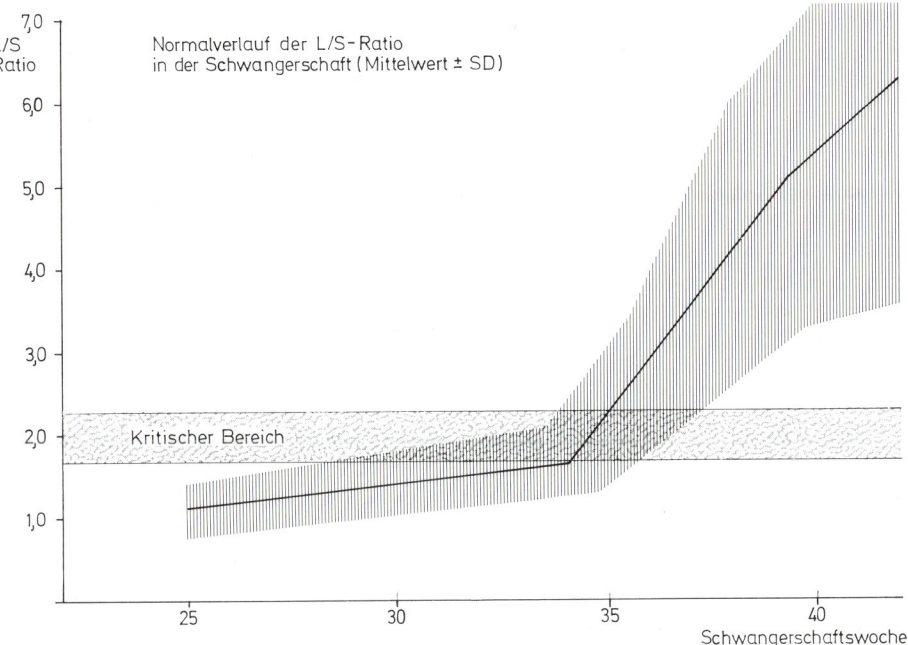

Abb. 5.25 Normalverlauf der LS-Ratio in der Schwangerschaft. Das Verhältnis von Lecithin zu Sphingomyelin im Fruchtwasser (LS-Ratio) ist ein Parameter der fetalen Lungenreife. Bei Werten über 2,5 ist eine ausreichende Lungenreife zu erwarten und das Eintreten eines Atemnotsyndroms unwahrscheinlich

weniger große Mengen von u.U. mekoniumhaltigem Fruchtwasser gelangen in die feinsten Bronchialverzweigungen und die Alveolen. Die Aspirationsherde sind Ausgangsorte von Bronchopneumonien und Resorptionsatelektasen.

Spätasphyxien sind meistens durch das **Syndrom der hyalinen Membranen** bedingt. Bei pathologisch erhöhter Kapillarpermeabilität kommt es zum Übertritt von Blutplasma in die Lungenalveolen und zur pseudomembranösen Abscheidung eines Mukopolysaccharid-Eiweiß-Komplexes sowie von Fibrin auf der respiratorischen Lungenoberfläche. Prädisponierende Faktoren für die Bildung hyaliner Membranen sind Frühgeburtlichkeit, Schnittentbindung, Frühabnabelung.

Schließlich können **Fehlbildungen der Lungen und der oberen Luftwege** Anlaß akuter postpartaler Atemstörungen sein.

Kardiovaskuläre Ursachen des ANS sind hämodynamische Veränderungen des Lungenkreislaufes (Vasokonstriktion) und pulmonale Minderdurchblutung.

Das **Atemnotsyndrom (ANS)** äußert sich klinisch als schwere restriktive Ventilationsstörung, die kurze Zeit nach der Geburt einsetzt und in der Regel eine kontrollierte Beatmung des Frühgeborenen erfordert.

Symptome sind:

— apnoische Anfälle
— Tachypnoe (Atemfrequenz über 60/min)
— inspiratorische Thoraxeinziehung
— exspiratorisches Stöhnen
— zyanotisches Hautkolorit.

Als Folge der strukturellen Lungenunreife, der Langzeitbeatmung und der Toxizität des Sauerstoffs kann sich eine chronische Lungenerkrankung, die **bronchopulmonale Dysplasie** entwickeln. Diese Erkrankung ist durch eine zunehmende kardiale Insuffizienz (Rechtsherzinsuffizienz) charakterisiert.

Kreislauf

Durch die Rechtsherzbelastung bei Übernahme des plazentaren Restvolumens können bei vorgeschädigten Kindern **akute Herzinsuffizienzen** auftreten. Nach intrauteriner Asphyxie mit Stoffwechselazidose ist auch ein **akuter postpartaler Blutdruckabfall** infolge anoxisch bedingten Versagens der Vasomotoren möglich.

Volumenmangelkollaps wird nach Blutverlusten (retroplazentares Hämatom, Transfusionssyndrom bei Gemini) beobachtet.

Beim **persistierenden fetalen Kreislauf (PFC-Syndrom)** kommt es nicht zum postnatalen Abfall des für den Feten physiologischen hohen pulmonalen Gefäßwiderstandes. Dadurch entstehen Rechts-links-Kurzschlüsse über den Ductus arteriosus *Botalli* und das Foramen ovale mit arterieller Hypoxämie. Differentialdiagnostisch sind angeborene Herzvitien abzugrenzen.

5.6.4 Geburtsverletzungen

Zu den Geburtstraumata zählen nicht nur die mechanisch bedingten Insulte, sondern auch die durch Hypoxie und Azidose verursachten Früh- und Spätschäden. **Organverletzungen** sind besonders bei operativen Entbindungen zu erwarten. Ihre Häufigkeit liegt bei 5 % aller Geburten. Geburtstraumen werden nicht selten dem Geburtshelfer schuldhaft angelastet. Sie können vermeidbare wie auch unabwendbare Insulte sein.

Hämatome

Das **Kephalhämatom** entsteht durch Scherkräfte im Bereich der Kopfschwarte mit Gefäßrissen und nachfolgenden subperiostalen Blutungen. Die Ausdehnung des Hämatoms wird durch die Schädelnähte begrenzt. Kleinere Hämatome werden resorbiert, größere müssen unter strenger Asepsis abpunktiert werden, um Folgeveränderungen (bindegewebige Induration, Verkalkung) vorzubeugen.

Muskuläre Hämatome finden sich gelegentlich nach forcierten Zangen- und Vakuumentbindungen und nach Wendungsoperationen, besonders im Bereich des M. sternocleidomastoideus, seltener an den Extremitäten.

Frakturen und Luxationen

Frakturen und Luxationen sind am häufigsten bei Beckenendlagen nach Manualhilfe oder Extraktion zu erwarten. Humerusfrakturen können bei der Lösung hochgeschlagener Arme, Hüftgelenksluxationen nach Extraktion, Schlüsselbeinfrakturen bei Entwicklung der Schulter übergroßer Kinder eintreten. Die Behandlung geschieht nach chirurgischen Richtlinien. Die Schlüsselbeinfraktur ohne Dislokation bedarf in der Regel keiner Therapie.

Paresen

Paresen entstehen durch Druck- oder Zugkräfte. Die **periphere Fazialisparese** wird gelegentlich nach Einstellungsanomalien oder nach Zangenextraktionen beobachtet. **Paresen des Plexus brachialis** werden unterteilt in:

— obere Plexuslähmung (*Erb-Duchenne*): Der Arm hängt schlaff und innenrotiert, die Motorik der Hand ist ungestört
— untere Plexuslähmung (*Klumpke*): Lähmung der Arm- und Handmuskulatur mit Pfötchenstellung
— totale Plexuslähmung: Vollständige Armlähmung ohne Sensibilitätsstörung.

Radialislähmungen sind mögliche Spätfolgen bei übermäßiger Kallusbildung nach Humerusfrakturen.

5.6.5 Zerebrale Schäden

Zerebrale Geburtsschädigungen durch **intrakranielle Blutungen** können als temporäre Störungen auftreten oder irreversible Folgen haben.

Blutungen im Schädelinneren können erfolgen:

— extrazerebral (in den Subdural- oder Subarachnoidalraum)
— intrazerebral (in das Parenchym des Groß- und Kleinhirns)
— intraventrikulär.

Subduralblutungen entstehen in der Regel im Bereich des Tentoriums. Die klinischen Zeichen sind Folgen des Blutvolumenverlustes (Blässe, Schock, Atemnot) und der zentralnervösen Funktionsstörungen (intrakranieller Druckanstieg, vorgewölbte Fontanelle, Somnolenz, Krämpfe, Apnoe, Erbrechen, Hirnnervenausfälle u.a.).

Subarachnoidalblutungen sind nur selten symptomatisch. Die Prognose ist gut.

Bei den **intrazerebralen und intraventrikulären Blutungen** stehen je nach Lokalisation und Ausmaß neurologische Symptome im Vordergrund. Auch die Prognose ist abhängig vom Sitz und Schweregrad der Blutung. Kinder mit leichten Blutungen können gesund überleben, mit zunehmendem Schweregrad kommt es zu bleibenden Behinderungen bis hin zu Lähmungen (Hemi-, Di- und Tetraplegie mit und ohne Spastik), Erblindung, Taubheit und Störungen der kognitiven und verbalen Fähigkeiten.

5.6.6 In der Schwangerschaft erworbene Erkrankungen des Kindes

Blutgruppeninkompatibilität

(s. Kap. 3.5.4)

Infektionen — Sepsis

Die wichtigsten pränatalen Infektionen sind in Kap. 3.5.2 abgehandelt.

Infektionen sub partu werden am häufigsten durch E. coli, β-hämolysierende B-Streptokokken, seltener durch Klebsiellen, Staphylococcus aureus und Chlamydien verursacht. In Zunahme begriffen sind Candida-Infektionen.

Vorzugsorte einer **lokalen Infektion** sind Nabel, Nagelbett, Hautfalten. Sie können zum Ausgangspunkt einer sekundären Allgemeininfektion **(Septikämie)** werden (Pneumonie, Meningitis, Enteritis).

Die **Neugeborenensepsis** zeigt in vielen Fällen einen foudroyanten Verlauf und ist mit einer Letalität von 30—60% belastet.

Die **klinischen Frühzeichen der Allgemeininfektion** sind meist nur diskret. Die Befindlichkeit des Neugeborenen erscheint gestört. Mit fortschreitender Erkrankung treten Atemstörungen, Veränderungen des Hautkolorits, Temperaturschwankungen, Hypotension, Muskelhypotonie, Petechien und neurologische Symptome (Krämpfe) auf.

Prädisponierende Faktoren für eine subpartale und postnatale Infektion sind:

— Fieber der Kreißenden
— lange Geburtsdauer

— vorzeitiger Blasensprung
— fetale Unreife und Asphyxie
— vaginale Eingriffe.

Diagnostische Hinweise geben:

— Leukopenie $< 5000/\mu l$
— Leukozytose $> 30000/\mu l$ plus Linksverschiebung
— Anämie und Thrombozytopenie
— Ikterus
— Erbrechen.

5.6.7 Früh- und Mangelgeburt

Nach geburtshilflicher Definition versteht man unter **Frühgeburt** eine Geburt zwischen der 29. und 38. Woche. Abhängig von Körperlänge und Körpergewicht unterscheidet man normale, hypotrophe und hypertrophe Frühgeburten. Eine **Mangelgeburt** (dystrophes Neugeborenes, small for date baby) ist ein Kind mit einem Geburtsgewicht unterhalb des für die Schwangerschaftsdauer erwarteten Normgewichtes (s. Kap. 5.3.8).

Symptome

Äußere Kennzeichen des **Frühgeborenen** sind Zeichen der unvollständigen anatomischen Reife:

— dysproportional großer Kopf
— geringes Unterhautfettpolster
— gerötete Haut
— Lanugobehaarung
— unvollständig ausgebildete Ohrknorpel
— Nagelenden erreichen nicht die Fingerkuppen
— tiefstehender Nabel
— unvollständig deszendierte Hoden bzw. klaffende Vulva.

Bei den **dystrophen Neugeborenen** (Mangelgeburten) entspricht der Reifegrad weitgehend der Tragzeit. Die Extremitäten sind grazil, das Unterhautgewebe ist ungenügend entwickelt, die Haut ist trocken und faltig, der Turgor reduziert. Dystrophe Kinder zeigen verminderte Infektresistenz und sind wie Frühgeborene häufiger von Adaptationsstörungen betroffen.

Postnatale Versorgung

Die **Primärversorgung** von Frühgeborenen und dysmaturen Kindern unterscheidet sich nicht grundsätzlich von der bei ausgetragenen Neugeborenen. Sie muß aber der erhöhten Störanfälligkeit und Anpassungsschwäche des immaturen und dysmaturen Organismus Rechnung tragen.

Anatomische und physiologische Besonderheiten sind u.a.:

— Regulationsschwäche der Atmungs- und Kreislauffunktion
— Labilität des Energie-, Wasser- und Mineralhaushaltes
— Insuffizienz der enzymatischen Entgiftungsfunktion (z.B. Glukuronisierungsunfähigkeit)
— Insuffizienz des Blutgerinnungssystems
— mangelhafte nutritive Reserven (Glykogen, Fett)
— mangelhafte Fettisolierung (Unterkühlungsgefahr!).

Die postnatale Erstversorgung soll exogene Störeinflüsse fernhalten und Adaptationsstörungen vorbeugen. Die in Kap. 5.6.8 geschilderten Maßnahmen der Reanimation gelten auch für Frühgeborene. Sie sind mit größter Schonung durchzuführen. Zur Vermeidung der Auskühlung muß eine **Wärmekette** gebildet werden:

— unmittelbar nach der Geburt Versorgung unter einem Wärmestrahler
— Verlegung auf die Intensivpflegestation in beheizten Transportinkubatoren
— Aufzucht im Frühgeboreneninkubator.

Zur Spezialpflege der ersten Stunden gehören folgende Maßnahmen:

— **Inkubatoraufenthalt:** Adaptierte Gerätetemperatur:
Kinder unter 1250 g Körpergewicht etwa 36,5 °C
1250—2000 g Körpergewicht etwa 35 °C
2000—3000 g Körpergewicht etwa 33,5 °C
— **Sauerstoffversorgung:** Hyperoxie. In den ersten Stunden inspiratorisch O_2-Konzentration bis 60 %
— **Infusionstherapie:** 5 %ige Glukoselösung über periphere Vene, 150 ml/die.

Durch Dauersondenernährung und häufige kleine Mahlzeiten werden die mit der Ernährung verbundenen Belastungen gering gehalten. Zur Blutungsprophylaxe erhält jedes Frühgeborene 1 mg Vitamin K (Konakion®) i.m.

Ziel der Intensivbetreuung immaturer und dystropher Kinder ist nicht nur die Verbesserung der Überlebenschancen (Überlebensrate), sondern auch die **Verhinderung bleibender Schäden** (Überlebensqualität). Spätkomplikationen Frühgeborener sind Störungen der neurophysiologischen und intellektuellen Entwicklung.

Überreife bei Spätgeburt

Von einer **Übertragung** ist auszugehen, wenn die Tragzeit p.m. 42 Wochen bzw. 293 Tage überschreiten.

Überschreitung der normalen Tragzeit kann zunächst zu einem weiteren Fruchtwachstum führen.

Die zeitliche Übertragung (> 14 Tage über das arithmetische Mittel der Tragzeit hinaus) ist kein zuverlässiges Maß der kindlichen Gefährdung. Sie muß nicht mit kindlicher Überreife (echte Übertragung) einhergehen.

Eine Gefährdung des Kindes entsteht erst mit dem Eintreten einer relativen oder absoluten Insuffizienz der Plazenta (Funktionseinschränkung durch Überalterung). Dabei ist die nutritive Funktion der Plazenta in der Regel vor der respiratorischen Funktion betroffen.

Für eine echte Übertragung bzw. Plazentainsuffizienz infolge Überschreitung der normalen Tragzeit sprechen:

— Verminderung des Fruchtwassers (Abnahme des Leibesumfanges, sonographisch Verminderung des maximalen Fruchtwasserdepots auf 30 mm)
— Wachstumsstillstand bei mehrfacher sonographischer Fetometrie
— pathologische fetale Reaktionen im sog. Oxytozinbelastungstest (s. Kap. 3.2.2)
— pathologische Reaktionsmuster im Kardiotokogramm (z.B. eingeschränkte Oszillation)
— Absinken der Serumöstriolwerte
— amnioskopisch grünes Fruchtwasser und fehlende Vernixflocken.

Deuten ein oder mehrere Befunde auf eine beginnende Plazentainsuffizienz hin, so ist die medikamentöse Geburtseinleitung ins Auge zu fassen. Durch die reduzierte funktionelle Kapazität der überalterten Plazenta steigt mit dem Einsetzen der Geburtswehen das Risiko der intrauterinen Asphyxie (fetal distress), so daß nicht selten die Geburt auf operativem Wege beendet werden muß.

Äußere Zeichen der kindlichen Überreife (Übertragung) sind:

— Mißverhältnis zwischen Gewicht und Körperlänge (zugunsten der Länge)
— reduzierte kutane Fettpolster
— Exsikkose (mangelhafter Hautturgor)
— fehlende oder verminderte Vernix caseosa
— fehlende Lanugobehaarung
— gelb-grüne Hautfarbe
— trockene Epidermis („Waschfrauenhände").

Die geschädigte Haut begünstigt kutane Infektionen. Überreife Kinder neigen zu Anpassungsstörungen, Blutungsübeln und Infekten (erhöhte Morbidität). Mit dem Grad der Überreife nimmt die Sterblichkeit zu (erhöhte perinatale Mortalität).

Für die Primärversorgung des überreifen Kindes gelten die gleichen Regeln wie für Früh- und Mangelgeburten. Die Haut bedarf besonderer Pflege.

5.6.8 Reanimation des Neugeborenen

Die primäre Reanimation dient der Vermeidung und Bekämpfung von Störungen der Adaptation des Kindes an das extrauterine Leben. Schwerpunkte sind **Sauerstoffzufuhr, Behandlung der Azidose** und **Schutz vor Unterkühlung**.

Die primäre Reanimation obliegt in der Regel dem Geburtshelfer.

Sauerstoffzufuhr

Erste Maßnahme ist die **Freilegung der Luftwege** durch oro- und nasotracheale Absaugung. Die Absaugung des Nasenrachenraumes sollte bereits nach Geburt des kindlichen Kopfes noch vor dem ersten Schrei erfolgen, um eine Aspiration von Fruchtwasser und Sekreten zu verhindern. Nach Abnabelung wird unter der Wärmelampe nochmals unter laryngoskopischer Kontrolle abgesaugt. Bei Aspi-

rationsverdacht ist Intubation erforderlich. Die gleichmäßige Belüftung der Lungen wird mit dem Stethoskop kontrolliert. Bei noch unzureichender Eigenatmung ist Maskenbeatmung („Entfaltungsbeatmung") mit Sauerstoff-Luft-Gemisch und einem Beatmungsdruck von 25—30 cm H_2O angezeigt. Bei **Atemstörungen** oder primärer Apnoe ist Dauerbeatmung erforderlich, in leichten Fällen durch Handbeatmung mit dem Ambobeutel nach Einführen eines Rachentubus, bei mittelschweren oder schweren Atemstörungen durch ein Beatmungsgerät, das eine Regulierbarkeit der Variablen ermöglicht (Druck, In- und Exspirationszeit, Frequenz, Atemgasgemisch).

Azidosebehandlung

Bei metabolischer oder gemischter respiratorisch-metabolischer Azidose ist eine Korrektur durch die Zufuhr alkalisierender Puffersubstanzen erforderlich. Die Injektion erfolgt in die Nabelvene.

Geeignete Puffer sind:

— Natriumbicarbonatlösung 8,4 %: Bei schwerer Azidose „Blindpufferung" mit 3 ml/kg Körpergewicht einer molaren 8,4 %igen Natriumbicarbonatlösung mit gleicher Menge einer 10 %igen Glukoselösung
— Trispuffer: 2 ml des 40 %igen Trispuffer-Konzentrates + 10 ml einer 10 %igen Glukoselösung, bei „Blindpufferung" 4 ml/kg Körpergewicht. Vor einer Puffergabe muß die Atmung unter Kontrolle sein.

Wärmespende

Durch erhöhte Wärmeabgabe sinkt die Körpertemperatur des Neugeborenen post partum um 2—3 °C. Wärmeverluste lassen sich vermindern durch Wärmestrahler, Wärmebetten, Einhüllen in Metallfolien (Alufolie), wenn nötig, Unterbringung in einem Inkubator.

Der Organismus des Neugeborenen begegnet der Abkühlung durch periphere Vasokonstriktion und Steigerung des Stoffwechsels. Eine azidotische Stoffwechsellage kann durch diese Gegenmaßnahmen verstärkt werden.

Medikamentöse Therapie der Asphyxie

Zentral auf das Atemzentrum wirkende Medikamente sind zur Behandlung des asphyktischen Neugeborenen ungeeignet, u.U. sogar schädlich. Bei Atemdepression durch mütterliche Narkose sind Morphiumantagonisten (z.B. Lorphan® 0,1 ml/kg i.v. oder i.m.) angezeigt. Zur Behandlung pulmonaler Vasokonstriktion ist Alupent® (0,1–0,2 ml i.m.) geeignet.

Volumenersatz

Volumenersatz ist erforderlich bei fetalen Blutverlusten durch Placenta praevia, Abruptio placentae, feto-maternaler oder feto-fetaler Transfusion.

5.6.9 Pädiatrische Fachbehandlung

Die Systematik der Krankheiten des Neugeborenen ist Gegenstand der Pädiatrie.

Der mit der Erstuntersuchung des Neugeborenen betraute Geburtshelfer muß allerdings in der Lage sein, **Leitsymptome ernster Erkrankungen rechtzeitig** zu **erkennen**, um ohne Zeitverlust eine pädiatrische oder chirurgische Behandlung zu veranlassen. Die spezifischen Krankheitserscheinungen treten oft gegenüber uncharakteristischen Allgemeinsymptomen in den Hintergrund.

Wichtige Leitsymptome sind:

— Atemstörungen
— Blässe
— Blutungsneigung
— Erbrechen
— Ikterus
— Krämpfe
— Muskelhypotonie
— Ödeme
— Temperaturlabilität
— Zyanose.

Atemstörungen

Atemstörungen können **zentrale** oder **periphere Ursachen** haben. Zentrale Störungen sind Folgen einer Hirn- oder Rückenmarksläsion, periphere Störungen die Folge von Atemhindernissen oder pulmonalen Komplikationen. Eine kausale Zuordnung ist im begrenzten Umfang anhand des Atemtyps möglich (Tab. 5.3).

Blässe

Periorale und perinasale Blässe kann Frühsymptom einer **Hirnschädigung** sein. Allgemeine Blässe findet sich bei **Apnoe** (blasse Asphyxie) in Verbindung mit leisen Herztönen, flachem Puls, Muskelhypotonie und Areflexie.

Anämie kann mit Hypovolämie (nach Blutverlusten infolge Placenta praevia, Abruptio placentae, feto-maternaler oder feto-fetaler Transfusion) oder auch mit Hypervolämie (bei Morbus haemolyticus neonatorum) einhergehen.

Blutungsneigung

Blutungen können eintreten durch:

— lokale Gefäßschädigung
— Adaptationsstörungen des Gerinnungssystems
— Geburtsverletzungen
— Verbrauchskoagulopathie.

Differentialdiagnose der sichtbaren und unsichtbaren Blutungen s. Tabelle 5.4.

Der Verdacht auf Verbrauchskoagulopathie ergibt sich aus der Anamnese (z.B. Sepsis, schwerer Morbus haemolyticus neonatorum) und aus der Analyse der Gerinnungsfaktoren.

Erbrechen

Speien und Erbrechen von Schleim oder Nahrung sind eine häufige Erscheinung bei gesunden Neugeborenen, so daß Erbrechen als Erstsymptom einer ernsten Erkrankung leicht fehlgedeutet werden kann.

Verdacht auf **pathologisches Erbrechen** ergibt sich bei:

— permanentem Speichelfluß und Abfließen jeder zugeführten Nahrung
— häufigem Erbrechen mit pathologischen Beimengungen (Blut, Galle, Mekonium)
— Erbrechen in Kombination mit Stuhlverhaltung, Bauchsymptomen, Kreislaufverfall.

Tabelle 5.3 Atemstörungen bei Neugeborenen (mod. nach *Haupt* 1974)

Atemtyp	Charakteristika	Zentrale Ursachen	Periphere Ursachen
Normale Atmung	Schlaf: regelmäßig, Inspiration und Exspiration gleich lang, Frequenz 40/Min. Wachzustand: Frequenz und Amplitude durch motorische Leistung und Erregung beeinflußt		
Geburtsapnoe	Ausbleiben der ersten Inspiration	Primäre Hirnschädigung durch Geburtseinwirkung oder Intoxikation (Narkosemittel)	Verlegung der Atemwege
Apnoeanfälle	Aussetzen nach irregulärer Atmung	In den ersten Stunden meist zentrale Ursachen Hirnschädigung (Apathie-Syndrom, Koma)	Pneumonie, Atemnotsyndrom, Zwerchfellhernie, Glossoptose
Tachypnoe	Anhaltende Frequenz über 60/Min.	Hirnschädigung Übererregbarkeitssyndrom	Atemhindernis, verminderte Gasaustauschfläche (Pneumonie, Atemnotsyndrom, Lungenblutung, Herzfehler)
Flache Atmung	Verminderung von Amplitude und Atemvolumen	Hirnschädigung (Apathie-Syndrom, Koma), Narkosemittel, Opiate	Mechanische Atembehinderung (gleichzeitig Tachypnoe)
Irreguläre Atmung	Unregelmäßige Frequenz und Amplitude	Apathie-Syndrom, sekundär hypoxiebedingt nach peripherer Atemstörung	
Periodische Atmung (*Cheyne-Stokes*)	An- und abschwellende Amplitude, Apnoephasen	Hirnschädigung, Meningitis, Intoxikation, hochgradige Unreife	
Schnappatmung	Schnappende Inspiration mit geöffnetem Mund, unregelmäßige Apnoephasen	Hirnschädigung (Apathie-Syndrom, Koma), hochgradige Unreife	
Stöhnatmung	Exspiratorisches Stöhnen infolge Glottisverengung	Hirnschädigung, Meningitis	Atemnotsyndrom, Pneumonie, akute Abdominalerkrankung
Nasenflügeln	Präinspiratorische und inspiratorische Erweiterung der Nasenöffnung	Schädigung des Atemzentrums	Pneumonie, Atemnotsyndrom
Einziehungen	Inspiratorische jugulare, interkostale und Xiphoideinziehung		Mechanisches Atemhindernis, Atemnotsyndrom, Pneumonie
Inspiratorischer Stridor	Inspiratorisches Stenosegeräusch		Stridor congenitus

Tabelle 5.4   Blutungen bei Neugeborenen, Lokalisation und Ursachen (mod. nach *Haupt* 1974)

Sichtbare Blutungen

	Lokalisation	Ursache
Hautblutungen		
Petechien	Isoliert: (In Minderdruckgebieten z.B. vorangehender Kindsteil)	Meist harmlose Übergangserscheinung
	Generalisiert:	Verdacht auf Thrombopenie, Sepsis, Koagulopathie
Suffusionen	Isoliert: (Im Bereich mechanischer Alterationen, z.B. Zangenmarken, Genitalregion bei Beckenendlagen)	Geburtstraumen
	Generalisiert:	Bei ungewöhnlichem Ausmaß Verdacht auf Koagulopathie
Kephalhämatom	Schädel, subperiostales Hämatom	Protrahierte Geburtsdauer bei Schädellagen, Geburtstrauma
Melaena, Hämatemesis	Magen-Darm-Trakt	Fast immer Gerinnungsstörungen, selten Schleimhauterosionen oder -ulzerationen
Hämaturie	Harntrakt	Mikrohämaturie: meist harmlose passagere Erscheinung Makrohämaturie: Meist in Kombination mit anderen Blutungsmanifestationen bei Koagulopathie (Sepsis, Lues)
Vaginalblutung	Genitaltrakt	Meist harmlose Übergangserscheinung am 4.–7. Lebenstag, Folge materner Östrogeneinwirkung

Unsichtbare Blutungen

Lokalisation	Ursache
ZNS	Geburtstrauma, Gerinnungsstörung, hypoxische Kapillarschädigung
Leber (subkapsuläre Blutung)	Geburtstrauma, Gerinnungsstörung, bevorzugt bei Frühgeborenen, Blässe, Bauchsymptome
Nebennieren	Gerinnungsstörung, hypoxische Kapillarschädigung, akuter Verfall, Blässe
Lungen	Bei Frühgeborenen, Morbus haemolyticus neonatorum, Hirnschädigung, Verdachtsdiagnose durch Auskultation, manchmal blutiger Schaum aus Mund und Nase
Pleura, Bauchhöhle	Meist Gerinnungsstörung, seltener Trauma, Erguß-Symptome mit Zeichen der Anämie

Tabelle 5.5 Differentialdiagnose des Ikterus beim Neugeborenen (mod. nach *Haupt* 1974)

	Icterus praecox	ind. Bilir. vermehrt	direkt Bilir. vermehrt	Stuhl acholisch	Leber-schwellung	Milz-schwellung	Ödeme	Haut-blutung	Exanthem	Anämie	serologischer Nachweis
Hyperbilirubinämie bei Unreife	+ +										
Rh-Erythroblastose	+ +	+ +			+	+	+	(+)		+	+ +
ABO-Erythroblastose	(+)	+ +			(+)	(+)	(+)			(+)	+ +
Toxische Hämolyse		+ +	(+)							+ +	
Sepsis		+ +	+		+	+	(+)	+	(+)	+	
Lues	+	+ +			+ +	+ +	+	+	+	+ +	+ +
Listeriose		+ +	+		+ +	+ +	+	+	+	+	+ +
Toxoplasmose		+ +	+		+ +	+ +	+	+	+	+	+ +
Zytomegalie	(+)	+ +	+ +		+ +	+ +	+	+		+	+
Gallengangsatresie			+ +	+ +	+						
Angeborene Galaktosämie		+	+ +		+ +				(+)	(+)	
Diabetische Fetopathie		+ +			+	+	+				

+ + = konstantes Symptom   + = häufiges Symptom   (+) = gelegentliches Symptom

Ikterus

Der **pathologische Ikterus** unterscheidet sich vom physiologischen Icterus neonatorum durch:

— Zeitpunkt des Auftretens (Icterus praecox: Beginn vor Ablauf der ersten 24 Stunden mit Serumwerten über 7 mg%)
— Ausmaß der Hyperbilirubinämie (Serumbilirubin über 10 mg% = verdächtig; Serumbilirubin über 14 mg% = pathologisch)
— Dauer des Ikterus (deutlicher Ikterus über die ersten 10 Lebenstage hinaus).

Die wichtigsten Ursachen des pathologischen Ikterus sind in Tabelle 5.5 aufgeführt.

Krämpfe

Bei den pathologischen Krampferscheinungen sind tonische Streckkrämpfe von tonisch-klonischen Krämpfen zu unterscheiden.

Ursachen **tonischer Streckkrämpfe** sind:

— Tetanus neonatorum (meist infolge einer Nabelinfektion, Symptome nicht vor der 2. Lebenswoche)
— Neugeborenentetanie (Hypokalzämie bei Hirnschädigung; bei Kindern diabetischer Mütter; nach Sectio caesarea).

Ursachen **tonisch-klonischer Krämpfe** sind:

— Hirnschäden (z.B. Hypoxie nach intrauteriner Asphyxie, Geburtstrauma oder diabetischer Embryopathie)
— Bilirubinenzephalopathie (Kombination mit Ikterus, Opisthotonus)
— Sepsis (allgemeine Symptomatik, Liquorbefund, Blutkultur)
— Meningitis (allgemeine Symptomatik, Liquorbefund)
— Stoffwechselstörungen (z.B. Vitamin-B$_6$-Stoffwechselstörung, unbeeinflußbar durch Antikonvulsiva).

Muskelhypotonie

Allgemeine Muskelhypotonie ist von der lokalisierten und Scheinhypotonie zu unterscheiden.

Allgemeine Hypotonie kann Folge einer angeborenen oder einer erworbenen Störung sein.

Angeborene Muskelhypotonie findet sich z.B. bei Myotonia congenita *Oppenheim, Down*-Syndrom, Vitium cordis congenitum.

Erworbene Muskelhypotonie kann erster Hinweis auf eine Hirnschädigung sein. Weitere Hinweissymptome sind Atemstörungen, Zyanose, Trink- und Schluckschwäche, herabgesetzte Reflexe. Schließlich kommt eine allgemeine Muskelhypotonie bei Sepsis und anderen schweren Allgemeinerkrankungen vor.

Lokalisierte Muskelhypotonie und **Scheinhypotonie** findet sich bei Extremitätenverletzung (Frakturen, Epiphysenlösungen), Plexusschädigung sowie traumatischen oder angeborenen Rückenmarksprozessen (z.B. Meningomyelozele).

Ödeme

Erhöhte Ödembereitschaft besteht insbesondere bei Frühgeborenen. Als Ursachen generalisierter Ödeme kommen in Betracht:

— Unreife bei Frühgeborenen
— mütterlicher Diabetes
— Morbus haemolyticus neonatorum
— Sepsis
— angeborene Herzfehler.

Temperaturlabilität

Temperaturlabilität, d.h., die Unfähigkeit, die Eigentemperatur unter günstigen Umweltbedingungen konstant zu halten, besteht besonders bei unreifen und dystrophen Neugeborenen.

Transistorisches Fieber (Durstfieber) entsteht bei unzureichender Flüssigkeitszufuhr. Von Fieber begleitet sind schwere Infektionen (Sepsis, Meningitis), aber auch hypoxisch oder traumatisch bedingte Hirnschäden und Bilirubinenzephalopathie.

Zyanose

Isolierte Zyanose findet sich im Bereich des vorangehenden Kindsteils nach protrahierter Geburt. So können bei Gesichtslagen starke Schwellungen und Verfärbungen im Gesicht auftreten, die aber relativ rasch rückläufig sind.

Periorale und perinasale Zyanose sind verdächtig auf Hirnschädigung.

Ursachen einer **allgemeinen Zyanose** sind:

— angeborene Herzfehler
— Verlegung der Atemwege (Glossoptose, Aspiration)
— Störungen der Lungenfunktion (primäre Atelektase, Membransyndrom, Pneumonie, Pleuraerguß, Pneumothorax, angeborene Lungenanomalien)
— zentrale Störungen (Hirnschäden, Unreife des Atemzentrums)
— Polyglobulie
— Choanalatresie
— Zwerchfellhernie.

Anfallsweise auftretende Zyanose ist typisch für Unreife oder Hirnschädigung.

Indikationen zur dringlichen Chirurgie

Unter den Indikationen zur dringlichen Chirurgie stellen die **angeborenen Atresien und Stenosen** (Verschluß-Syndrome) **des Magen-Darm-Traktes** das größte Kontingent.

Sofortige Operation ist angezeigt bei:

— Ösophagusatresie
— Duodenalatresie (-Stenose)
— Dünndarmatresie (-Stenose)
— Rektum- und Analatresie (-Stenose)
— Zwerchfellhernie
— Ileus (infolge eingeklemmter Hernie, Malrotation oder anderer Anomalien).

Bei **Spaltbildungen** (Meningomyeloenzephalozele) und **Hydrozephalus** ist frühzeitige chirurgische Konsultation erforderlich.

Geburts- und Perinatalmedizin erfordern enge Kooperation zwischen Geburtshelfer und Pädiater. Die besten Voraussetzungen sind dort gegeben, wo die Neugeborenen-Intensiv- und Überwachungseinheiten in unmittelbarer Verbindung mit dem Kreißsaal stehen.

6 Wochenbett

6.1 Postpartale Umstellung

6.1.1 Endokrines System

Das Wochenbett (Puerperium) beginnt unmittelbar nach der Geburt und endet mit der vollständigen Rückbildung der durch die Schwangerschaft bedingten genitalen und extragenitalen Veränderungen. Es dauert ca. 5–6 Wochen. Endokrinologisch ist die Wochenbettsperiode durch einen relativen Östrogenmangel bei ruhendem Ovarialzyklus gekennzeichnet.

Nach Ausstoßung der Plazenta kommt es zu einer raschen **Elimination der plazentaren Hormone** aus dem mütterlichen Blut. HCG, das gegen Ende der Gravidität nur noch in geringen Mengen produziert wird, ist bereits nach 36 Stunden vollständig eliminiert. HPL bleibt in geringen Konzentrationen über längere Zeit nachweisbar. Die Östrogenkonzentrationen zeigen einen steilen postpartalen Abfall, wobei Östron und 17β-Östradiol den nichtgraviden Stand schneller erreichen als Östriol. Pregnandiol, das wichtigste Abbauprodukt des Progesterons, ist noch ca. 1 Woche post partum im Urin nachweisbar. Die Ausscheidung von 17-Hydroxykortikosteroiden, Aldosteron und 17-Ketosteroiden erreicht ebenfalls im Verlaufe der ersten Woche post partum normale Werte.

Die **zyklische Ovarialfunktion** kommt auch bei nichtstillenden Frauen selten vor Ablauf von 6 Wochen wieder in Gang. Bei voller Stilltätigkeit besteht in 80 % eine Amenorrhoe infolge Hemmung der gonadotropen Funktion des Hypophysenvorderlappens durch die Hyperprolaktinämie. Die **Laktationsamenorrhoe** bewirkt temporäre Unfruchtbarkeit. Das Stillen gewährt jedoch keinen zuverlässigen Schutz gegen eine Konzeption. Die ersten Blutungen nach Ablauf des Wochenbettes sind nicht selten anovulatorisch. Hyperproliferation des Endometriums (sog. **Umstellungshyperplasie**) kann starke Abbruchblutungen verursachen.

Temporäre, zentral bedingte Ovarialinsuffizienz mit Amenorrhoe oder Oligomenorrhoe findet sich in etwa 10 % nach komplikationsloser Entbindung. Im Gegensatz zu diesen sich im allgemeinen spontan regulierenden Störungen ist der **postpartale Hypopituitarismus** (*Sheehan*-Syndrom) eine schwere, organisch bedingte postpartale Komplikation. Er entsteht durch ischämische Nekrosen der Adenohypophyse infolge starker akuter Blutverluste im Zusammenhang mit der Geburt. Außer der gonadotropen Funktion können andere Partialfunktionen der Hypophyse in Mitleidenschaft gezogen sein. Daraus kann eine Vielfalt von Symptomen resultieren (z.B. Agalaktie, Hypoglykämie, Hypothermie, Adynamie, Hyperinvolution der Genitalorgane, Pigmentstörungen und Verlust der Achsel- und Schambehaarung). Die Therapie besteht in der Substitution der ausgefallenen hypophysären oder peripheren Hormone.

6.1.2 Strukturelle und funktionelle Veränderungen

Für die postpartale Rückbildung des **Uterus** sind hauptsächlich zwei Faktoren verantwortlich:

— Wegfall der plazentaren Hormone
— Nachwehen.

Der abrupte Entzug der Östrogene und Gestagene führt zu einer **Verminderung der Organdurchblutung und des Zellstoffwechsels.** Mit der Kontraktion des entleerten Uterus werden zunächst die myometranen Arterien und Venen gedrosselt, später tritt eine Thrombosierung und Degeneration der Blutgefäße ein. Die Muskelzellhypertrophie bildet sich zurück. Der relative Anteil von Kollagen und Elastin nimmt ab. Der postpartalen Dauerkontraktion des Uterus addieren sich **oxytozinbedingte Einzelkontraktionen** (Nachwehen). Die Intensität der Nachwehen wird während des Stillvorganges durch reflektorische Freisetzung von Oxytozin verstärkt. **Der Stillprozeß fördert** auf diese Weise die **anatomische Rückbildung des Uterus.**

Während der ersten Wochenbetttage verkleinert sich die Gebärmutter in allen Dimensionen und nimmt durch Verkürzung des Bandapparates allmählich ihre ursprüngliche Anteflexionsstellung wieder ein. Der Rückgang der Uterusgröße kann durch Palpation vom Abdomen her kontrolliert und überwacht werden.

Normaler Fundusstand im Verlaufe des Wochenbettes:

Unmittelbar post partum: Mitte zwischen Nabel und Symphyse
1. Wochenbetttag: 1 Querfinger unterhalb des Nabels
2. Wochenbetttag: 2 Querfinger unterhalb des Nabels
3. Wochenbetttag: 3 Querfinger unterhalb des Nabels
Ende der ersten Woche: 2 Querfinger über der Symphyse
10. Tag post partum: Symphysenhöhe.

Die vollständige Rückbildung der Gebärmutter ist nach 5–6 Wochen erreicht.

Die Uterusinnenfläche ist nach Ablösung der Plazenta von Resten der Spongiosa, Dezidua, Plazentasepten und Haftzotten bedeckt. Die Epithelregeneration der großen Wundfläche geht von den Drüsenstümpfen aus. Ein Leukozytenwall bildet eine enzymatisch aktive Demarkationszone zum Schutz gegen eine myometrane Infektion.

Im Zuge der Wundheilung entleert sich **Lochialsekret** aus dem Uterus, das sich entsprechend dem Heilungsverlauf in Menge und Zusammensetzung ändert.

1. Woche: blutige Lochien (Lochia rubra)
2. Woche: braunrote Lochien (Lochia fusca)
Ende der 2. Woche: gelbliche Lochien (Lochia flava)
3. Woche: entfärbte Lochien (Lochia alba).

Die durchschnittliche Menge des Lochialsekretes im frühen Wochenbett liegt bei 200 g/die. Das Lochialsekret ist immer keimbesiedelt. Dabei überwiegen anaerobe Staphylokokken und Streptokokken.

Der **Band- und Halteapparat des Uterus** konsolidert sich während der ersten Wochen post partum. Geburtsraumen im Bereich der ligamentären Verbindungen können zu andauernden Beschwerden im Genitalbereich und kleinen Becken führen (sog. **Allen-Masters-Syndrom**). Auch ungenügende Rekonsolidierung der iliosakralen und symphysären Verbindung des Beckenringes kann langdauernde Schmerzen und statische Störungen hinterlassen.

Die Kongestion und Weitstellung der **Vagina** bildet sich allmählich zurück. Tonisierung und Kontraktilität der Vaginalmuskulatur nehmen wieder zu. Das Vaginalepithel ist durch den relativen Östrogenmangel im Wochenbett ungenügend aufgebaut. Der Scheidenabstrich enthält überwiegend Zellen aus den tiefen Epithelschichten (sog. post-partum-Bild). Die physiologische *Döderlein*-Flora etabliert sich erst mit Wiedereinsetzen des Ovarialzyklus.

Die postpartale Rückbildung der **extragenitalen Organsysteme** vollzieht sich mit unterschiedlichem Tempo. Die Druckentlastung im Bauchraum nach der Geburt gibt dem Zwerchfell wieder größere Bewegungsfreiheit, so daß die Atmung vom kostalen zum abdominalen Typ zurückkehrt. Auch im gastrointestinalen Bereich wird durch die rapide Verkleinerung des Uterus die ursprüngliche Organtopographie kurzfristig wiederhergestellt. Überdehnungserscheinungen der Bauchmuskulatur wie auch schwangerschaftsbedingte Hautveränderungen (z.B. Hyperpigmentation) bilden sich nur langsam im Verlaufe von mehreren Wochen zurück.

Das **Körpergewicht** sinkt nach dem unmittelbaren Gewichtsabfall von ca. 5 kg durch die Entleerung des Uterus in der ersten Woche post partum um weitere 3 bis 5 kg. Erhebliche Umstellungen vollziehen sich im Kreislaufsystem. Das Blutvolumen erhöht sich durch Influx extravasaler Flüssigkeit in das Gefäßsystem um 15–30 %. Der Hämatokrit sinkt entsprechend. Die **Leukozytenzahl** geht in der ersten Puerperalwoche auf Normalwerte zurück. Die reduzierte **Thrombozytenzahl** steigt im Frühwochenbett rasch wieder an. Der **Eiweißstoffwechsel**, der in der Gravidität durch eine positive Stickstoffbilanz mit Stickstoffretention gekennzeichnet ist, kehrt langsam in das ursprüngliche Gleichgewicht zurück. Die **Schwangerschaftslipämie** normalisiert sich innerhalb von wenigen Tagen. Die **Harnausscheidung** ist durch die notwendige Elimination von Gewebswasser im Wochenbett erhöht. Unmittelbar post partum sind jedoch Miktionsschwierigkeiten bis zur Harnverhaltung eine relativ häufige Störung. Ursachen sind herabgesetzter Blasentonus, geburtstraumatisches Ödem am Blasenhals, Überdehnung des muskulären Verschlußapparates oder reflexhemmende Läsionen der Urethra. Insbesondere bei Primiparae ist nicht selten Blasenentleerung durch Katheterismus notwendig. Damit wird die Prädisposition zu **Harnwegsinfekten** erhöht.

Psychisch deckt sich die Phase der hormonellen Umstellung post partum mit einer Phase der **Stimmungslabilität** in der ersten Puerperalwoche. Die temporäre Neigung zu depressiver Verstimmung („Heultag", „Weltschmerztag") ist aber nicht ausschließliche Folge der abrupten endokrinen Veränderungen. Ein Krankheitswert kommt ihr nicht zu. Behutsame und verständnisvolle Führung durch den Arzt und das Pflegepersonal und Beieinandersein von Mutter und Kind (Rooming-in) helfen der Wöchnerin rasch über diese Periode hinweg, die nicht zuletzt auch der Unsicherheit in der neuen, mit größerer Verantwortung belasteten Situation entspringt.

6.1.3 Vorsorgemaßnahmen im Wochenbett

Folgende Maßnahmen unterstützen die physiologische Rückbildung der Organe im Wochenbett und dienen der Verhütung von Komplikationen:

— frühzeitige Aktivierung der Entbundenen (Aufstehen und Bewegung erleichtern den freien Lochialfluß und fördern die muskuläre Tonisierung)
— spezielle Wochenbettgymnastik (Atemübungen, zirkulationsfördernde Übungen, Training der Beckenboden- und Bauchmuskulatur)
— Stillen (Intensivierung der Nachwehen durch reflektorische Oxytozinausschüttung)
— Wehen- und kontraktionsfördernde Medikamente (Sekale-Präparate und Oxytozika)
— regelmäßige Blasen- und Darmentleerung
— Genitalhygiene (häufiger Wechsel der Vorlagen, äußere Spülungen, Beachtung der Antisepsis).

6.2 Puerperale Erkrankungen

6.2.1 Verzögerte Rückbildung des Uterus

Folgende Faktoren können zu Störungen und Verzögerungen der postpartalen Uterusrückbildung Anlaß geben (**Subinvolutio uteri**):

— Überdehnung des Uterus (bei übergroßem Kind, Mehrlingsschwangerschaft, Hydramnion)
— Wandschäden (Narben nach Sectio caesarea, Mikronarben nach mehreren Geburten)
— Myome und Adenomyosis uteri
— funktionelle Überbelastung (bei protrahierter Geburt, langdauernder medikamentöser Tokolyse)
— intrauterine geburtshilfliche Eingriffe
— mangelhafte Oxytozin-Ausschüttung (Abstillen)
— verzögerte Regeneration des Endometriums.

6.2.2 Lochialverhaltung

Die **Lochialverhaltung (Lochiometra)** ist eine Begleiterscheinung der Subinvolutio uteri oder Folge einer mechanischen Behinderung des Lochialflusses (verschlossene Zervix nach abdominaler Schnittentbindung. Zervixspasmus, intrauterine Blutkoagula oder Eihautreste, Immobilität der Wöchnerin).

Symptome der Lochialverhaltung sind:

— spärliches Lochialsekret
— subfebrile Temperaturen
— Druckempfindlichkeit des gering vergrößerten Uterus (Kantenschmerz).

Die Endometritis puerperalis ist eine häufige Folgekomplikation. Die Grenzen von Lochialverhaltung mit Keimvermehrung und Endometritis sind fließend. Ein pathologischer Geburtsverlauf begünstigt die Lochialstauung.

Die Behandlung besteht in allgemeiner Aktivierung der Wöchnerin, Sekale-Präparaten und Oxytozika und, wenn nötig, Dilatation der Zervix mit *Hegar*-Stiften. Anbiotische Allgemeinbehandlung ist in den meisten Fällen nicht erforderlich.

6.2.3 Puerperale Infektionen

Infektionswege

Puerperale Infektionen können **iatrogen**, durch **Aszension von der Vagina** und durch **Kontamination mit Darm- und Blaseninhalt** erfolgen. Ungenügende Beachtung der Asepsis bei geburtshilflichen Untersuchungen und Eingriffen führen zur Verschleppung von pathogenen Keimen in das innere Genitale. Die wichtigsten von außen kommenden Bakterien sind hämolysierende Streptokokken, Escherichia coli und pyogene Staphylokokken. Seltener sind Infektionen durch Gonokokken Klebsiellen, Candida, Mykoplasma oder Clostridium perfringens. Bei der aszendierenden Infektion von der Scheide aus sind anaerobe Streptokokken die häufigsten Erreger. Vom Darm oder der Harnblase ausgehende Infektionen sind meistens durch Escherichia coli oder Streptokokken verursacht.

Ausbreitung

In der Mehrzahl der Fälle bleibt die Infektion auf die Innenfläche des Uterus begrenzt (**Endometritis puerperalis**). Natürliche Abwehrmechanismen gegen ein Übergreifen der Infektion auf das Myometrium sind Drosselung der Blut- und Lymphgefäße durch die Uteruskontraktion und enzymatische Aktivitäten in der leukozytären Demarkationszone. Prädisponierende Faktoren einer puerperalen Uterusinfektion sind:

— protrahierter Geburtsverlauf
— Organverletzungen
— geburtshilfliche Eingriffe
— häufige innere Untersuchungen
— Subinvolutio uteri und Lochialstauung
— vorzeitiger Blasensprung
— Plazentareste, Eihautreste
— schlechter Allgemeinzustand und mangelnde Resistenz.

Symptome

Die auf die Uterus-Innenfläche begrenzte Infektion (Endometritis puerperalis) tritt am häufigsten in der zweiten Woche post partum auf. Ein Übergreifen der Infektion auf das Myometrium (**Endomyometritis**) verstärkt die Symptome. Typisch sind Fieber, Schüttelfrost und erhöhte Pulsfrequenz. Der Uterus ist druckschmerzhaft, die Lochien sind blutig. Über eine Endomyometritis kann sich die Infektion auf die Parametrien (Parametritis), die Beckenvenen (Thrombophlebitis) und das kleine Becken (Pelveoperitonitis) ausbreiten. Die Allgemeininfektion (**puerperale Sepsis, Septikämie**) entsteht durch keimhaltige Mikroembolien aus thrombophlebitischen Herden. Sie kann mit einem lebensbedrohenden Endotoxinschock (toxic shock syndrome) einhergehen.

Der **Endotoxinschock** entsteht durch die Freisetzung von bakteriellen Endotoxinen (Lipo-Polysaccharid-Protein-Komplex der Bakterienwand). In leichten Fällen wird die toxische Wirkung durch das retikulo-endotheliale Abwehrsystem des Organismus kompensiert. Durch massive Toxineinschwemmung kommt es zu schweren Schäden am Gefäß- und Gerinnungssystem. Bei den Erregern handelt es sich überwiegend um gramnegative Keime (Escherichia coli, Proteus vulgaris, Pseudomonas aeruginosus), seltener um koagulasepositive Staphylokokken. Zur Klärung der Pathogenese des Endotoxinschocks trugen wesentlich die Untersuchungen von *Sanarelli* und *Shwartzman* bei (generalisierte *Shwartzman-Sanarelli*-Reaktion). Der akuten Schockreaktion geht eine Sensibilisierung des Organismus voraus. Die Reaktionen auf die Endotoxineinschwemmung sind vielgestaltig. In den Lungen können Mikrothromben in kleinen Gefäßen die Blutstrombahn verstopfen. Eine Herz- und Kreislaufinsuffizienz kann durch Gefäßspasmen oder Gefäßatonie auftreten. Irreversible Nierenschädigung durch Rinden- und Tubulusnekrosen sowie massive Blutungen durch Störung der Blutgerinnung können zu lebensbedrohenden Situationen oder zum Tode führen.

Diagnose und Therapie bei puerperaler Infektion

Endometritis (Endomyometritis) puerperalis

Der Uterus ist weich und druckempfindlich (Kantenschmerz). Ex utero entleert sich fötides und purulentes oder blutiges Sekret. Es bestehen Temperaturen über 38 °C, in schweren

Fällen septische Temperaturen mit Schüttelfrost.

In der Behandlung stehen **Kontraktionsmittel** (Sekale-Präparate) und **Wehenmittel** (Oxytozika) im Vordergrund. Sie tragen entscheidend dazu bei, die weitere Ausbreitung der Infektion zu verhindern.

Östrogene fördern die Reepithelisierung der inneren Wundfläche und die Regeneration des Endometriums. Die **antibiotische Therapie** richtet sich nach dem Ergebnis der Bakterienkultur und dem Antibiogramm. Zum kulturellen Erregernachweis und zur Resistenzbestimmung werden Abstriche aus der Cervix uteri oder von sichtbaren Infektionsherden entnommen.

Adnexitis und Parametritis puerperalis

Zu den Zeichen der Endomyometritis treten abdominale Symptome mit Unterbauchschmerzen, défense musculaire und Subileus. Von abdominal oder vaginal sind die entzündlich verdickten Adnexe zu tasten. *Douglas*-Raum und parametranes Gewebe sind druckempfindlich.

Die Behandlung zielt auf die Eindämmung der Infektion und die Beseitigung der reflektorischen Darmatonie. Die **antibiotische Therapie** richtet sich nach dem Ergebnis der Bakterienkultur und dem Antibiogramm. Als erste Wahl eignen sich Ampicillin, Tobramycin, Clindamycin. Metronidazol kann bei anaeroben Infektionen wirksam sein. Kombinationsbehandlung mit Kortison (100 mg tgl. in fallender Dosierung) beschleunigt die Rückbildung der entzündlichen Adnextumoren und beugt irreversiblen Vernarbungen mit Tubenverschluß vor. Subileus und Darmatonie erfordern **Infusionsbehandlung** zum Ausgleich des Flüssigkeits- und Elektrolythaushaltes. Zur Tonisierung des Darmes und Anregung der Motilität werden Cholinergika (Prostigmin® und Ubretid®) verabfolgt. Chirurgische Intervention ist nur in den seltensten Fällen nötig.

Bei Zeichen der Endomyometritis bzw. Adnexitis oder Parametritis ist die Kürettage ein Kunstfehler (Propagation der Infektion).

Bei der **Durchwanderungsperitonitis** sind grundsätzlich gleichartige, mehrgleisige Sofortmaßnahmen notwendig:

— hochdosierte Antibiotikatherapie
— Infusionstherapie
— Elektrolytsubstitution
— medikamentöse Anregung der Darmmotilität
— Herz- und kreislaufstützende Maßnahmen
— Kontraktionsmittel

Bei **abszedierender Entzündung** (*Douglas*-Abszeß, parametraner Abszeß) ist Entleerung der Eiteransammlung durch Punktion oder Inzision notwendig.

Sepsis puerperalis und Endotoxinschock

Die generalisierte Form des Kindbettfiebers ist heute eine Seltenheit. Sie kann im Gefolge einer Kürettage im frühen Wochenbett bei Endomyometritis auftreten. Bei der Puerperalsepsis besteht schweres Krankheitsgefühl mit septischen Temperaturen und hochgradiger Beschleunigung der Puls- und Atemfrequenz.

Im Abdomen und in den Extremitäten können Schmerzen von unterschiedlicher Stärke auftreten. Nicht selten besteht eine Diskrepanz zwischen dem geringfügigen Lokalbefund und der Schwere des allgemeinen Krankheitszustandes. Die Haut ist blaß-zyanotisch. Petechiale Hautblutungen sind Ausdruck einer gestörten Gerinnungsfunktion und toxischen Schädigung der Gefäßendothelien. Leber und Milz sind vergrößert (septische Schwellung). Die beginnende Dekompensation der Leberfunktion zeigt sich an der allmählichen Entwicklung eines Ikterus. Die Nierenfunktion ist eingeschränkt mit Konzentration der harnpflichtigen Stoffe im Blut und reduzierten Urinmengen bis zur Anurie.

Im Vordergrund der Therapie steht die **Schockbehandlung** (Elektrolytinfusionen, Plasmaexpander, Bluttransfusion, Kortisonpräparate, gezielte Azidosetherapie). Der septischen Infektion wird durch maximale Dosen von **Antibiotika** begegnet. Bei sehr hohen Temperaturen werden **antipyretische** und **unterkühlende Maßnahmen** angewandt. Prophylaktische **Heparinisierung** dient der Verhinderung generalisierter Mikrothromben. Entscheidend ist die **Beseitigung des uterinen oder parauterinen Infektionsherdes** (Entleerung oder operative Entfernung des Uterus).

Schwere Verläufe der puerperalen Infektion sind nicht zuletzt durch die konsequente Anwendung vorbeugender Maßnahmen selten geworden.

Prophylaxe

Die Prophylaxe muß schon während der Gravidität einsetzen. Lokale Infektionen, z.B. des Nasopharynx, der Zähne, der Harn- und Genitalorgane sind rechtzeitig zu behandeln. Scheidenspülungen sollten in den letzten Wochen vor der Geburt unterbleiben. In der Klinik ist strenge Beachtung der Asepsis notwendig. Innere Untersuchungen sub partu und Blasenkatheterismus sind auf ein unumgängliches Maß zu beschränken. Geburtsverletzungen und Episiotomiewunden müssen unmittelbar post partum frisch versorgt werden. Zur Wochenbetthygiene gehören regelmäßige Spülungen des äußeren Genitale nach Miktion und Defäkation sowie die Benutzung steriler Vorlagen, die häufig gewechselt werden müssen. Besucherbeschränkung verringert die Gefahr einer Keimeinschleppung. Bei prädisponierenden Faktoren einer puerperalen Infektion (protrahierter oder febriler Geburtsverlauf, operative Entbindung, Komplikationen der Plazentaperiode usw.) ist die Gabe von Wehen- und Kontraktionsmitteln in den ersten Wochenbettstagen angezeigt. Eine generelle antibiotische Prophylaxe ist nicht sinnvoll.

6.2.4 Blutungen

Starke und lebensbedrohliche Blutungen in den ersten zwei Wochen post partum können aus folgenden Ursachen auftreten:

— Atonie des Uterus
— Retention von Plazentagewebe
— Verletzungen der Geburtswege
— Subinvolutio uteri und Endomyometritis.

Die drei erstgenannten Ursachen geben meist Anlaß zu Blutungen unmittelbar nach der Entbindung (s. Kap. 5.4.1). Blutungen infolge Subinvolutio uteri oder Endomyometritis ereignen sich überwiegend in der 2. Woche post partum, nicht selten also erst nach Entlassung der Wöchnerin aus klinischer Betreuung. Blutverluste über 500 ml sind bedenklich, über 2000 ml lebensbedrohlich.

Diagnostik und Prophylaxe

Die Inspektion des äußeren Genitale registriert Blutabgänge aus der Scheide. Okkulte innere Blutungen sind durch Überwachung der Herz- und Kreislauffunktion (RR, Pulsfrequenz, Durchblutung der Körperperipherie) und durch Bestimmung des Hämoglobins, Hämatokrits und der Erythrozytenzahl zu erfassen. Im Rahmen der Wochenbettvisite müssen täglich Menge und Qualität des Lochialsekrets, Temperatur und Pulsfrequenz und Stand des Fundus uteri überprüft werden.

Therapie

Das therapeutische Vorgehen ist von der jeweiligen Ursache der Blutung bestimmt (s. Kap. 5.2.1 und 6.2.3).

6.2.5 Thrombotische und thromboembolische Komplikationen

Zahlreiche Faktoren begünstigen thromboembolische Komplikationen in der Gravidität und im Wochenbett.

Venektasie und Varikosis

Der raumfordernde gravide Uterus verursacht eine Kompression der Beckenvenen und der V. cava inferior. Die Folgen sind Stauungserscheinungen und Venektasie mit Erhöhung des normalerweise zwischen 4 und 8 cm H_2O liegenden Venendruckes auf das 2—3fache. Bei konstitutioneller Bindegewebsschwäche und bei Mehrgebärenden können Varizen von erheblichem Ausmaß an den unteren Extremitäten, aber auch im Bereich der Vulva, der Vagina und am After (als Hämorrhoidalknoten) auftreten.

Hyperkoagulabilität des Blutes

Bereits in der Schwangerschaft erfolgt ein quantitativer Anstieg von Gerinnungsfaktoren. Das Fibrinogen erhöht sich von normal 300—400 mg/100 ml Plasma auf 500—600 mg/100 ml Plasma; leicht ansteigende Tendenzen zeigen die Faktoren VII (Proconvertin) und VIII (antihämophiler Faktor). Die Thrombozyten verändern sich in der Gravidität nur geringfügig, steigen aber in den ersten Wochenbettstagen steil an und können das 2—

3fache der Normalwerte erreichen. Sub partu werden zusätzlich thromboplastische Substanzen aus der Plazenta freigesetzt.

Postpartale Hypotonie und Blutstromverlangsamung

Längere Liegezeiten, insbesondere nach komplizierten operativen Geburten, vermindern die venöse Rückflußgeschwindigkeit und begünstigen die intravasale Sedimentierung des hyperkoaguablen Blutes.

Endotheldefekte

Feinste Endotheldefekte der venösen Gefäße und perivasale Infektionen (transuterine Endomyometritis) sind lokale prädisponierende Faktoren einer appositionellen Gefäßthrombose.

Symptome und Therapie

Thrombose

Oberflächliche Venenthrombosen verursachen Druckempfindlichkeit, strangförmige Rötung und Schwellung der Haut über den oberflächlichen Venen. Bei der **tiefen Venenthrombose** sind die lokalen Schmerzen von subfebrilen Temperaturen und Pulsbeschleunigung begleitet. Die linke untere Extremität ist dreimal so häufig wie die rechte betroffen. Bei Ausdehnung des Prozesses auf die Beckenvenen tritt eine allgemeine Schwellung des gesamten Beines mit blaßlivider Verfärbung oder „Marmorierung" der Haut auf. Die dumpfen oder stechenden Schmerzen können in den Adduktorenbereich, die Leistenregion, das Abdomen oder auch in die Fußsohle ausstrahlen.

Zur Objektivierung und Lokalisation des obstruktiven thrombotischen Prozesses dienen **Phlebographie** und **Ultraschall-Flow-Messungen**.

Die **Therapie der oberflächlichen Thrombose** besteht in kühlenden Umschlägen (Eis-Alkohol-Umschläge), Einreibung mit heparinhaltigen Salben (z.B. Hirudoid-Salbe®, Hepathrombin-Salbe®) und Antiphlogistika in oraler oder parenteraler Verabreichung (z.B. Voltaren®). Die Beine werden mit elastischen Binden gewickelt, die Patientin mobilisiert.

Bei der **tiefen Venenthrombose** ist eine **Antikoagulantientherapie** indiziert. Durch die intravenöse Applikation von Heparin wird die Bildung von Appositionsthromben gebremst, die Gefahr einer Embolie verringert und der Entstehung eines postthrombotischen Syndroms vorgebeugt. Die Tagesdosis liegt zwischen 25 000 und 50 000 IE, die als Dauertropfinfusion oder in mehreren Einzeldosen gegeben werden. Die Heparinbehandlung kann nach 4–5 Tagen durch eine Dicumaroltherapie (z.B. Marcumar®, Sintron®) abgelöst werden. Die Dosierung richtet sich nach den Prothrombinwerten (Prothrombinzeit nach *Quick*), die unter der Dicumaroltherapie auf 20–30 % des Normalwertes gesenkt werden sollen. Eine Thrombolyse durch Behandlung mit Streptokinase oder Urokinase vermag die Krankheitsdauer abzukürzen, ist aber nicht risikolos.

Thrombophlebitis

Die Thrombophlebitis geht in der Regel von einer perivaskulären Entzündung aus (Periphlebitis), die auf die inneren Schichten der Gefäßwand übergreift (Endophlebitis). Der entzündliche Prozeß „fixiert" die Gefäßthromben an der Innenwand und verringert dadurch das Risiko einer Embolie. Die Symptome sind ähnlich denen einer blanden Thrombose. Fast immer sind jedoch Puls- und Temperaturerhöhung zu registrieren. Für die Therapie gelten die gleichen Behandlungsprinzipien wie bei der nichtentzündlichen oberflächlichen oder tiefen Thrombose. Eine antibiotische Zusatztherapie ist allerdings bei der tiefen Thrombophlebitis angezeigt.

Prophylaxe

Aktive Bewegungstherapie zur Förderung des venösen Rückflusses ist die beste Prophylaxe thromboembolischer Komplikationen.

Die erste Maßnahme ist **frühes Aufstehen**, 4–6 Stunden post partum, auch nach operativer Entbindung und Sectio caesarea. **Kompressionsverbände** der unteren Extremitäten oder Kompressionsstrümpfe verhindern das Absacken des Blutes in die ektatischen Venengebiete. Prophylaxe mit Antikoagulantien ist nur in speziellen Fällen angezeigt (z.B. thromboembolische Erkrankungen in der Anamnese, kardiale Insuffizienz, Spättoxikose). Zirkulationsfördernde Übungen sind Teil der Wochenbettgymnastik und tragen zur Verhütung thromboembolischer Erkrankungen bei.

Lungenembolie

Die Lungenembolie ist eine dramatische Komplikation, die schnelles und folgerichtiges Handeln erfordert. Die Häufigkeit postpartaler Embolien liegt unter 2‰, die Frequenz ist höher nach operativer Entbindung als nach Spontangeburt. Kritische Tage sind der 3. und 4. Wochenbettstag. Massive (fulminante) Embolie führt in den meisten Fällen innerhalb weniger Minuten zum Tode.

Symptome der **massiven Embolie** sind:
— akuter retrosternaler Schmerz
— Erstickungsgefühl (Dyspnoe)
— Tachykardie
— Blutdruckabfall (Kollaps)
— kalter Schweiß
— Todesangst.

Symptome der **latenten Embolie** (mehrfach kleine embolische Schübe) sind:
— Tachykardie
— leichte Dyspnoe
— subfebrile Temperaturen
— Verschlechterung des Allgemeinbefindens
— hämorrhagisches Sputum.

Die Diagnose der Lungenembolie stützt sich auf die typischen akuten Symptome. Im EKG findet sich ein Cor pulmonale. Sofern das akute Ereignis überlebt wird, entwickeln sich in den folgenden Tagen die klinischen und röntgenologischen Zeichen des Lungeninfarktes und der Infarktpneumonie.

Klinisch-diagnostische Verfahren sind Blutgasanalyse, Echokardiographie, Pulmonalangiographie, Perfusionsszintigraphie der Lunge.

Der Erfolg der Behandlung wird entscheidend vom **Zeitpunkt der ersten Maßnahmen** bestimmt.

Sofortmaßnahmen

Als Sofortmaßnahmen sind bei einer Lungenembolie durchzuführen:

— Sauerstoffzufuhr (Maske, Nasensonde, Intubation)
— Schmerzbekämpfung (z.B. Dolantin® 50—100 mg i.v.)
— Sedierung (Valium 5—10 mg i.v.)
— Kortison bei Schock
— Digitalispräparate zur Stützung des rechten Ventrikels

Chirurgische Intervention mit **Embolektomie** (*Trendelenburg*-Operation) setzt spezielle operative Erfahrung und unmittelbare Verfügbarkeit der chirurgischen Einrichtungen voraus.

Folgemaßnahmen

Die symptomatischen Sofortmaßnahmen werden ergänzt durch die **Antikoagulantientherapie**.

1. **Heparin:** Initialdosis 20 000 IE i.v., danach Dauertropfinfusion mit 50 000—60 000 IE/die in Dextranlösung oder Plasmaexpander (Gelatine-Polymerisat).

2. **Dicumarine:** Als Langzeittherapie nach einer 3—4tägigen Initialbehandlung mit Heparin. Die Dosierung der Dicumarine (Marcumar®, Sintron®) erfolgt in Abhängigkeit vom Prothrombinspiegel. Die Thromboplastinzeit (*Quick*-Test) soll unter der Therapie auf 20—30% des Normalwertes gesenkt werden.

3. **Streptokinase:** Thrombolytische (fibrinolytische) Behandlung ist bei massiver (fulminanter) Embolie und beim Rezidiv angezeigt.

Die Lungenembolie ist ein seltenes, aber akut lebensbedrohendes Ereignis, dem nur erfolgreich zu begegnen ist, wenn der Arzt die notwendigen Sofortmaßnahmen sicher beherrscht und die Hilfsmittel (Emboliebesteck) vorbereitet und ad hoc verfügbar sind.

6.3 Laktation und ihre Störungen

6.3.1 Strukturelle Veränderungen an der Brust

Die endokrine Umstellung in der Schwangerschaft induziert am Brustdrüsengewebe Wachstums- und Differenzierungsprozesse, die zur funktionellen Reife des Organs führen. Für die Entwicklung und Ausreifung sind die

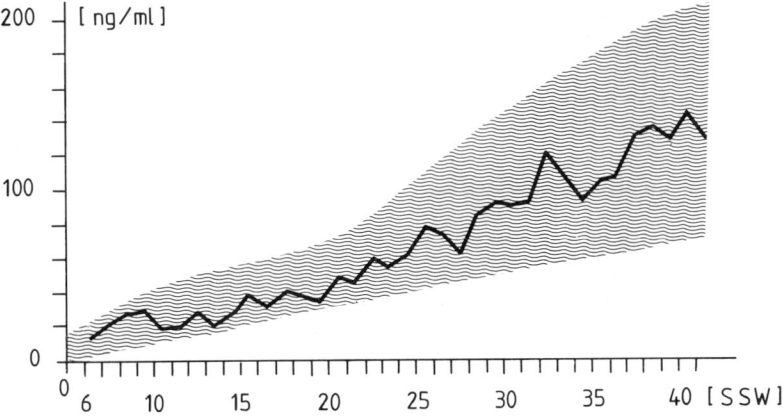

Abb. 6.1 Prolaktin-Plasmakonzentrationen bei unkomplizierter Schwangerschaft

Hormone des Ovars (Östrogene und Gestagene), des Hypophysenvorderlappens (STH und Prolaktin) sowie der Plazenta (Progesteron, HPL) notwendig. Auch Kortikosteroide, Thyroxin und Insulin spielen eine Rolle. Die **Prolaktin-Plasmakonzentrationen** steigen im Verlaufe der Schwangerschaft kontinuierlich an (Abb. 6.1). Die zunehmende Prolaktinsekretion wird vermutlich durch den steigenden Östrogenspiegel bedingt. Gleichzeitig verhindern die kontinuierlich zunehmenden Östrogenkonzentrationen das Einsetzen der Laktation. Bereits im I. Trimenon beginnt unter der Wirkung der Östrogene eine **Sprossung der terminalen Milchgänge**. Das tubulo-alveoläre Gangsystem wird stärker verzweigt, die Lobuli vergrößern sich. Im II. und III. Trimenon stehen **Differenzierungsprozesse** an den duktalen und lobulären Epithelien im Vordergrund. Unter der Wirkung von Progesteron und Prolaktin erweitern sich die Gänge, die Zellen werden voluminös und speichern sekretorisches Material. Vaskularisation und Blutfülle nehmen kontinuierlich zu. Gegen Ende der Gravidität erfolgt ein **zweiter Proliferationsschub** mit Neubildung von tubulären Seitensprossen. Gewebsneubildung und Kongestion bewirken Spannung und Vergrößerung der Brust. Fettarme, aber parenchymreiche Mammae können in der Gravidität erheblich an Volumen zunehmen. Gelegentlich treten rötlich-livide Hautstriae auf. Die Pigmentierung der Mamillen und Areolae wird verstärkt. Während der Schwangerschaft kommt es nicht zur Milchsekretion. Gegen Ende der

Gravidität, häufig auch schon Wochen zuvor, läßt sich das sog. **Kolostrum** aus der Brustdrüse pressen — eine zell- und eiweißreiche Vormilch.

6.3.2 Endokrine Regulation

Die Milchsekretion wird durch verschiedene Triggermechanismen ausgelöst. Eine entscheidende Rolle spielt der abrupte **Abfall der plazentaren Steroidhormone** nach Ausstoßung der Nachgeburt. Das hypophysäre **Prolaktin** hält die Sekretion in Gang. Die Freisetzung von Prolaktin erfolgt auf neuralem Wege. Durch den Mamillenreiz beim Stillen wird anscheinend die Wirkung des Prolaktininhibierenden Faktors (PIF) im Hypothalamus unterdrückt. Die durch den Saugreiz ausgelösten nervösen Impulse stimulieren zugleich den Hypophysenhinterlappen zur Absonderung von **Oxytozin** (s. Kap. 5.1.3).

Oxytozin hat spezifische Wirkung auf kontraktile Zellen. Auf dem Blutwege erreicht es die Brustdrüse und verursacht eine Kontraktion der myoepithelialen Zellen. Auf diese Weise wird die Milch aus den Alveolen in das System der Ausführungsgänge gepreßt (**laktopoetischer Effekt**, milk-let-down-Effekt). Durch Kontraktion glatter Muskelfasern im Bereich der Brustwarze wird die für den Stillprozeß notwendige Mamillenerektion ausgelöst. Gleichzeitig kontrahieren sich während des Stillens unter dem Einfluß des Oxytozins die glatten Muskelfasern des Uterus. Der Stillvorgang fördert auf diese Weise die postpartale Rückbildung der Gebärmutter.

Oxytozin hat keinen Effekt auf die **Milchbildung** (Laktogenese). Die Synthese dieses spezifischen Sekretes ist eine weitgehend autonome Leistung der alveolären Zellen. Eine Steigerung der Milchproduktion ist nur durch sorgfältige restlose Entleerung der Brust zu erreichen. Restmengen müssen nach dem Stillen abgepumpt werden.

6.3.3 Milch

Die Milchsekretion setzt relativ plötzlich am 3.–4. Tage post partum ein. Das **Einschießen** der Milch verursacht oft schmerzhafte Spannungen der Brüste und Temperaturanstieg. Frühzeitiges Anlegen des Säuglings sowie kleine Oxytozingaben können das Spannungsgefühl mildern. Die Milchproduktion nimmt in der ersten und zweiten Woche post partum ständig zu. In den meisten Fällen stellt sich danach ein annäherndes Gleichgewicht zwischen Milchbedarf des Säuglings und mütterlichem Angebot ein. Der Durchschnittstagesbedarf eines reifen Säuglings — bis zum Erreichen des Maximums von ca. 500 g täglich — läßt sich aus der *Finkelstein*-**Regel errechnen**: Anzahl der Lebenstage minus 1 x 50 = Tagesmenge in Gramm.

Die Muttermilch ist ein auf den Bedarf des Säuglings optimal abgestimmtes Nahrungsmittel. Die Anteile an Proteinen, Fetten, Kohlenhydraten und Mineralien sind in Tabelle 6.1 aufgeführt. Sie enthält darüber hinaus artspezifische **Immunstoffe** (IgA-Antikörper und andere infektionsabwehrende Faktoren, z.B. Neuraminsäure, Lysozym, Lactoferrin).

Reife Muttermilch ist ärmer an Proteinen, aber reicher an Kohlenhydraten als **Kuhmilch**. Der Proteinüberschuß der Kuhmilch ist hauptsächlich durch den hohen Grad an Kasein bedingt. Bei den industriell hergestellten Säuglingsnahrungen handelt es sich um Muttermilch-adaptierte Fertigprodukte mit weitgehender Angleichung an die Komposition der natürlichen Frauenmilch. Nachteile der **Fertignahrungen** sind die Hitzedenaturierung der Proteine und Fermente sowie der Mangel an spezifischen Immunglobulinen.

Andererseits ist zu berücksichtigen, daß die natürliche Muttermilch schädliche Ingredienzen enthalten kann. Das Brustdrüsengewebe hat beachtliche Speicherfähigkeit. Dadurch können Minimalmengen von lipophilen Schadstoffen (z.B. Pestizide, toxogene Metalle), denen der Organismus in der zivilisierten Welt permanent ausgesetzt ist, eine Anreicherung erfahren. In der Stillperiode eingenommene **Medikamente** (z.B. Antibiotika, Psychopharmaka) sowie Genußmittel können in wirksamen Konzentrationen auf das Neugeborene übergehen. Gegenüber Alkohol, Koffein und Nikotin ist Zurückhaltung geboten.

6.3.4 Psychische Faktoren

Die biologische Gemeinschaft, die zwischen der Mutter und dem ungeborenen Kind während der Schwangerschaft besteht, hört mit der Geburt nicht auf. Der Stillprozeß bedeutet eine neue Form der Symbiose, die weit über die wechselseitige Anregung physiologischer Funktionen hinausgeht. Körperwärme, Pulsation des mütterlichen Herzens und taktile Reize sind uralte überkommene biologische Stimuli, die dem Neugeborenen helfen, zu einer besseren emotionalen Anpassung zu gelangen. Die Erfahrung des Stillens ist die Grundlage aller mitmenschlichen Beziehung. Die Kommunikationen, die das Neugeborene im körperlichen Kontakt erfährt, sind von prägender Wirkung, die über die Phase der

Tabelle 6.1 Milchbestandteile

	Protein* g%	Fett g%	Milchzucker mg%	Ca mg%	P mg%	Brennwert pro 100 ml in kcal [kJ]
Kolostrum	2,7	1,9	5,3	31	14	54 [227]
Frauenmilch, transistorische	1,6	2,8	6,5	34	17	62 [260]
Frauenmilch, reife	7–9	3,5	7,0	33	20	67 [281]

* Protein berechnet aus: Stickstoffgehalt x 6,38

Frühentwicklung hinausreichen. Klinikentbindung und stationäre Versorgung führen nicht selten zu Konflikten zwischen rationeller Organisationsform und ungestörter Gemeinsamkeit von Mutter und Kind. Unreflektierte Routine ist häufig ein größeres Hindernis für die Verbesserung der Bedingungen als organisatorische Notwendigkeit. Die Unterbringung von Mutter und Kind in einem gemeinsamen Zimmer (rooming-in) schafft Ausgeglichenheit und erleichtert der jungen noch unerfahrenen Mutter die Bewältigung der neuen Pflichten.

Ca. 3/4 aller Mütter sind stillwillig. Äußere, z.B. berufliche Gründe können Anlaß für einen notwendigen Verzicht geben. Mangelnde Bereitschaft kann sich aus Vorurteil, Fehlinformationen oder egoistischer Besorgnis um kosmetische Folgen (z.B. Verlust der jugendlichen Brustform) ergeben. Schließlich können neurotische Reaktionen eine Abwehr gegen die intime körperliche Verbindung auslösen.

Die eigene erlebte Erfahrung der mütterlichen Zuwendung hat entscheidenden Einfluß auf die Stillbereitschaft und das Stillverhalten der jungen Mutter.

6.3.5 Stilltechnik

Frühes Anlegen (6—12 Stunden post partum) fördert über die spezifischen neurohumoralen Reflexe das rechtzeitige und ungestörte Einsetzen der Laktation. Beim Neugeborenen verhindert es eine stärkere initiale Gewichtsabnahme.

Gesunde Säuglinge werden in regelmäßigen 4stündigen Intervallen mit einer 8stündigen Unterbrechung für die Nachtruhe angelegt. Regelmäßige Stillzeiten erleichtern die Versorgung von Mutter und Kind während der Hospitalisation.

Starre Schematismen können jedoch das Einspielen individueller Rhythmen auch nachteilig beeinflussen. Das **self demand feeding** steht in Konkurrenz zur ,,Planfütterung" und richtet sich nach den individuellen Bedürfnissen des Säuglings. Es harmonisiert die Mutter-Kind-Beziehung und wirkt sich günstig auf die Milchproduktion und die Stillfähigkeit aus.

Die Mahlzeiten sind jeweils auf 15—20 Minuten zu begrenzen. In dieser Zeit nimmt ein gesundes saugkräftiges Kind die erforderliche Milchmenge auf. Längeres Anlegen mazeriert die Brustwarzen und begünstigt die Entstehung von Erosionen und Rhagaden mit dem Risiko einer nachfolgenden Mastitis.

Sorgfältige **Antisepsis** ist eine Grundbedingung beim Stillen:

— Hände waschen vor dem Anlegen
— Abtupfen der Mamillen und Entfernen von Hautschutzsalbe durch ein steriles Läppchen.
— Nach dem Stillen Abpumpen bei unvollständig entleerter Brust mit einer Handpumpe oder elektrischen Brustpumpe
— Reinigung der Brust von Milch- und Sekretresten
— Auflegen eines sterilen Tupfers mit einer Hautschutzsalbe oder antibiotischen Salbe.

Die Haltung der Wöchnerin muß beim Stillen im Sitzen wie im Liegen bequem und entspannt sein. Unruhe und ängstliche Nervosität übertragen sich auf das Kind. Die Nasenatmung des Säuglings darf während des Stillens nicht behindert sein.

6.3.6 Abstillen

Nach dem Zeitpunkt werden primäres und sekundäres Abstillen unterschieden.

Primäres Abstillen erfolgt durch hormonale und physikalische Maßnahmen unmittelbar post partum, um das Einsetzen der Laktation zu verhindern. Beim **sekundären Abstillen** wird die im Gang befindliche Laktation unterdrückt.

Für das primäre Abstillen gibt es eine Reihe kindlicher und mütterlicher Indikationen. Beim sekundären Abstillen überwiegen materne Gründe. Schließlich muß dem Wunsch und der Stillbereitschaft der Mutter Rechnung getragen werden. Gründe für eine mangelnde Stillbereitschaft sind Bequemlichkeit, kosmetische Bedenken, berufliche Belastungen, leichte Verfügbarkeit hochwertiger Fertignahrungen usw. Der Arzt sollte schon während der Gravidität durch sachliche Informationen bei der werdenden Mutter die Bereitschaft zum Stillen fördern.

Kindliche Indikationen zum primären Abstillen sind:

— Spätaborte, Totgeburten oder postnatal verstorbene Kinder
— Trinkschwäche bei Früh- und Mangelgeburten
— längerdauernde Hospitalisierung der Kinder aus verschiedenen Ursachen
— Fehlbildungen des Gesichtsschädels (Lippen-Kiefer-Gaumen-Spalten)
— Kinder mit Hirnschäden oder angeborenen Herzvitien usw.

Mütterliche Indikationen zum primären Abstillen sind:

— Anlage- und Entwicklungsstörungen der Mammae (Amastie, Mikromastie, Mikrothelie, Hohlwarzen)
— Entzündungen und Rhagaden der Mamille
— vorausgegangene Mastitiden oder Brustoperationen
— schwere Allgemeinerkrankungen (dekompensierte Herzvitien, Tuberkulose, Hepatitis, postpartale Psychosen usw.)
— Einnahme kontraindizierter Medikamente.

Indikationen zum sekundären Abstillen können sich ergeben durch eine Mastitis puerperalis, Hypogalaktie, interkurrent auftretende Erkrankungen, sozio-ökonomische Gründe und nach sehr langer Stilldauer.

Alternativ zum Stillen kann in vielen Fällen die Milch mit Hilfe spezieller Brustpumpen abgepumpt und verfüttert werden.

Methoden

Das Abstillen erfolgt durch die Kombination von medikamentösen und physikalischen Maßnahmen. Die Laktation kann man durch Östrogen-Gestagene-Kombinationspräparate (z.B. Ablacton®, Estrovis 4000®), die in hoher Dosierung innerhalb von 48 Stunden post partum gegeben werden, hemmen. Heute werden in der Regel **Prolaktinhemmer** wie Ergocryptin (2 Br-α-Ergocryptin [Pravidel®]) eingesetzt. Als Dosis werden 2 x 2,5 mg/die über die Dauer von 14 Tagen appliziert. **Physikalische Maßnahmen** zur Verhinderung oder Unterdrückung der Laktation sind Flüssigkeitsbeschränkung, Hochbinden der Mammae, kalte Umschläge, entwässernde Maßnahmen.

Die physikalischen Maßnahmen stehen beim sekundären Abstillen im Vordergrund.

6.3.7 Störungen der Laktation und der Stillfähigkeit

Organische Ursachen

Organische Ursachen der Stillunfähigkeit sind Hemmungsfehlbildungen der Brustdrüsen und angeborene Anomalien der Brustwarzen. **Amastie** und **Mikromastie** sind äußerst seltene Anlagefehler. Unvollständige Ausbildung der Brustwarzen wird als **Mikrothelie** bezeichnet. **Flach-** und **Hohlwarzen** sind nur in ausgeprägten Fällen ein Stillhindernis.

Mammahypoplasie bei leptosomen Frauen beruhen in der Regel auf einer ungenügenden Entwicklung der Capsula adiposa mammae. Funktionsfähiges Drüsenparenchym ist meist in ausreichender Menge vorhanden.

Mammahypertrophie ist nicht grundsätzlich gleichzusetzen mit einem Übermaß an leistungsfähigem Drüsengewebe. Das histologische Substrat der Hypertrophie ist im allgemeinen eine pathologische Vermehrung der Fett- und Bindegewebsanteile (Fibro-Lipomatose).

Funktionelle Ursachen

Unter den **funktionellen Ursachen** der gestörten Laktation steht die **Hypogalaktie**, d.h., die unzureichende Milchsekretion bei normaler Drüsenstruktur, im Vordergrund. Anlagebedingte Leistungsinsuffizienz ist selten. Häufiger sind komplizierte Schwangerschaften, operative Entbindungen, ungewöhnliche psychische Belastungen oder Schmerzreaktionen Ursachen der funktionellen Beeinträchtigung der Laktation. **Entleerungsstörungen der Brust** (sog. Schwerergiebigkeit) sind meistens die Folge fehlerhafter Stilltechnik oder ungenügender Saugleistung des Kindes (z.B. Früh- oder Mangelgeburten). Abnorm hohe Milchproduktion (**Hypergalaktie**) besteht in der Regel nur temporär. Im allgemeinen regulieren sich Angebot und Nachfrage im Verlaufe der Stilltätigkeit.

Prolaktinbedingte Syndrome

Beim *Chiari-Frommel*-Syndrom findet sich persistierende pathologische Milchabsonderung über Jahre in Verbindung mit Laktationsatrophie des Genitale.

Die Störung beruht auf einer idiopathischen Hyperprolaktinämie.

Beim *Forbes-Albright*-**Syndrom** besteht persistierende Galaktorrhoe aufgrund eines Hypophysentumors, der vermehrt Prolaktin bildet (Prolaktinom).

Das *Sheehan*-**Syndrom** entwickelt sich als Folge einer ischämischen Nekrose im Hypophysenvorderlappen im Zusammenhang mit schweren postpartalen Blutverlusten (s. Kap. 6.1.1). Klinisch manifestiert es sich u.a. im Ausbleiben der Laktation und in einer persistierenden postpartalen Amenorrhoe.

Behandlung der Laktationsstörungen

Bei den Hemmungsmißbildungen der Brustdrüse wie auch bei der seltenen anlagebedingten Hypogalaktie ist keine Therapie möglich. Mangelhafter Milchproduktion ist durch **vollständige Entleerung der Brüste** mit Hilfe einer Handpumpe oder elektrischen Milchpumpe zu begegnen. Suppressive psychische Einflüsse sind von der Wöchnerin fernzuhalten. Wichtige Faktoren für die normale Stillfähigkeit sind positive Suggestion und eine ausgeglichene freundliche Atmosphäre auf der Wochenstation. Spezifische, die Milchbildung fördernde Pharmaka sind nicht bekannt.

Bei Milchstauung oder Schwerergiebigkeit sind **Oxytozinpräparate** wirksam. Sie fördern die Milchejektion durch Kontraktion der myoepithelialen Zellen (milk-let-down-Effekt). Die Präparate werden als Injektion oder in Form leicht resorbierbarer Nasensprays verabreicht.

6.3.8   Mastitis puerperalis

Erreger

Die Mastitis puerperalis wird überwiegend durch **Staphylococcus aureus haemolyticus** verursacht. Weitaus seltener kommen Pyocyaneus, Proteus oder Kolibakterien in Betracht.

Infektionsweg

Infektionsquellen sind Direktkontamination durch Unsauberkeit der Wöchnerin (ungenügende Beachtung der Stillhygiene) sowie der Nasenrachenraum von Mutter, Kind oder Pflegepersonal. Die pathogenen Keime gelangen über Fissuren oder Rhagaden der Brustwarze in das Drüsengewebe und verbreiten sich auf dem Lymphwege. Die Mastitis puerperalis ist also überwiegend eine **interstitielle Entzündung**, die durch Epidermisdefekte (Rhagaden) im Mamillenbereich und durch Milchstauung begünstigt wird. Hämatogene oder kanalikuläre (parenchymatöse) Entzündungen sind Raritäten.

Die Mastitisfrequenz ist häufiger nach Klinikentbindungen als nach Hausgeburten. Die Entzündung ist zumeist einseitig und kann lokal oder segmental — entsprechend der anatomischen Septierung der Drüse — begrenzt sein.

Symptome und Verlauf

Die Mastitis puerperalis beginnt mit hohem Fieber, gelegentlich Schüttelfrost und mit den örtlichen Zeichen der Entzündung (Rubor, Dolor, Calor). Unter den geröteten und ödematösen Hautarealen ist eine derbe und druckempfindliche Infiltration zu tasten. Die regionären (axillären) Lymphknoten sind geschwollen. Mit fortschreitender Erkrankung kommt es zur Einschmelzung (Abszedierung). Die Abszesse können subkutan, intramammär oder auch retromammär (zwischen Drüsenkörper und Pektoralisfaszie) gelegen sein. Spontanperforation ist möglich.

Therapie

Im **Anfangsstadium** helfen lokal unterkühlende Maßnahmen (Eisblase, Alkoholumschläge) und Antiphlogistika. Die Brust sollte ruhiggestellt werden (Applikation von Dopaminagonisten wie Bromocryptin oder Lisurid). Eine zunächst noch fortgesetzte Entleerung ist vertretbar, muß aber vorsichtig und wenig traumatisierend vorgenommen werden. Die keimhaltige Milch darf nicht verfüttert werden. Antibiotika sind nur im **Frühstadium** der Erkrankung sinnvoll, in fortgeschrittenen Stadien geben sie Anlaß zur Bildung von multiplen Mikroabszessen und verzögern den Heilungsprozeß. Am besten geeignet ist die Kombination eines Breitspektrumantibiotikums mit einem spezifisch gegen grampositive Keime wirkenden Präparat. Beide Komponenten müssen in voller therapeutischer Dosis verabreicht werden. Eine Alternative in der Behandlung der noch nicht abszedierten puerperalen wie auch non-puerperalen Mastitis ist die Verabfolgung von Prolaktinhemmern (z.B. Pravidel®, 3 Tage 3 x 1 Tabl., anschließend 11 Tage 2 x 1 Tabl.). Im **Spätstadium** mit beginnender Abszedierung sollte die Einschmelzung durch Wärmeapplikation (Rotlicht, Kurzwelle) gefördert werden. Der Abszeß wird nach voller Reife inzidiert. Retromammäre Abszesse werden durch bogenförmigen Schnitt an der Umschlagsfalte der mamma eröffnet (*Bardenheuer*-Bogenschnitt). Mit Entleerung der Abszesse und Drainage tritt rasch Entfieberung ein. Antibiotische Therapie ist bei der abszedierten Entzündung entbehrlich.

7 Entzündungen und Verletzungen der weiblichen Fortpflanzungsorgane

7.1 Physiologie des unteren Genitaltraktes

7.1.1 Sekretion

Der untere Genitaltrakt ist Mündungsgebiet zahlreicher sekretorischer Drüsen, die unterschiedliche biologische Aufgaben haben. Die **Vorhofdrüsen** (Glandulae vestibulares majores et minores) bilden ein klares, leicht visköses Sekret, das der Befeuchtung des Scheideneinganges dient. Sexuelle Stimulation fördert die Sekretion.

Die im Umkreis der Urethra mündenden **paraurethralen Drüsen** sind Analoga der Prostatadrüsen des Mannes und vermutlich Rudimente ohne spezifische Funktionen. Bei Infektionen (Gonorrhoe, Protozoonosen) sind sie Schlupfwinkel der Krankheitserreger.

Die Sekretion der **Zervixdrüsen** spielt eine entscheidende Rolle im Konzeptionsprozeß. Sie wird quantitativ und qualitativ durch die Ovarialhormone gesteuert und unterliegt damit zyklischen Schwankungen. In der präovulatorischen Phase und am Ovulationstermin erreicht sie ein Maximum und bietet gleichzeitig die günstigsten physiko-chemischen Bedingungen für die Spermienaszension.

Die **Vagina** besitzt keine eigenen Drüsen. Das feuchte Vaginalmilieu wird durch Transsudation der Scheidenhaut und durch die Sekrete aus den benachbarten Vestibular- und Zervixdrüsen aufrechterhalten. Der Scheideninhalt liegt mit pH-Werten um 4,0 (3,8—4,2) im sauren Bereich. Die Azidität beruht auf dem Gehalt an Milchsäure, die durch fermentative Zersetzung von Zellglykogen entsteht. Die Freisetzung des Glykogens aus den Plattenepithelzellen erfolgt durch die zytolytische Kapazität der *Döderlein*-Bakterien.

7.1.2 Mikrobiologie

Die *Döderlein*-Bakterien (Lactobacilli acidophili) sind kurze unbewegliche grampositive Stäbchen. Sie bilden die physiologische Scheidenflora. Das saure Milieu der Vagina bietet den *Döderlein*-Bakterien adäquate Lebensbedingungen. Die Azidität hat dagegen eine devitalisierende Wirkung auf die meisten Krankheitserreger. Die Milchsäurebildung ist dadurch ein wirksamer **Schutzmechanismus** der Vagina gegenüber pathogenen Fremdkeimen (biologische Infektabwehr).

Die Bildung der zellulären Glykogendepots unterliegt dem regulativen Einfluß der Ovarialhormone. Nur in der fertilen Lebensperiode der Frau sind alle Voraussetzungen für den biologischen Infektionsschutz vorhanden. Das atrophe Scheidenepithel des Kindes- und des Greisenalters bildet kein Zellglykogen.

Eine Störung der physiologischen Säurebildung in der Vagina und damit eine Herabsetzung der Schutz- und Barrierefunktion ist durch folgende Faktoren möglich:

— Östrogenmangel (z.B. außerhalb der fertilen Lebensperiode)
— Alkalisierung durch zervikale Hypersekretion
— iatrogene Vernichtung der *Döderlein*-Flora durch Antibiotika oder andere bakterizide Pharmaka
— Intimsprays und Vaginalduschen.

7.2 Fluor genitalis

Ursachen

Als Fluor (Ausfluß) wird jede krankhafte Flüssigkeitsabsonderung aus der Scheide bezeichnet.

Der Fluor ist eines der häufigsten gynäkologischen Symptome. Als Fluorquellen kommen Vestibulum, Vagina, Zervix und Corpus uteri sowie die Tuben in Betracht. Aus der Farbe und Beschaffenheit der Absonderungen lassen sich Rückschlüsse auf die verschiedenen krankhaften Ursachen ziehen.

Fluor kann Ausdruck einer **gesteigerten Transsudation**, einer **glandulären Hypersekretion** oder einer **entzündlichen Exsudation** sein. Die Behandlung muß sich immer nach der Ursache richten.

Vestibulärer Fluor

Vestibulärer Fluor kann durch eine Hypersekretion der großen und kleinen Vorhofdrüsen (Glandulae vestibulares majores et minores) auftreten. In der Mehrzahl der Fälle ist er die Folge einer Vulvitis (s. Kap. 7.3).

Vaginaler Fluor

Eine verstärkte Transsudation der Schleimhaut **(Diffusionsfluor)** findet sich bei sexueller Erregung, in graviditate, bei neurovegetativen Störungen oder als Begleiterscheinung allgemeiner konsumierender Krankheiten. Die Absonderung ist farblos, dünnflüssig und nicht von lokalen entzündlichen Erscheinungen begleitet. **Desquamationsfluor** kann durch ein Überangebot von Glykogen mit gesteigerter bakterieller Zytolyse durch *Döderlein*-Bakterien auftreten (Sekretionsphase, Gravidität, Gestagenbehandlung). Entzündliche Erscheinungen fehlen. Pruritus ist gelegentlich vorhanden. **Entzündlicher Fluor** entsteht durch unspezifische oder spezifische, primäre oder sekundäre Entzündungen der Scheide. Als Krankheitserreger kommen in Betracht: Bakterien, Protozoen, Pilze (Hefen), Viren.

Zervikaler Fluor

Fluor durch zervikale Hypersekretion findet sich bei großen polypösen **Ektopien**, aber auch ohne sichtbare Veränderungen am Muttermund. Die Ektopie ist ein physiologischer Befund in der fertilen Lebensphase der Frau und deshalb nur bei großer Ausdehnung und lästiger Hypersekretion behandlungsbedürftig. Schleimhautektopien können im Gefolge von Verletzungen der Zervix auftreten (*Emmet*-Risse). Mißfarbener oder eitriger zervikaler Fluor findet sich bei **unspezifischen oder spezifischen Entzündungen** oder **neoplastischen Prozessen** (Zervixkarzinom).

Der **korporale Fluor** ist praktisch immer das Symptom einer entzündlichen oder blastomatösen Erkrankung. Das gleiche gilt für den **tubaren Fluor**.

Altersabhängigkeit

Eine **physiologische Leukorrhoe** kann in den ersten Lebenstagen des Neugeborenen und am Beginn der Pubertät auftreten.

Im Kindes- und Greisenalter ist die Sekretabsonderung aus den vestibulären und zervikalen Drüsen vermindert. In beiden Altersperioden besteht ein physiologischer Östrogenmangel mit charakteristischen Folgen an den hormonabhängigen Geweben. Das Scheidenepithel ist unzureichend stimuliert. Es besteht aus nur wenigen Schichten. Dadurch ist die Widerstandskraft des Deckepithels gegenüber pathogenen Keimen verringert (herabgesetzte mechanische Infektabwehr). Durch die Armut der Epithelzellen an Glykogen fehlt das Substrat der fermentativen und bakteriellen Zytolyse. Die Folge ist eine ungenügende Säuerung des Scheideninhaltes (herabgesetzte biologische Infektabwehr). Beide Lebensperioden prädisponieren deshalb zu entzündlichen Erkrankungen im Vulva- und Vaginalbereich.

Im **Kindesalter** ist eitriger Fluor das Leitsymptom der **gonorrhoischen Vaginitis**. Die Übertragung erfolgt durch indirekte Kontamination (Schmierinfektion). Ausbreitung in Familien und Heimen kommt vor. Die Gonokokken durchdringen das dünne Scheidenepithel und verursachen eine lokale entzündliche Reaktion. Der obere Genitaltrakt ist nicht beteiligt. **Unspezifische Vulvovaginitiden** werden zumeist durch E. coli und Enterobakterien nach Schmierinfektionen verursacht. Auch **Candidainfektionen** entstehen durch indirekte Kontamination (Übertragung durch Wäsche, Badeutensilien). Hämolysierende Streptokokken können eine Begleitkolpitis bei **Scharlach** auslösen. Bei blutigem Fluor kleiner Mädchen ist besonders an **Fremdkörper** und **artefizielle Läsionen** der Scheide zu denken.

Auch im **Postmenopausealter** ist der Östrogenmangel der wichtigste prädisponierende Faktor für die Kolpitis (Kolpitis senilis, Kolpitis vetularum, atrophische Kolpitis). Bei der älteren Frau kommen durch Übergewicht und Stoffwechselkrankheiten (Diabetes) weitere begünstigende Faktoren für eine **Vulvovaginitis** hinzu. Häufigste Erreger sind Kokken, Enterobakterien und Gardnerella vaginalis. Auch eine primäre gonorrhoische Scheideninfektion ohne Beteiligung des höheren Genitaltraktes ist im Postmenopausealter möglich. Venerische Parasitosen (Trichomonadeninfektion) wie auch Mykosen und Chlamydieninfektion sind weitaus seltener als in der fertilen Lebensperiode. Blutiger Fluor im Postmenopausealter sollte immer erst an eine **maligne Erkrankung** des Genitale denken lassen (z.B. Uteruskarzinom).

Diagnostik

Bei der Diagnostik des Fluor genitalis sind vier Aspekte zu beachten:

1. Anamnese
2. klinische Untersuchung
3. mikroskopische Sekretuntersuchung
4. kulturelle Sekretuntersuchung.

In der **Anamnese** wird gefragt nach Art und Menge des Fluor, Beginn und Zeitdauer, Färbung, Zyklusabhängigkeit, hormonale Medikation, subjektivem Empfinden, Juckreiz.

Die **klinische Untersuchung** umfaßt den Inspektionsbefund, Feststellung des Ortes der Absonderung, der Beschaffenheit, der Farbe, des Geruches, entzündliche Erscheinungen.

Während die Anamnese und klinische Beurteilung nur Hinweise liefern, erlaubt die spezielle mikroskopische, chemische und kulturelle Sekretuntersuchung eine genaue Abklärung der Ursachen des genitalen Fluor.

Mikroskopische Sekretuntersuchung

Die mikroskopische Untersuchung einer Sekretaufschwemmung in physiologischer NaCl-Lösung (**Nativpräparat**) ist ein einfaches, in der Praxis sofort anwendbares Verfahren von hohem diagnostischem Aussagewert. Scheidensekrete können direkt mit dem Spekulum, Zervixsekrete oder Sekrete von den Mündungsgebieten der paraurethralen und *Bartholin*schen Drüsen mit einer Platinöse entnommen werden.

Die Aufschwemmung wird im abgeblendeten Hellfeld oder Phasenkontrastmikroskop untersucht. Die Mehrzahl der Entzündungserreger ist durch dieses Schnellverfahren zu identifizieren (Bakterien, Protozoen, Sproßpilze). Außerdem sind andere Formelemente nachzuweisen, die Rückschlüsse auf Art und Ausmaß der Entzündung liefern (Leukozyten, Erythrozyten, Epithelzellen). Das Nativpräparat ist die optimale Methode zum Direktnachweis von Trichomonaden, die an ihren ruckartigen Bewegungen im frisch entnommenen Sekret leicht zu erkennen sind.

Durch **einfache Färbeverfahren** können bestimmte Strukturen deutlicher dargestellt und eine erste Differenzierung der Bakterien durchgeführt werden.

Bei der **Methylenblaufärbung nach** *Löffler* werden 30 ml einer gesättigten Methylenblau-Alkohol-Lösung mit einer Mischung aus 1 ml einer 1 %igen Kalilauge und 99 ml Wasser versetzt. Das hitzefixierte Präparat wird mit dieser Farblösung für 5 Minuten überschichtet, danach mit Fließpapier getrocknet und ohne Deckglas sofort mikroskopiert (Ölimmersion zur Bakteriendifferenzierung).

Aufwendiger, aber von größerem Aussagewert ist die **Gramfärbung**.

Die zur zytologischen Untersuchung verwendete **Papanicolaou-Färbung** ist kein spezielles Färbeverfahren für Mikroorganismen. Die Mehrzahl der geläufigen Krankheitserreger wird aber durch diese Methode deutlich dargestellt. Im Zuge der zytologischen Karzinomdiagnostik sollten deshalb auch die mikrobiellen Nebenbefunde registriert werden.

Chemische Untersuchungen werden zur Bestimmung des pH-Wertes oder für wissenschaftliche Fragestellungen angewandt. Sie haben für die Routinediagnostik des Fluor genitalis keine Bedeutung.

Kulturelle Sekretuntersuchung

Kulturelle Untersuchungen dienen der Anreicherung von spärlichen, im Direktpräparat nicht nachweisbaren Krankheitserregern und der exakten Artdiagnose von Bakterien und Pilzen. Die Züchtung der Erreger wird im allgemeinen mit einer Empfindlichkeitstestung gegenüber antibiotischen Substanzen als Grundlage einer gezielten Therapie kombiniert (Antibiogramm). Der mikroskopische Befund muß in Beziehung zur klinischen Symptomatik gesetzt werden. Nicht jeder Keimbefund bedarf einer gezielten Therapie, da Vertreter verschiedener fakultativ pathogener Bakteriengruppen in der Vaginalflora gesunder Frauen zu finden sind.

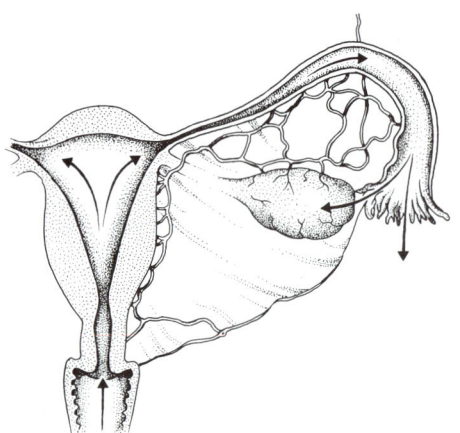

Abb. 7.1 Aszendierende Entzündung

Behandlung des Fluor genitalis

Die Therapie wird von der **Grundkrankheit** bestimmt. Eine polypragmatische und rein symptomatische Fluorbehandlung ohne sorgfältige Abklärung der Ursachen ist sinnlos und u.U. gefährlich (z.B. Fluor infolge einer Geschwulstkrankheit der höheren Genitalabschnitte). Die Grundzüge der Behandlung der spezifischen und unspezifischen Infektionen des Genitale sind in Kap. 7.3 abgehandelt.

Beim **Diffusionsfluor** (verstärkte Transsudation infolge neurovegetativer Störungen) sind lokal applizierte eiweißfällende Mittel (z.B. *Menge*-Bad: 1–3 %ige AgNO$_3$-Lösung) angezeigt. Osmoregulatorische Mittel (Harnstoff, anorganische Salze) können zur Gewebsentquellung beitragen. Bei **allergischer Genese** sind Kortikoid-Östrogen-haltige Scheidensuppositionen wirksam.

Der **Desquamationsfluor** (verstärkte Zelldesquamation und übersteigerte *Döderlein*-Zytolyse) tritt in Abhängigkeit von der endokrinen Lage auf (prämenstruelle Phase, Gravidität, hormonelle Antikonzeption, vorpuberale Phase). Er ist nicht grundsätzlich behandlungsbedürftig. Eiweißfällende Mittel haben symptomatischen Effekt.

Bei **Fluor durch zervikale Hypersekretion**, wie er zumeist bei großen polypösen Ektopien, aber auch ohne sichtbare Veränderungen am Muttermund auftritt, haben lokale Ätzungen mit Argentum nitricum in der Regel keinen dauerhaften Effekt, zuverlässiger sind die Elektroverschorfung, Lasertherapie, Kryosation oder flache Konisation.

Bei **entzündlichem Fluor** entscheidet der bakteriologisch-kulturelle Befund über das weitere Vorgehen.

Beim **korporalen** und **tubaren Fluor**, die praktisch immer das Symptom einer entzündlichen oder blastomatösen Erkrankung darstellen, richtet sich die Therapie nach dem Grundleiden.

7.3 Unspezifische Infektionen des inneren und äußeren Genitale

7.3.1 Erreger und Infektionswege

Entzündungen des äußeren Genitale und der Vagina entstehen überwiegend durch Direktkontamination.

Entzündungen der höheren Genitalabschnitte (Uterus, Adnexe) und ihrer Umgebung können durch Aszension von pathogenen Keimen oder durch hämatogene Infektion erfolgen (Abb. 7.1).

Unter physiologischen Bedingungen besteht eine **abgestufte Barriere** des Genitaltraktes gegen eine Keimaszension (mechanischer Scheidenverschluß, biologischer Säureschutz, zervikaler Schleimpfropf). Günstige Bedingungen für das Eindringen pathogener Keime ergeben sich bei Störungen der biologischen Abwehrmechanismen während der Menstruation, nach Geburten oder Fehlgeburten und nach geburtshilflichen Eingriffen. Der Nachweis von Keimen im inneren Genitale sagt noch nichts über deren pathogenetische Bedeutung aus. Die Abgrenzung zwischen pathogenen Stämmen und harmlosen Saprophyten ist nicht immer möglich.

Als **Erreger** einer unspezifischen entzündlichen Erkrankung des inneren Genitale kommen vor allem Staphylokokken, hämolysierende Streptokokken und Chlamydien in Betracht. In seltenen Fällen spielen anaerobe Diphtheroide und anaerobe Streptokokken sowie Sporenbildner (Clostridium perfringens, Tetanusbazillen) eine Rolle.

7.3.2 Entzündungen der Cervix uteri (Zervizitis)

Unspezifische Entzündungen der Zervix können nach diagnostischen Eingriffen (Biopsie, Abschabung) oder als Begleiterscheinung eines malignen Prozesses auftreten.

Eine **akute Zervizitis** kann bei entsprechender Disposition durch verschiedene fakultativ pathogene Keime der Scheidenflora ausgelöst werden. Häufig liegt der Entzündung aber eine Infektion mit Chlamydien oder Gonokokken zugrunde.

> Jede akute Zervizitis ist hochverdächtig auf eine gonorrhoische Infektion!

Leitsymptom der Gonorrhoe ist gelblich-eitriger Ausfluß aus dem Zervikalkanal. Bakteriologische Abklärung ist unbedingt notwendig.

Die **chronische Zervizitis** ist meist Folge einer anatomischen Veränderung (Zervixrisse, Polypen, Lazerationsektropium). Die Zervixschleimhaut ist allerdings nur selten frei von Leukozyten und Rundzellinfiltraten. Der histologische Befund korreliert nicht immer mit dem klinischen Bild einer Zervizitis. Chronische Zervizitiden können einen ungünstigen Einfluß auf die Konzeption haben.

7.3.3 Entzündungen des Endometriums (Endometritis)

Die isolierte **unspezifische Endometritis** ist ein seltenes Ereignis. In vielen Fällen wird das Cavum uteri bei einer aszendierten Infektion offenbar „übersprungen". Durch die periodische Abstoßung der Schleimhaut erfolgt im übrigen eine Selbstheilung. Das Endometrium besitzt zudem eine beachtliche bakterizide Kapazität. Das zeigt nicht zuletzt die Erfahrung mit Intrauterinpessaren. Eine klinisch manifeste Entzündung der Uterusschleimhaut findet sich bei dieser Form der Antikonzeption in weniger als 2 %.

Die unspezifische chronische Endometritis tritt überwiegend in Kombination mit einer Adnexentzündung auf. Klinische Hinweise sind Meno-Metrorrhagien und uteriner Fluor. Bei der isolierten chronischen Endometritis ist das Allgemeinbefinden meist nur geringgradig gestört. Nur bei stärkeren Infektionen beste-

hen subfebrile Temperaturen sowie Erhöhung der BSG, des CRP (C-reaktives Protein) und der Leukozytenzahl.

Eine Komplikation der Endometritis ist die besonders im höheren Lebensalter vorkommende **Pyometra**. Es handelt sich um eine Stauung von eitrigem Sekret im Uterus infolge einer Verklebung des Zervikalkanals. Stenosen können infolge einer abgelaufenen Zervizitis oder durch einen neoplastischen Prozeß (Zervixhöhlenkarzinom) auftreten. Die Sekretstauung im Cavum uteri führt zu einer prall-zystischen Auftreibung des Uteruskorpus. Die Dilatation des Halskanals zur Drainage des angestauten Sekrets sollte aus diagnostischen Gründen immer durch eine Abrasio ergänzt werden.

Eine Sonderform der aszendierten Endometritis ist die **puerperale Entzündung des Endometrium** (s. Kap. 6.2.3).

7.3.4 Entzündungen der Adnexe (Adnexitis)

Akute Adnexitis

> Unspezifische Adnexentzündungen entstehen überwiegend durch aszendierte Infektion, seltener durch direktes Übergreifen eines benachbarten entzündlichen Prozesses (z.B. Perityphlitis).

Die **unspezifischen bakteriellen Entzündungen** machen zusammen mit der gonorrhoischen Infektion (s. Kap. 7.4.1) mehr als 80 % aller Adnexentzündungen aus. Erreger sind Chlamydien, Staphylokokken, Peptostreptokokken, Kolibakterien, Proteusbakterien und Mykoplasmen. Die Adnexentzündung ist vorherrschend eine primäre **Salpingitis**. Erst im subchronischen Stadium werden in der Regel die Ovarien in den entzündlichen Prozeß einbezogen (**Salpingo-Oophoritis**). Doppelseitigkeit ist häufiger als einseitige Entzündung. Die aszendierende Adnexitis ist eine **Erkrankung des Reproduktionsalters**. Adoleszentinnen und junge Frauen sind am häufigsten betroffen. Frühzeitig aufgenommener Geschlechtsverkehr, schlechter sozioökonomischer Status, Schwangerschaftsabbrüche und vaginale Eingriffe sind prädisponierende Faktoren. Die akute Adnexitis beginnt mit einer exsudativen Entzündung der Endosalpinx. Meist tritt früh-

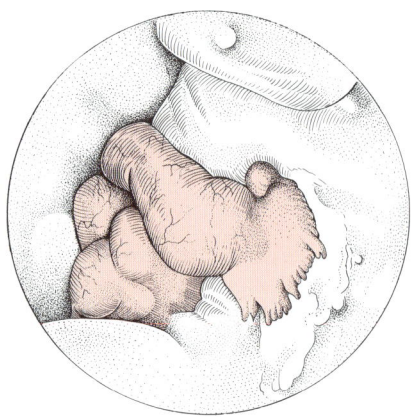
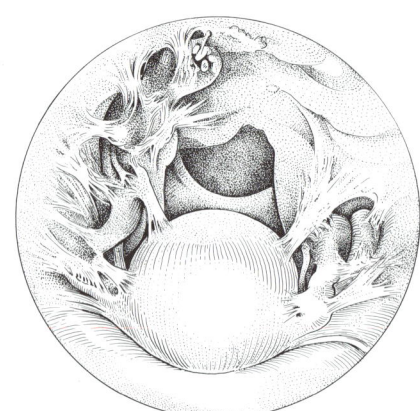

a   b

Abb. 7.2 a, b Akute (**a**) und ausgeheilte (**b**) Adnexitis

zeitig eine fibrinoide Verklebung der Tuben-ostien ein mit Sekretstauung (Abb. 7.2 a). Je nach Art des im Eileiter retinierten Sekretes spricht man von einer **Pyo-, Hydro-** oder **Hämatosalpinx**. Übertritt des keimhaltigen entzündlichen Sekretes in die freie Bauchhöhle löst eine zumeist auf das kleine Becken begrenzte Peritonitis aus (**Pelveoperitonitis, gedeckte Peritonitis**).

Die Pelveoperitonitis ist eine Frühkomplikation der akuten Adnexentzündung. Spätkomplikationen sind **Tuboovarialabszesse** und der **Douglas-Abszeß**. Im subchronischen Stadium der Entzündung kommt es durch fibrinoide Ausschwitzung zu Verklebungen zwischen Eileiter, Ovar, benachbarten Darmschlingen, Netz und Peritoneum. Auf diese Weise entstehen mehr oder weniger große entzündliche Konglomerattumoren der Adnexe. Nach Abklingen der akuten entzündlichen Erscheinungen tritt eine narbige Konsolidierung dieser Konglomerattumoren ein (Abb. 7.2 b). Die narbige Okklusion der Eileiter wie auch die Behinderung der Tubenmotilität durch Induration des Tubenrohres und durch peritubare Verwachsungen sind irreversible Folgen der abgelaufenen Entzündung und Ursachen einer primären oder sekundären Sterilität.

Symptomatik

Bei der unspezifischen akuten Adnexitis bestehen erhebliche Unterbauchbeschwerden mit Krankheitsgefühl und erhöhten bis hochfebrilen Temperaturen. Meteorismus, Obstipation und Übelkeit sind häufige Begleiterscheinungen. Schmierblutungen und Fluor sind zumeist Ausdruck einer begleitenden Endometritis.

Diagnose

Die Diagnose der akuten Adnexitis stützt sich auf die **Beschwerden** und den abdominalen sowie vaginalen **Tastbefund**. Die palpatorische Untersuchung ist meist durch Abwehrspannung erschwert. Die Adnexe sind „teigig" verdickt und sehr dolent. Unspezifische Entzündungsparameter wie CRP (C-reaktives Protein), BSG und Leukozytenzahl sind pathologisch erhöht. Differentialdiagnostisch kommen in Betracht:

— Appendicitis acuta (mehr einseitige Schmerzen mit Punctum maximum am *McBurney*-Punkt, intestinale Symptomatik mit Übelkeit und Erbrechen)
— Tubargravidität (sekundäre Amenorrhoe, einseitiger Tastbefund, kein Fieber, evtl. positiver Schwangerschaftstest).

Weitere differentialdiagnostisch in Betracht zu ziehende seltenere Ereignisse sind rupturierte Corpus luteum-Zysten, stielgedrehte Ovarialtumoren und Myome, Endometritis und Divertikulitis.

Therapie

Konservative antiphlogistische und antibiotische Maßnahmen bilden die Grundlage der Behandlung der akuten Adnexitis.

Bettruhe ist in der Initialphase erforderlich. Die medikamentöse Behandlung besteht in der Kombination von Antibiotika mit antiphlogistisch-resorptiv wirkenden Präparaten. Die schnell erforderliche antibiotische Therapie beginnt in der Regel mit einem Antibiotikum (oder einer Antibiotika-Kombination), das die bei der Adnexitis häufigen Erreger Gonokokken, Chlamydien, Anaerobier und Enterobakterien erfaßt, z.B. Ampicillin 3,5 g (Amoxizillin 3,0 g) per os, danach Doxyciclin 100 mg 2 x täglich, 10—14 Tage lang oder Tetracyclin 500 mg per os 4 x täglich, 10—14 Tage lang.

Bei schweren und hochvirulenten Infektionen sind Cephalosporine in Verbindung mit gegen Anaerobier wirksamen Substanzen (z.B. Metronidazol) angezeigt. Kortikosteroide haben starke antiphlogistische Wirkung. Sie hemmen die Abscheidung fibrinöser Exsudate und steigern die lokale Durchblutung. Dadurch wird die Konzentration der Antibiotika am Entzündungsherd erhöht. Eine unerwünschte Nebenwirkung ist die Immunsuppression mit der Gefahr einer Allgemeininfektion. Die Kortikosteroidbehandlung muß daher immer in Kombination mit einer hochdosierten Antibiotikatherapie durchgeführt werden. Die Kortikosteroidtherapie wird mit einer hohen Initialdosis eingeleitet und über einen Zeitraum von 8—14 Tagen schrittweise abgebaut (z.B. beginnend mit 60 mg/die Prednison über 3 Tage, danach stufenweise Dosisreduzierung um täglich 10 mg).

Geeignete **Adjuvantien** in der medikamentösen Therapie der akuten unspezifischen Adnexitis sind weiterhin Oxyphenbutazon (z.B. Phlogase®) und oral wirksame Fibrinolytika (z.B. Varidase®). Die medikamentöse Behandlung wird durch **physikalische Maßnahmen** ergänzt (z.B. lokale Kälteapplikation: Eisblase).

Prognose

Nur bei frühzeitig einsetzender konsequenter Therapie ist eine vollständige Heilung (restitutio ad integrum) gewährleistet. Ist es bereits zu Exsudation und fibrinöser Verklebung gekommen, so droht die Gefahr von **narbigen Adhäsionen** mit Tubenverschluß und Sterilität.

Chronische Adnexitis

Symptomatik

Bei der unspezifischen chronischen Adnexitis (Salpingo-Oophoritis) finden sich über lange Zeit andauernde rezidivierende Unterbauchschmerzen oder Beschwerden bei der Kohabitation. Die allgemeine Belastbarkeit und Leistungsfähigkeit der Patientinnen ist herabgesetzt. Fluor und Zyklusstörungen können vorhanden sein. Die Temperaturen sind normal oder subfebril.

Diagnose

Die Adnexbereiche sind druckempfindlich. Die gynäkologische Palpation ergibt ein- oder doppelseitige dolente Konglomerattumoren oder auch nur narbig anmutende Verdichtungen. Blutsenkungsgeschwindigkeit und Leukozytenzahlen sind mäßig erhöht oder im Normbereich.

Therapie

Bestehen noch klinische Zeichen der schwelenden Entzündung, so sind **antiphlogistisch-resorptive Maßnahmen** angezeigt. Kuren in Heilbädern mit physikalischen und balneologischen Maßnahmen (Mikrowellen, Fangopackungen, Moorbäder) sind sinnvoll.

Die Mehrzahl der sog. chronischen Adnexitiden sind **narbige Folgezustände einer ausgeheilten Adnexitis**. Die Konglomerattumoren und peritonealen Adhäsionen sind Ursache der „therapieresistenten" rezidivierenden Schmerzzustände. Antiphlogistische und resorbierende Maßnahmen sind in diesen Fällen nicht mehr wirksam. Beschwerdefreiheit ist nur durch **operative Behandlung** zu erreichen. Die Operation besteht in der Lösung der verbackenen Organe (Adhäsiolyse) und der Entfernung der erkrankten Organteile u.U. in Verbindung mit refertilisierenden Maßnahmen. Nicht selten persistieren oder rezidivieren die Beschwerden nach derartigen organerhaltenden Eingriffen. Am sichersten ist Beschwerdefreiheit durch die abdominale Hysterektomie mit bilateraler Adnektomie zu erreichen.

7.3.5 Entzündungen der Vagina (Kolpitis)

Bei der **primären Kolpitis** werden durch hohe Virulenz der eingedrungenen Keime die zuvor intakten biologischen Abwehrmechanismen direkt überwunden. Die **sekundäre Kolpitis** entsteht als Folge einer durch innere oder äußere Einwirkungen bereits gestörten Scheidenbiologie.

Prädisponierende Faktoren einer sekundären Kolpitis sind:
— schwere Allgemeinerkrankungen
— Stoffwechselkrankheiten
— Anämien
— Erkrankungen der höhergelegenen Genitalabschnitte
— zervikale Hypersekretion
— falsche hygienische oder antikonzeptionelle Praktiken.

Die wichtigsten Erreger einer bakteriellen Kolpitis sind Gardnerella vaginalis, Kolibakterien, Streptokokken und Staphylokokken.

Mischinfektionen auch in Kombination mit Trichomonaden und Hefen sind häufig. Die Nachweismethoden im Scheidensekret sind in Tabelle 7.1 dargestellt.

Die Aminkolpitis (bakterielle Vaginose) ist eine der häufigsten bakteriellen Infektionen der Scheide. Erreger ist **Gardnerella vaginalis** im Verein mit anderen Anaerobiern der Bacteroides-Gruppe. Hauptsymptom ist ein wäßriger, grauweißer, durch Aminbildung fischartig riechender Fluor. Im Nativpräparat des Vaginalsekretes finden sich sog. **Schlüsselzellen** (clue cells): Plattenepithelzellen, die dicht mit Bakterien besiedelt sind (Abb. 7.3a). Das Scheiden-pH liegt über 4,5. Gardnerella vaginalis wächst oberflächlich parasitär. Lokale entzündliche Veränderungen sind nicht immer vorhanden.

Tabelle 7.1 Diagnostik und Therapie der Scheidenentzündungen

Erreger	Symptome	Erregernachweis	Therapie
1. Gardnerella vaginalis	Farbloser, wäßriger Fluor	Nativpräparat (Schlüsselzellen), Gramfärbung, Kultur	Metronidazol (z.B. Flagy®, Clont®)
2. Escherichia coli und Enterobakterien	Mißfarbener (fötider) Fluor	Nativpräparat, Gramfärbung, Kultur	Lokal antibiotisch, antiseptisch
3. Staphylokokken und Streptokokken	Eitriger, fötider Fluor	Nativpräparat, Gramfärbung, Kultur	Lokal antibiotisch oder Sulfonamide
4. Trichomonas vaginalis	Gelblicher schaumiger Fluor, Pruritus	Nativpräparat (Eigenbewegung)	Metronidazol (z.B. Flagyl®, Clont)
5. Candida albicans	Geruchloser weißlicher oder salbenartiger Fluor, Pruritus	Nativpräparat (Myzelien und Konidien), KOH-Aufschwemmung für Hautschuppen, Gramfärbung, Kultur	Nystatin (Moronal®) Miconazol (Daktar®, Monistat®), Econazol (Pevaryl®), Clotrimazol (Canesten®), fungostatische Antibiotika (Natamycin, Griseofulvin)
6. Herpes simplex	Pruritus, Schmerzen im Introitus, vesikulöse Entzündung	Zytologisch (Einschlußkörper)	Symptomatisch Aciclovir (Zovirax®)
7. Mykoplasmen	Wäßriger Fluor	Kulturell	Tetrazykline
8. Chlamydien	Wäßriger oder eitriger Fluor	Immunfluoreszenz, Kultur	Tetrazykline Erythromycin

1–6 Als mikrobiologischer Nebenbefund im PAP-Smear erfaßbar

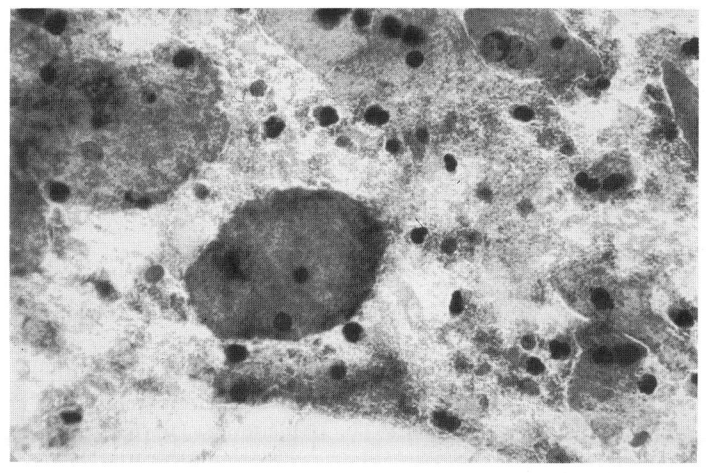

a

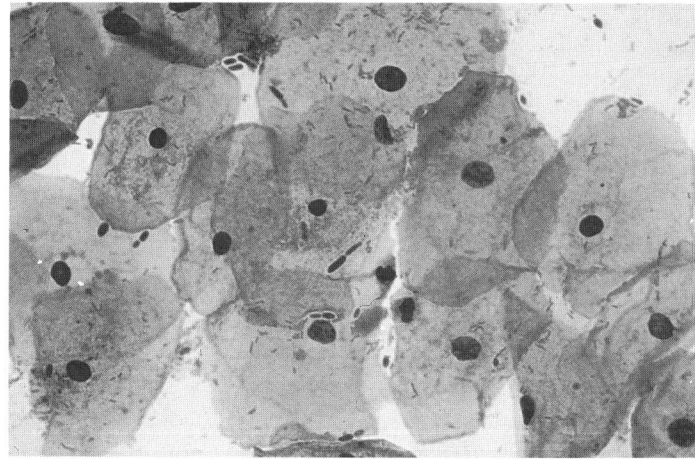

b

c

Abb. 7.3 a–c   **a** Gardnerella,   **b** Trichomonas,   **c** Candida

Escherichia coli und Enterokokken geraten durch Schmierinfektion in die Vagina.

Aerobe Streptokokken und **Staphylokokken** verursachen zumeist starke entzündliche Reaktionen und eitrigen Fluor.

Unter den **Protozoeninfektionen** spielt die Trichomonadenkolpitis die größte Rolle. **Trichomonas vaginalis** gehört zur Gattung der Flagellaten. Es sind 10 bis 40 μm große ovale oder tropfenförmige Flagellaten (Abb. 7.3 b). Der Zellkern liegt exzentrisch am oberen Zellpol. Dort finden sich auch 4–5 büschelförmig angeordnete Geißeln, die in einer Gruppe von Basalkörnern enden. Ein zentraler Achsenstab durchzieht den Zellkörper und überragt den unteren Zellpol mit einem Schwanzstachel. Außer den Geißeln ermöglicht eine undulierende Membran die aktive Fortbewegung der Protozoen. Eine Trichomonadenkolpitis findet sich unter den Patientinnen gynäkologischer Sprechstunden in 3 % bis 10 %. Die Scheidenentzündung ist in der Regel Teil einer ausgedehnten urogenitalen Infektion. Die Trichomoniasis ist eine venerische Parasitose. Die Übertragung erfolgt durch den direkten Kontakt bei der Kohabitation. Ca. 25 % der befallenen Patientinnen sind symptomfrei, die übrigen zeigen mäßigen bis starken, weißgelben oder grünlichen schaumigen Fluor. Die Scheidenhaut ist diffus oder fleckförmig gerötet (Colpitis granularis). Außer Wundgefühl und Pruritus können bei urogenitaler Trichomoniasis auch Miktionsbeschwerden auftreten.

Bei den **Pilzerkrankungen (Mykosen)** der Scheide stehen die durch **Candida albicans** (seltener **Candida glabrata**) hervorgerufenen Entzündungen im Vordergrund (Abb. 7.3 c). Wie die Trichomonaden sind auch die Sproßpilze fakultativ pathogen. Viele Infektionen verlaufen symptomlos. Im Scheidensekret klinisch gesunder Frauen liegt die Frequenz des positiven Pilznachweises zwischen 9 % und 14 %, in der Schwangerschaft um 30 %. Weitere prädisponierende Faktoren sind Diabetes mellitus, Leukämie, maligne Tumoren sowie Langzeitbehandlung mit Ovulationshemmern, Kortikoiden und Zytostatika.

Typisch für die manifeste Candida-Kolpitis ist der Pruritus. Der Fluor ist geruchlos, weißlich, auch salbenartig oder grünlich. Die Scheidenhaut ist diffus gerötet und geschwollen.

Die Infektion kann auf die Vulva und Perianalregion übergreifen. Myzelien oder Sporen können im Nativpräparat mikroskopisch nachgewiesen werden.

Die lokale Therapie erfolgt mit Polyenen (Nystatin, Amphotericin B) oder Imidazolderivaten (Clotrimazol, Miconazol-Nitrat). Orale (systemische Behandlung) kann bei hartnäckiger, rezidivierender Infektion erforderlich werden. **Re-Infektionen durch unbehandelte Sexualpartner** sind die häufigste Ursache von Rezidiven.

Unter den **viralen Infektionen** hat der **Herpes genitalis (Herpes simplex Typ II)** die größte Bedeutung. Die Herpes-Kolpitis verläuft in der Regel als flüchtige vesikulöse Entzündung der Schleimhaut. Innerhalb von 24–36 Stunden entwickeln sich multiple, unregelmäßig oder in Gruppen stehende, konfluierende Vesikel, die mit wasserklarer Flüssigkeit angefüllt sind. Die Virusausscheidung und damit die Infektiosität dauert 3–5 Tage. Die Vulvovaginitis herpetica verursacht erhebliche Schmerzen und Pruritus, allgemeines Krankheitsgefühl u. U. mit Übelkeit, Fieber, Myalgien und Gelenkbeschwerden. In seltenen Fällen führt die Infektion zu schweren nekrotisierenden Entzündungen des Genitale. Nach einer Krankheitsdauer von 10–14 Tagen klingen die Beschwerden ab. **Antikörperbestimmung** ermöglicht den Nachweis einer durchgemachten Infektion. Angesichts der hohen Durchseuchungsrate der Bevölkerung hat sie für die Diagnose der akuten Infektion nur geringe Bedeutung. Die Virusinfektion bewirkt an den Epithelzellen der Scheide typische **Veränderungen der Kernstruktur** (Mehrkernigkeit, eosinophile Einschlußkörper).

Bislang gibt es keine zuverlässige Therapie der in den Nervenganglien latent verbleibenden Viren. Die Behandlung ist symptomatisch. Virostatika (Acidovir) mildern den akuten Krankheitsverlauf. Antibakterielle Therapie ist bei Superinfektionen erforderlich.

Zu den häufigsten sexuell übertragbaren Erkrankungen zählt die Mykoplasmainfektion. **Mykoplasmen** sind sehr kleine Bakterien ohne Zellwand. Vagina, Urethra und Cervix uteri können befallen sein. Die Entzündungen verlaufen in der Regel milde. Die Diagnose ist schwierig, da die Erreger nur auf speziellen Nährböden wachsen. Die serologische Diagnostik stützt sich auf KBR, Immunofluoreszenz und Hämagglutination. Zur Therapie sind Tetrazykline geeignet.

Chlamydien (Chlamydia trachomatis) bilden eine den gramnegativen Bakterien nahestehende Gruppe obligat intrazellulärer Parasiten. Die Erkrankung des weiblichen Genitalbereiches umfaßt neben der Urethritis vor allem aszendierende Infektionen (Zervizitis, Endometritis, Adnexitis). Der direkte Erregernachweis erfolgt mit Fluorescin-gekoppelten monoklonalen Antikörpern. Chlamydien sind empfindlich gegen Tetrazykline und Quinolon-Derivate, nicht aber gegen Penicillin und Cephalosporine.

Bei allen sexuell übertragenen Genitalinfektionen (sexually transmitted diseases, STD) ist die Untersuchung und gegebenenfalls Mitbehandlung der Sexualpartner erforderlich (s. Kap. 7.6).

7.3.6 Entzündungen der Vulva (Vulvitis)

Eine Vulvitis kann als isolierte Organkrankheit oder als Teilmanifestation einer dermatologischen Erkrankung auftreten.

Primäre isolierte Vulvitis

Die primäre isolierte Vulvitis (Vulvitis simplex) ist häufig eine **nichtinfektiöse Entzündung** durch exogene Noxen (allergische oder toxische Dermatosen, s. Kap. 7.5).

Im akuten Stadium ist die Haut der Vulva diffus gerötet und ödematös geschwollen. Vesikulöse oder ekzematoide Veränderungen sind besondere Verlaufsformen der abakteriellen Entzündung. Im chronischen Stadium finden sich Pachydermien und Hyperkeratosen. Die Lichenifikation kann Folge einer Entzündung oder Ausdruck eines primären dystrophischen Prozesses sein.

Bakterielle Vulvitiden

Die bakterielle Vulvitis ist zumeist eine durch Staphylokokken hervorgerufene **Folliculitis vulvae**.

Die entzündeten Haarfollikel imponieren als gerötete schmerzhafte Knötchen mit zentraler, von einem Haar durchbohrter Pustel.

Bei der ebenfalls durch Staphylokokken verursachten **Furunculosis vulvae** bilden sich sehr schmerzhafte gerötete Knoten mit zentralen Eiterpfropfen und erheblichem Begleitödem. Die regionären Lymphknoten sind meist geschwollen und sehr schmerzhaft.

Zu den entzündlichen Erkrankungen des äußeren Genitale zählt auch die durch Staphylokokken, Gonokokken, Escherichia coli oder Enterokokken hervorgerufene Entzündung der *Bartholin*schen Drüsen (Glandula vestibularis major). Im akuten Stadium der **Bartholinitis** findet sich eine zumeist einseitige schmerzhafte Schwellung im dorsalen Bereich der großen Labie. Durch Stauung des eitrigen Sekrets entwickelt sich ein **Empyem des Ausführungsganges** (oft fälschlich als *Bartholin*scher Abszeß bezeichnet). Die Therapie besteht im Frühstadium der Entzündung aus antiphlogistischen und analgetischen Maßnahmen. Bei Empyembildung ist Inzision zur Entleerung der Eiteransammlung notwendig. Spontanperforation ist möglich. Im Gefolge der Entzündung können sich indolente Retentionszysten entwickeln.

Virale Vulvitiden

Unter den viralen Infektionen des äußeren Genitale stehen der Herpes genitalis und die sog. spitzen Kondylome im Vordergrund.

Die Infektion durch **Herpesviren** kann zu einer hochakuten vesikulösen Vulvitis führen. Das Allgemeinbefinden ist meist stark beeinträchtigt. Superinfektion der geplatzten Vesikel ist häufig. Es resultieren schmerzhafte, schmierig belegte flache Ulzerationen. Das Virus persistiert in regionären Ganglien. Rezidivierte Entzündungen sind daher häufig. Die Herpesviren können aus dem Bläscheninhalt isoliert werden.

In Zellabstrichen sind mehrkernige Riesenzellen mit Einschlußkörpern ein zytomorphologisches Indiz der Herpesinfektion.

Die **spitzen Kondylome** (Condylomata acuminata) sind infektiöse Akanthome oder Viruspapillome. Auslösendes Agens ist die Infektion durch **humane Papillomaviren**, vorwiegend der

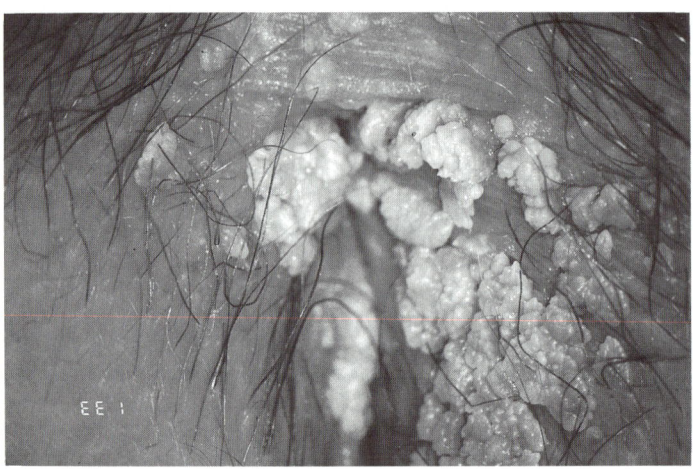

Abb. 7.4 Condylomata

HPV-Typen 6 und 11. Morphologisch sind die Kondylome als gutartige Neubildungen anzusehen. Bei ihrer Entstehung spielen offenbar **lokale Dispositionen** (bakterielle und mykotische Infektionen, chronischer Fluor u.a.) und herabgesetzte Immunabwehr eine Rolle. Makroskopisch sind es warzenartige, gestielte oder breitbasig aufsitzende Wucherungen, die nur selten isoliert, meist beetartig ausgebreitet entstehen (**Feigwarzen**) (Abb. 7.4). Mikroskopisch sind es einfache Fibroepitheliome mit einem akanthotischen und hyperkeratotischen Plattenepithel, das virustypische Zell- und Kernveränderungen (Koilozytosen) aufweist. Die Inkubationszeit der Virusinfektion beträgt 4—6 Wochen oder auch mehrere Monate. In ca. 80 % der Fälle finden sich — oft nur diskrete — kondylomatöse Läsionen beim männlichen Partner. Zur **Behandlung** eignen sich antimitotisch wirkende Medikamente (z.B. alkoholische Podophyllinlösung) oder chirurgische Maßnahmen (Abtragung mit scharfem Löffel oder Diathermieschlinge, Lasertherapie). Mitosehemmende Präparate (z.B. Podophyllin) dürfen nicht in der Schwangerschaft angewandt werden.

Sekundäre Vulvitiden

Sekundäre Vulvitiden entstehen durch Übergreifen einer primären Scheidenentzündung auf das äußere Genitale (Vulvovaginitis). Die Entzündungserreger werden durch den vaginalen Fluor nach außen verschleppt. Atrophische Veränderungen, Intertrigo, Stoffwechselkrankheiten (Diabetes mellitus), endokrine Faktoren (Schwangerschaft, Hyperthyreoidismus), Behandlung mit Hormonen (hormonale Kontrazeptiva, Kortikoide, Immunsuppressiva) und Zytostatika begünstigen die Entstehung einer sekundären Vulvitis.

Die häufigsten Erreger sind Sproßpilze (Candida albicans und glabrat). Die Symptome der **Vulvitis candido-mycotica** sind brennende Schmerzen, Juckreiz und Miktionsbeschwerden. Die Epidermis der Vulva reagiert auf die Candidainfektion verschiedenartig. Die Haut kann diffus gerötet und mit weißlichen membranösen Belägen bedeckt sein. Häufig sind ekzematoide Veränderungen, die auch die perivulvären Hautpartien (Perineal- und Perianalbereiche, Leisten, Oberschenkelinnenseite) einbeziehen. Seltener sind vesikulöse oder follikuläre Varianten der Candidamykose. Außer den Sproßpilzen können **Trichomonaden** und **bakterielle Infektionen der Vagina** sowie eine **Oxyuriasis** des Darmes sekundäre Vulvitiden hervorrufen. Mangelnde Hygiene begünstigt den Befall durch **Scabies scabiei** und **Pediculosis pubis**.

Andere entzündliche Vulvitiden

Zu den entzündlichen Affektionen der Vulva mit ungeklärter Pathogenese zählen das **Behçet-Syndrom** und das **chronische Vestibulitis-Syndrom**.

Das **Behçet-Syndrom** ist durch rezidivierende orale und genitale Ulzerationen charakterisiert. Möglicherweise ist eine unspezifische Vaskulitis oder eine Kollagenkrankheit Ursache des Syndroms.

Beim **chronischen Vestibulitis-Syndrom** findet sich eine schmerzhafte, meist zirkulär auf die Introitusregion beschränkte Entzündung mit demarkierter Rötung der mukokutanen Haut des Scheideneinganges. Die chronische Entzündung führt sekundär zur Introitus-Stenose.

Dermatologische Affektionen im Vulvabereich

Unter den Hautkrankheiten mit häufiger Lokalisation im Vulva- und Vulva-Damm-Bereich sind der **Lichen simplex chronicus,** die **Erythrodermie,** das **Erythema exsudativum multiforme** und die **Psoriasis vulgaris** zu nennen.

Intertriginöse Ekzeme entstehen auf dem Boden einer durch Schweißstauung mazerierten Haut im Bereich der Genitokruralfalten adipöser Frauen.

7.4 Spezifische Infektionen des weiblichen Genitale

7.4.1 Gonorrhoe

Erreger der Gonorrhoe (Tripper, Morbus *Neisser*) ist der 1879 durch *Neisser* entdeckte **gramnegative Diplococcus (Gonococcus, Neisseria gonorrhoeae).** Die Gonokokken besiedeln ausschließlich **Schleimhäute.** In 20—40 % der gonorrhoischen Infektionen liegen Mischinfektionen, vorwiegend mit Chlamydien, vor. Ursprünglich oberflächlich saprophytär wachsend, durchdringen und zerstören die Gonokokken schließlich das schleimbildende Epithel. Das geschichtete Plattenepithel der Scheide bildet eine mechanische und biologische Barriere gegen die Infektion. Nur die mangelhaft differenzierten Scheidenepithelien des Kindes- und Postmenopausealters können von den Erregern infiziert werden. Eine gonorrhoische Vaginitis gibt es daher nur bei kleinen Mädchen und älteren Frauen, selten einmal bei vorgeschädigten Scheidenepithelien oder in graviditate.

Die Übertragung erfolgt direkt durch die Kohabitation. Bei Kindern ist eine indirekte Kontamination durch Schmierinfektion möglich.

Prädilektionsorte der gonorrhoischen Infektion sind bei der Frau die **Urethra** (95 %), die **Cervix uteri** (80 %) und die Ausführungsgänge der *Bartholin*schen Drüsen (20 %). Auch die **periurethralen Drüsen** und die **Rektumschleimhaut** können befallen sein.

Der Isthmus uteri kann über lange Zeit eine Aszension der Infektion verhindern **(untere Gonorrhoe).** Eine aufsteigende Entzündung im inneren Genitaltrakt ist jedoch jederzeit möglich. Das Übergreifen auf die Korpusschleimhaut und die Adnexe **(obere Gonorrhoe)** kann durch die Menstruation, durch Geburten oder Fehlgeburten begünstigt werden. Die **Salpingitis gonorrhoica** führt zumeist zu einer frühzeitigen entzündlichen Verklebung der Tubenostien. Dadurch ist die gonorrhoische **Pelveoperitonitis** relativ selten.

Symptome und Diagnose

Untere Gonorrhoe

Die Infektion verläuft häufig asymptomatisch. Im Frühstadium findet sich gelegentlich eine zirkumskripte Rötung der periurethralen Drüsen und der *Bartholin*schen Drüsen **(Maculae gonorrhoicae).** Auf Druck entleert sich aus den Mündungen der Drüsengänge eitriges Sekret. Bei der **gonorrhoischen Zervizitis** fließt reichlich gelb-grüner Fluor aus dem Zervikalkanal. Befall des Rektums **(Proctitis gonorrhoica)** kann Jucken und Brennen im After verursachen.

Die Diagnose der Gonorrhoe stützt sich auf den mikroskopischen und kulturellen Erregernachweis.

Für die **mikroskopische Direktuntersuchung** wird das Sekret mit einer Platinöse aus der Urethramündung und dem Zervikalkanal gewonnen, der Ausstrich mit Methylenblau oder nach *Gram* gefärbt. Die Gonokokken sind intrazellulär liegende „semmelförmige" gramnegative Diplokokken. Mit mikroskopischen Methoden sind nur 50—70 % der Infektionen zu erfassen. Eine sichere Diagnose ist nur durch Kulturverfahren möglich.

Die **kulturelle Untersuchung** (*Stuart*sches Transportmedium oder Elektivmedium von *Thayer-Martin*) sollte immer ergänzend zur mikroskopischen Untersuchung durchgeführt werden. In Zweifelsfällen sind wiederholte Untersuchungen und die Komplementbindungsreaktion notwendig.

Eine durchgemachte Gonorrhoe hinterläßt keinen immunologischen Schutz gegen Re-Infektion.

Obere Gonorrhoe

Sie bietet alle Zeichen der **akuten Unterleibsentzündung** (Schmerzen, Fieber, Stuhlverhaltung, peritoneale Reizerscheinungen). Die Menstruation begünstigt die Aszension der Infektion. Die akute Symptomatik geht relativ rasch in ein **subakutes Stadium** über. Irreversible Folgen der abgeheilten gonorrhoischen Adnexitis sind **narbige adhäsive Adnexveränderungen**, häufig mit beidseitigem Tubenverschluß (tubare Sterilität!).

Therapie

Zur Behandlung der akuten gonorrhoischen Infektion genügt in den meisten Fällen die einmalige Injektion von 4 Millionen IE **Penicillin**. Für die aszendierte (obere Gonorrhoe) sind höhere Penicillindosen (4 Millionen IE Depotpenicillin/die, 6 Tage lang), ergänzt durch symptomatische Maßnahmen (Bettruhe, Eisblase, Analgetika) erforderlich. Ungenügender Therapieerfolg ist meistens die Folge einer Unterdosierung. Bei Penicillin-Allergie und bei Beta-Lactamase-Bildnern müssen Spectinomycin (1 x 4 g i.m.), Doxycyclin, Cephalosporine oder (in der Schwangerschaft) Erythromycin (3 g per/die, 7 Tage lang) verabreicht werden. Penicillin ist unwirksam gegen die häufig gleichzeitig vorhandene Chlamydieninfektion. Bei **Mischinfektionen** ist die kombinierte Behandlung mit Tetrazyklinen oder Doxycyclin erforderlich.

7.4.2 Lues

Erreger der Lues ist die **Spirochaeta pallida (Treponema pallidum)**. Die Übertragung erfolgt durch die Kohabitation, seltener durch indirekte Kontamination (Schmierinfektion).

Die Erreger dringen durch Epithelläsionen in das Gewebe ein. Intakte Epithelien bilden einen relativen Schutz gegen die Infektion. Transplazentar kann der Fet infiziert werden (Konnatale Lues s. Kap. 3.5.2).

Die Erkrankung verläuft in drei Stadien:

Der Primäraffekt — das seronegative **Stadium I** der Lues — entwickelt sich nach einer Latenzzeit von drei Wochen am Ort der Infektion. Hauptlokalisationen luetischer Affekte sind die Vulva, die Vaginalwand und die Portio vaginalis uteri.

Der Primäraffekt — ein derbes wallartig begrenztes Ulkus — bildet sich im Verlauf von 4—6 Wochen spontan zurück. In dieser Zeitspanne kommt es zu einer Schwellung der regionären Lymphknoten. Die Lymphknoten sind sehr derb und indolent. **Primäraffekt und Lymphome bilden den sog. Primärkomplex.**

Als Folge einer hämatogenen Ausbreitung tritt ca. neun Wochen nach der Erstinfektion ein generalisiertes makulo-papulöses Exanthem auf (**Stadium II** der Lues). An Stellen starker Schweißbildung (Perianalregion, äußeres Genitale) entwickeln sich nässende Papeln (Condylomata lata).

Neben dem makulo-papulösen Exanthem sind palmo-plantares Syphilid, Angina specifica, Alopecia specifica und syphilitisches Leukoderm charakteristische Manifestation der Sekundärsyphilis.

Im **Stadium III** der Lues stehen neurologische Erscheinungen im Vordergrund (Tabes dorsalis, Taboparalyse, progressive Paralyse).

Nur gelegentlich finden sich im Genitale subkutane Syphilome (Gummata), die exulzerieren können und dann als scharfrandige „gestanzte" Geschwüre erscheinen. Differentialdiagnostisch ist an ein Karzinom zu denken.

Diagnose

1. Der **Direktnachweis der Spirochäten** erfolgt im Wundsekret des Primäraffektes oder auch im Lymphknotenpunktat durch mikroskopische Untersuchung im Dunkelfeld.

2. Die **Serodiagnostik** ist erst 4—6 Wochen post infectionem möglich. Eine große Zahl „klassischer" serologischer Syphilis-Reaktionen wie die Wassermannsche Komplementbindungsreaktion, die Meinicke-Klärungsreaktion, die Kahn-Flockungsreaktion und der Treponema-pallidum-Immobilisationstest nach *Nelson* und *Mayer* ist durch neuere hochspezifische Testmethoden abgelöst worden.

In der modernen Serodiagnostik der Syphilis werden vorrangig eingesetzt
— der TPHA-Test (Treponema-pallidum-Hämmagglutinationstest)
— der FTA-Abs-Test (Fluoreszenz-Treponemen-Antikörper-Absorbens-Test).

Die beiden Reaktionen sind streng spezifisch und werden durch andere Erkrankungen nicht beeinflußt. Sie sind allerdings so empfindlich, daß sie auch nach Ausheilung der Syphilis zeitlebens reaktiv bleiben können. Sie bedürfen daher der Ergänzung durch einen weiteren Test, der zwar nicht spezifisch ist, dafür aber eine Aussage über die **Behandlungsbedürftigkeit** der Erkrankung machen kann. Dazu dienen die **Komplementbindungsreaktion** (KBR) oder die **Cardiolipin-Flockungsreaktion**, welche die in der 5.—6. Woche post infectionem auftretenden Lipoidantikörper erfaßt. Fällt die Reaktion negativ aus, so gilt die Syphilis in der Regel als ausreichend behandelt.

Therapie

Die Behandlung ist in allen Stadien eine **hochdosierte Penicillin-Therapie:**
— Lues I: 15—20 Millionen I.E. Penicillin, Tagesdosis eine Million
— Lues II: 3 Kuren à 12 Millionen I.E. Penicillin in Abständen von 3—4 Wochen
— Lues III: 5 Kuren à 12 Millionen I.E. Penicillin in Abständen von 3 Wochen oder stationäre Behandlung mit hochdosierten Penicillininfusionen.

Bei Penicillinunverträglichkeit kommen Erythromycin, Tetracyclin und Oxytotetracyclin in Betracht. Im Zuge der Penicillinbehandlung kann es zur sog. **Jarisch-Herxheimer-Reaktion** kommen, einer 4—12 Stunden nach der parenteralen Penicillinbehandlung auftretenden fieberhaften Reaktion, die offenbar auf der lytischen Freisetzung treponemaler Toxine beruht.

Ziele der Syphilistherapie sind:
— bei der frühen und latenten Syphilis die Aufhebung der Infektiosität und Verhinderung der tertiärsyphilitischen Erscheinungen
— bei der Spätsyphilis die Verhinderung einer Progression der Krankheit. Bereits entstandene Defekte sind nicht mehr reversibel.

7.4.3 Tuberkulose

Die Genitaltuberkulose entsteht fast ausschließlich durch hämatogene Streuung eines extragenitalen Primärherdes (Lunge, Pleura, Skelettsystem). In ca. 90 % manifestiert sich die hämatogene Infektion im Bereich der Eileiter.

Das Endometrium ist in ca. 60 %, die Ovarien sind in ca. 10 % befallen. Seltenere Manifestationen sind Zervix, Vagina und Vulva. In fast 10 % ist die Genitaltuberkulose mit einer tuberkulösen Erkrankung der Nieren und Harnwege kombiniert.

Pathologisch-anatomisch finden sich vorwiegend in der Tubenschleimhaut und im Endometrium spezifische epitheloidzellige Granulome mit *Langhans*schen Riesenzellen und peripherem Lymphozytenwall. Bei der **produktiven Form** der Salpingitis tuberculosa sind die Eileiter verdickt. Die Tubenserosa kann mit multiplen tuberkulösen Knötchen übersät sein. Bei der **exsudativen Form** staut sich eitriges Sekret in den Eileitern (Pyosalpinx). Die tuberkulöse **Perisalpingitis** und **Perioophoritis** führen zu oberflächlichen Verklebungen mit den benachbarten Darmschlingen und dem Peritoneum. Mit fortschreitender Erkrankung bilden sich dadurch narbig derbe, oft nur wenig dolente Konglomerattumoren.

Die Genitaltuberkulose ist eine chronisch verlaufende symptomarme Erkrankung.

Tubare Sterilität ist die häufigste Spätfolge einer durchgemachten Genitaltuberkulose.

Diagnose

Die klinische Verdachtsdiagnose ergibt sich aus folgenden Indizien:

– doppelseitige derbe Adnextumoren
– entzündliche Adnextumoren bei Virgines
– Diskrepanz zwischen gynäkologischem Befund und relativ geringfügigen Beschwerden
– Therapieresistenz auf unspezifische Behandlungsverfahren
– Organtuberkulose in der Anamnese
– Sterilität

Die Verdachtsdiagnose wird durch folgende Maßnahmen gesichert:

1. **Untersuchung des Menstrualblutes:**
   Mit einer Portiokappe wird am ersten oder zweiten Tag der Regelblutung Menstrualblut aufgefangen. Das Material wird zur **kulturellen** Untersuchung und zum **Tierversuch** verwendet.
2. **Mikroskopische Gewebsuntersuchung:**
   Unspezifische granulomatöse Veränderungen können differentialdiagnostische Schwierigkeiten verursachen. Der mikroskopische Erregernachweis ist mit der *Ziehl-Neelsen*-Färbung möglich.

Steril entnommenes Gewebe kann auch für Kultur und Tierversuch verwendet werden.

Die spezielle Diagnostik wird durch eine **allgemeine internistische Untersuchung** ergänzt. Besondere Beachtung erfordern die Respirationsorgane und das Harnwegssystem. Die Genitaltuberkulose ist meldepflichtig.

Therapie

Für die Behandlung der Genitaltuberkulose stehen zur Verfügung:

1. tuberkulostatische Chemotherapie
2. Allgemeinbehandlung (Heilstätte)
3. Operation.

Die **tuberkulostatische Behandlung** muß als Langzeittherapie über mindestens ein Jahr erfolgen. Die simultane kombinierte Chemotherapie z.B. mit Streptomycin, Isoniazid (INH) und Para-Aminosalicylsäure (PAS) oder Isoniazid (INH), Rifampicin und Ethambutol hat verschiedene Angriffspunkte im Stoffwechsel der Mykobakterien und wirkt gleichzeitig einer Resistenzentwicklung entgegen.

Die **Allgemeinbehandlung** umfaßt physikalisch-resorptive Maßnahmen, körperliche Ruhe, Klimakuren und diätetische Maßnahmen zur Verbesserung der körpereigenen Abwehrkräfte.

Die Chancen einer Heilung liegen bei den genannten allgemeinen und chemotherapeutischen Verfahren zwischen 70 % und 90 %.

Beschwerdefreiheit ist in vielen Fällen erst durch **operative Therapie** (Hysterektomie mit beiden Adnexen) zu erreichen. Die Operation ist notwendig bei Pyosalpingen oder spezifischen Ovarialabszessen und nach erfolglosen Heilverfahren.

Operative Therapie kommt auch in Betracht zur **Wiederherstellung der Fertilität** bei narbig ausgeheilten Adnexentzündungen. Die Aussichten einer Refertilisation nach durchstandener Genitaltuberkulose sind jedoch gering.

7.5 Spätfolgen entzündlicher Erkrankungen

Inneres Genitale

Die **Uterusschleimhaut** besitzt eine hohe Regenerationsfähigkeit. Entzündungen hinterlassen daher nur selten bleibende Defekte. Spätfolgen einer Endometritis sind bindegewebige Vernarbungen der Schleimhaut (Synechien) oder vollständige Veródung des Cavum uteri mit uteriner Amenorrhoe (*Asherman*-Syndrom). Narbige Stenosen des Zervikalkanals können gelegentlich im Gefolge einer Zervizitis auftreten.

Von größerer praktischer Bedeutung, insbesondere für die Fortpflanzungsfunktion der Frau, sind die Spätfolgen nach unspezifischen oder spezifischen Entzündungen der **Adnexe**. Die fibrinöse Exsudation im akuten Stadium der Entzündung führt zu Verklebungen der Tubenserosa mit benachbarten Organen (parietales und viszerales Peritoneum, Omentum majus, Darm usw.). Durch narbige Konsolidierung entstehen strangförmige, membranöse oder flächenhafte **Adhäsionen** bis hin zur Bildung von kompakten narbigen Konglomerattumoren. Häufig tritt bereits in der Frühphase der akuten Salpingitis eine Verklebung der Tubenfimbrien mit Verschluß des abdominalen Ostium ein. Durch **Retention** von entzündlichem Exsudat und Sekreten im Tubenlumen wird die Lichtung extrem aufgedehnt, die Tubenschleimhaut verfällt der Druckatrophie. In Abhängigkeit von der Art des retinierten Sekrets entsteht eine Hydrosalpinx, Hämatosalpinx oder Pyosalpinx.

Die Spätfolgen nach unspezifischen und spezifischen Adnexentzündungen sind Ursache ständiger Beschwerden, die die Leistungsfähigkeit der Patientin erheblich herabsetzen können. Konservative Therapie ist bei der narbig ausgeheilten Salpingitis und Salpingo-Oophoritis erfolglos.

Bei älteren Frauen mit abgeschlossener Familienplanung gibt die vollständige Entfernung der erkrankten Organe (**Hysterektomie mit Adnexen**) größte Gewähr für die definitive Beseitigung der Beschwerden.

Bei jüngeren Frauen kann die **operative Adhäsiolyse** mit mikrochirurgischen Verfahren die Beschwerden bessern.

Ein weiteres Ziel chirurgischer Intervention ist die **Refertilisation**. Sie ist aussichtsreich bei geringen Graden der Adhäsionsbildung, insbesondere bei peritubaren Verwachsungen, welche die Tubenmotilität beschränken oder lediglich die Tubenostien verdecken. Zur Behandlung narbiger Tubenverschlüsse, die in allen Abschnitten des Eileiters auftreten können, sind verschiedene **mikrochirurgische Verfahren** entwickelt worden (Adhäsiolyse, tubo-uterine Implantation, tubo-tubare Anastomose, Salpingostomie und Fimbrienplastik). Die Chancen der Refertilisation sind begrenzt und von Art und Ausmaß der anatomischen Veränderungen abhängig.

Äußeres Genitale

In seltenen Fällen kommt es im Gefolge einer Vulvitis oder nach Sekundärheilung einer Episiotomiewunde zu schmerzhaften und stenosierenden **Narben im Introitus vaginae** mit Behinderung der Kohabitation.

Rezidivierende Entzündungen der Vulva sind ein prädisponierender Faktor für die Entstehung von **dystrophischen und dysplastischen Hautveränderungen** mit erhöhtem Entartungsrisiko.

Die häufigste Form der Vulvadystrophie ist der **Lichen sclerosus et atrophicus**, im klinischen Sprachgebrauch Kraurosis vulvae genannt. Der Lichen sclerosus et atrophicus ist ein progredientes Leiden, das über ein hypertrophisch-hyperplastisches Frühstadium in ein atrophisches Spätstadium übergeht.

Bevorzugt sind Frauen im Postmenopausealter betroffen. Die Erkrankung wird aber auch bei jüngeren Frauen beobachtet. Die Haut der Vulva ist geschrumpft und pergamentartig verdünnt. Die Labialfalten sind durch Schwund des subepidermalen Fettgewebes und der elastischen Fasern nivelliert.

Der Introitus vaginae ist verengt (Kraurosis!). Neben den atrophisch-sklerosierenden Veränderungen finden sich umschriebene **hyperplastisch-hyperkeratotische Areale** (Leukoplakie). Die Leukoplakie ist ein auffallendes Charakteristikum des Lichen sclerosus. Isolierte leukoplakische Herde sind verdächtig auf eine prämaligne Epithelveränderung (Epitheldysplasie, vulväre intraepitheliale Neoplasie, s. Kap. 8.2.1).

Die Häufigkeit einer malignen Entartung des Lichen sclerosus et atrophicus über dysplastische (dyskeratotische) Epithelveränderungen liegt bei 3—4 %.

Leukoplakie ist nicht gleichzusetzen mit Präkanzerose. Leukoplakien sind herdförmige Hyperkeratosen unterschiedlicher Dignität. Allein die **histologische Untersuchung** gibt Aufschluß, ob sich ein geordnetes oder ein atypisches Plattenepithel unter den geschichteten Hornlamellen verbirgt.

7.6 Sexuell übertragbare Krankheiten

Infektiöse Erkrankungen, die durch Sexualkontakt übertragen werden können, sind in Tabelle 7.2 zusammengefaßt; die wichtigsten Krankheitsbilder, die diesem Übertragungsmodus zuzuordnen sind, sind in den vorausgehenden Kapiteln bereits ausführlich beschrieben.

Tabelle 7.2 Sexuell übertragbare Pathogene

Bakterien	Viren	Protozoen	Ektoparasiten
Neisseria gonorrhoeae*)	HIV-Virus (Typ 1 und 2)	Trichomonas vaginalis	Phthirus pubis
Treponema pallidum*)	Herpes simplex Virus (Typ 1 und 2)	Entamoeba histolytica	Scabies scabiei
Chlamydia trachomatis	Humane Papillomaviren (versch. Typen)	Giardia lablia	
Ureaplasma urealyticum	Hepatitisvirus A, B, C und D*)		
Mycoplasma hominis	Cytomegalievirus		
Gardnerella vaginalis	Epstein-Barr-Virus		
Salmonella	Molluscum contagiosum		
Shigella			
Streptococcus B			
Mobiluncus			

*) Meldepflichtige Erkrankungen nach dem Gesetz zur Bekämpfung der Geschlechtskrankheiten vom 23.7.1953 und dessen Änderung vom 24.5.1968.

AIDS
(Acquired immune deficiency syndrome)

Erreger ist das aufgrund seiner reversen Transkriptase den Retroviren zugeordnete HIV-Virus (humanes Immundefizienzvirus). Das Virus befällt besonders die T4-Lymphozyten (Helferzellen) des menschlichen Immunsystems. Dadurch wird die zelluläre Immunität des Patienten im Verlaufe der Erkrankung mehr und mehr zerstört, so daß sog. opportunistische Erreger lebensbedrohende und tödlich verlaufende Infektionen auslösen können. Die **Übertragung des Virus** ist abhängig von der Übertragung seiner Zielzellen, den T4-Lymphozyten. Sie erfolgt:

— direkt durch lymphozytenhaltige Blutbestandteile (parenterale Exposition gegenüber infiziertem Blut)
— durch den Sexualverkehr
— transplazental (fetale Infektion).

Risikogruppen sind überwiegend Homosexuelle, Drogenabhängige und Hämophile, sowie deren bi- oder heterosexuelle Partner.

Ca. 12 Wochen nach Exposition werden Anti-HIV-Antikörper nachweisbar. 45—90 % der Patienten entwickeln eine **akute HIV-induzierte Infektion** mit multisymptomatischem Erscheinungsbild (Gewichtsverlust, Fieber, Nachtschweiß, Pharyngitis, Lymphadenopathie, makulo-papulöse Exantheme). Nach Überwindung der akuten Infektion tritt eine asymptomatische Periode ein. Bei einem Teil der Infizierten entwickelt sich eine **generali-**

sierte **Lymphadenopathie** (Aids-related complex ARC). In dieser Phase unterscheidet man Patienten mit mäßigem oder schwerem zellulären Immundefekt. Ein Parameter des Immundefektes ist das Verhältnis von immunkompetenten Helfer- und Suppressorzellen. Bei einem mäßigen Immundefekt liegt der Quotient zwischen 0,5 und 1,0, bei einem schweren unter 0,5. Bei ca. der Hälfte der Infizierten kommt es zum eigentlichen **Immunschwächesyndrom (AIDS)**. Zur Symptomatik der AIDS-Krankheit gehören:

— Allgemeinsymptome (Gewichtsverlust, Leistungsschwäche, Fieber, Diarrhoen)
— Schädigung des ZNS und peripheren Nervensystems (subakute Enzephalitis, Myelopathien, periphere Neuropathien)
— opportunistische Infektionen (Pneumozystis carinii-Pneumonie, Toxoplasmose, schwere rezidivierende Candida-Infektionen, vegetierende Pyodermien, Zytomegalie, Tuberkulose und nekrotisierender Herpes)
— Malignome (*Kaposi*-Sarkom, Lymphome).

Die **Diagnose** erfolgt serologisch oder durch Kultur. Die **Mortalität** liegt über 90 %. Bislang gibt es keine wirksame Therapie. Antivirale Agentien wie Acidothymidin (ACT) reduzieren die opportunistischen Infektionen und können zur Verlängerung der Überlebenszeit beitragen.

Die Rolle des Frauenarztes/der Frauenärztin im Rahmen der vielschichtigen medizinischen und sozialen Aspekte der AIDS-Infektion besteht unter anderem in der sachgerechten Sexualaufklärung, der Suche nach HIV-positiven (insbesondere schwangeren) Frauen und der ärztlichen Betreuung von infizierten und erkrankten Frauen. Bei **Schwangeren**, insbesondere aus Risikogruppen, ist im Hinblick auf die Gefahr der Infektion des Feten eine serologische Testung (ELISA) durchzuführen. Dazu ist die ausdrückliche Zustimmung der Schwangeren erforderlich. Für die **Feten** und **neugeborenen Kinder** von HIV-positiven Müttern besteht die Möglichkeit der diaplazentaren Übertragung oder einer Infektion über das Blut der Mutter beim Geburtsvorgang. Die serologische Identifikation der infizierten Neugeborenen ist schwierig, da das maternale Anti-HIV-IgG plazentagängig ist. Die meisten Neugeborenen infizierter Mütter sind daher über einen Zeitraum von mehr als einem Jahr seropositiv.

7.7 Entzündliche Erkrankungen nichtinfektiöser Genese

Das **äußere Genitale** ist gegenüber mechanischen, thermischen, chemischen, aktinischen und allergischen Noxen exponiert, die entzündliche Veränderungen und Gewebsläsionen verursachen können.

Mechanische Hautreizungen am äußeren Genitale entstehen durch unzweckmäßige, enge und reibende Kleidungsstücke oder in Ausübung bestimmter Sportarten (z.B. Reiten).

Allergische Vulvitiden können durch Seifen, Arznei- und Desinfektionsmittel, Intimsprays, synthetische Gewebe usw. ausgelöst werden. Die Entzündung ist in diesen Fällen Folge einer chemospezifischen Kontaktsensibilisierung.

Toxische Vulvitiden entstehen unter der Einwirkung überkonzentrierter Desinfizientien, Deodorantien und Chemikalien, die im Extremfalle Ätzungen mit irreversiblen Vernarbungen verursachen.

Die **Strahlenvulvitis** ist eine häufige Komplikation nach kurativer Bestrahlung bösartiger Geschwülste des äußeren Genitale mit energiereichen Röntgenstrahlen oder schnellen Elektronen. In Abhängigkeit von der Dosis entsteht zunächst ein schmerzhaftes Strahlenerythem, später können exsudative Reaktionen mit Epidermolysis und torpide therapieresistente Ulzera auftreten.

Alle genannten Noxen können auch im Bereich der Vagina nichtinfektiöse Entzündungen auslösen.

Weitaus seltener sind entzündliche Reizzustände ohne Beteiligung pathogener Keime im Bereich des **inneren Genitale**. Intrauterine Einspritzung von Seifenlösung oder anderen chemisch differenten Flüssigkeiten bei Abtreibungsversuchen können eine abakterielle Entzündung verursachen. Bakterielle Begleitinfektionen sind jedoch eher die Regel als die Ausnahme. Aseptische Entzündungen der Adnexe können durch intraabdominelle Applikation von Medikamenten, durch Radiogold-Instillation oder unter der Wirkung eines nichtinfektiösen Aszites ausgelöst werden.

7.8 Entzündliche Erkrankungen der Mamma

Mastitis non-puerperalis

Während die Wochenbettmastitis (s. Kap. 6.3.8) infolge hygienisch präventiver Maßnahmen deutlich rückläufig ist, sind unspezifische non-puerperale, d.h. außerhalb der Wochenbett- und Stillperiode auftretende Brustentzündungen häufiger zu beobachten. Das Verhältnis der non-puerperalen zur puerperalen Mastitis beträgt etwa 1:1. Die Erkrankung tritt in jedem Lebensalter auf, das Reproduktionsalter ist bevorzugt.

Makromastie, Mastopathie, Brustwarzenanomalien (eingezogene Warzen), pathologische Sekretion, Zyklusstörungen und Hypothyreose sind **prädisponierende Faktoren**.

Die Entzündung beginnt vorwiegend in der subareolären Region. Der entzündliche Prozeß entwickelt sich in den meisten Fällen auf dem Boden eines **Sekretstaues** in aufgeweiteten Endabschnitten der Milchausführungsgänge. Die duktale Ektasie ist Folge einer erhöhten Prolaktinbildung (Hyperprolaktinämie). Das retinierte Sekret tritt nach Druckatrophie des Milchgangepithels in das umgebende Fett-Bindegewebe über und bewirkt dort eine **aseptische granulierende Entzündung**. **Sekundäre bakterielle Infektion** durch Staphylokokken,

E. coli, Bacterium proteus und Streptokokken führen zur intrakanalikulären und diffusen Ausbreitung der Entzündung mit nachfolgender Abszedierung.

Die klinischen Symptome der Mastitis non-puerperalis sind Rötung und Schmerzhaftigkeit der betroffenen Brust. Die Temperaturen sind im Gegensatz zur hochfieberhaften puerperalen Mastitis meist nur subfebril. Die non-puerperale Mastitis tritt fast immer einseitig auf. Rezidive sind häufig. Wichtig ist die differentialdiagnostische Abgrenzung gegenüber dem inflammatorischen Karzinom. Das histologische Substrat des inflammatorischen Karzinoms ist die kutane lymphangische Karzinose.

Diagnostische Maßnahmen bei non-puerperaler Mastitis sind:

— klinische Untersuchung
— Blutbild, BSG, Temperatur
— Prolaktin im Serum
— Schilddrüsenhormone T3 T4, TSH im Serum
— Mammographie, evtl. Thermographie
— u.U. Hautbiopsie (zur Abgrenzung gegenüber einem inflammatorischen Karzinom).

Die Therapie besteht bei den nicht abszedierten Fällen in der Verabfolgung von **Prolaktinhemmern** (Bromocriptin: Pravidel®, Lisurid: Dopergin®), bei sekundärer bakterieller Infektion sind Antibiotika angezeigt. Abszesse werden inzidiert und drainiert. Chronisch entzündliche Residualtumoren werden chirurgisch entfernt. Vorbeugend sollten Prolaktinstimulierende Noxen ausgeschaltet werden (z.B. Psychopharmaka, Östrogen-betonte Hormonkombinationspräparate).

7.9 Verletzungen des Genitale

Kohabitationsverletzungen

Die **Defloration** führt gewöhnlich durch ein- oder mehrfache Einrisse des Hymen zu nur leichten Blutungen.

Stark blutende **Kohabitationsverletzungen** können besonders bei älteren Frauen infolge der Gewebsrigidität und Scheidenhautatrophie auftreten.

Kohabitationsverletzungen bei **Gewaltverbrechen** (Notzucht, Vergewaltigung) betreffen vorwiegend Scheidenwand und Scheidengewölbe. Risse im Klitoris- und Introitusbereich gehen wegen der reichen Vaskularisation mit starken Blutungen einher.

Bei Verdacht auf **Sexualvergehen** sind aus forensischen Gründen folgende Maßnahmen notwendig:

— sorgfältige Anamnese
— allgemeine und gynäkologische Untersuchung mit detaillierter Dokumentation (Art und Ausmaß von Verletzungen, Kolposkopie zur Aufdeckung feiner Läsionen)
— Entnahme von Scheidensekret
  — zum Spermiennachweis (im Nativpräparat und gefärbten Präparat)
  — zum Nachweis von Samenflüssigkeit (saure Phosphatase)
— Abstriche von Vagina und Urethra zur mikrobiologischen Untersuchung (Keimbestimmung, Ausschluß einer Gonorrhoe, Wiederholung nach einer Woche)
— Blutentnahme zur Syphilisdiagnostik (6 und 12 Wochen nach dem Delikt).

Unfallverletzungen

Genitalverletzungen durch Unfälle betreffen vorwiegend Kinder. Sog. **Pfählungsverletzungen** z.B. beim Klettern können gefährliche Zerreißungen im Vulvo-Vaginalbereich mit Ausbildung paravaginaler und parametraner Hämatome verursachen sowie auch zur Eröffnung benachbarter Hohlorgane (Harnblase, Rektum, Bauchhöhle) führen. Neben der chirurgischen Wundversorgung mit Ausräumung der Hämatome und Drainage sind antibiotischer Schutz und Tetanusimpfung notwendig. Wie bei den Verletzungen nach Gewaltverbrechen ist aus juristischen und gutachterlichen Gründen eine genaue **Befunddokumentation** erforderlich.

8 Geschwülste der weiblichen Fortpflanzungsorgane

8.1 Maligne Tumoren

8.1.1 Tumorart und Häufigkeit

Häufigkeit

Nach europäischen und nordamerikanischen Statistiken ist das **Mammakarzinom** die häufigste bösartige Geschwulst der Frau. Mamma- und Genitalkarzinome zusammen machen fast die Hälfte aller Krebserkrankungen der Frau aus. Unter den Genitalkarzinomen stand lange Zeit das **Zervixkarzinom** an erster Stelle, gefolgt vom **Karzinom des Corpus uteri**. Jüngere Statistiken zeigen in den europäischen Ländern eine nahezu gleiche Inzidenz von Zervix- und Korpuskarzinomen. Den dritten Platz nimmt mit ca. 15 % der Genitalgeschwülste die heterogene Gruppe der **Ovarialtumoren** ein, ca. 5 % sind **Vulvakarzinome**. Primäre Karzinome der Eileiter und der Vagina sind selten.

Abhängigkeit vom Lebensalter

Die Entwicklung der verschiedenen Organkrebse zeigt deutliche Abhängigkeit vom **Lebensalter** der Frau. Die Häufigkeitsgipfel bezogen auf die Gesamtzahl der Erkrankten gruppieren sich um das **5. Dezennium**. Das Zervixkarzinom tritt überwiegend in der Prämenopause auf. Die Geschwülste des Corpus uteri, der Vulva und der Ovarien bevorzugen das Postmenopausealter. Die Verteilung der Kurven in Abb. 8.1 zeigt, daß insbesondere Zervix- und Ovarialkarzinom auch im jüngeren Alter keine Rarität sind. Die Altersverteilung der Geschwülste ist der wichtigste Faktor bei der Ermittlung von Risikogruppen. Erkennbare **Vorstadien** (Präkanzerosen und Dysplasien) können den manifesten Karzinomen um Jahre bis Jahrzehnte vorausgehen. Das gilt hauptsächlich für die Karzinome, die an sichtbaren Oberflächen entstehen (Vulva, Cervix uteri, Vagina). Diese Erfahrung muß bei organisierten Früherkennungsuntersuchungen in Rechnung gestellt werden.

Ausbreitung und Verlauf

Wie alle malignen Geschwülste können sich die Genitalkarzinome **per continuitatem, lymphogen** oder **hämatogen** ausbreiten. Der Entstehungsort bestimmt prinzipiell den Ausbreitungsweg. Der Verlauf der Geschwulstkrankheit wird darüber hinaus vom **Tumortyp**, vom **Lebensalter** der Patientin, der **endokrinen** und **immunologischen Ausgangslage** und **sozioökonomischen Faktoren** beeinflußt.

Stadieneinteilung

Zur fachlichen Verständigung dient die Einteilung der Geschwülste in Progressionsstadien. Dadurch ist ein internationaler Vergleich der Erfassungs- und Behandlungsresultate möglich.

Die derzeit gültigen **Stadieneinteilungen** der FIGO (Internationale Föderation der Gynäkologen und Geburtshelfer) und der UICC (Union internationale contre le cancer) gehen von klinisch-pathologischen Befunden aus. Ausschlaggebend für die Zuordnung ist der

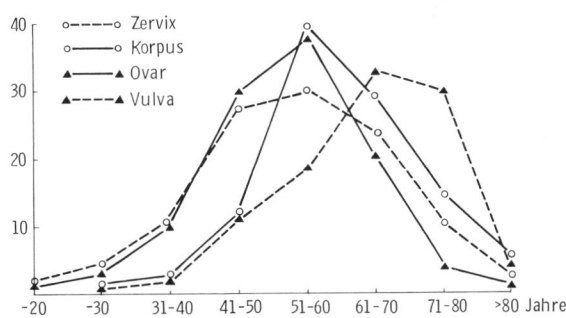

Abb. 8.1 Altersverteilung der Genitalkarzinome

vor Beginn der Therapie erhobene Befund. Die Stadieneinteilung der UICC ist das sog. **TNM-System**. Die Symbole bedeuten:

T = Ausdehnung des Tumors
N = Befund der regionalen Lymphknoten
M = Fernmetastasen.

Die klinische Stadieneinteilung wird durch die pathologische Stadieneinteilung (pTNM-System) ergänzt.

Allgemeine Symptomatik

Die Symptomatik der Genitalkarzinome ist wenig spezifisch. Frühsymptome sind selten, die Erstsymptome meist Anzeichen einer schon fortgeschrittenen Erkrankung. Um so dringlicher ist die Empfehlung zur Früherkennungsuntersuchung an Frauen **ohne** Krankheitssymptome im krebsgefährdeten Alter und bei individueller Häufigkeit von Risikofaktoren.

Morbidität

Bei den vier häufigsten gynäkologischen Karzinomen (Mamma, Cervix und Corpus uteri, Ovar) ist ein allgemeines Ansteigen der Morbiditätsziffern zu beobachten. Die Karzinome des höheren Lebensalters (Korpuskarzinom und Ovarialkarzinom) zeigen die stärkste Zunahme. Da die Lebenserwartung der Frau ansteigt, ist mit einer weiteren relativen Zunahme der Alterskarzinome zu rechnen.

Mortalität

Das Schicksal einer krebskranken Patientin hängt in erste Linie vom Stadium der Erkrankung ab. Die Heilungswahrscheinlichkeit ist um so geringer, je weiter die Geschwulst beim Einsetzen der Therapie bereits fortgeschritten ist. Etwa 1/3 aller weiblichen Krebssterbefälle sind Folgen eines Mamma- oder Genitalkarzinoms. 25/100 000 Frauen sterben in der Bundesrepublik Deutschland jährlich am Karzinom der Brustdrüse. Beim Zervixkarzinom betragen die Sterbeziffern 10–12/100 000. Die Sterblichkeit an den im Frühstadium schwer zu diagnostizierenden Ovarialkrebs ist mit 17/100 000 höher als die der weitaus häufigeren Karzinome von Cervix und Corpus uteri.

> Zur Verringerung der Krebssterblichkeit haben Fortschritte in der Früherkennung stärker beigetragen als eine grundsätzliche Verbesserung der Behandlung.

8.1.2 Vulvakarzinom

Morphologie

Vulvakarzinome sind überwiegend hochdifferenzierte, verhornende **Plattenepithelkarzinome** der Epidermis, seltener Drüsenkrebse der Vorhof- und Hautdrüsen oder Pigmenttumoren (Melanome). Das Durchschnittsalter der Erkrankten liegt zwischen 60 und 70 Jahren.

Die **Ätiologie** ist weitgehend unbekannt. Für eine infektiöse (virogene) Genese sprechen klinische und epidemiologische Daten sowie Ergebnisse der Virusforschung. Herpesviren (HSV-II) und bestimmte Typen humaner Papillomaviren (HPV 16) spielen möglicherweise eine kausale Rolle bei der Entstehung des Vulvakarzinoms.

Das Karzinom manifestiert sich als erhabene, leukoplakische oder erythroplakische Hautverdickung, die frühzeitig ulzeriert. **Prädilektionsorte** sind die großen Labien und die hintere Kommissur, seltener sind die kleinen Labien und periurethralen Bereiche befallen. Durch Kontakt mit den Labia majora und minora der Gegenseite können sog. **Abklatschmetastasen** entstehen, die histologisch mit dem Primärtumor identisch sind.

Die **Ausbreitung** des Karzinoms erfolgt über kutane Lymphbahnen zu den **inguinalen, femoralen** und den **externen iliakalen Lymphknoten**. Über tiefe Lymphbahnen werden die obturatorischen, hypogastrischen, die tiefen iliakalen und die paraortalen Lymphknotengruppen erreicht (Abb. 8.2).

Symptome

Es gibt **keine Frühsymptome**. Pruritus und brennende Schmerzen können einen Hinweis geben, werden aber auch und vornehmlich bei harmlosen Dermatosen (Dystrophien) der Vulva beobachtet. Frühstadien werden nicht nur von der Patientin, sondern auch vom Arzt nicht selten als gutartige Hautaffektionen fehlgedeutet. Das Allgemeinbefinden kann

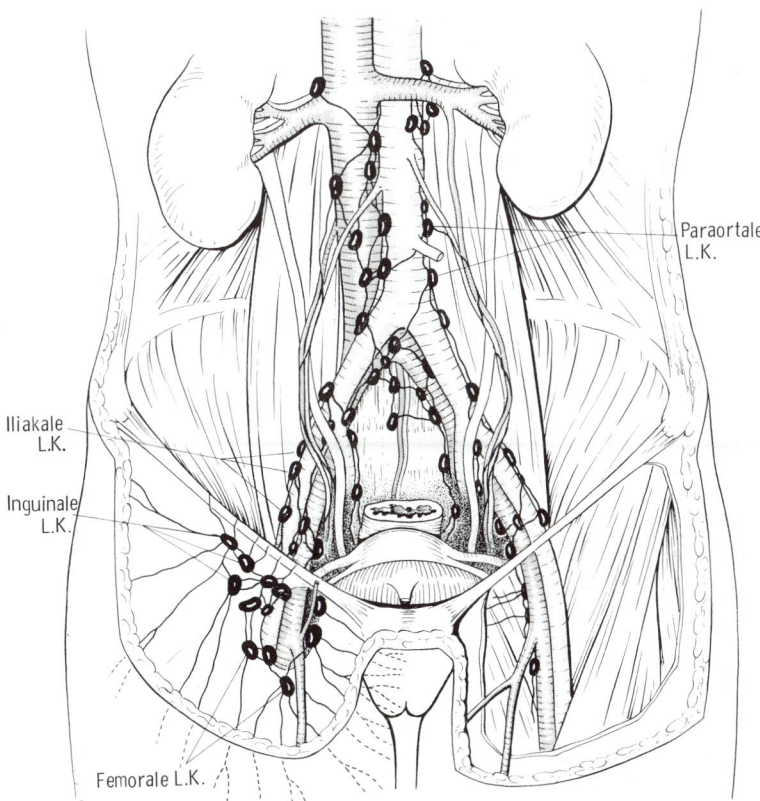

Abb. 8.2
Lymphabfluß-
gebiete der Vulva

Paraortale L.K.

Iliakale L.K.

Inguinale L.K.

Femorale L.K.

auch bei lokal fortgeschrittenen zerfallenden Tumoren noch über lange Zeit wenig beeinträchtigt sein.

Diagnose

Leukoplakien, lokalisierte Knoten und Ulzera wie auch therapieresistente ekzematoide Veränderungen begründen die Verdachtsdiagnose Vulvakarzinom, die durch Biopsie und histologische Untersuchung gesichert werden muß.

Differentialdiagnostisch sind besonders im Urethralbereich Schleimhautpolypen oder ein Ektropium der Urethralschleimhaut in Betracht zu ziehen. Bei knotigen Tumoren und scharfrandigen Ulzera ist an venerische Lymphogranulome oder luetische Primäraffekte zu denken.

Stadieneinteilung

Dem Vorschlag der FIGO folgend, werden vier Stadien unterschieden (Tab. 8.1).

Prädisponierende Erkrankungen

Zu den prädisponierenden Erkrankungen des Vulvakarzinoms werden der Lichen scle-

Tabelle 8.1 Stadieneinteilung des Vulvakarzinoms, FIGO u. TNM-System (Kurzfassung)

TNM	Vulva	FIGO
Tis	VIN III/Ca in situ	0
T1	≦2 cm	I
T2	>2 cm	II
T3	Urethra/Vagina/Perineum/Anus	III
T4	Blasenschleimhaut/Schleimhaut obere Urethra/Rektumschleimhaut/Beckenknochen	IV
N1	Palpabel, nicht vergrößert, beweglich, kein Tumorverdacht	I oder II
N2	Palpabel, in einer Leiste, vergrößert, derb, Tumorverdacht	III
N3	Fixiert oder ulzeriert	IV
M1a	Palpable tiefe Beckenlymphknoten	IV
M1a	Andere Fernmetastasen	

rosus et atrophicus und die hyperplastischen Dystrophien gezählt.

Beim **Lichen sclerosus et atrophicus** handelt es sich um einen progredienten, chronisch-degenerativen Prozeß der Dermis, der auch andere Hautpartien des Körpers befallen kann. Der Lichen sclerosus tritt überwiegend bei Frauen in der Postmenopause, vereinzelt aber auch bei Mädchen und jungen Frauen auf. Die Ätiologie ist unbekannt. Autoimmunmechanismen werden diskutiert.

Das Krankheitsbild gleicht einer übersteigerten Altersinvolution des äußeren Genitale. Das subkutane Fett schwindet. Die Labialfalten werden nivelliert. Die Haut ist atrophisch, pergamentartig, weißlich, teils auch hyperkeratotisch. Der Introitus ist stenosiert. Im klinischen Sprachgebrauch wird das Krankheitsbild wegen der Schrumpfungsvorgänge als **Kraurosis vulvae** bezeichnet.

Die mikroskopischen Kriterien des Lichen sclerosus sind ein Schwund der kollagenen und elastischen Fasern des Koriums. Die Epidermis ist verschmälert, die epidermalen Leisten sind verstrichen. Atrophische Epidermisbezirke können mit hypertrophisch-hyperkeratotischen Bezirken wechseln. Erosive Veränderungen und chronisch-entzündliche Begleitinfiltrate ergänzen das histologische Bild.

Unerträglicher Pruritus und Schmerzen durch Sekundärinfektionen sind die häufigsten Symptome. Die Schrumpfungsvorgänge können zu Kohabitationsbeschwerden führen.

Die **hyperplastischen Dystrophien** (squamöse Hyperplasie) sind durch Verdickung der Epidermis mit Orthohyperkeratose und Vertiefung der Reteleisten charakterisiert.

Die Entartung des Lichen sclerosus und der hyperplastischen Dystrophie zum Karzinom ist relativ selten und früher überschätzt worden.

Präneoplasien

Zu den intraepithelialen Vorstufen der malignen Vulvatumoren zählen:
— Morbus *Bowen*
— Erythroplasie *Queyrat*
— Morbus *Paget*
— Morbus *Dubreuilh* (Lentigo maligna).

Die vier Läsionen unterscheiden sich nach Lokalisation, Histogenese und spezifischen Eigenheiten der mikroskopischen Struktur. Grundsätzlich sind es jedoch in der Dignität vergleichbare Veränderungen (Präneoplasien).

Vulväre intraepitheliale Neoplasien (VIN)

Morbus *Bowen* und **Erythroplasie *Queyrat*** sind plattenepitheliale (keratinozytäre) Präneoplasien. Nach einem Vorschlag der *International Society of Vulvar Diseases* werden die keratinozytären (squamösen) Präneoplasien in Anlehnung an die Definition der Vorstufen des Zervixkarzinoms unter dem Oberbegriff der **vulvären intraepithelialen Neoplasien** (VIN) zusammengefaßt.

Mikroskopisch findet sich bei der VIN eine exzessive Proliferation der Epithelzellen mit den zellulären Kriterien der malignen Atypie, Aufhebung der normalen Epidermisschichtung (Akanthose), zahlreichen Mitosen und mehr oder weniger stark ausgebildeter Hyperkeratose. Die Basalmembran der Epidermis ist intakt (Abb. 8.3). Je nach Ausmaß der Epithelatypie werden verschiedene **Schweregrade** der VIN unterschieden (VIN Grad I—III) (Tab. 8.2). Mit dem Grad der Atypie wächst das Risiko der malignen Entartung.

Aufgrund der Hyperkeratose des atypischen Epithels ist das makroskopische Erscheinungsbild der VIN zumeist eine umschriebene, häufig auch multifokale Leukoplakie. Es ist falsch, den deskriptiven Begriff der Leukoplakie einer Präkanzerose gleichzusetzen. Die Leukoplakie ist eine unter verschiedenen klinischen Manifestationen eines präinvasiven oder schon invasiven verhornenden Karzinoms. Sie kann ebensogut Ausdruck einer harmlosen Hyperkeratose der Epidermis sein.

Tabelle 8.2 Vulväre intraepitheliale Neoplasien (VIN), ISSVD-Klassifikation 1983

VIN I	Geringgradige (leichte) Dysplasie
VIN II =	Mittelgradige Dysplasie
VIN III =	Schwere Dysplasie entsprechend Carcinoma in situ einschließlich kondylomatöser Atypien

Spezielle Formen:	– M. *Paget*
	– prämaligne Melanozytose (Melanoma in situ)

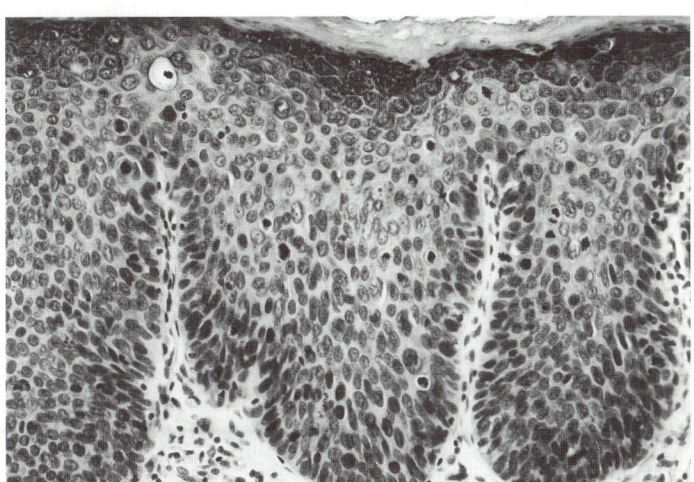

Abb. 8.3 Vulväre intraepitheliale Neoplasie

Bei Lokalisation der VIN im Bereich der kutanen Schleimhaut des **Introitus** fehlt in der Regel die oberflächliche Verhornung. Entsprechend ist das äußere Erscheinungsbild ein rötlicher, beetartiger, erhabener Schleimhautbezirk (Erythroplasie).

Eine spezielle Form der vulvären intraepithelialen Neoplasie ist die sog. **bowenoide Papulose**.

Histologisch entspricht das Erscheinungsbild dem des Morbus *Bowen*. Koilozytotische Zellveränderungen geben Hinweise auf eine virale Genese.

Klinisch finden sich im Bereich der Vulva multifokale leukoplakische papulöse, z.T. pigmentierte Areale. Jüngere Frauen sind häufiger als postmenopausale betroffen.

In einem hohen Prozentsatz sind humane Papillomaviren vom Typ 16 nachzuweisen. Das Entartungsrisiko ist geringer als bei der meist unifokalen, im höheren Lebensalter auftretenden VIN.

Morbus *Paget*

Der extramammäre Morbus *Paget* ist die seltenste Form unter den Präkanzerosen der Vulva. Makroskopisch finden sich indurierte weißliche Hautplaques oder rötliche ekzematoide Bezirke. Histologisch zeigt das verdickte entdifferenzierte Epithel wie beim Morbus *Paget* der Mamille große helle zytoplasmareiche Zellen (clumping cells, *Paget*-Zellen), vorwiegend in den tiefen Anteilen des Epithels. Die Zellen weisen den apokrinen Drüsenzellen ähnliche zytochemische Reaktionen auf. Die *Paget*-Zellen sind eine spezielle Differenzierungsform multipotenter Epidermiszellen.

Morbus *Dubreuilh*

Der Morbus *Dubreuilh* (Lentigo maligna) ist durch Proliferation atypischer Melanozyten charakterisiert, die einzeln oder in konfluierenden Zellnestern die unteren Schichten der Epidermis durchsetzen. Der Tumorbezirk wirkt wie von Motten zerfressen. Transepidermal eliminiertes Pigment wird in subepidermalen Melanophagen gespeichert.

Grundsätzlich sind alle intraepithelialen Neoplasien potentielle Vorstufen invasiver Geschwülste. Die Entartungsrate zum invasiven Tumor ist unterschiedlich groß. Sie beträgt bei der squamösen VIN ca. 25 %. Die Latenzzeit bis zur Progression in ein echtes invasives Karzinom kann wenige Monate bis viele Jahre betragen.

Therapie des Vulvakarzinoms

Präkanzerosen

In der Behandlung der Präkanzerosen (VIN, Morbus *Paget*, Lentigo maligna) haben **ope-**

rative Verfahren Vorrang. Je nach Ausdehnung des Prozesses kommen folgende Methoden in Betracht.

— Oberflächendestruktion
  (Lasertherapie, Kryotherapie)
— Exzision im Gesunden
— partielle Vulvektomie
— einfache Vulvektomie.

Remissionen der Epithelveränderungen sind bei den keratinozytären Präneoplasien (VIN) auch mit **lokaler** (topischer) **Chemotherapie** zu erreichen (z.B. 5-Fluorouracil).

Manifestes Karzinom

Für das manifeste Vulvakarzinom stehen drei Behandlungsmethoden zur Verfügung:

— radikale Vulvektomie
— Elektroresektion-Koagulation
— Strahlentherapie.

Für additive zytostatische oder hormonale Maßnahmen bietet das Plattenepithelkarzinom der Vulva ungünstige Voraussetzungen.

Die **Radikaloperation** besteht aus der kompletten Vulvektomie mit großzügiger Resektion von Haut und Fettgewebe, der Ausräumung des Inguinal- und Femoraliskanals (extraperitoneale Lymphknoten) sowie der Entfernung der Lymphknoten entlang der großen Beckengefäße bis hinauf zur Teilungsstelle der A. iliaca communis (intraperitoneale Lymphknoten). In ausgedehnten Fällen sind Hauttransplantate zur Deckung der Wundflächen erforderlich.

Die **Elektroresektion-Koagulation** oder auch die einfache Vulvektomie sind Kompromisse an das meist fortgeschrittene Alter und den reduzierten Allgemeinzustand der Patientinnen. Die Elektroresektion weist günstige lokale Heilungsverläufe auf.

Unter den verschiedenen **Bestrahlungsmethoden** steht die Anwendung energiereicher schneller Elektronen wegen ihrer günstigen Dosisverteilung und Ionisationsdichte im Vordergrund (hohe Dosis im Bereich des oberflächlich lokalisierten Tumors, steiler Dosisabfall im tieferliegenden gesunden Gewebe). Bei der Primärbestrahlung werden Dosen zwischen 45 und 50 Gy verabfolgt. Operation und Strahlentherapie können auch kombiniert eingesetzt werden.

Behandlungsfolgen und Komplikationen

Operative Behandlung

Frühkomplikationen sind Wunddehiszenz und thromboembolische Komplikationen. Relativ seltene Spätfolgen der radikalen Chirurgie sind Strikturen des Introitus vaginae, Miktionsstörungen und Einflußstauungen im Bereich der unteren Extremitäten.

Strahlentherapie

Da das Vulvakarzinom vor allem Frauen im fortgeschrittenen Lebensalter mit altersatrophischen Veränderungen im Vulvabereich befällt, sind **Strahlenfrüh- und -spätreaktionen** häufig. Frühreaktionen sind Strahlenerythem und Miktionsbeschwerden. Spätreaktionen sind Induration und Atrophie des Unterhautfettgewebes, Sklerödem, Hyperpigmentation, Teleangiektasie und Vernarbung. In ungünstigen Fällen entstehen im bestrahlten bradytrophen Gewebe **Strahlenulzera** mit extrem schlechten Heilungstendenzen. Die Abgrenzung der Strahlenulzera gegenüber Lokalrezidiven der Geschwulst kann schwierig sein.

Behandlungsergebnisse

Nach internationaler Statistik liegt die 5-Jahre-Überlebensrate beim Vulvakarzinom — unabhängig von der Wahl der Therapie — bei 50%. Für die Prognose entscheidend ist das Stadium der Erkrankung zum Zeitpunkt der Primärtherapie.

Während im Stadium I die 5-Jahre-Überlebensrate fast 80% beträgt, sinkt sie im Stadium IV auf ca. 12%. Die primäre Strahlentherapie und die kombinierte operative und radiologische Behandlung liefern in spezialisierten Zentren vergleichbare Ergebnisse.

8.1.3 Zervixkarzinom

Morphologie

Das Zervixkarzinom ist der häufigste bösartige Genitaltumor der Frau. Die Inzidenz (Neuerkrankungsrate) liegt in Deutschland bei 30/100000 Frauen pro Jahr. Histologisch ist es in ca. 90% der Fälle ein Plattenepithelkarzinom unterschiedlicher Differenzierung, ca. 10% der Zervixkrebse sind Adenokarzinome.

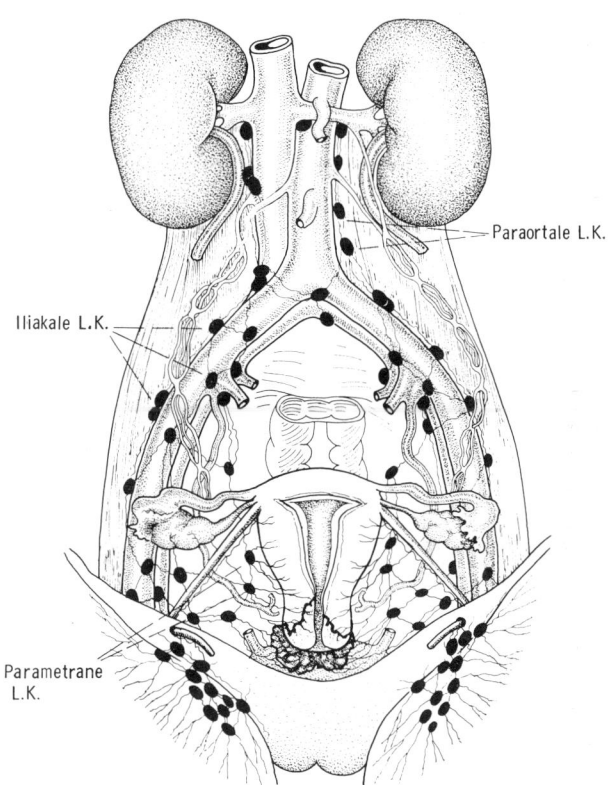

Paraortale L.K.

Iliakale L.K.

Parametrane
L.K.

Abb. 8.4 Lymphabflußgebiete
der Cervix uteri

Makroskopisch sind exophytische und endophytische **Wuchsformen** zu unterscheiden. Bei **exophytischem** Wachstum entstehen knollig-höckrige Tumoren, die große Teile der Vagina ausfüllen können. **Endophytisches** Wachstum führt durch zentralen Gewebszerfall zu tiefen blutenden Tumorkratern. Die selteneren endozervikal entstehenden Geschwülste treiben die Zervix tonnenförmig auf, bevor sie auf der Portiooberfläche durchbrechen (**Zervixhöhlenkrebse**, sog. Tonnenkrebse).

Die Ausbreitung des Zervixkarzinoms kann durch **kontinuierliches Wachstum** zum Befall der Vagina, der höheren Anteile des Uterus, der Parametrien und schließlich der Nachbarorgane (Harnblase, Rektum) führen. Durch reiche Lymphgefäßversorgung können schon bei relativ kleinen Primärtumoren die regionalen **Lymphknoten** von Metastasen befallen sein. In der Regel werden zuerst die parametranen und iliakalen Lymphknoten ergriffen,

später auch die Lymphknotengruppen der A. obturatoria, A. iliaca externa und der A. hypogastrica (Abb. 8.4).

Durch massive Tumorinfiltration der Parametrien werden die Ureteren ummauert und stenosiert. Hydronephrose mit Verlust der Nierenfunktion und Urämie kennzeichnen den weiteren Krankheitsverlauf und besiegeln das Schicksal der Patientinnen. **Hämatogene Metastasen** in Lunge, Leber und Skelettsystem treten selten und relativ spät auf.

Epidemiologie

Eine Reihe epidemiologischer Faktoren ist mit einer erhöhten Inzidenz des Zervixkarzinoms verbunden. Aus epidemiologischen Untersuchungen sind folgende prädisponierende Faktoren ermittelt worden:

— frühe Menarche
— frühzeitige sexuelle Beziehungen

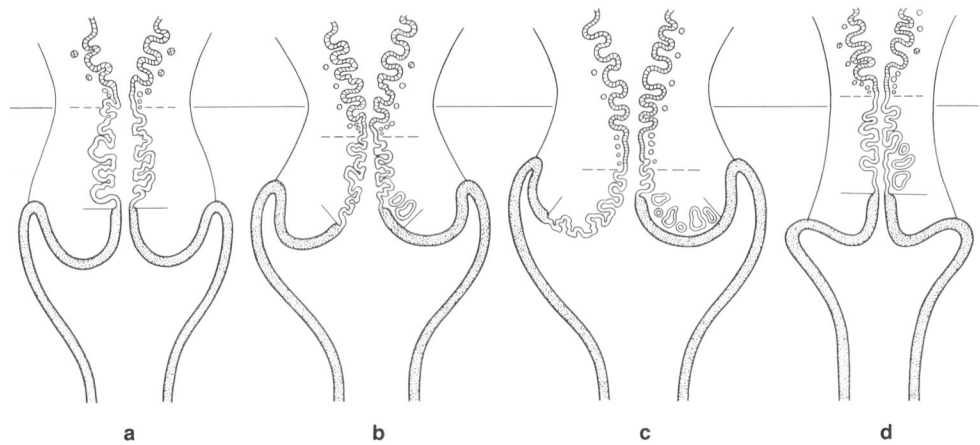

a   b   c   d

Abb. 8.5 a–d Topographie des Zervixdrüsenfeldes in Abhängigkeit vom Lebensalter (obere Grenze des Zervixdrüsenfeldes: gestrichelte Linie, untere Grenze: durchgehende Linie)
a Prämenarche. Die Grenze von Plattenepithel zu Zylinderepithel liegt am äußeren Muttermund
b, c Geschlechtsreife. Verschiedene Grade der Ektopie. Die Verlagerung des Zervixdrüsenfeldes auf die Ektozervix ist Folge einer Ausstülpung der Zervixschleimhaut. Die Gesamtlänge des Zervixdrüsenfeldes bleibt konstant. In der rechten Bildhälfte von b und c sog. „Epidermisierung", d.h. Ersatz des ursprünglichen Zylinderepithels durch ein metaplastisch entstandenes Plattenepithel
d Postmenopause. Im Zuge der Altersinvolution hat sich das Zervixdrüsenfeld erneut in den Zervixkanal retrahiert (nach *Ober* et al. 1958)

— Geburten vor dem 20. Lebensjahr
— Promiskuität und Prostitution
— niedriger sozio-ökonomischer Status
— mangelhafte Genitalhygiene bei beiden Partnern.

Sexuell übertragene Virusinfektionen (Herpesviren, Humane Papillomaviren) spielen eine Rolle in der kausalen Genese des Zervixkarzinoms. Infektionen mit **humanen Papillomaviren** (HPV) sind in einem hohen Prozentsatz in Vorstufen des Zervixkarzinoms, den sog. zervikalen intraepithelialen Neoplasien (CIN) nachzuweisen.

Humane Papillomaviren verhalten sich epitheliotrop und verursachen Epithelproliferationen. Mehr als 60 verschiedene Typen von HPV sind bekannt. Bestimmte Typen wie HPV 6 und 11 lösen überwiegend gutartige Läsionen aus wie die spitzen Kondylome (Condylomata acuminata, Feigwarzen) (s. Kap. 7.3.5). Andere Typen, wie HPV 16, 18, 31, 33 und 35 sind vorwiegend in präkanzerösen Epithelien (zervikale intraepitheliale Neoplasie) und invasiven Karzinomen gefunden worden.

In benignen Veränderungen findet sich die virale DNA extrachromosomal in den Zellen (in episomaler Form). In malignen Läsionen ist die DNA dagegen in das Wirtsgenom integriert. Die **Integration der viralen DNA** ist von entscheidender Bedeutung für die maligne Transformation der Zelle.

Der direkte Nachweis einer Papillomavirusinfektion ist elektronenmikroskopisch, immunhistochemisch und mittels Hybridisierungsmethoden möglich. Die Entdeckungsrate hängt von der Empfindlichkeit der angewandten Methode ab. Zuverlässige Aussagen über den Durchseuchungsgrad der weiblichen Bevölkerung sind daher bislang nicht möglich. Die höchste Rate findet sich in der Altersgruppe der 20–30jährigen Frauen.

Prädilektionsort

Das Zervixkarzinom entsteht überwiegend im Grenzbereich von **Plattenepithel** und **Drüsenepithel der Cervix uteri**. Die Kenntnis der Epithelbedeckung und ihrer Lagebeziehungen ist deshalb wichtige Voraussetzung für das Verständnis der formalen Karzinogenese und für die Diagnostik der präklinischen Krebsstadien.

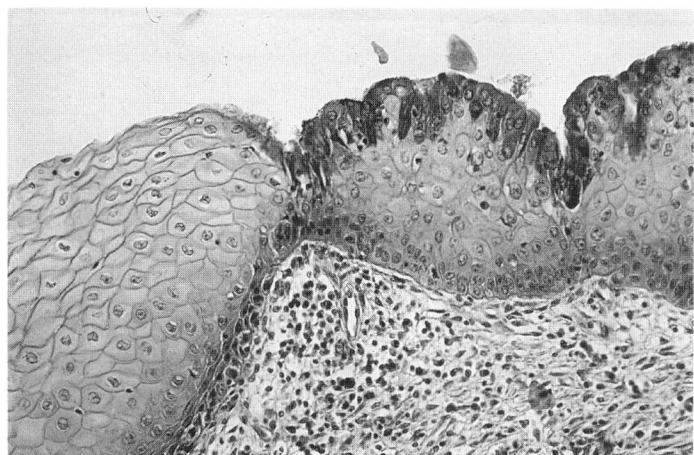

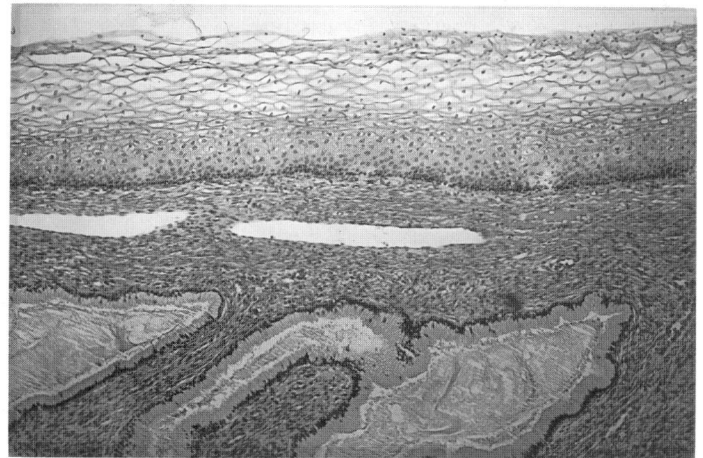

Abb. 8.6 a, b
Unreife (**a**)
und reife (**b**) Platten-
epithelmetaplasie

Die Portiooberfläche (Ektozervix) ist wie die Scheide von unverhorntem Plattenepithel bedeckt, der Zervikalkanal von einem drüsenbildenden Zylinderepithel ausgekleidet (**zervikales Drüsenfeld**). Das zervikale Drüsenfeld zeigt altersabhängige Lageverschiebungen (Abb. 8.5).

Im geschlechtsreifen Alter der Frau ist die Zervixschleimhaut auf die Portiooberfläche ausgestülpt (Ektopie). Die **Ektopie** ist ein **physiologischer Befund** in der fertilen Phase der Frau. Sie begünstigt möglicherweise die Spermienaszension aus dem Receptaculum seminis (Scheidenfundus). Ursache der Ektopie ist die hormonell bedingte Auflockerung der Schleimhaut und der inneren fibromuskulären Wandschichten. Auch im späten Fetalalter

und beim neugeborenen Mädchen besteht unter dem Einfluß der maternen Sexualhormone eine physiologische Ektopie.

Mit Rückgang der Sexualhormone im **Postmenopausealter** retrahiert sich die Zervixschleimhaut wieder in den Halskanal. Damit entzieht sich das pathogenetisch wichtige epitheliale Grenzgebiet der direkten Betrachtung und diagnostischen Inspektion.

Plattenepithel und zervikales Drüsenepithel sind grundverschieden in Struktur und Differenzierung, aber ontogenetisch verwandt. Im geschlechtsreifen Alter der Frau bilden sie nur selten eine scharfe konsolidierte Grenze. In den meisten Fällen ist eine mehr oder weniger breite Übergangszone zwischengeschaltet, die von metaplastischem Epithel gebildet wird.

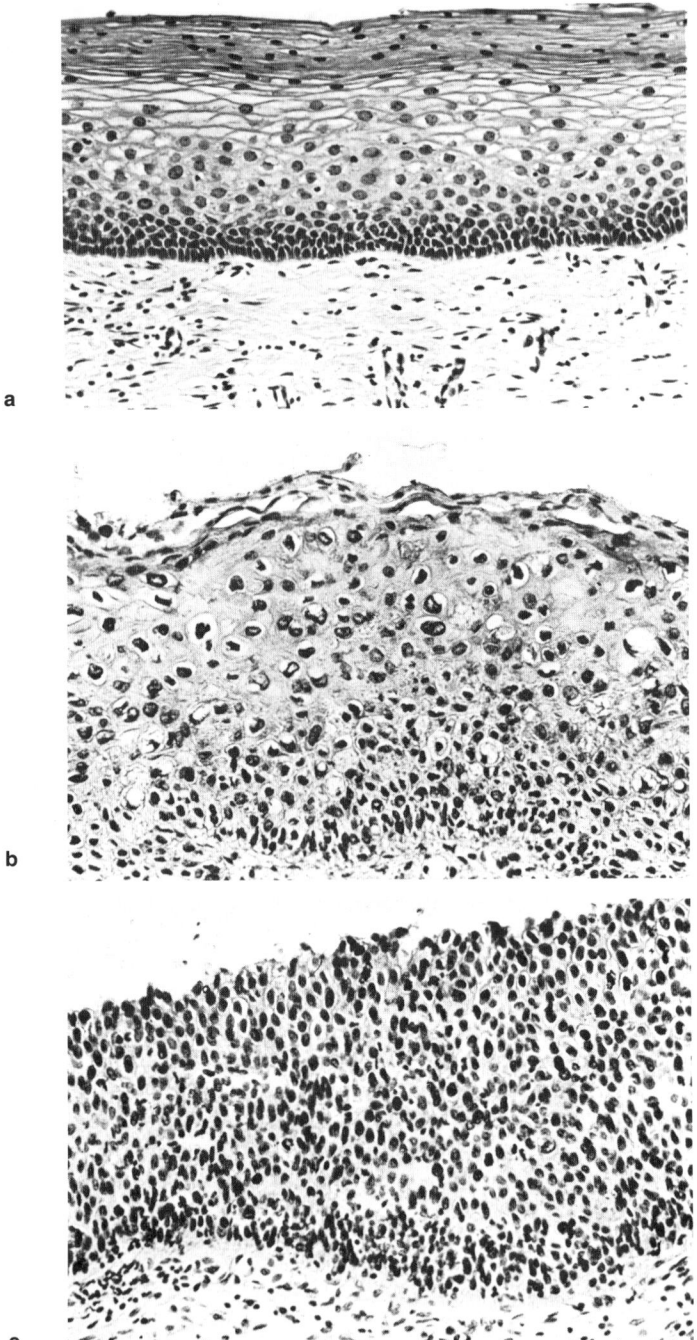

Abb. 8.7 a–c Normales und atypisches Plattenepithel des Cervix uteri
a Regelrecht geschichtetes ektozervikales Plattenepithel
b Präkanzeröse Dysplasie. Ausgeprägte Zell- und Kernpolymorphie bei noch deutlich erkennbarer Schichtung des Epithels
c Carcinoma in situ. Vollständig aufgehobene Epithelschichtung; exzessive Zellproliferation

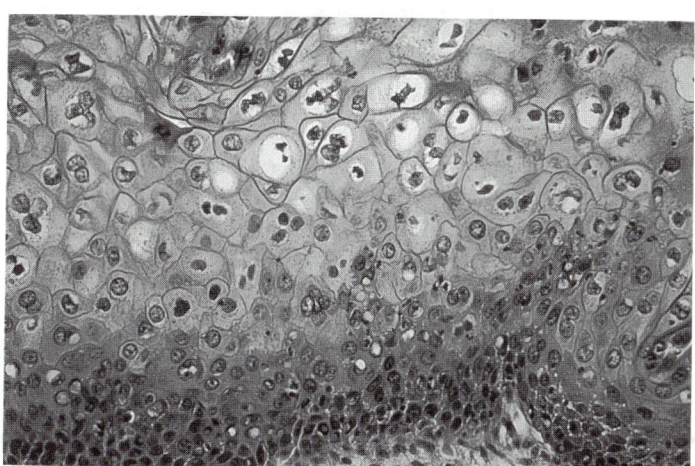

Abb. 8.8 Virogene Dysplasie

Die **Epithelmetaplasie** geht von pluripotenten Basal- oder Reservezellen des Drüsenepithels aus (indirekte Metaplasie). Durch mitotische Vermehrung der Reservezellen entsteht unter dem ursprünglichen Drüsenepithel ein mehrschichtiger Zellverband, der schrittweise zu typischem Plattenepithel ausreift (Abb. 8.6a). Das neu entstandene — metaplastische — Plattenepithel ist am Ende des Umwandlungsprozesses vom originären Plattenepithel der Ektozervix strukturell nicht mehr zu unterscheiden. Nur anhand von überdeckten und verschlossenen Drüsenschläuchen ist seine Entstehung im ehemaligen Drüsenfeld noch erkennbar (**konsolidierte Umwandlungszone** [Abb. 8.6b]).

Die geschilderten Vorgänge der **Epithelmetaplasie** sind **gutartige Prozesse** und ein geläufiger Befund im Grenzbereich der Epithelien. Die Instabilität der Grenzzone ist jedoch als ein prädisponierender Faktor in der Kausalgenese des Zervixkarzinoms anzusehen. Das unreife metaplastische Epithel ist als teilungsaktives Zellkompartiment gegenüber kanzerogenen Noxen besonders empfindlich.

Formale Genese

Das Zervixkarzinom entsteht in der Mehrzahl der Fälle über atypische metaplastische Prozesse innerhalb des Zervixdrüsenfeldes, seltener durch Entartung des ortsständigen Plattenepithels. Mikroskopisch erkennbare intraepitheliale (präinvasive) Stadien gehen dem manifesten Karzinom voraus (biphasischer Verlauf der formalen Karzinogenese).

Die intraepithelialen Stadien des Karzinoms sind die präkanzeröse Dysplasie und das Carcinoma in situ (Abb. 8.7).

Differentialdiagnostisch abzugrenzen sind die durch Papillomaviren hervorgerufenen infektiösen Dysplasien des Zervixepithels. Sie sind in den meisten Fällen reversibel, signalisieren aber ein erhöhtes Entartungsrisiko. Die virogenen (infektiösen) Dysplasien zeigen zytologisch und histologisch charakteristische Veränderungen. Ein spezifisches Zellphänomen der durch Papillomaviren verursachten infektiösen Dysplasien ist die Koilozytose, eine ballonartige Auftreibung der Zellen. Mehrkernigkeit, Dyskeratose und Kernvergrößerung sind weitere zytomorphologische Indizien einer HPV-Infektion (Abb. 8.8).

Infektiöse (koilozytotische) Dysplasie findet sich aber auch in Assoziation mit allen Graden der präkanzerösen Dysplasie und des Carcinoma in situ. In der Verbindung infektiöser (koilozytotischer) Phänomene mit präkanzeröser Zell- und Kernatypie wird die Rolle der HPV-Infektion in der Kausalkette der Karzinomentstehung deutlich.

Präkanzeröse Epitheldysplasie und Carcinoma in situ können über viele Jahre persistieren, bevor sie in ein echtes infiltrierendes Karzinom übergehen. Sie sind obligate Präkanzerosen.

Zytogenetische Untersuchungen zeigen sowohl beim Carcinoma in situ als auch bei den stärkeren Graden der Dysplasie karzinomtypische, numerische und strukturelle Abweichungen im Karyotyp der Zellen. Carcinoma in situ und Dysplasie sind also in der Potenz gleichartige, im Erscheinungsbild unterschiedliche Formen eines kanzerisierten Epithels. Sie können allein oder in Kombination auftreten. Nach einem Vorschlag von *Richart* werden beide Läsionen unter dem Oberbegriff der **zervikalen intraepithelialen Neoplasie** (CIN) zusammengefaßt und in 3 Schweregrade unterteilt (CIN Grad I—III). Während leichte und mittlere Grade der CIN seltener zum Karzinom entarten, muß bei den starken Graden der CIN und beim Carcinoma in situ in ca. 75 % mit einer Progression zum infiltrativen Karzinom gerechnet werden.

Nach Latenzzeiten von in der Regel mehreren Jahren entsteht durch multifokalen Durchbruch der Basalmembran aus der intraepithelialen Neoplasie das infiltrierende Karzinom. Formal wird eine plumpe (zapfenförmige) von einer diffusen (netzigen) Stromainfiltration unterschieden. Die auslösenden Faktoren (Triggermechanismen) für den Übergang vom latenten In-situ-Stadium zum infiltrierend wachsenden Krebs sind noch weitgehend ungeklärt. Durch die Stromainfiltration wird aus dem potentiell malignen Stadium ein metastasierungsfähiger Tumor. Die **Metastasierung** ist von der immunologischen Abwehrlage, dem Aggressionsgrad der Geschwulst und anderen Faktoren abhängig. Eine wichtige Rolle spielt auch die Zellzahl. Invasive Zervixkarzinome bis zu einem Volumen von ca. 500 mm³ zeigen im allgemeinen noch keine lymphogenen oder hämatogenen Metastasen. Sie werden als **Mikrokarzinome** oder **mikroinvasive Karzinome** (klinisches Stadium I a der FIGO-Klassifikation) bezeichnet.

Symptome

Die Frühstadien sind symptomfrei. Erst größere ulzerierende Tumoren lösen Blutungen (**Metrorrhagien, Zwischenblutungen, Kohabitationsblutungen**) und **blutigen Fluor** aus. **Schmerzen, Miktions-** und **Defäkationsbeschwerden** treten bei Geschwülsten auf, die die Organgrenzen überschritten haben. Massive Tumorinfiltration des kleinen Beckens bewirkt Zirkulationsstörungen mit **Einflußstauung** und Lymphödem der unteren Extremitäten.

Stadieneinteilung

Dem Vorschlag der FIGO folgend, werden vier Stadien unterschieden (Tab. 8.3).

Therapie

Die Behandlung des Zervixkarzinoms richtet sich nach dem klinischen Stadium der Geschwulst.

Folgende Verfahren stehen zur Verfügung:

— Operation
— Bestrahlung
— Kombination beider Methoden.

Außer dem Stadium der Geschwulstkrankheit müssen Alter, Operabilität und andere individuelle Faktoren bei der Therapieplanung in Rechnung gestellt werden.

Tabelle 8.3 Stadieneinteilung des Zervixkarzinoms, FIGO u. TNM-System (Kurzfassung)

TNM		Cervix uteri	FIGO
Tis		Carcinoma in situ	0
T1		Begrenzt auf Uterus	I
	T1a	Diagnose nur durch Mikroskopie	Ia
	T1a1	Minimale Stromainvasion	Ia1
	T1a2	Invasionstiefe $\leq$ 5 mm horizontale Ausbreitung $\leq$ 7 mm	Ia2
	T1b	Läsion größer als T1a2	Ib
T2		Ausdehnung jenseits des Uterus aber nicht bis zur Beckenwand und nicht bis Vagina/unteres Drittel	II
	T2a	Parametrien frei	IIa
	T2b	Parametrien befallen	IIb
T3		Ausdehnung bis Vagina/unteres Drittel, Parametrien bis Beckenwand	III
	T3a N$_0$	Vagina/unteres Drittel	IIIa
	T3b N$_+$	Beckenwand/Hydronephrose	IIIb
T4 N$_+$		Schleimhaut von Harnblase, Rektum	IVa
M1		Fernmetastasen	IVb

Stadium 0

> Die adäquate Therapie der zervikalen intraepithelialen Neoplasie und des Carcinoma in situ ist die **Konisation**.
>
> Ziel der Operation ist die vollständige Entfernung des atypischen Epithels bei Erhaltung des Uterus.

Die Schnittführung trägt der altersabhängigen Verschiebung des Zervixdrüsenfeldes Rechnung (breitbasiger stumpfer Gewebskegel bei jungen Frauen, spitzer Kegel bei älteren Frauen). Individuell muß die Schnittführung der Ausdehnung des verdächtigen Epithelbezirkes angepaßt werden (Kontrolle durch Jodprobe und Kolposkopie). In **histologischen Stufenschnitten** wird überprüft, ob das atypische Epithel vollständig entfernt worden ist.

Die Konisation ist nur dann eine endgültige und ausreichende therapeutische Maßnahme, wenn:

— der atypische Epithelbezirk im Gesunden exzidiert wurde
— infiltratives Wachstum histologisch ausgeschlossen wurde.

Seltene **Frühkomplikationen** sind Nachblutungen, uterine oder transuterine (parametrane) Infektionen. Mögliche **Spätkomplikation** nach Konisation ist die gestörte Verschlußfunktion des Gebärmutterhalses (Zervixinsuffizienz) mit erhöhter Abortgefahr oder die intrapartale Dystokie infolge stärkerer Vernarbung der Zervix.

Engmaschige zytologische **Verlaufskontrollen** im ersten und zweiten Jahr nach einer Konisation sind zur Sicherung des Therapieeffektes erforderlich.

Bei Frauen jenseits des 40. Lebensjahres bzw. bei abgeschlossener Familienplanung kann die Indikation zur vaginalen oder abdominalen **Uterusexstirpation** großzügig gestellt werden.

Organschonende Verfahren, die lediglich eine oberflächliche Zerstörung des Epithelgewebes bewirken (z.B. Kryosation, Kauterisation, Lasertherapie) kommen insbesondere bei jungen Frauen dann in Betracht, wenn sich die atypischen Epithelbezirke kolposkopisch exakt eingrenzen lassen und auf die Portiooberfläche (Ektozervix) beschränkt sind. Sie

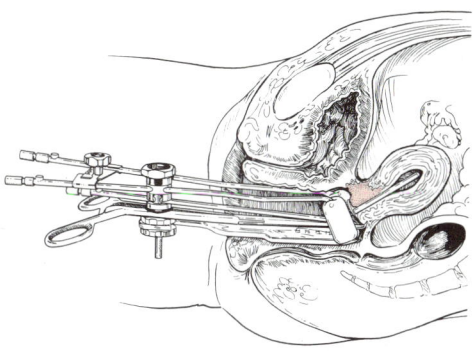

Abb. 8.9 Intrakavitäre Strahlentherapie des Zervixkarzinoms

sind die Methode der Wahl bei **multizentrischen Dysplasien** im unteren Genitaltrakt. Bei der Laservaporisation wird das atypische Epithel bis auf das unterliegende Stroma zerstört.

Stadium I a

> Beim frühinvasiven Zervixkarzinom im Stadium I a ist die Wahrscheinlichkeit einer bereits eingetretenen lymphogenen Streuung gering (< 1 %). Damit kann in der Regel auf ausgedehnte radikale Operationsverfahren verzichtet werden. Es genügt die abdominale oder vaginale **Hysterektomie**.

In Ausnahmefällen kann auch das frühinvasive Zervixkarzinom (early stromal invasion, Mikrokarzinom) durch Konisation behandelt werden.

Stadium I b

> Methode der Wahl im Stadium I b ist die erweiterte Radikaloperation nach *Wertheim-Meigs*.

Diese umfaßt die Exstirpation des Uterus, der Parametrien und einer mindestens 3 cm breiten Scheidenmanschette sowie die Entfernung der Lymphknoten des Obturatorgebietes, der Iliaka-interna-, -externa- und -communis-Gruppe. Bei sorgfältiger Radikaloperation ist eine Nachbestrahlung nicht erforderlich.

Stadium II

Operative Behandlung — allerdings zumeist in Kombination mit Nachbestrahlung — ist im Stadium II noch möglich. Der primären Strahlentherapie wird jedoch im allgemeinen der Vorzug gegeben.

Die Stahlenbehandlung besteht aus der Kombination von lokaler und perkutaner Bestrahlung. Zur **lokalen Bestrahlung** (Kontaktbestrahlung, intrakavitäre Strahlentherapie), wird Radium oder Kobalt 60 verwendet. Die intrakavitäre Strahlentherapie (Kontakttherapie) erfolgt in Form der konventionellen Radiumtherapie mit unterschiedlich geformten Radiumträgern, die den anatomischen Besonderheiten der Tumorlokalisation angepaßt sind (Abb. 8.9). Durch eine Platin-Iridium-Umhüllung und Filterung des Trägers wird die Alpha- und Beta-Strahlung des Radiums vollständig absorbiert, so daß nur die Gammastrahlung zur Wirkung kommt.

Bei der modernen intrakavitären Bestrahlung nach der **After-loading-Technik** (Nachladetechnik) wird zunächst der unbeladene Applikator intrakavitär eingelegt und erst nach Beendigung aller Vorarbeiten im Bestrahlungsraum die Strahlenquelle eingeführt.

Die **Perkutanbestrahlung** mit Telekobalt-Gamma-Strahlen oder ultraharten Photonen erfolgt in Form der Bewegungs-(Pendel-)Bestrahlung, die eine günstige Dosisverteilung mit definierten Dosismaxima im kleinen Becken ermöglicht. Die Bestrahlung wird fraktioniert mit einer Herddosis von 2—2,5 Gy pro Sitzung. Die Gesamtdosis einer kurativen Bestrahlung liegt bei 50 Gy.

Stadium III

Für die Behandlung des Stadiums III kommt ausschließlich die Strahlentherapie in Betracht.

Je nach Ausdehnung des Prozesses erfolgt eine kombinierte Kontakt- und Perkutanbestrahlung oder auch (z.B. bei ausgedehntem Scheidenbefall) eine homogene Bestrahlung des kleinen Beckens mit Hochvoltgeräten (Telekobalt-Gammabestrahlung).

Stadium IV

Die Therapie richtet sich nach der Ausdehnung der Geschwulstkrankheit im **Einzelfall**. Sofern sich die Geschwulst noch auf das kleine Becken beschränkt, wird eine homogene Hochvoltbestrahlung durchgeführt. Ultraradikale Operationen mit partieller Exenteration ermöglichen in einzelnen Fällen unter Inkaufnahme erheblicher Verstümmelung noch Heilungen. Die Operationsmortalität ist hoch.

Hormonale und zytostatische Therapie

Hormonale und zytostatische Behandlungsverfahren sind beim Plattenepithelkrebs der Cervix uteri von untergeordneter Bedeutung. Trotz der hohen Östrogenabhängigkeit des Plattenepithels und nachweisbarer Zellrezeptoren für östrogene und gestagene Hormone ist das Plattenepithelkarzinom der Zervix weitgehend unempfindlich gegenüber einer Therapie mit Antiöstrogenen oder Gestagenen. Auch gegenüber zytostatischen Substanzen besteht nur geringe Sensitivität. Mit aggressiver Polychemotherapie sind Remissionen zu erreichen.

Behandlungsfolgen und Komplikationen der Operation und Strahlentherapie

Urologische (Blasen- und Ureterläsionen, Hydronephrose) und **intestinale Komplikationen** (Darmverletzungen) bilden das größte Kontingent der im Gefolge einer Radikaloperation nach *Wertheim-Meigs* möglichen Komplikationen.

Verglichen mit den chirurgischen Maßnahmen wird die Komplikationsrate nach ausschließlicher Strahlentherapie als nicht wesentlich höher angegeben.

Als Folgen einer Schleimhautirritation der im Strahlenbereich liegenden Darmabschnitte und der Harnblase sind Tenesmen, Miktionsbeschwerden und Diarrhoen relativ häufige **Frühreaktionen** einer kurativen Strahlentherapie. Die Strahlentoleranz der Harnblase und der Ureteren ist höher als die von Sigma und Rektum. Mögliche **Strahlenspätreaktionen** sind hämorrhagische oder ulzeröse Zystitis, Schrumpfblase und Fisteln. Die genannten Spätfolgen sind Schäden, die bei Behandlungsbeginn nicht mit Sicherheit ausgeschlossen werden können und nicht als Folge einer fehlerhaften Behandlung anzusehen sind. Unter modernen Bestrahlungsbedingungen sind Nebenwirkungen und Spätreaktionen aber relativ selten. Sie liegen bei Primärbestrahlung im Stadium I unter 5 %. Bei fortgeschrittenen Stadien mit vorgeschädigten Geweben steigt das Komplikationsrisiko.

Behandlungsergebnisse

Eine maligne Geschwulst gilt dann als geheilt, wenn innerhalb von 5 Jahren nach Therapiebeginn kein Rezidiv und keine Metastasierung aufgetreten sind. Die 5-Jahre-Überlebensrate des Zervixkarzinoms beträgt nach internationaler Sammelstatistik für die Jahre 1979–1981 53,5 % (*Annual Report Radiumhemmet*, Stockholm). In spezialisierten Behandlungszentren werden zwischen 60 und 70 % erreicht. Für die einzelnen Progressionsstadien ergeben sich — unabhängig von der Art der Therapie — folgende Durchschnittswerte:

Stadium I   80 %
Stadium II   55 %
Stadium III 30 %
Stadium IV   10 %

8.1.4 Korpuskarzinom (Endometriumkarzinom)

Das Korpuskarzinom ist die zweithäufigste maligne Geschwulst des weiblichen Genitale. Das Zahlenverhältnis Korpuskarzinom/Zervixkarzinom hat sich in den vergangenen 50 Jahren von 1:16 auf gegenwärtig nahezu 1:1 verschoben. Außer einer absoluten Zunahme der Erkrankungsfälle ist auch der relative Anteil der Korpuskarzinome im Anwachsen begriffen. Mit der höheren Lebenserwartung der Frau wächst das Risiko der Entstehung von Alterskrebsen, zu denen das Korpuskarzinom zählt.

Morphologie

Korpuskarzinome (Endometriumkarzinome) sind im allgemeinen **polypös-exophytische Geschwülste**. Vorzugsorte der Entstehung sind die Endometriumbereiche des **Fundus uteri** und der **Tubenecken** (80 %). Diffus wachsende Geschwülste mit frühzeitiger myometraner Infiltration sind seltener, aber prognostisch ungünstiger.

Die Endometriumkarzinome sind histologisch **Drüsenkrebse (Adenokarzinome)** verschiedener Differenzierung. In 20–25 % enthalten sie metaplastische Plattenepithelinseln. Diese Geschwulsttypen werden Adenoakanthome genannt. Sie machen die verschiedenen Differenzierungspotenzen der vom *Müller*-Epithel abstammenden Drüsenzellen deutlich. Seltene Varianten des Endometriumkarzinoms sind klarzellige, seröse-papilläre und muzinöse Geschwülste. Nach dem Wachstumsmuster und der Zellreife werden die Tumoren in verschiedene **Malignitätsgrade** eingestuft (Histologisches Grading: G I–III).

Ausbreitung

Die Geschwulst kann **kontinuierlich** auf die Eileiter und Ligamente oder deszendierend auf die Isthmus- und Zervixregion übergreifen. Die myometrane Infiltration führt schließlich zum Durchbruch im Bereich des Perimetriums mit peritonealer Aussaat oder zum Einbruch in die Nachbarorgane (Harnblase, Rektum).

Die **lymphogene Ausbreitung** hängt von der Lokalisation der Geschwulst ab.

Im **Fundus uteri** lokalisierte Karzinome metastasieren über die Lymphbahnen der Mesosalpinx und des Lig. infundibulo-pelvicum bevorzugt in die **paraortalen Lymphknoten**. Über Lymphbahnen der Ligg uteroinguinalia können die **inguinalen Lymphknoten** erreicht werden (Abb. 8.10).

Ein in die **Zervixregion** deszendiertes Karzinom metastasiert wie ein primäres Zervixkarzinom bevorzugt in die **pelvinen** (parametranen, iliakalen, obturatorischen und hypogastrischen) Lymphknoten. Ovarialmetastasen finden sich beim Korpuskarzinom in 5–12 % der Fälle.

Hämatogene Aussaat ist häufiger als beim Zervixkarzinom. Fernmetastasen siedeln sich bevorzugt in Lunge, Leber, Gehirn und Skelettsystem ab.

Epidemiologie

Prädisponiert sind pyknisch-adipöse Frauen mit Hypertonie sowie Frauen mit latentem oder manifestem Diabetes. Eine wichtige

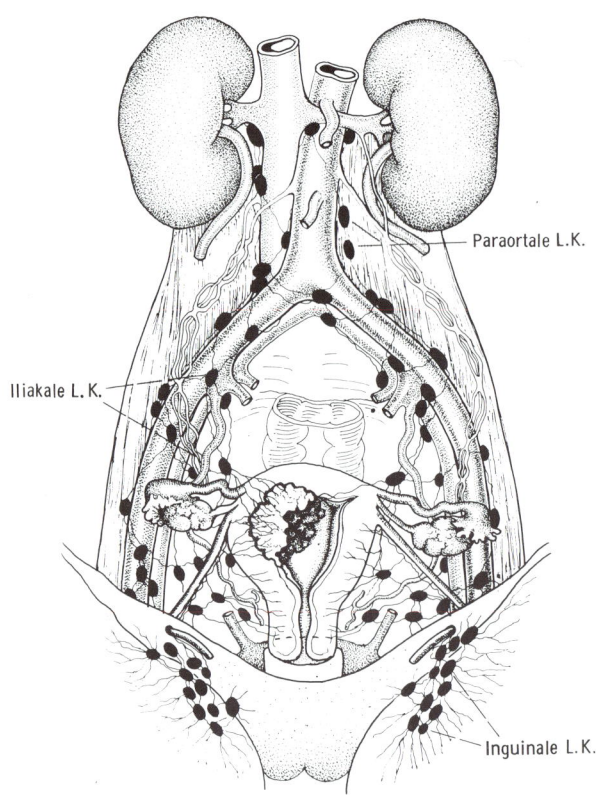

Paraortale L.K.

Iliakale L. K.

Inguinale L.K.

Abb. 8.10 Lymphabflußgebiete des Corpus uteri

Rolle spielen Störungen der physiologischen Östrogen-Gestagen-Balance.

Unphysiologische und über Jahre anhaltende endogene oder exogene Östrogenstimulation begünstigt die Entstehung von Endometriumkarzinomen. Die Höhe des Östrogenspiegels ist dabei von geringerer Bedeutung als die Kontinuität der Östrogeneinwirkung und der Mangel an einer kompensierenden Gestagenwirkung.

Patientinnen mit **ovarieller Dysfunktion** erkranken im höheren Lebensalter häufiger an einem Endometriumkarzinom als Frauen mit stabilem Zyklus, bei denen die Östrogenaktivität zyklisch durch normale Progesteronphasen unterbrochen wird.

Östrogenbildende Ovarialtumoren (Granulosazelltumor, Thekazelltumor) sind überdurchschnittlich häufig mit einem Endometriumkarzinom kombiniert.

Während ein kurzzeitiges Überangebot an Östrogenen (z.B. bei Follikelpersistenz) am Endometrium eine **glandulär-zystische Hyperplasie** auslöst, führt ein langanhaltender unphysiologischer Östrogenreiz zum Bilde der **atypischen adenomatösen Endometriumhyperplasie**. Diese endometriale Wucherung hat sich in retrospektiven und prospektiven Untersuchungen als ein Vorstadium des Endometriumkarzinoms erwiesen. Eine Progression von der harmlosen glandulär-zystischen zur atypischen adenomatösen Hyperplasie ist nach der Menopause bei anhaltender Östrogenwirkung möglich. Entfällt die unphysiologische Stimulation, so kann sich die gewucherte Schleimhaut zurückbilden. Bleibt der Östrogenreiz bestehen, so droht bei entsprechender genetischer Disposition die Gefahr der irreversiblen karzinomatösen Entartung (Abb. 8.11).

Histologisch zeigt die atypische adenomatöse Hyperplasie eine irreguläre Wucherung der Drüsen, die unter Verdrängung des Stroma in dos à dos-Stellung rücken. Das Drüsenepithel ist mehrschichtig, die Zylinderzellen stehen dicht gedrängt. Die Zellkerne sind hyperchromatisch, Mitosen häufig (Abb. 8.12). Die Zell-

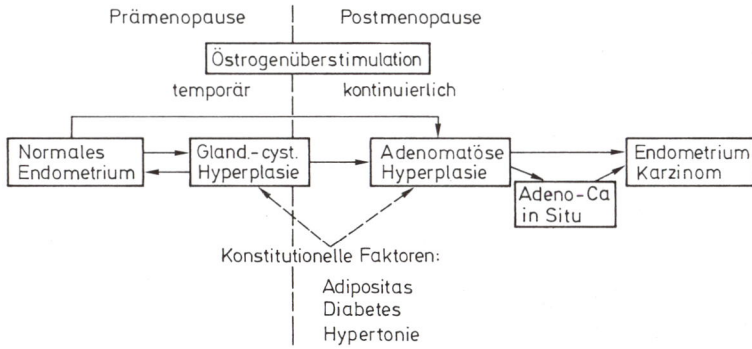

Abb. 8.11 Pathogenese des Endometriumkarzinoms (modif. nach *Dallenbach-Hellweg* 1969)

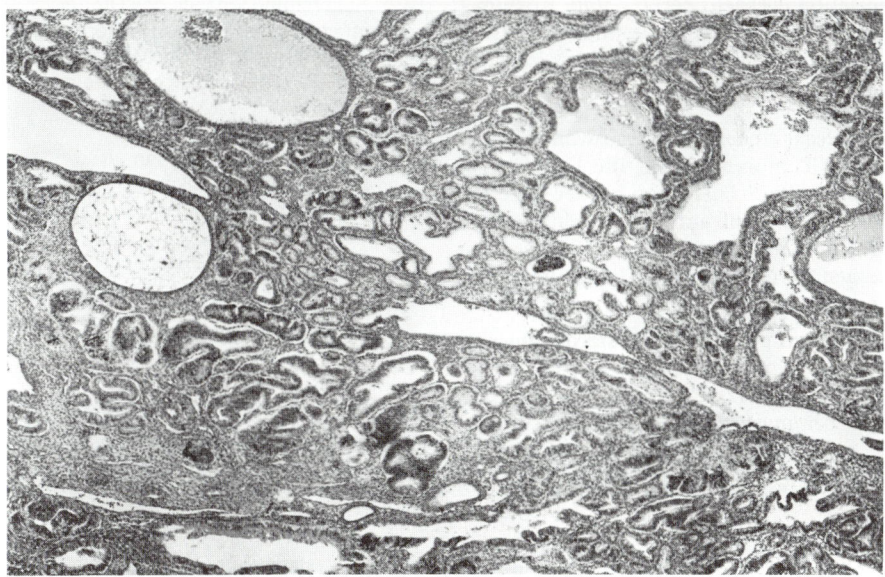

Abb. 8.12 Atypische adenomatöse Hyperplasie des Endometriums

atypie zeigt graduelle Übergänge zum Karzinom, es fehlen aber Zeichen einer destruktiven Infiltration. Im Stadium 0 der FIGO-Stadieneinteilung sind atypisch-adenomatöse Hyperplasie und Carcinoma in situ in einer Gruppe zusammengefaßt.

Die Abgrenzung gegen ein beginnendes Adenokarzinom kann histologisch schwierig sein. Die **prophylaktische Hysterektomie** ist bei der atypischen adenomatösen Endometriumhyperplasie indiziert.

Symptome

Leitsymptom der Geschwulst, die ihren Häufigkeitsgipfel um das 60. Lebensjahr hat, ist die Postmenopauseblutung.

Blutungen in der Postmenopause sind in ca. 40 % der Fälle durch ein Genitalkarzinom bedingt. Etwa die Hälfte davon sind Korpuskarzinome. Mit dem zeitlichen Abstand von der letzten Regelblutung erhöht sich die Wahrscheinlichkeit, daß der Postmenopauseblutung ein Korpuskarzinom zugrunde liegt.

Im Prämenopausealter verursacht die Geschwulst **Meno-Metrorrhagien** oder **blutigen Fluor**. Schmerzen, **Miktions- und Defäkationsbeschwerden** sowie **Aszites** treten bei fortgeschrittenen, über die Grenzen des Uterus hinausgewachsenen Tumoren auf.

Diagnose

Jede uterine Blutung im Postmenopausealter erfordert die Abklärung durch diagnostische Abrasio. Zur Bestimmung der Tumorlokalisation werden Zervix- und Korpusschleimhaut gesondert gewonnen (fraktionierte Abrasio) und getrennt histologisch untersucht.

Bei fortgeschrittenen, die Uteruswand durchsetzenden Tumoren besteht die Gefahr der Perforation durch Uterussonde oder Kürette. In diesen Fällen muß auf die komplette Abrasio verzichtet werden. Zur Sicherung der Diagnose genügt u.U. eine Minimalmenge von Tumorgewebe.

Durch **sonographische** und **hysteroskopische Untersuchungen** ist eine genauere prätherapeutische Einschätzung der Lokalisation und des Ausbreitungsgrades der Geschwulst möglich.

Zytodiagnostische Methoden haben nur begrenzten Wert für die Erkennung des Korpuskarzinoms. Nur in 25 % der Fälle enthalten die üblicherweise von der Cervix uteri entnommenen Kontaktabstriche desquamierte und mit dem Sekretstrom verschleppte Zellen aus einem höher gelegenen Endometriumkarzinom. Durch Spülung des Uteruskavums und spezielle **zytologische Aspirationsverfahren** wird die diagnostische Treffsicherheit erhöht. Diese Methoden sind aber umständlich und für Sreeninguntersuchungen ungeeignet.

Stadieneinteilung

Die Stadieneinteilung stützt sich auf den klinischen und histologischen Befund. Nach dem Vorschlag der FIGO werden vier Stadien unterschieden (Tab. 8.4).

Im TNM-System entsprechen die T-Definitionen der FIGO-Klassifizierung.

Tabelle 8.4 Stadieneinteilung des Korpuskarzinoms, FIGO u. TNM-System (Kurzfassung)

TNM	Corpus uteri	FIGO
Tis	Präinvasives Karzinom (Ca in situ)	0
T1	Begrenzt auf Corpus uteri	I
T1a	Tumor auf das Endometrium beschränkt	Ia
T1b	Invasion bis zu 1/2 der Dicke des Myometriums	Ib
T1c	Invasion über > 1/2 des Myometriums	Ic
T2	Ausbreitung auf die Zervix	II
	Beschränkt auf das Zervixdrüsenfeld	IIa
	Invasion des Zervixstromes	IIb
T3	Ausbreitung jenseits des Uterus innerhalb des kleinen Beckens	III
	Einwachsen in die Serosa u/o die Adnexe u/o positive peritoneale Zytologie	IIIa
	Vaginale Metastasen	IIIb
	Metastasen der pelvinen u/o paraortalen Lymphknoten	IIIc
T4	Infiltration der Mukosa von Darm oder Blase	IVa
M1	Fernmetastasen einschließlich intraabdominaler u/o inguinaler Lymphknoten	IVb

Therapie

Für die Primärbehandlung des Endometriumkarzinoms stehen zur Verfügung:

— Operation
— Strahlentherapie
— Kombination von Operation und Bestrahlung.

Wie beim Zervixkarzinom wird die Wahl der Methoden vom Progressionsstadium der Geschwulst bestimmt. Stärker noch als beim Zervixkarzinom ist die **allgemeine körperliche Verfassung** mitbestimmend bei der Auswahl der geeigneten Therapie, da die am Endometriumkarzinom erkrankten Frauen zumeist im höheren Lebensalter stehen (Durchschnittsalter: 60 Jahre) und oft konstitutionelle Faktoren aufweisen, die die allgemeine Operabilität einschränken (Adipositas, Stoffwechselstörungen, Hypertonie).

Bei den prämalignen Veränderungen (atypische adenomatöse Hyperplasie des Endometriums, Adenocarcinoma in situ) führt eine sorgfältig durchgeführte Abrasio nicht selten bereits zur vollständigen Entfernung der atypischen Schleimhaut. Eine Gewähr ist dafür aber nicht gegeben. Nur die **Uterusexstirpation** verhindert zuverlässig die Entwicklung eines Endometriumkarzinoms.

Stadium I

Therapie der Wahl im Stadium I ist die Operation. Die operative Behandlung besteht in der abdominalen oder vaginalen Exstirpation von Uterus und Adnexen.

Bei Tumoren von hohem histologischem Malignitätsgrad und/oder Infiltration des Myometriums über das innere Drittel der Korpuswand hinaus ist die **Lymphonodektomie** indiziert (iliakale und paraortale Lymphknoten). Mit der Invasionstiefe wächst die Wahrscheinlichkeit einer lymphogenen Streuung.

Stadium II

Wie beim primären Zervixkarzinom ist bei den in die Zervix herabgewachsenen Endometriumkarzinomen (Stadium II) die **erweiterte Radikaloperation** mit Entfernung der Parametrien und der pelvinen und paraortalen Lymphknoten nach *Wertheim-Meigs* angezeigt.

Das Operationsrisiko ist höher als bei der einfachen Hysterektomie. Bei eingeschränkter Operabilität ist deshalb die primäre Strahlentherapie oder die einfache Hysterektomie in Kombination mit Nachbestrahlung vorzuziehen.

Stadium III und IV

Für die Stadien III und IV des Endometriumkarzinoms kommt ausschließlich die Strahlentherapie in Betracht.

Grundlage bildet die **intrauterine Radium-** oder **Kobalt-60-Bestrahlung**. Uteruskavum und Cervix uteri werden mit eiförmigen Radiumträgern oder Kobaltperlen nach der Pack-Methode gefüllt. Vor der Einbringung der Radium- und Kobaltapplikatoren werden durch Hysterographie die Ausdehnung und Konfiguration des Uteruskavums untersucht. Die ausschließliche Strahlentherapie kommt auch in den Stadien I und II bei inoperablen Ri-

sikopatientinnen in Betracht. Die intrakavitäre Kontaktbestrahlung wird durch eine **perkutane Bestrahlung** der Parametrien und der regionalen Lymphknotengruppen komplettiert. Die Herddosis beträgt 40—50 Gy.

Hormonale und Zytostatikatherapie

Das Endometriumkarzinom zählt zu den hormonsensitiven Geschwülsten. In einem hohen Prozentsatz der Korpuskarzinome sind Östrogen- und/oder Progesteronrezeptoren nachweisbar.

Mit einer additiven Hormon- oder Zytostatikabehandlung sind bei fortgeschrittenen Endometriumkarzinomen vorübergehende, oft auch anhaltende Remissionen zu erreichen.

Gestagene hemmen die Zellvermehrung im Endometriumkarzinom. Bevorzugt eingesetzt werden Gestagene, die sich vom 17 α-Hydroxyprogesteron und vom Nortestosteron ableiten. Eine **adjuvante Gestagentherapie**, die nahezu frei von Nebenwirkungen ist, kann bereits bei der Primärtherapie des Korpuskarzinoms eingesetzt werden. Sie ist auf jeden Fall beim Rezidiv oder metastasiertem Karzinom indiziert. **Zytostatika** (alkylierende Substanzen, Antimetabolite) sind in der medikamentösen Zusatztherapie des Endometriumkarzinoms u. U. weniger wirksam als Gestagene. Sie sind indiziert bei prognostisch ungünstigen unreifen und rezeptornegativen Tumoren.

Behandlungsfolgen und Komplikationen

Bei der einfachen vaginalen oder abdominalen Hysterektomie liegen die Komplikationen (Blasenläsion, Fisteln) unter 1 %.

Über Strahlenfrüh- und -spätreaktionen s. Kap. 8.1.3. Bei der intrakavitären Radiumeinlage besteht die Gefahr der Uterusperforation. Lange Liegezeiten erhöhen bei den zumeist älteren und nicht selten adipösen Patientinnen das Risiko thromboembolischer Erkrankungen.

Behandlungsergebnisse

Die 5-Jahre-Überlebensquote des Endometriumkarzinoms beträgt nach internationaler Statistik (*Annual Report, Radiumhemmet*,

Stockholm 1979—1981) 65 %. Für die einzelnen Progressionsstadien ergeben sich — unabhängig von der Art der Therapie — folgende Durchschnittswerte:

Stadium I   72 %
Stadium II   56 %
Stadium III   32 %
Stadium IV   11 %

8.1.5 Ovarialtumoren

Verschiedene Ursachen können zur tumorartigen Vergrößerung der Ovarien führen. Dieses Kapitel behandelt die **Retentionszysten** und die vielgestaltige Gruppe der **echten Geschwülste**. Als **Kystome** werden dabei zystische Tumoren bezeichnet, die im Gegensatz zu den Retentionszysten durch autonome Proliferation der geschwulstbildenden Zellen entstehen. Die Vermischung pathogenetisch verschiedener Erkrankungen in **einer** systematischen Darstellung erscheint inkonsequent, ist aber in praktisch-klinischer Hinsicht sinnvoll. Retentionszysten und echte Geschwülste sind palpatorisch nicht zuverlässig voneinander zu unterscheiden; sie verursachen die gleichen Symptome und können zu gleichartigen akuten Komplikationen führen. Dadurch entsprechen sich auch die Maßnahmen der erweiterten Diagnostik. Erst mit der endgültigen morphologischen Diagnose — die in jedem Fall angestrebt werden muß — trennen sich die Wege.

Etwa 75 % aller echten Ovarialtumoren sind gutartiger Natur, nur 25 % bösartig. Aber auch innerhalb der malignen Gruppe gibt es erhebliche Unterschiede im biologischen Verhalten und Aggressionsgrad. In keinem anderen Organ wird die Prognose in einem vergleichbar großen Ausmaß vom **histologischen Typ** der Neubildung bestimmt. Berücksichtigt man ferner die großen Unterschiede der Ovarialgeschwülste in ihrer Empfindlichkeit gegenüber ionisierenden Strahlen, Zytostatika und Antimetaboliten, so wird die Bedeutung einer präzisen histopathologischen Diagnose offensichtlich.

Ovarialkarzinome machen nur 15 % aller gynäkologischen Krebse aus; sie liegen damit zahlenmäßig weit unter den Karzinomen der Gebärmutter. Jährlich sterben aber mehr Frauen an fortschreitenden inkurablen Ovarialkarzinomen als an jeder anderen malignen Neubildung des Genitalbereiches.

Ovarialzysten (Retentionszysten)

Retentionszysten entstehen durch die Ansammlung von Flüssigkeit in präformierten Räumen. Ihre Vergrößerung erfolgt durch den Expansionsdruck des retinierten Sekretes.

Nach dem Charakter der Wandauskleidung werden folgende Arten von Retentionszysten des Ovars unterschieden:

— Follikelzysten
— Corpus luteum-Zysten
— Endometriosezysten (sog. Teer- oder Schokoladenzysten)
— Inklusionszysten des Oberflächenepithels.

Retentionszysten treten vorwiegend im geschlechtsreifen Alter der Frau auf (funktionelle Zysten). Sie sind Folgen einer gestörten Regulation gonadotroper Hormone oder durch lokale pathomorphologische Prozesse verursacht. Pubertät und Klimakterium prädisponieren als physiologische Umstellungsperioden mit labiler Zyklusfunktion zur Entwicklung von ovariellen Retentionszysten.

Die Größe der Retentionszysten hält sich im allgemeinen in Grenzen. Unter dem Binnendruck der retinierten Flüssigkeit kann das auskleidende Epithel der vollständigen Druckatrophie verfallen. Eine histogenetische Zuordnung der Zysten ist dann nicht mehr zuverlässig möglich.

Follikelzysten

Follikelzysten werden nur selten größer als 3—6 cm im Durchmesser. Sie sind innen und außen glattwandig. Die Zystenflüssigkeit ist hellgelb und klar. Im histologischen Schnitt besteht die Zystenwandung aus einer oder wenigen Schichten von **Granulosazellen**. Peripher schließt sich eine reich kapillarisierte Thekaschicht an. Auch atretische Follikel können sich durch abnorme Flüssigkeitsansammlung zystisch vergrößern. Die Ursache kann in gonadotroper Überstimulation oder in lokalen Störungen der Flüssigkeitsbilanz liegen.

Corpus luteum-Zysten

Normalerweise kollabiert die Wandung des *Graaf*-Follikels post ovulationem. Das luteinisierte Granulosaepithel bildet im reifen Gelbkörper vielfache Einfaltungen.

Zystische Corpora lutea sind eine Spielart des Normalen und beim Schwangerschaftsgelbkörper häufiger als beim Corpus luteum menstruationis. Der Ablauf der Luteinisierung ist auch im zystischen Gelbkörper in der Regel unbeeinflußt. Komplikationen sind die **Stieldrehung** oder die **Ruptur**. In größeren Corpus luteum-Zysten gehen die Luteinzellen zugrunde. Nach Regression des luteinisierten Epithels bildet die Thekazone die Wandauskleidung (**Theka-** oder **Thekaluteinzysten**).

Endometriosezysten (sog. Teer- oder Schokoladenzysten)

Die Endometriose des Ovars ist die häufigste unter verschiedenen Lokalisationen der Endometriosis externa. Die im Ovarialparenchym liegenden Schleimhautinseln zeigen eine phasengleiche Umwandlung wie die Uterusschleimhaut. Zur Zeit der Menstruation kommt es in den Endometrioseherden zu Blutaustritten (Diapedeseblutungen), die resorbiert werden oder aber zu allmählich größer werdenden Blutzysten Anlaß geben. Folgen der Blutansammlung sind: Druckatrophie der Schleimhautinseln und granulomatöse „resorbierende" Entzündung im umgebenden Ovarialgewebe. In fortgeschrittenen Fällen sind keine Endometrioseherde in den Blutzysten mehr nachweisbar. Das eingedickte Blut liegt in einer **epithelfreien fibrös-hyalinen Zystenwand**, die Hämosiderinablagerungen in großer Menge enthält. Eine sichere Unterscheidung der Endometriosezysten von Blutzysten und Ovarialhämatomen anderer Genese ist dann nicht mehr möglich.

Inklusionszysten des Oberflächenepithels

Das einschichtige kubisch-zylindrische Oberflächenepithel des Ovars kann sich in Form kleiner Epithelschläuche in die Tiefe senken. Durch Abschnürung der Invaginationen entstehen zystische Einschlüsse (Inklusionen) im Rindenbereich, die nur selten zu Zysten von tastbarer Größe heranwachsen.

Echte Ovarialtumoren (Blastome)

Nach der äußeren Form und Beschaffenheit werden **solide** und **zystische** Tumoren sowie **Kombinationsgeschwülste** aus beiden Bestandteilen unterschieden.

Ca. 25 % der Ovarialtumoren sind bösartig. Der relative Anteil maligner Geschwülste steigt mit dem **Lebensalter** der Frau. 75 % der malignen Ovarialtumoren finden sich bei Frauen über 45 Jahren. 25 % verteilen sich auf die jüngeren Jahrgänge. Maligne Keimzelltumoren stehen in dieser Lebensperiode im Vordergrund. Auch das Kindes- und Adoleszentenalter ist von der Erkrankung nicht verschont. Die Altersverteilung ist erheblich vom histologischen Typ der Geschwulst abhängig.

Ovarialtumoren bilden keine nosologische Einheit. Unter dem klinischen Sammelbegriff ist eine Vielzahl von Geschwülsten zusammengefaßt, die in ihren biologischen Eigenschaften und in der Sensitivität gegenüber radiologischer und zytostatischer Therapie stark differiert. Die Behandlung muß selektiv dem Einzelfall angepaßt sein. Sie setzt die exakte histopathologische Diagnose voraus.

Klassifikation

Eine systematische Ordnung der Ovarialtumoren kann nach rein klinischen oder histologischen Gesichtspunkten erfolgen. Die **histopathologische Einteilung** beruht auf dem Histogeneseprinzip. Sie geht von Ähnlichkeitsmerkmalen der Geschwulstzellen mit bestimmten (reifen oder embryonalen) Organzellen aus. Die Einteilung präjudiziert nicht die direkte Ableitung von der gestaltlich ähnlichen Körperzelle, sie zeigt nur die verwandtschaftliche Beziehung anhand gleichartiger Zelldifferenzierungen.

Die Einteilung der Weltgesundheitsbehörde (*WHO*) umfaßt 8 Hauptgruppen (Tab. 8.5). Zwischen den gutartigen und bösartigen Formen der epithelialen Tumoren steht die Gruppe der **proliferierenden Tumoren.** Bei den proliferierenden Tumoren handelt es sich um Geschwülste, die gegenüber den eindeutig bösartigen Tumoren ein geringes malignes Potential besitzen (sog. **Borderline-Tumoren**, tumors of low malignent potential).

Ovarialtumoren können einseitig oder doppelseitig auftreten. Je nach Geschwulsttyp überwiegt **uni-** oder **bilaterale Entwicklung** (Tab. 8.6). Die richtige Einschätzung des Risikos einer doppelseitigen Geschwulstentwick-

Tabelle 8.5 Histologische Klassifikation der Ovarialtumoren (*WHO*-Klassifikation 1973, verkürzt)

I **EPITHELIALE TUMOREN**
  A Seröse Tumoren
    1. Benigne Zystadenome und Zystadenofibrome
    2. Proliferierende Zystadenome und Zystadenofibrome
    3. Zystadenokarzinome
  B Muzinöse Tumoren
    1. Benigne Zystadenome und Zystadenofibrome
    2. Proliferierende Zystadenome und Zystadenofibrome
    3. Zystadenokarzinome
  C Endometroide Tumoren
    1. Benigne
    2. Proliferierende
    3. Adenokarzinome
  D Klarzellige Tumoren
    1. Benigne
    2. Proliferierende
    3. Maligne
  E Brenner-Tumoren
    1. Benigne
    2. Proliferierende
    3. Maligne
  F Gemischte epitheliale Tumoren
    1. Benigne
    2. Proliferierende
    3. Maligne
  G Undifferenzierte Karzinome
  H Unklassifizierte epitheliale Tumoren

II **TUMOREN DES SEXUELL DIFFERENZIERTEN MESENCHYMS**
  A Granulosa- und Thekazelltumoren
  B Androblastome
  C Gynandroblastome
  D Unklassifiziert

III **LIPOIDZELLTUMOREN**

IV **KEIMZELLTUMOREN**
  A Dysgerminome
  B Endodermale Sinus-Tumoren
  C Embryonale Karzinome
  D Polyembryome
  E Choriokarzinome
  F Teratome
  G Gemischte

V **GONADOBLASTOME**

VI **UNSPEZIFISCHE BINDEGEWEBS-TUMOREN**

VII **UNKLASSIFIZIERTE TUMOREN**

VIII **METASTATISCHE TUMOREN**

Tabelle 8.6 Relative Häufigkeit und doppelseitiges Vorkommen bei malignen Ovarialtumoren

Tumortyp	Häufigkeit	Bilateralität
Seröse Zystadenokarzinome	40%	≈50%
Muzinöse Zystadenokarzinome	10%	≈50%
endometroide Karzinome	10–20%	<50%
Undifferenzierte Karzinome	10%	>50%
Granulosazelltumoren	1–5%	meist einseitig
Thekazelltumoren	selten	meist einseitig
Dysgerminome	5%	meist einseitig
Androblastome	selten	meist einseitig
Teratoblastome	selten	meist einseitig
Klarzellige Karzinome	selten	meist einseitig
Metastatische Tumoren	4–8%	>50%

lung ist bei jüngeren Patientinnen von großer klinischer Bedeutung. So wird sich der Operateur bei einem bevorzugt einseitig auftretenden Geschwulsttyp leichter zu einer konservierenden Operation – d.h. Belassung des gegenseitigen Ovars – entschließen können als bei einem vorwiegend bilateral auftretenden Tumortyp.

Epidemiologie

Mit Ausnahme einiger typischer Ovarialkarzinomfamilien mit offenbar autosomal-dominanter Vererbung ist bei der Mehrzahl der Ovarialkarzinome keine genetische Fixierung zu erkennen. Die geographische Pathologie liefert jedoch Hinweise auf **rassische Unterschiede**. Unter der jüdischen Bevölkerung ist das Ovarialkarzinom der häufigste Genitalkrebs. Japanerinnen erkranken dagegen äußerst selten an bösartigen Geschwülsten der Ovarien. Morbidität und Mortalität steigen allerdings bei in den USA lebenden Emigrantinnen und deren Töchtern. Diese Beobachtung läßt den Schluß zu, daß **Umweltfaktoren** unbekannter Natur möglicherweise einen größeren Einfluß auf die Entstehung der Krankheit als genetisch verankerte Merkmale haben.

Auf einen indirekten Einfluß **zyklusregulierender Hormone** lassen epidemiologische Beobachtungen schließen. Ovulationshäufigkeit, Dauer der fertilen Lebensphase, Zahl der Schwangerschaften und Dauer der Stillperiode haben anscheinend Bedeutung als Risikofaktoren für die Entstehung des Ovarialkarzinoms. Je häufiger Ovulationen auftreten, um so eher muß mit der Entstehung eines Ovarialkarzinoms gerechnet werden. Mit steigender Zahl von Schwangerschaften und mit zunehmender Anwendungsdauer kontrazeptiver Ovulationshemmer nimmt das Erkrankungsrisiko ab. Daraus wird abgeleitet, daß physiologische Ovulationsruhe wie auch medikamentöse Ovulationshemmung eine schützende Wirkung gegenüber der neoplastischen Entartung des Ovarepithels haben könnten.

Allgemeine Symptomatik

Es gibt keine typischen Frühsymptome des Ovarialtumors. Bei fortgeschrittener Erkrankung ist es die Kombination uncharakteristischer Einzelsymptome, die auf die Geschwulst hinweist. Druck- und Völlegefühl infolge des raumfordernden Prozesses im kleinen Becken sowie Zunahme des Leibesumfanges sind die häufigsten zum Arzt führenden Beschwerden.

Die Auftreibung des Leibes kann allein durch die expansiv wachsende Geschwulst oder zusätzlich durch Aszitesbildung verursacht werden. Das fortgeschrittene Ovarialkarzinom ist meistens von **Aszites** begleitet. Der vorgewölbte Leib bildet in extremen Fällen einen auffallenden Kontrast zum allgemein reduzierten körperlichen Zustand der Patientinnen. Das Gesicht erscheint eingefallen und fahl (**Facies ovarica**). Im Inguinalbereich können metastatisch vergrößerte **Lymphknoten** tastbar sein. Die **Blutsenkungsreaktion** ist fast immer stark erhöht. Im Gegensatz zu ihrem geringen Aussagewert bei anderen Genitalkarzinomen spielt sie in der Differentialdiagnose des Ovarialkarzinoms eine wichtige Rolle.

In ca. 25 % gehen Ovarialtumoren mit **Blutungsanomalien** einher. Nicht immer besteht eine beweisbare Kausalbeziehung zwischen Ovarialtumor und Genitalblutung, d.h., Blutungsanomalien können Begleit- oder Folgeerscheinungen einer Ovarialgeschwulst sein. Eindeutige pathophysiologische Zusammenhänge bestehen bei den verschiedenen hormonal aktiven Tumoren (z.B. Granulosa- und Thekazelltumoren).

Diagnostik

Die sorgfältige Palpationsuntersuchung bleibt vorerst die beste Methode für die Aufdeckung von Ovarialtumoren. Die Vaginalsonographie hat insbesondere bei zystischen Tumoren zunehmende Bedeutung.

Die Lokalisation eines Ovarialtumors hängt von seiner Größe ab. Kleine bis mittelgroße Geschwülste liegen im kleinen Becken lateral und meist dorsal des Uterus. Die Lage eines tastbaren „Tumors" im Adnexbereich beweist noch nicht die Adnexzugehörigkeit. Gestielte Uterusmyome, Tumoren des Darmes und der Ligamente sind palpatorisch nicht mit Sicherheit von Ovarialtumoren zu unterscheiden. Kleine zystische Tumoren jüngerer Frauen sind überwiegend funktionelle Zysten (Retentionszysten). In diesen Fällen kann 2—3 Zyklen abgewartet werden. Persistenz oder Vergrößerung der Zysten zwingt aber auch dann zur definitiven Abklärung durch Endoskopie oder Laparotomie. Entzündliche Konglomerattumoren der Adnexe sind unregelmäßig, meist druckschmerzhaft und durch Adhäsionen fixiert.

Im fortgeschrittenen Lebensalter der Frau (Postmenopause) sind entzündliche Adnextumoren eine Rarität! Die Wahrscheinlichkeit, daß ein maligner Ovarialtumor vorliegt, ist ungleich größer.

Mit fortschreitendem Wachstum steigen die Ovarialtumoren aus dem kleinen Becken heraus in die freie Bauchhöhle. Jeder größere Unterbauchtumor der Frau sollte zunächst an einen Ovarialtumor denken lassen. Differentialdiagnostisch kommen große Uterusmyome. Mesenterial- und Retroperitonealgeschwülste und Nierentumoren wie auch eine Nierendystopie (Beckenniere) in Betracht. Aber auch ein gravider Uterus oder eine gefüllte Harnblase sind gelegentlich bei der Primärdiagnose als „Geschwülste" mißdeutet worden, ein fataler Irrtum, wenn er operative Maßnahmen in Gang setzt. Erfahrung und palpatorisches Geschick spielen in der Diagnostik von Unterbauchtumoren eine große Rolle. Die Untersuchung in Kurznarkose kann die Beurteilung in vielen Fällen erleichtern.

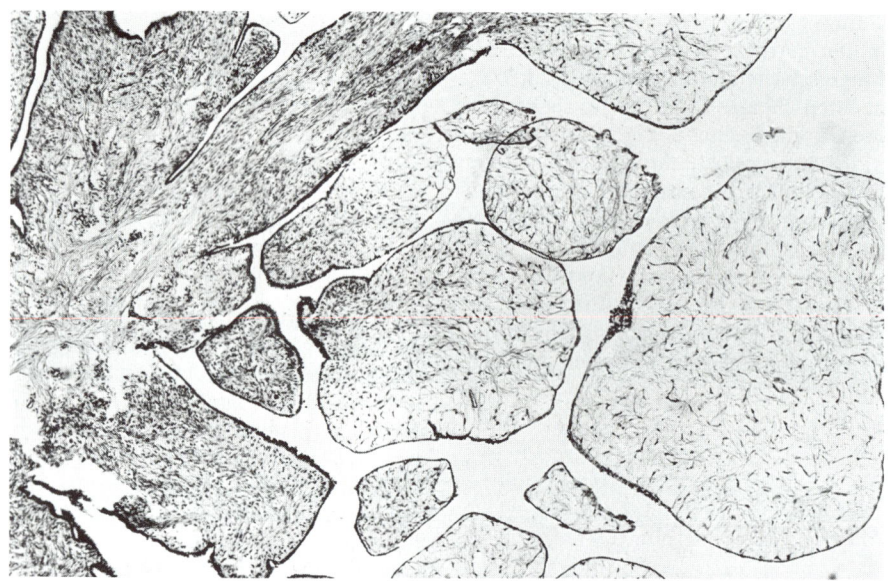

Abb. 8.13 Seröses papilläres Zystadenom des Ovars

Diagnostische Zusatzmethoden sind Zystoskopie und Rektoskopie, Röntgen- und Ultraschallverfahren sowie die Computertomographie und Kernspintomographie. **Röntgenübersichtsaufnahmen** können grobe Verkalkungen in myomatösen oder fibromatösen Tumoren, Knochen und Zähne in teratoiden Geschwülsten nachweisen. Bildgebende Verfahren haben die präoperative Diagnostik erheblich verbessert. Sie erlauben u. U. eine bessere Größen- und Konturbestimmung als die Palpation. Das **Ausscheidungsurogramm** ermöglicht die differentialdiagnostische Abgrenzung gegenüber Nierentumoren und retroperitonealen Prozessen. Die **Kolonkontrastuntersuchung** ist zum Ausschluß einer Infiltration oder Verdrängung des Darmes erforderlich. **Computertomographie** (CT) und **Kernspintomographie** sind Verfahren, die zu einer genaueren präoperativen Erfassung des Ausbreitungsgrades beitragen. **Pelvigraphie, Hysterographie** oder **Angiographie** sind Spezialmethoden, die eine genauere präoperative Klärung von Geschwulstprozessen des Unterbauch- und Beckenbereiches erlauben. Die sichere Abklärung eines Ovarialtumors ist aber allein durch die Laparotomie und histologische Untersuchung möglich.

> Die Explorativlaparotomie ist die entscheidende diagnostische Maßnahme bei Ovarialtumoren.

Spezielle Morphologie

Benigne Tumoren

Seröses Zystadenom (Zystadenofibrom)

Häufigkeit: Seröse Zystadenome zählen zu den häufigsten gutartigen Geschwülsten des Ovars. Alle Altersgruppen können betroffen sein. Doppelseitigkeit findet sich in 30–50 %.

Makroskopie: Es handelt sich um einfache oder gekammerte zystische Tumoren von unterschiedlicher Größe. In seltenen Fällen können sie als Riesenkystome die gesamte Bauchhöhle füllen. Innere und äußere Oberfläche sind spiegelnd glatt oder mit dichtstehenden papillären Effloreszenzen von (blumenkohlartiger) höckriger Beschaffenheit bedeckt. Die Zystenkammern enthalten gelblich gefärbte klare Flüssigkeit.

Mikroskopie: Geschwulstkapsel und Scheidewände sind von einem einschichtigen kubischen oder zylindrischen Epithel ausgekleidet, das auch die papillären Effloreszenzen über-

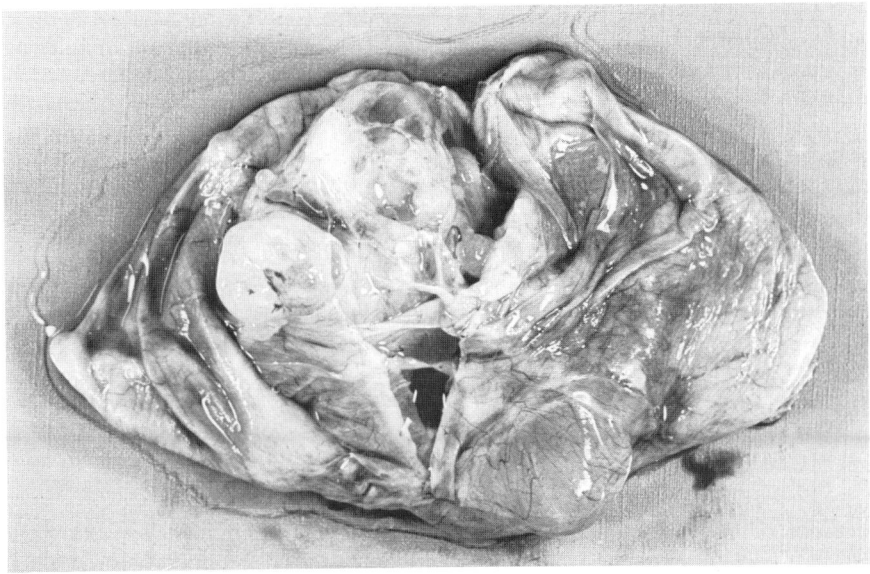

Abb. 8.14 Gekammertes muzinöses Zystadenom des Ovars

zieht (Abb. 8.13). Das Epithel ähnelt dem Tubenepithel und kann Flimmerzellen enthalten.

Dignität: Die Prognose ist bei rechtzeitiger operativer Entfernung sehr gut. In nichtbehandelten Fällen besteht das Risiko der sekundären Entartung.

**Muzinöses Zystadenom
(muzinöses Zystadenofibrom)**

Häufigkeit: Muzinöse Zystadenome sind die häufigsten gutartigen Ovarialtumoren. Sie sind überwiegend einseitig und können in allen Altersperioden auftreten.

Makroskopie: Wie die serösen Zystadenome sind es meistens gekammerte, äußerlich nahezu immer glatte Geschwülste, die wie kein anderer Ovarialtumor extreme Größen erreichen können (**Riesenkystome**). Auf Anschnitten finden sich neben großen, durch fibröse Scheidewände septierten Kammern auch solide schwammige Anteile mit dichtstehenden feinen und feinsten Zystchen, die visköse oder geleeartig eingedickte Flüssigkeit enthalten (Abb. 8.14).

Mikroskopie: Die Mikro- und Makrozysten sind von einem einschichtigen schleimbildenden Zylinderepithel ausgekleidet, das basal linear begrenzt ist oder sich in Form drüsenähnlicher Invaginationen in das Bindegewebe senkt.

Dignität: Die Prognose ist bei rechtzeitiger vollständiger Entfernung sehr gut, das Risiko der sekundären Entartung (Verkrebsung) allerdings größer als bei den serösen Zystadenomen. Tritt durch Spontanruptur oder anläßlich der operativen Entfernung der Geschwulst schleimiger Zysteninhalt in die freie Bauchhöhle, so können Implantationstumoren im Bereich des viszeralen und parietalen Peritoneums auftreten (**Pseudomyxoma peritonei, Gallertbauch**).

Brenner-Tumor

Häufigkeit: Die von _F. Brenner_ 1907 als Oophoroma folliculare beschriebene Geschwulst macht 0,5—1 % aller Ovarialtumoren aus. Sie ist fast immer einseitig entwickelt. Der Häufigkeitsgipfel liegt im 5. Lebensjahrzehnt.

Makroskopie: _Brenner_-Tumoren sind solide derbe Geschwülste, die selten über faustgroß werden und makroskopisch von einem Fibrom nicht zu unterscheiden sind. Die Oberfläche ist glatt, die Schnittfläche zeigt grobfasrige Struktur.

Mikroskopie: Histologisch besteht die Geschwulst aus einer bindegewebigen und einer epithelialen Komponenten. Den epithelialen Anteil bilden solide Nester aus relativ gleichförmigen zytoplasmareichen Zellen, die wie Inseln in einem faserreichen, manchmal hyalinisierten bindegewebigen Stroma liegen.

Dignität: *Brenner*-Tumoren sind gutartige Geschwülste. Entartung der bindegewebigen oder epithelialen Komponente ist außerordentlich selten.

Fibrome

Häufigkeit: Annähernd 5 % der Ovarialtumoren sind Fibrome. Sie entwickeln sich überwiegend unilateral und unabhängig vom Lebensalter.

Makroskopie: Fibrome sind derbfaserig, äußerlich glatte oder auch knotige Tumoren von unterschiedlichen Größen. Die Schnittfläche ist weiß oder gelblich gefärbt. Durch degenerative Prozesse können in größeren Tumoren myxomatöse Herde und zystische Hohlräume entstehen.

Mikroskopie: Die soliden Tumoren bestehen histologisch aus wuchernden Bindegewebszellen, die in einem dichten Geflecht von Kollagenfasern liegen. Hyalinisation und Verkalkung sind häufig.

Dignität: Fibrome sind gutartige, nur äußerst selten sekundär maligne entartende Geschwülste. Sie können von Aszites oder auch Pleuraergüssen begleitet sein.

Die Kombination von **Hydrothorax, Aszites** und **Ovarialfibrom** wird als *Meigs*-Syndrom bezeichnet. Die Ursache der Syndromatik, die auch bei anderen Typen gutartiger Ovarialgeschwülste auftreten kann, ist unbekannt.

Teratome (Dermoidzysten)

Häufigkeit: Teratome sind eine relativ große Gruppe von Geschwülsten, die bevorzugt bei jüngeren Frauen vorkommen. In 10—15 % entwickeln sie sich in beiden Ovarien. Reife Teratome (Dermoidzysten) sind die häufigste gutartige Geschwulst in der Gruppe der Keimzelltumoren.

Makroskopie: Nach äußerer Form und Beschaffenheit sind solide und zystische Teratome **(Dermoidzysten)** zu unterscheiden. Die zystischen sind weitaus häufiger als die soliden Geschwülste. Sie enthalten in einer derb-fibrösen Kapsel ölige, von Haaren durchsetzte Flüssigkeit, die unter normalen Temperaturen zu einer talgigen Masse erstarrt. Die Haare sprossen aus einem in die Lichtung der Zyste vorspringenden Zapfen (sog. Dermoidzapfen). Der Dermoidzapfen kann auch Knochenplatten oder vollentwickelte Zähne enthalten.

Teratome sind von den Keimzellen ausgehende Geschwülste, die nahezu alle geläufigen Gewebsbestandteile des Organismus hervorbringen können. In den gutartigen Teratomen sind es ausschließlich reife organoide Strukturen, die ohne funktionelle Komposition in regelloser Anordnung im Ovarialstroma liegen.

Grundsätzlich können Derivate aller drei Keimblätter vorkommen, überwiegend sind es jedoch ektodermale Strukturen. Sie bilden den Hauptbestandteil der Dermoidzysten, deren Wandung von Epidermis mit den verschiedensten Anhangsgebilden ausgekleidet ist. Die Sekrete der Hautdrüsen — vorwiegend Talg — sammeln sich in den zystischen Hohlräumen.

Dignität: Die Dignität wird vom Differenzierungsgrad der verschiedenen Gewebskomponenten bestimmt. Tumoren mit reifen organoiden Strukturen zeigen praktisch immer gutartigen Verlauf.

Andere gutartige Tumoren

Andere gutartige Tumoren wie Leiomyome, Hämangiome, Lipome etc. sind Raritäten.

Proliferierende Tumoren (Borderlinetumoren)

Zwischen den eindeutig benignen und den eindeutig malignen Tumoren des Ovars existiert eine Gruppe mit unsicherer Prognose. Sie werden als **Borderlinetumoren** oder als Tumoren von geringerem malignem Potential bezeichnet. Von den benignen Geschwülsten unterscheiden sie sich durch eine gesteigerte proliferative Aktivität und stärkere Zelltypie, jedoch ohne infiltratives und destruktives Wachstum. Klinisch zeigen sie äußerst langsame Progression bei oberflächlich peritonealer Ausbreitung.

Proliferierende seröse Zystadenome (seröse Borderline-Tumoren)

Häufigkeit: 2—4 % der Zystadenome zählen zu den proliferierenden Formen. Bilaterale Entwicklung ist häufig.

Makroskopie: Makroskopisch sind die proliferierenden Zystadenome weder von den gutartigen Zystadenomen noch von den Zystadenokarzinomen sicher zu unterscheiden. Erst die sorgfältige histologische Untersuchung ermöglicht eine zuverlässige Diagnose.

Mikroskopie: Im Gegensatz zum einschichtigen geordneten Epithel der benignen Zystadenome zeigen die proliferierenden Formen ein mehrschichtiges Epithel mit multiplen knospenartigen Aussprossungen (Pseudopapillen). Die mitotische Aktivität ist gesteigert. Die individuelle Zellatypie kann erheblich sein. Destruktive Infiltration fehlt.

Dignität: Die Abgrenzung der proliferierenden Zystadenome von den echten Zystadenokarzinomen ist im Hinblick auf die Therapie und Prognose von größter Bedeutung. Die 10-Jahre-Überlebensrate beträgt bei Patientinnen mit proliferierenden Zystadenomen ca. 80 %, bei den Zystadenokarzinomen dagegen nur 15 %.

Proliferierende muzinöse Zystadenome (muzinöse Borderline-Tumoren)

Häufigkeit: Intermediäre Formen mit gesteigerter Proliferation sind bei den muzinösen Zystadenomen anscheinend etwas häufiger als bei den serösen Tumoren. Einseitige Entwicklung überwiegt.

Makroskopie: Äußerlich gleichen die proliferierenden den gutartigen Zystadenomen. Die Oberfläche der gekammerten zystischen Geschwülste ist in den meisten Fällen glatt. Die .Schnittfläche zeigt große Zysten neben schwammigen mikrozystischen Anteilen.

Mikroskopie: Histologisch ist die Abgrenzung von den benignen muzinösen Zystadenomen, die ein hochzylindrisches, sehr regelmäßig gebautes Epithel aufweisen, ohne Schwierigkeiten möglich. Übergänge in proliferierende und maligne Formen sind nicht selten innerhalb desselben Tumors zu finden.

Dignität: Die Prognose ist, gemessen an der 10-Jahre-Überlebensrate von ca. 70 %, etwas ungünstiger als bei den serösen Formen.

Keimstrang-Stromatumoren

Granulosa-Thekazell-Tumoren

Granulosa-Thekazell-Tumoren sind Geschwülste des sexuell determinierten Mesenchyms. Sie haben die Fähigkeit, weibliche Steroidhormone zu bilden. Schon sehr kleine, noch nicht tastbare Geschwülste können endokrine Fernsymptome verursachen.

Die Symptomatik ist vom Alter der Patienten abhängig. Im **Postmenopausealter** wird das Endometrium erneut zur Proliferation angeregt. Die anhaltende Stimulation löst eine Endometriumhyperplasie mit Durchbruchblutung aus. Damit wird die Blutung in der Postmenopause zum Leitsymptom dieser Geschwülste. Im **geschlechtsreifen Alter** wird durch die unphysiologische Östrogenquelle das hypophysär-hypothalamische Regulationszentrum über den Feed-back-Mechanismus gehemmt. Es resultiert eine sekundäre Amenorrhoe. Im **Kindesalter** führen östrogenaktive Tumoren zur Pseudopubertas praecox.

Granulosazelltumoren

Häufigkeit: Der Granulosazelltumor ist die bekannteste und häufigste Geschwulst aus der Gruppe der hormonell aktiven Tumoren. Er findet sich in 5—10 % aller Ovarialtumoren, ist meist unilateral entwickelt und kann in allen Altersgruppen auftreten.

Makroskopie: Makroskopisch sind es solide, oberflächlich glatte oder höckerige Geschwülste von unterschiedlicher Größe. Auf der Schnittfläche sind sie gelblich gefärbt, gelegentlich enthalten sie zystische Hohlräume. Die Konsistenz ist weicher als die der Fibrome und *Brenner*-Tumoren.

Mikroskopie: Der typische Granulosazelltumor enthält in einem bindegewebigen Stroma solide Inseln aus relativ gleichförmigen Geschwulstzellen, die große Ähnlichkeit mit normalen Granulosazellen haben und wie diese rosettenförmige Strukturen bilden können (*Call-Exner*-Körper) (Abb. 8.15). Mit Sudan- oder Scharlachrotfärbung sind im Zytoplasma Lipide nachzuweisen.

Von diesem klassischen Typ des Granulosazelltumors gibt es zahlreiche Abweichungen, sowohl in der Anordnung des Tumorparen-

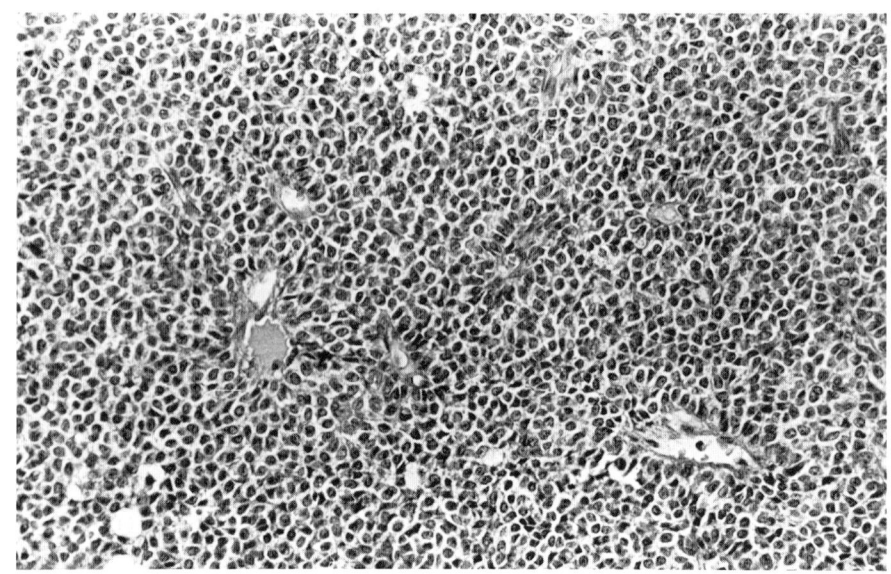

Abb. 8.15 Granulosazelltumor des Ovars. Solider zellreicher Tumor mit rosettenartigem Arrangement der Zellen

chyms wie auch im Differenzierungsgrad der Zellen.

Dignität: Die 5-Jahre-Überlebensrate liegt bei 70 %. Etwa 20 % der Granulosazelltumoren zeigt klinisch bösartigen Verlauf mit peritonealer Aussaat und Fernmetastasen. Die Hyperfollikulinie kann die Entwicklung von Sekundärkarzinomen an den östrogenempfindlichen Geweben begünstigen. So ist die **Kombination von Granulosazelltumor und Endometriumkarzinom** keine Seltenheit.

Thekazelltumoren (Thekome)

Selten, aber fast ausnahmslos von günstigem Verlauf sind mesenchymale Tumoren mit thekazellähnlichen Geschwulstzellen. Wie in einfachen Fibromen zeigen die meist spindligen Tumorzellen faszikuläre Anordnung. Ihr Zytoplasma enthält reichlich Lipide. Hyalinisation ist häufig.

Androblastome (Arrhenoblastome)

Häufigkeit: Androblastome sind seltene, überwiegend einseitige Geschwülste mit der Fähigkeit, **männliche Steroidhormone** (Androgene) zu bilden. Sie können in jedem Lebensalter vorkommen. Endokrine Fernsymptome sind Hirsutismus, Stimmveränderungen, Klitorishypertrophie, sekundäre Amenorrhoe mit Uterusatrophie, Präpuberal finden sich äußere Zeichen der Frühreife.

Makroskopie: Nur selten werden die Geschwülste größer als 5 cm im Durchmesser. Sie sind von derber Konsistenz, glatt begrenzt oder knotig, auf der Schnittfläche von gelber oder brauner Farbe.

Mikroskopie: Das histologische Bild der Androblastome ist nicht einheitlich. In den reifen Formen bilden die Geschwulstzellen gewundene Tubuli wie in Hodengewebe. In den undifferenzierten Formen fehlt die organoide Ordnung.

Solide Zelltrabekel erinnern an die Keimstränge der embryonalen Gonade, daneben können sich Komplexe zytoplasmareicher Zellen vom Charakter der *Leydig*-Zellen finden (*Sertoli-Leydig*-**Zelltumoren**).

Dignität: Androblastome sind überwiegend semimaligne Geschwülste. Klinische Malignität findet sich in ca. 25 % der Fälle.

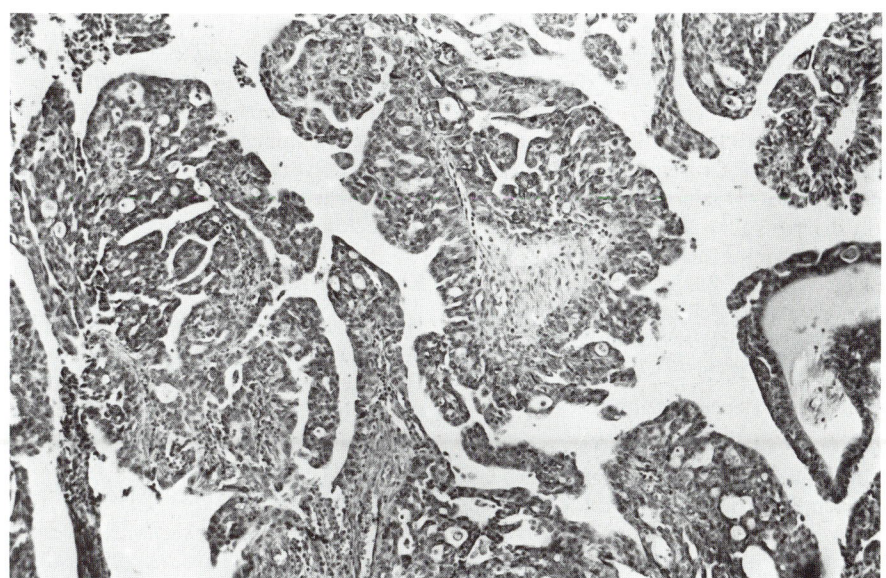

Abb. 8.16 Seröses Zystadenokarzinom des Ovars

Maligne epitheliale Tumoren

Grundsätzlich ist zwischen primär bösartigen und sekundär entarteten Ovarialtumoren zu unterscheiden. In vielen Fällen von Ovarialkarzinomen geben Reststrukturen einer primär gutartigen Geschwulst Hinweise auf die Histogenese.

Die malignen epithelialen Geschwülste bilden das weitaus größte Kontingent der bösartigen Ovarialtumoren. Sie entstehen aus dem ovariellen Deckephitel, das sich histogenetisch vom Zölomepithel herleitet und daher die Potenz zu verschiedenen Differenzierungen zeigt (seröse, endometroide, muzinöse, klarzellige).

Seröse Zystadenokarzinome

Häufigkeit: Das seröse Zystadenokarzinom ist mit ca. 40 % der **häufigste bösartige Ovarialtumor.**

Makroskopie: Im äußeren Erscheinungsbild bestehen gegenüber dem benignen Zystadenom keine prinzipiellen Unterschiede. Die papillären Wucherungen der inneren und äußeren Oberflächen sind allerdings meist dichter als in den gutartigen Formen. Auch Nekrosen und Hämorrhagien sind häufiger.

Mikroskopie: Die verzweigten Papillen sind von einem verwilderten mehrschichtigen Epithel bedeckt, das multiple knospenförmige Sprossung aufweist (Pseudopapillen). Die Zellkerne sind pleomorph und hyperchromatisch. Mitosen sind häufig. An der Basis der Papillen dringen atypische Drüsenschläuche infiltrierend in das Bindegewebe vor. Die **Stromainfiltration** ist ein entscheidendes Indiz für die Abgrenzung gegenüber den proliferierenden Zystadenomen (Borderlinetumoren, Abb. 8.16).

Dignität: Die Prognose des seriösen Zystadenokarzinoms ist sehr schlecht. Die 5-Jahre-Überlebensrate liegt im Stadium I bei 77 %, im Stadium III bei 20 %.

Muzinöse Zystadenokarzinome

Häufigkeit: Muzinöse Zystadenokarzinome stellen ca. 10 % der Ovarialkrebse. Sie sind überwiegend einseitig entwickelt.

Makroskopie: Im äußeren Erscheinungsbild ist eine Unterscheidung von gutartigen Zystadenomen nicht möglich. Oberflächlich sind die Tumoren meist glatt. Die Schnittfläche zeigt solide schwammige oder mikrozystische

Bezirke neben großen gekammerten Hohlräumen. Der visköse Zysteninhalt ist durch Beimengung von nekrotischem Gewebe schmutzig-grau oder blutig.

Mikroskopie: Die Geschwulstzellen bilden irreguläre atypische Drüsenschläuche oder solide Komplexe. Muzinöses Material findet sich in den apikalen Zellabschnitten und in den Drüsenlumina. In entdifferenzierten Geschwülsten geht die Fähigkeit zur Schleimbildung verloren. Die Zellkerne sind pleomorph und hyperchromatisch. Mitosen sind gehäuft.

Endometroide Ovarialkarzinome

Die endometroiden Karzinome des Ovars gleichen histomorphologisch den homologen Geschwülsten des Corpus uteri (Endometriumkarzinome). Es sind eigenständige Ovarialkarzinome, in denen die Potenz des Deckepithels zur endometrialen Differenzierung realisiert wird. Nur in 10–15 % der Fälle entstehen die endometroiden Krebse des Ovars auf dem Boden einer vorbestehenden Endometriose. Die überwiegende Zahl entwickelt sich offenbar direkt und ohne Zwischenschaltung einer benignen Endometriose aus dem Oberflächenepithel des Ovars. Synchrone Entwicklung homologer endometroider Karzinome von Ovar und Uterus (**Carcinoma uteri et ovarii**) ist häufig.

Häufigkeit: Die endometroiden Karzinome bilden nach den serösen Karzinomen mit einer relativen Häufigkeit von 10–25 % die zweitgrößte Gruppe der malignen Ovarialgeschwülste.

Makroskopie: Makroskopisch handelt es sich um teils solide, teils zystische, in 30–50 % bilateral auftretende Tumoren. Die soliden Anteile zeigen meist ausgedehnte Nekrosen und Einblutungen. Kapseldurchbruch und Verwachsung mit den Nachbarorganen sind relativ häufig.

Mikroskopie: Histologisch finden sich atypische drüsige, drüsig-papilläre, solide und mikrozystische Strukturen von unterschiedlichem Reifegrad. Bei den **reifen Formen** ist die Diagnose aufgrund der großen Ähnlichkeit mit dem typischen endometrialen Epithel leicht zu stellen. Bei den **unreifen** (soliden) **Varianten** kann die histologische Zuordnung schwierig sein. Wie in den verwandten Uterus-

karzinomen kann die epitheliale Komponente squamöse (plattenepitheliale), muzinöse oder klarzellige Differenzierungen aufweisen.

Dignität: Prognostisch bestehen keine Unterschiede gegenüber den serösen Adenokarzinomen des Ovars. In 15–25 % der Fälle findet sich gleichzeitig ein Karzinom des Corpus uteri (Carcinoma uteri et ovarii).

Klarzellige Karzinome

Häufigkeit: Klarzellkarzinome machen 5–10 % der primären Ovarialkarzinome aus. Der Häufigkeitsgipfel liegt im Perimenopausealter. Es bestehen histogenetische Beziehungen zum endometroiden Karzinom. Im Gegensatz zu früheren Ansichten sind die Klarzelltumoren nicht mesonephrogener Herkunft.

Makroskopie: Makroskopisch sind es teils solide, teils zystische Tumoren, die in 40 % bilateral auftreten.

Mikroskopie: Histologische Charakteristika sind die wasserklare Beschaffenheit der Tumorzellen und die bizarr geformten, hyperchromatischen Kerne, die in das Lumen der drüsigen Strukturen vorspringen (Hufnagelzellen).

Mischformen mit endometroiden oder serösen Karzinomen sind nicht selten.

Dignität: Die Prognose der Klarzellkarzinome ist etwas ungünstiger als die der anderen malignen epithelialen Tumoren. Die 5-Jahre-Überlebensrate liegt im Stadium I a bei 68 %, im Stadium III bei 12 %.

Maligne Keimzelltumoren

Dysgerminome (Seminome)

Häufigkeit: Dysgerminome sind Geschwülste, die bevorzugt im jüngeren Lebensalter auftreten. Das Durchschnittsalter liegt bei 20 Jahren.

> Das Dysgerminom macht nur 5 % aller malignen Ovarialtumoren aus. Es ist aber die häufigste bösartige Eierstockgeschwulst junger Frauen.

Makroskopie: Die Geschwulst ist überwiegend einseitig entwickelt und kann beachtliche Größe erreichen. Äußerlich ist sie glatt oder knotig und kapselartig begrenzt. Die Konsi-

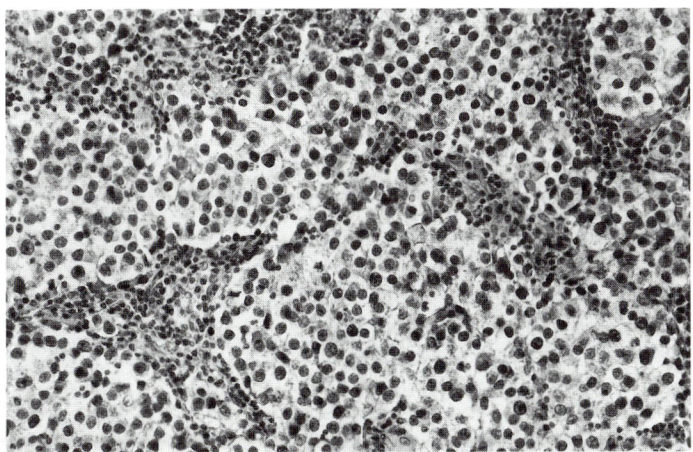

Abb. 8.17
Dysgerminom

stenz ist fest oder fleischig. Die Schnittfläche zeigt grau-rote Farbe und enthält meistens ausgedehnte nekrotische Bezirke.

Mikroskopie: Dysgerminome entstehen aus **undifferenzierten Keimzellen**. Die großen wasserklaren runden Tumorzellen liegen in lockeren soliden Komplexen, die durch fibröse Bindegewebssepten voneinander getrennt sind. Das Stroma ist mit Lymphozyten infiltriert (Abb. 8.17).

Dignität: Die Prognose ist infolge der **hohen Strahlenempfindlichkeit** der Geschwülste relativ günstig. Die 5-Jahre-Überlebensrate beträgt über 70 %. Die Tumoren sind hormonell inaktiv, treten aber signifikant häufiger bei Patienten mit intersexuellem Habitus und Gonadendysgenesie auf.

Endodermaler Sinustumor (Dottersacktumor, *Teilum*-Tumor)

Der endodermale Sinustumor ist ursprünglich aufgrund seiner klarzelligen Struktur und glomerulus-ähnlicher Differenzierungen den mesonephrogenen Geschwülsten zugerechnet worden. *Teilum* hat auf die strukturellen Ähnlichkeiten dieses Tumors mit der **embryonalen Dottersackstruktur** hingewiesen. Der endodermale Sinustumor zählt zu den hochmalignen Geschwülsten des Ovars mit bevorzugtem Auftreten im **Kindes- und Jugendalter**. Unklare, manchmal akute Abdominalbeschwerden führen zur Aufdeckung des Prozesses bei den jugendlichen Patientinnen. Das Geschwulstleiden zeigt rasche Progredienz. Me-

tastasierungsorte sind Peritoneum, Lymphknoten, Leber, Lungen und Skelett. Die Tumoren sind relativ resistent gegenüber einer Strahlentherapie. Polychemotherapie mit verschiedenen Wirkstoffkomponenten hat die Behandlungschancen der früher infausten Krankheit entscheidend verbessert.

Metastatische Geschwülste

Die Ovarien sind für verschiedene benachbarte oder fernliegende Organkrebse Vorzugsort der Metastasierung. An erster und zweiter Stelle stehen das **Magenkarzinom** und **Mammakarzinom**, aber auch Kolon- und Endometriumkrebs metastasieren nicht selten in die Eierstöcke. Der bekannteste Typ einer metastatischen Eierstockgeschwulst ist der *Krukenberg*-Tumor **(Fibrosarcoma mucocellulare carcinomatodes** *Krukenberg* 1896). Dabei handelt es sich um schleimbildende Tumorzellen (Siegelringzellen), die in Strängen und Nestern innerhalb eines sarkomähnlich wuchernden Bindegewebes liegen. Im klinischen Sprachgebrauch werden meistens alle Ovarialmetastasen eines primär im Gastrointestinaltrakt lokalisierten Karzinoms als *Krukenberg*-Tumoren bezeichnet.

Klinische Stadien

Die Ausbreitung des Ovarialkarzinoms erfolgt per continuitatem lymphogen, transperitoneal und hämatogen.

Geschwulsttypen mit kapsulärer Umhüllung können lange Zeit auf das Ovar begrenzt bleiben und erhebliche Größe erreichen, bevor es zum **Kapseldurchbruch** und direktem Einwachsen in die Nachbarorgane kommt. Eileiter, Darm und Peritoneum sind die zuerst **per continuitatem** von der Tumorinvasion erreichten Strukturen. Mit fortschreitender Entwicklung können Harnblase, Rektum und Vaginalwand penetriert werden. Neben dieser direkten kontinuierlichen Ausbreitung begünstigt ein reich entwickeltes Lymphgefäßnetz des Bauchraumes die **lymphogene Aussaat** von Geschwulstzellen. Auf lymphogenem Wege werden das gesamte parietale und viszerale Peritoneum sowie das Omentum majus befallen, aber auch die Pleura und fernliegende Lymphknoten (mediastinale, axilläre, supraklavikuläre [*Virchow*-Lymphknoten]) erreicht. Die **transperitoneale Ausbreitung** erfolgt durch Verschleppung exfoliierter Zellen in der Peritonealflüssigkeit.

Stadieneinteilung

Einem Vorschlag der FIGO folgend, werden 4 Stadien unterschieden (Tab. 8.7).

Komplikationen

Bei ungestörtem Wachstum verursachen Ovarialtumoren gewöhnlich erst dann Symptome, wenn der raumfordernde Prozeß Druckerscheinungen hervorruft. Bestimmte Komplikationen können aber durch akute Bauchsymptomatik indirekt zur Aufdeckung des latenten Tumorprozesses Anlaß geben. An erster Stelle ist die **Stieldrehung** zu nennen. Eine Stieldrehung ist nur bei gut beweglichen zystischen oder soliden Tumoren möglich, die bereits aus dem beengten Raum des kleinen Beckens in die freie Bauchhöhle aufgestiegen sind. Abrupte Körperbewegungen können sich auf den mobilen Tumor übertragen und zur Torsion der Stielverbindung führen. Der sog. Tumorstiel besteht in der Regel aus dem Lig. suspensorium ovarii, dem Lig. ovarii proprium und aus Teilen der Tube und Plica lata. Die Torsion des Stieles drosselt die dünnwandigen Venen bei zunächst noch unvermindertem arteriellen Zufluß. Dadurch tritt innerhalb kürzester Zeit eine **hämorrhagische Infarzierung** und **Nekrotisierung** der Geschwulst ein.

Tabelle 8.7 Stadieneinteilung des Ovarialkarzinoms, FIGO u. TNM-System (Kurzfassung)

TNM		Ovarium	FIGO
T1		Begrenzt auf Ovarien	I
	T1a	Ein Ovar, Kapsel intakt	Ia
	T1b	Beide Ovarien, Kapsel intakt	Ib
	T1c	Kapselruptur, Tumor an Oberfläche, maligne Zellen in Aszites oder bei Peritonealspülung	Ic
T2		Ausbreitung im Becken	II
	T2a	Uterus, Tube(n)	IIa
	T2b	Andere Beckengewebe	IIb
	T2c	Maligne Zellen in Aszites oder bei Peritonealspülung	IIc
T3	u/o N1	Tumor erfaßt ein oder beide Ovarien, mit mikroskopisch nachgewiesenen Peritonealmetastasen außerhalb des Beckens u/o regionären Lymphknotenmetastasen	III
	T3a	Mikroskopische Peritonealmetastasen	IIIa
	T3b	Makroskopische Peritonealmetastasen ≦ 2 cm	IIIb
	T3c	Peritonealmetastasen >2 cm	IIIb
	u/o N1	u/o regionäre Lymphknotenmetastasen	IIIc
M1		Fernmetastasen (ausschließlich Peritonealmetastasen)	

Die klinischen Symptome der Stieldrehung eines Ovarialtumors sind:

— akute stechende Unterbauchschmerzen
— peritonealer Schock mit Schweißausbruch, Übelkeit und reflektorischem Erbrechen
— Abwehrspannung der Bauchdecken (= Zeichen des akuten Bauches).

Die Behandlung besteht in der **sofortigen Operation** mit Exstirpation des Tumors. Die Strukturzerstörung durch die Infarzierung kann ein Ausmaß erreichen, das eine feingewebliche Beurteilung der Geschwulst nicht mehr möglich macht.

Ähnlich akute, manchmal aber auch schleichende Symptome kann die **Tumorruptur** auslösen. Durch den Kapselaufbruch einer zystischen Geschwulst tritt zellhaltige Flüssigkeit u.U. in großer Menge in die freie Bauchhöhle. Der plötzliche peritoneale Reiz verursacht wie bei der Stieldrehung Schmerzen, Übelkeit, Brechreiz und Erbrechen. Der weitere Verlauf ist von der Eigenart des Zysteninhaltes abhängig. Die seröse Flüssigkeit **benigner Zysten** wird innerhalb kurzer Zeit resorbiert, so daß die Ruptur ohne Folgen bleibt. Gefährlicher ist die Entleerung von infiziertem und nekrotischem Material. Der ölig-talgige Inhalt von **Dermoidzysten** kann eine **aseptische** (abakterielle) **Fremdkörperperitonitis** mit narbig-adhäsiven Spätfolgen hervorrufen. Bei der Ruptur eines **bösartigen Ovarialtumors** werden vitale und implantationsfähige Geschwulstzellen ausgestreut und durch die Darmmotilität über den gesamten Bauchraum verschleppt. Die Kapselruptur maligner Ovarialgeschwülste bedeutet dadurch eine schlagartige Verschlechterung der Prognose.

Therapie benigner Tumoren und Zysten

Grundsätzlich wird jeder Ovarialtumor operativ entfernt. Nur bei funktionellen Zysten (Retentionszysten) ist konservierende Therapie vertretbar.

Retentionszysten können durch Punktion unter endoskopischer oder sonographischer Kontrolle entleert werden. Das Aspirat wird zytologisch untersucht.

Bei den **echten gutartigen** (zystischen oder soliden) **Geschwülsten** genügt im **fertilen Alter** der Frau die einseitige Ovarektomie oder die Tumorektomie unter Belassung von funktionsfähigem Ovarialgewebe. Ergibt die histologische Aufarbeitung des Operationspräparates einen proliferierenden (Borderline-) oder bösartigen Tumor, so ist eine Zweitoperation mit Entfernung der gegenseitigen Adnexe und des Uterus in Verbindung mit sog. **chirurgischem Staging** zur Erfassung des Ausbreitungsgrades der Geschwulst indiziert. Im **Klimakterium** und in der **Postmenopause** ist auch bei einseitigen gutartigen Ovarialtumoren aus prophylaktischen Gründen von vornherein die Hysterektomie mit Entfernung beider Adnexe angezeigt, sofern die allgemeine Operabilität der Patientin nicht eingeschränkt ist.

Therapie der Ovarialkarzinome

Für die **Behandlung der bösartigen Ovarialtumoren** stehen **Operation**, **zytostatische** und **hormonale** Maßnahmen zur Verfügung. Alle genannten Methoden können einzeln oder in Kombination eingesetzt werden.

Operative Therapie

Die Operation ist die Grundlage der Behandlung des Ovarialkarzinoms. Ziel der Primäroperation ist:

– die **komplette** Entfernung des Tumors **in operablen** Fällen
– die **weitgehende** Entfernung von Tumorgewebe (Zytoreduktion, Debulking) **bei inoperablen** intraabdominal ausgebreiteten Tumoren.

Wegen der relativ häufigen doppelseitigen Entwicklung maligner Ovarialtumoren wird auch ohne erkennbaren Befall der Gegenseite im allgemeinen die Hysterektomie mit beiden Adnexen durchgeführt.

Das Ausbreitungsstadium der Geschwulst wird bei der Primäroperation durch sog. **chirurgisches Staging** ermittelt. Die makroskopische Inspektion und Exploration des Bauchraumes ist allein nicht ausreichend, um peritoneale, omentale oder lymphatische Absiedlungen zuverlässig zu erfassen.

Zum chirurgischen Staging gehört:

– die Hysterektomie mit beiden Adnexen
– die Resektion des großen Netzes
– die Entnahme von Peritonealbiopsien
– die Revision der paraortalen und pelvinen Lymphknoten mit Lymphonodektomie vergrößerter Noduli
– die zytologische Untersuchung von Abstrichen der Zwerchfellunterfläche
– die zytologische Untersuchung einer peritonealen Spülflüssigkeit (Lavage).

Eingeschränkte operative Radikalität ist bei **Borderline-Tumoren** (Tumors of low malignant potential) jüngerer Frauen vertretbar. Angesichts der oberflächlichen Ausbreitung und des langsamen Progressionstempos dieser Tumoren genügt bei unilateralen Tumoren die Entfernung der Geschwulst unter Belassung des Uterus und des kontralateralen Ovars. Damit bleibt die Fertilität erhalten. Nach Abschluß der Familienplanung wird in einem zweiten Eingriff die Hysterektomie mit Entfernung des gegenseitigen Ovars nachgeholt. Eingeschränkte operative Radikalität ist auch bei anderen Tumortypen von geringerem malignen Potential (z.B. Granulosazelltumoren, Androblastome) angezeigt.

In den **Tumorstadien I und II** (Tumoren begrenzt auf das kleine Becken) besteht die Primäroperation in der Hysterektomie mit beiden Adnexen, der Resektion des großen Netzes und mehr oder weniger ausgedehnten pelvinen und paraortalen Lymphonodektomien.

Bei **fortgeschrittenen Tumoren** mit peritonealer Metastasierung im Bauchraum ist eine vollständige chirurgische Entfernung des Tumorgewebes nicht mehr möglich. In diesen Fällen wird eine weitgehende **Reduzierung der Tumormasse** angestrebt. Durch diese Verkleinerung der Tumormasse (Zytoreduktion, Debulking) werden die Voraussetzungen für nachfolgende radiologische oder chemotherapeutische Maßnahmen verbessert.

Chemotherapie

Additive radiologische oder chemotherapeutische Maßnahmen sind in den Fällen erforderlich, in denen durch die Operation allein eine komplette Sanierung nicht möglich ist.

Gegenüber älteren Strategien steht heute die Polychemotherapie als zusätzliche Maßnahme post operationem oder als palliative Maßnahme bei weit fortgeschrittenen inoperablen Fällen gegenüber der Strahlentherapie im Vordergrund. Das Ovarialkarzinom reagiert insgesamt günstiger auf Chemotherapie als die Mehrzahl anderer gynäkologischer Malignome.

Die Chemotherapie erfolgt durch zytostatische Monotherapie oder durch Kombinationstherapie (Polychemotherapie).

Nach ihren chemischen Eigenschaften und biologischen Wirkungen sind folgende Hauptgruppen von Zystostatika zu unterscheiden:

— alkylierende Substanzen
— Antimetabolite
— Antibiotika
— Alkaloide (Spindelgifte)
— sonstige Wirkstoffe.

Alkylierende Substanzen reagieren mit Proteinen und Nukleinsäuren. Die Störung der DNS-Replikation ist die Schlüsselreaktion ihrer biologischen Wirkung. Die zytologischen Effekte ähneln denen nach Röntgenstrahlen (**radiomimetische Alkyle**). Bekannte klinisch eingesetzte Vertreter der alkylierenden Gruppe sind:

Cyclophosphamid	= Endoxan®
Chlorambuzil	= Leukeran®
Melphalan	= Alkeran®
Triäthylenmelamin	= TEM®
Treosulfan	= Treosulfan®
Triäthylenbenzochinon	= Trenimon®
Dimethylsulfonyldioxybutan	= Busulfan®
	= Myleran®
Ifosfamid	= Holoxan®

Antimetabolite greifen auf verschiedene Weise in die Synthese der Nukleinsäuren ein. Sie ähneln im Molekularaufbau natürlichen Zellbausteinen (meist Vorstufen im Nukleinsäureaufbau), ohne deren Funktion erfüllen zu können.

Amethopterin (Methotrexat®) hemmt die Nukleinsäuresynthese dadurch, daß es die Umwandlung von Folsäure in das aktive Ferment Tetrahydrofolsäure (THF) verhindert (Folsäureantagonist). Fluorouracil stört die zur DNS-Synthese wichtige Methylierung des Uridinmonophosphats zu Thymidinmonophosphat.

Zytostatische Antibiotika stammen aus verschiedenen Streptomycesarten. Sie lagern sich zwischen doppelsträngige Kernnukleinsäuren und verhindern die Chromosomenteilung.

Bekannte Vertreter dieser Reihe sind:

Aktinomycin D	= Sanamycin®
Bleomycin	= Bleomycinum®
Doxorubicin	= Adriblastin®
Epirubicin	= Farmorubicin®
Mitomycin	= Mitomycin 10®

Alkaloide haben durch Störung der Spindelbildung (Spindelgifte) einen direkten mitosehemmenden Effekt.

Klinische Anwendung finden u.a.:

Vinblastin	= Velbe®
Vincristin	= Oncovin®
Demecolein	= Colcemid®
Podophyllotoxin	= Proresid®.

Sonstige Wirkstoffe: In der großen Zahl sonstiger zytostatisch wirkender Substanzen hat vor allem Cisplatinum (Platinex®) klinische Bedeutung erlangt. Cisplatin bildet nach intrazellulärer Aktivierung Querverbindungen innerhalb der DNS und wirkt so wie ein bifunktionelles alkylierendes Agens.

Bei der Auswahl der Chemotherapeutika ist den unterschiedlichen Angriffspunkten an der Tumorzelle und den spezifischen Besonderheiten der Geschwülste (onkostatische Spezifität) Rechnung zu tragen. Die Ansprechbarkeit einer Geschwulst ist nicht sicher vorhersehbar und hängt u.a. von folgenden Bedingungen ab:

— histologischer Typ
— Differenzierungsgrad
— Ausbreitung
— Vaskularisation
— Resorptionsfähigkeit.

Durch prätherapeutische Austestung von Tumorzellkulturen gegen verschiedene zytostatische Substanzen (in vitro-Test) lassen sich die Behandlungsresultate verbessern.

Durch Kombinationstherapie (Polychemotherapie) ist häufiger als bei Einzelanwendung eine Remission der Geschwulstkrankheit zu erreichen. Die Nebenwirkungen sind allerdings zumeist stärker.

Während mit zytostatischer **Monotherapie** beim Ovarialkarzinom Remissionen von durchschnittlich 40% erreicht werden, erhöht sich die Rate an partiellen und kompletten Remissionen bei der **Kombinationstherapie** — insbesondere unter Einbeziehung von Cisplatin auf fast 70%.

Die **Applikation** der Zytostatika hängt von den pharmakologischen Eigenschaften der Präparate ab. Bevorzugt wird die **intravenöse** und **orale Anwendung** entweder als kurzzeitige intermittierende „Stoßtherapie" oder als langzeitige „Erhaltungstherapie". **Intrakavitäre Instillation** kommt bei Tumoraussaat in den serösen Höhlen in Betracht. **Intratumorale** oder **intraarterielle Anwendung** ist in einzelnen Fällen versucht worden.

Trotz der durch Chemotherapie erreichbaren Tumorrückbildung mit Verlängerung der rezidivfreien Überlebenszeit haben sich die Hoffnungen auf definitive Heilung auch durch den Einsatz hochwirksamer zytotoxischer Substanzen nicht erfüllt. Die Entscheidung über Einsatz, Ausmaß und Dauer einer additiven Chemotherapie bei fortgeschrittener Tumorkrankheit muß daher individuell unter Abwägung des therapeutischen Nutzens und unter Berücksichtigung der therapiebedingten psychischen und körperlichen Beeinträchtigung der Patientin erfolgen.

Nebenwirkungen und Komplikationen bei Chemotherapie

Alle Zytostatika hemmen die Proliferation von Tumorgewebe, aber auch von Normalgewebe. Besonders betroffen sind Gewebe mit raschem Zellumsatz. Einwirkung auf die **blutbildenden Organe** führt zum Abfall der Leukozyten- und Thrombozytenzahl bis zur Agranulozytose und Panmyelophthise. Zytotoxische Effekte auf die Epithelien des **Magen-Darm-Traktes** lösen Störungen im Gastrointestinalbereich aus (Appetitlosigkeit, Übelkeit, Erbrechen, Diarrhoe).

Weitere Nebenwirkungen sind **Haarausfall** bis zur vollständigen Alopezie, **Immunsuppression** und **allgemeine Resistenzminderung** mit Gefahr einer lebensbedrohlichen Allgemeininfektion, **Kardio-** und **Neurotoxizität**.

Strahlentherapie

Die Strahlentherapie kommt als **Primärtherapie** und als **Nachbestrahlung** unvollständig operierter Fälle in Betracht. Sie ist in letzter Zeit gegenüber der systemisch angreifenden Chemotherapie in den Hintergrund getreten. Der bestrahlte Raum umfaßt das Abdomen einschließlich der paraaortalen und iliakalen Lymphknotengruppen. Bei peritonealer Aussaat kann eine Instillationsbehandlung mit kolloidalem Radiogold (^{198}Au), Yttrium (^{90}Y) oder Radiophosphor (^{32}P) versucht werden. Die Methode ist durch die Gefahr des Ileus und der Peritonitis belastet. Bei manchen primär inoperablen Fällen hat die Bestrahlung einen konsolidierenden Effekt auf die Geschwulst, so daß die Bedingungen für eine Zweitoperation (second look-Operation) verbessert werden.

Hormonale Therapie

Einen direkten zytostatischen antiproliferativen Effekt können **Gestagene** ausüben. Vor-

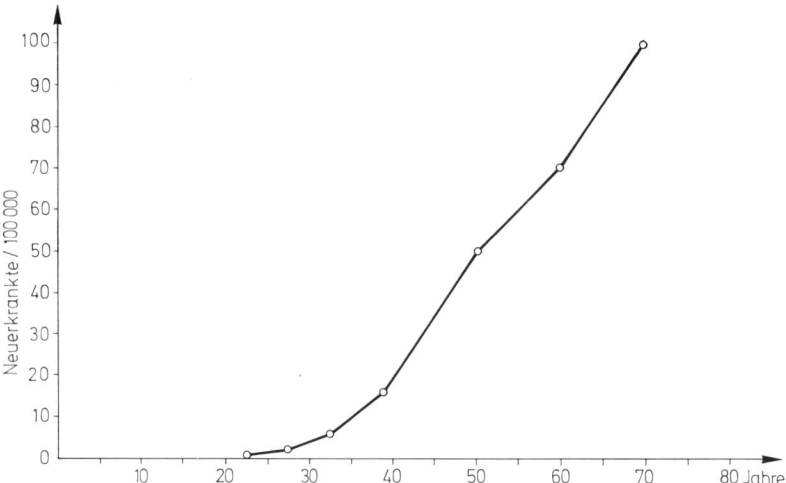

Abb. 8.18 Neuerkrankungen an Mammakarzinom pro 100 000 Frauen in den verschiedenen Altersklassen (Inzidenzrate) (nach *Oeser* 1974)

aussetzung ist das Vorhandensein von spezifischen Hormonrezeptoren im Geschwulstgewebe. Günstige Effekte einer hochdosierten Gestagentherapie sind bei der Gruppe der endometroiden Karzinome des Ovars zu erwarten.

Behandlungsergebnisse beim Ovarialkarzinom

Für die Prognose des Ovarialkarzinoms sind folgende Faktoren ausschlaggebend:

— klinisches Stadium
— histologischer Typ
— Malignitätsgrad
— Lebensalter der Patientin.

Insgesamt ist die Prognose trotz aller Fortschritte und neuer origineller Therapieansätze nach wie vor schlecht. Die 5-Jahre-Überlebensquote für alle Stadien liegt bei 15 %.

Stadium I	75 %
Stadium II	45 %
Stadium III	5 %
Stadium IV	einzelne Fälle.

Ein Vergleich der Heilungsaussichten bei den verschiedenen Karzinomtypen ergibt deutliche typenabhängige Unterschiede. So sind das muzinöse Zystadenokarzinom und das Dysgerminom Beispiele für maligne Ovarialtumoren mit relativ günstigen Heilungschancen.

Extrem schlechte Prognosen haben dagegen entdifferenzierte Ovarialkarzinome und Teratokarzinome.

8.1.6 Tubenkarzinom

Primäre Karzinome der Eileiter sind seltene Geschwülste. Papilläre Adenokarzinome bilden die größte Gruppe, machen aber insgesamt weniger als 0,5 % aller gynäkologischen Malignome aus. Wegen der histogenetischen Verwandtschaft mit den malignen Ovarialtumoren und gleicher Ausbreitungsmuster entspricht die Therapie weitgehend der des Ovarialkarzinoms.

8.1.7 Mammakarzinom

Das Mammakarzinom ist in den Ländern der westlichen Hemisphäre die häufigste bösartige Geschwulst der Frauen. Im asiatischen Raum ist es sehr viel seltener. In den Altersgruppen von 40 bis 70 Jahren erkranken 1—2 von 1000 Frauen an einem Mammakarzinom. In der Bundesrepublik sind es ca. 16 000 Frauen pro Jahr. Die Erkrankungsrate steigt vom 35. Lebensjahr mit zunehmendem Lebensalter steil an (Abb. 8.18).

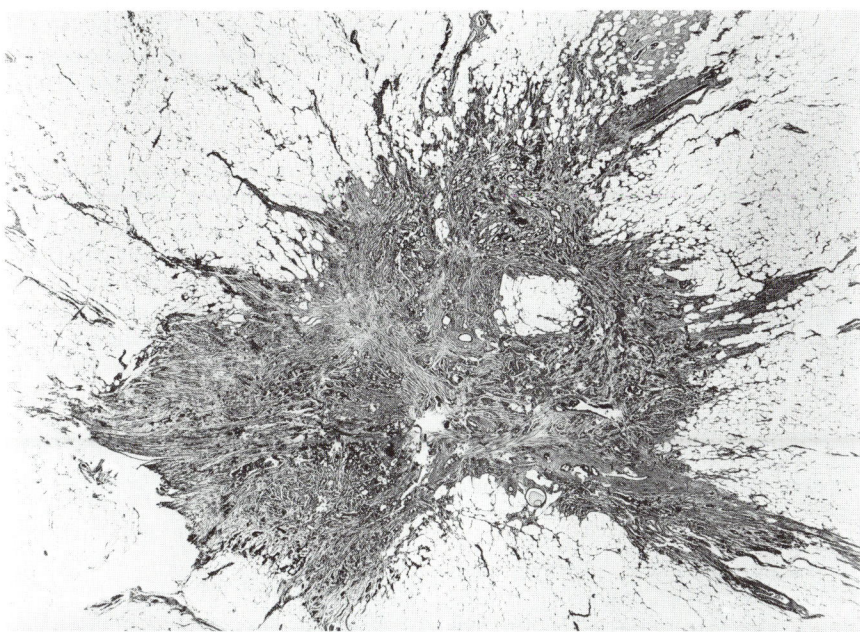

Abb. 8.19 Typisches szirrhöses Karzinom der Mamma

Morphologie

Geschwulsttypen

Ca. 85 % der Mammakarzinome sind Milchgangskarzinome, ca. 15 % lobuläre Karzinome.

Histologisch findet sich eine große Vielfalt von Typen, die sich im Erscheinungsbild und in der malignen Potenz erheblich von einander unterscheiden. Solide undifferenzierte sind häufiger als höher differenzierte drüsige oder drüsig-tubuläre Karzinome. Die Mehrzahl der Geschwülste geht mit einer lokalen Bindegewebsvermehrung einher (Fibrosierung). Die faserreichen Geschwülste **(Szirrhen)** bilden derbe, unscharf begrenzte Knoten. Auf Anschnitten ist der Tumor von strahligen Bindegewebszügen umgeben (Abb. 8.19). Diese typische Struktur aus Tumorkern und radiären Ausläufern ist auch bei röntgenologischer Darstellung zu finden (Mammographie).

Die Mehrzahl der Mammakarzinome sind solide oder drüsig wachsende, meist faserreiche Geschwülste (Szirrhen). Seltenere Typen mit ungewöhnlicher Differenzierung sind z.B.

medulläre und papilläre sowie schleimbildende Krebse (Gallertkarzinome). Ihre Prognose ist günstiger als die der szirrhösen Karzinome (Tab. 8.8).

Tabelle 8.8 *WHO*-Klassifikation der Mammakarzinome

1. **Nichtinvasive Karzinome**
   a) Duktales Carcinoma in situ (DCIS)
   b) Lobuläres Carcinoma in situ (LCIS)
2. **Invasive Karzinome**
   a) Invasives duktales Karzinom
   b) Invasives duktales Karzinom mit dominanter intraduktaler Komponente
   c) Invasives lobuläres Karzinom
   d) Muzinöses Karzinom
   e) Medulläres Karzinom
   f) Papilläres Karzinom
   g) Tubuläres Karzinom
   h) Adenoid-zystisches Karzinom
   i) Sekretorisches (juveniles) Karzinom
   j) Apokrines Karzinom
   k) Karzinome mit Metaplasie
   l) Andere Typen
3. **Morbus *Paget* der Mamille**

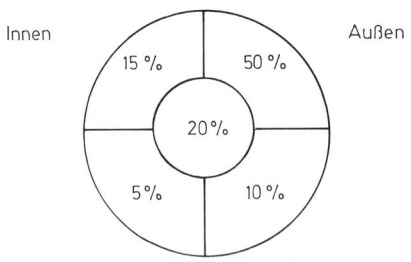

Abb. 8.20 Häufigkeit der Karzinomlokalisation in den verschiedenen Quadranten der Brustdrüse

Lokalisation und Ausbreitung

Das Mammakarzinom entsteht vorwiegend einseitig unter Bevorzugung der linken Brustdrüse. Am häufigsten ist der **obere äußere Quadrant** befallen (Abb. 8.20). Die oberen äußeren Quadranten enthalten allerdings auch den größten Anteil an Drüsenparenchym. Primär doppelseitige Manifestation findet sich in ca. 1%.

Die Geschwulstzellen dringen zentrifugal vom Ort der Entstehung in das umgebende **Drüsengewebe** vor. Bindegewebige Septen dienen als Leitbahnen. Durch **intraduktales Auswachsen** ist eine segmentale Ausbreitung des Karzinoms möglich.

Die **Lymphbahnen** führen über kutane, subkutane und intramammäre Plexus in die axillären und supraklavikulären Lymphknotengruppen sowie in die (retrosternale) Lymphknotenkette der Vasa mammaria interna (Abb. 8.21). Die **axillären Lymphknoten** sind zuerst und am häufigsten von Metastasen befallen. Die zweite Filterstation sind die **supraklavikulären Lymphknoten**. Tumoren der inneren Hälfte und des zentralen Areals der Brustdrüse metastasieren häufiger und früher in die retrosternal gelegene Lymphknotengruppe. Zwischen der Größe des Primärtumors und seiner Streufähigkeit besteht eine direkte Beziehung. Je größer der Tumor, um so höher ist die Wahrscheinlichkeit einer bereits eingetretenen Lymphknotenmetastasierung. Bereits in den Karzinomstadien I und II sind in bis zu 80% der Fälle axilläre Lymphknotenmetastasen zu finden. Von größerer Bedeutung für den Krankheitsverlauf und das Schicksal der Patientin ist aber die **hämatogene** Aussaat.

Das Mammakarzinom zählt zu den Tumorformen mit frühzeitiger hämatogener Ausbreitung. Bevorzugte Organe der hämatogenen Metastasierung sind Skelettsystem, Pleura, Lungen, Leber und Gehirn. Bei den Knochenmetastasen sind osteolytische, osteoplastische und Mischformen zu unterscheiden. Die Streuung auf dem Blutwege kann über Jahre und Jahrzehnte klinisch stumm bleiben. Spätmetastasen können sich nach 15 und mehr Jahren manifestieren. Die sog. 5-Jahre-Überlebensrate erlaubt daher beim Mammakarzinom keine zuverlässigen Rückschlüsse auf den Therapieerfolg.

Die Überlebensrate fällt im Stadium I von 75% nach 5 Jahren auf 60% nach 10 Jahren ab, im Stadium II von 55% auf 25%.

Epidemiologie

Familiäre Prädisposition ist beim Mammakarzinom seit langem bekannt, die Frage einer genetischen Verankerung ist allerdings unbewiesen. Im Tierversuch haben genetische Studien bei Inzuchtstämmen der Maus zur Identifizierung spezifischer, mit Mammakarzinomen assoziierter Gene geführt. Signifikante Unterschiede in den Morbiditäts- und Letalitätsraten des Mammakarzinoms verschiedener Länder machen den Einfluß **geographischer** und **soziobiologischer Faktoren** deutlich.

Die Erkrankungsraten sind hoch in den europäischen Industrieländern und in Nordamerika, dagegen im allgemeinen niedrig in den weniger entwickelten Ländern. Die extrem niedrige Erkrankungsrate in Japan läßt allerdings darauf schließen, daß der ökonomische und industrielle Entwicklungsstand als prädisponierender Einfluß von untergeordneter Bedeutung ist. Selektive Studien in definierten ethnischen Gruppen zeigen, daß auch rassische Faktoren offenbar von geringerer Bedeutung sind als die jeweiligen umweltabhängigen Lebens- und Ernährungsbedingungen. **Fettreicher Ernährung** wird mittelbare Bedeutung als prädisponierender Faktor zugeschrieben. Adipositas begünstigt die endogene Östrogenbildung im Postmenopausealter (durch erhöhte Konversion von Androstendion zu Östron im Fettgewebe). Der Einfluß östrogener Hor-

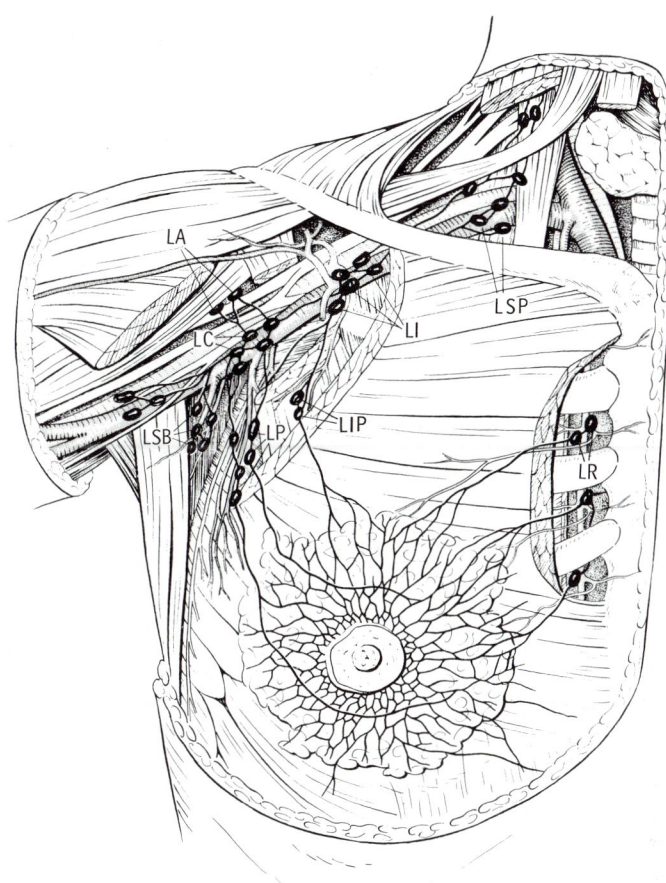

Abb. 8.21 Lymphabflußgebiete der Mamma
LA = Lymphonodi apica-
les, LC = Lymphonodi
centrales, LI = Lympho-
nodi infraclaviculares,
LIP = Lymphonodi inter-
pectorales, LP = Lympho-
nodi pectorales, LR =
Lymphonodi retrosterna-
les, LSB = Lymphonodi
subscapulares, LSP =
Lymphonodi supraclavi-
culares

mone auf die Entstehung des Mammakarzinoms wird aus verschiedenen Indizien deutlich. So besteht statistisch eine positive Korrelation von Mammakarzinom und spätem Me-
nopausealter. Direkte Beziehungen zwischen
hormonaler Kontrazeption bzw. perimeno-
pausaler Hormonsubstitution und Inzidenz
des Mammakarzinoms sind nicht gefunden
worden.

Symptome

Leitsymptom ist der **derbe tastbare Knoten**.
Topographie und Größe der Geschwulst bestimmen die weitere Symptomatik. Hautnahe
Tumoren können zur Vorbuckelung, häufiger
aber zur **Einziehung der Haut** oder **Mamille**
führen **(Retraktionsphänomene)**. **Hautödem**
und **Grobporigkeit** (Apfelsinenschalenphä-
nomen, Peau d'orange) sind weitere wichtige

Symptome. Einseitige **blutige** oder **seröse Sekretion** aus der Mamille findet sich in ca. 5 %
der Mammakarzinome. Schon in den Frühstadien können die **axillären Lymphknoten** metastatisch befallen und zu tastbaren Knoten vergrößert sein. Mit fortschreitendem Wachstum
kommt es zum Durchbruch der Geschwulst im
Bereich der Haut und zur Bildung großer zer-
fallender Geschwüre. Durch kutane Aussaat
entstehen erhabene, lividrötliche Effloreszenzen. In fortgeschrittenen Stadien können
große Hautflächen der Thoraxwand knotig in-
duriert sein **(Cancer en cuirasse)**.

Diagnose

Die klinische Diagnose des Mammakarzinoms stützt sich auf die Inspektion, Palpation und bildgebende Verfahren. Nach wie

vor kommt der Selbstuntersuchung der Frau zentrale Bedeutung für die Erkennung des Brustdrüsenkrebses zu. In mehr als 3/4 der Fälle wird der Tumor von der Patientin selbst zuerst wahrgenommen.

Bei der Inspektion werden Form und Symmetrie der Brüste beurteilt. Abweichungen in der äußeren Kontur und Oberflächenstruktur der Haut, ekzematoide Veränderungen der Brustwarze und des Warzenvorhofes geben wichtige diagnostische Hinweise. Persistente unregelmäßig begrenzte Hautrötungen und verstärkte Gefäßzeichnungen können Zeichen eines sog. **inflammatorischen Karzinoms** sein. Das histologische Substrat des sog. inflammatorischen Karzinoms ist keine Entzündung, sondern eine lymphangische Karzinose der Haut. **Szirrhöse Karzinome** können zur Schrumpfung der befallenen Brust führen (Mamillenhochstand!). Andere Tumortypen bewirken im fortgeschrittenen Stadium eine Volumenzunahme der erkrankten Brustdrüse.

Die **Palpation** muß systematisch alle Quadranten der Brüste sowie die Axilla, die Infra- und Supraklavikularregion erfassen.

Physikalische Verfahren sind die Mammographie, Sonographie, Xeroradiographie, Galaktographie, Thermographie und Kernspintomographie. Die Röntgenuntersuchung der Brüste (**Mammographie**) ist ein unentbehrliches diagnostisches Hilfsmittel für die Entdeckung des Brustdrüsenkarzinoms geworden. Sie hat Vorrang vor allen anderen physikalischen Verfahren.

Verdichtungsherde mit radiären Ausläufern (Krebsfüßchen) und umschriebene Verkalkungsbezirke (Mikrokalzifikation) sind die wichtigsten röntgenologischen Kriterien des Mammakarzinoms (Abb. 8.22). Je nach Größe und Struktur der Mamma, ferner in Abhängigkeit von der Tumorlokalisation und Kontur sind bereits Tumoren mit einem Durchmesser von wenigen Millimetern nachweisbar. Der Wert der Methode liegt daher vor allem in der Erfassung von Frühstadien des Karzinoms, die der Palpation noch nicht zugänglich sind.

Aufgrund des relativ großen Aufwandes ist eine regelmäßige mammographische Routineuntersuchung aller Frauen im krebsgefährdeten Alter (Screening) bislang nicht möglich. Sie ist aber unverzichtbar bei allen Patientinnen mit **erhöhtem Karzinomrisiko** (z.B. familiäre Karzinombelastung, proliferierende Mastopathie). Durch mammographisches Screening an symptomlosen Frauen ist eine Entdeckung der Tumoren im präklinischen Stadium möglich und damit eine entscheidende Senkung der Mortalitätsrate zu erreichen.

Empfohlen wird eine Untersuchung in 1–2jährigen Intervallen ab 40. Lebensjahr, in jährlichen Intervallen ab 50. Lebensjahr.

Die Kontrastmitteldarstellung der Milchgänge (**Galaktographie**) ist eine mammographische Zusatzmethode zur Entdeckung intraduktaler Prozesse. Indikation zur Galaktographie ist jede Form einer **pathologischen Sekretion der Mamma**, die durch klinische und einfache mammographische Untersuchungen nicht abgeklärt werden kann.

Die **thermographische Diagnostik** beruht auf der erhöhten Wärmeabstrahlung der im allgemeinen stark vaskularisierten Geschwülste. Die **Elektrothermographie** ermöglicht die Wiedergabe des gesamten Wärmebildes der Brustdrüse durch eine Thermovisions-Apparatur. Die **Plattenthermographie** beruht auf Farbänderungen thermolabiler Cholesterinkristalle, die auf einer Platte fixiert sind.

Die **Xeroradiographie** ist ein Röntgenverfahren, bei dem an Stelle des konventionellen Röntgenfilmes eine elektrostatisch aufgeladene Selenplatte exponiert wird.

Sonographische Untersuchungen sind hilfreich bei dichtem Drüsenparenchym sowie zur Abgrenzung mastopathischer Zysten von soliden Tumoren.

Die endgültige Diagnose des Mammakarzinoms ist nur durch die feingewebliche Untersuchung möglich.

Folgende histologische und zytologische Methoden finden in der Diagnostik des Mammakarzinoms Anwendung:

— Exzisionsbiopsie
— Inzisionsbiopsie
— Trokar- und Drillbiopsie
— Aspirationszytologie
— Sekretzytologie

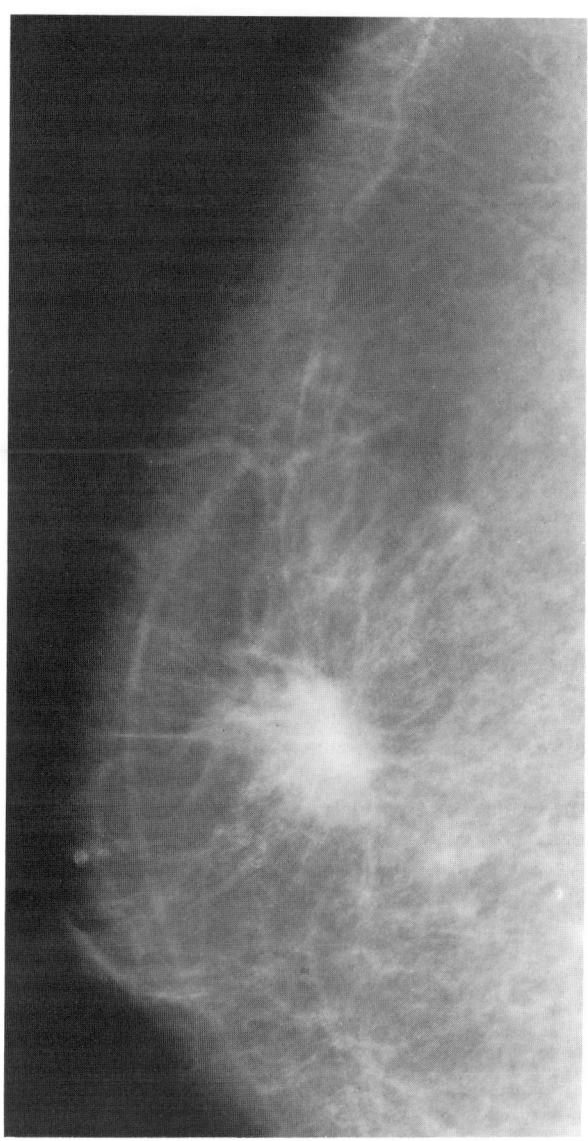

Abb. 8.22 Mammographische Darstellung eines szirrhösen Mammakarzinoms (aus *Frischbier* u. *Lohbeck* 1977)

Größte diagnostische Sicherheit gewährt die histologische Untersuchung des in toto exstirpierten verdächtigen oder zweifelhaften Befundes (**Exzisionsbiopsie**).

Die mikroskopische Untersuchung kann sofort und intra operationem im sog. Schnellschnittverfahren oder nach Paraffineinbettung und vollständiger histologischer Aufarbeitung des entfernten Gewebsstückes erfolgen.

Bei präklinischen, d.h. nur mammographisch oder sonographisch nachweisbaren Tumoren muß die Exzisionsbiopsie nach vorheriger röntgenologischer Lokalisation und Markierung der Herde (Nadel- oder Farbstoffmarkierung) erfolgen.

Apparative stereotaktische Verfahren erleichtern die Ortung des Tumors im Brustdrüsenparenchym.

Bei der **Inzisions-, Trokar-** und **Drillbiopsie** werden kleine Teilstückchen oder Gewebszylinder aus einem verdächtigen Tumor der Untersuchung zugeführt.

Die **Aspirationszytologie** stützt sich auf die mikroskopische Untersuchung von Einzelzellen und Zellkomplexen, die durch Punktion mit feinkalibrigen Nadeln (Feinnadelbiopsie) gewonnen werden. Sie ist ein schonendes und kosmetisch vorteilhaftes Verfahren, das in Verbindung mit Mammographie und klinischem Befund **(Tripeldiagnostik)** eine prätherapeutische Abklärung ermöglicht.

Die Sekretzytologie des exprimierten Mamillensekretes erfaßt die in das Gangsystem desquamierten Zellen einer Geschwulst.

Stadieneinteilung

Die Einteilung der Mammakarzinome erfolgt nach dem TNM-System (Tab. 8.9). Sie basiert auf klinischen, **vor der Operation** erhobenen Befunden.

Die klinische Einteilung wird durch die **postoperative histopathologische Stadieneinteilung** ergänzt (pTNM-System).

Tabelle 8.9 TNM-Klassifikation des Mammakarzinoms

Tis	Carcinoma in situ: Intraduktales Karzinom oder lobuläres Carcinoma in situ oder Morbus Paget der Mamille
T1	Tumor 2 cm oder weniger in größter Ausdehnung
T1a	≤ 0,5 cm
T1b	> 0,5 bis 1 cm
T1c	> 1 bis 2 cm
T2	Tumor mehr als 2 cm, aber nicht mehr als 5 cm in größter Ausdehnung
T3	Tumor mehr als 5 cm in größter Ausdehnung
T4	Tumor jeder Größe mit direkter Ausdehnung auf Brustwand oder Haut
T4a	Mit Ausdehnung auf die Brustwand
T4b	Mit Ödem (Peau d'orange), Ulzeration oder Satellitenknoten der Haut
T4c	T4a + T4b
T4d	Inflammatorisches Karzinom
N0	Keine regionären Lymphknotenmetastasen
N1	Metastasen in beweglichen ipsilateralen Lymphknoten
N2	Metastasen in fixierten ipsilateralen axillären Lymphknoten
N3	Metastasen in ipsilateralen Lymphknoten entlang der A. mammaria interna
M0	Keine Fernmetastasen
M1	Fernmetastasen

Alle klinischen Einteilungsprinzipien sind Kompromisse, die nur Teilaspekte der Geschwulstkrankheit erfassen. Diese Problematik wird bei der Stadieneinteilung des Mammakarzinoms besonders deutlich. Die anatomische Tumorausdehnung ist eine unter verschiedenen Komponenten der biologischen Tumorvalenz. Eine große Zahl weiterer Prognosekriterien (Differenzierungsgrad, Wuchsform, Hormonrezeptorstatus, Onkogenexpression u.a.) ist mitbestimmend für den Krankheitsverlauf und findet im Rahmen einer individuellen Tumortherapie Berücksichtigung.

Präkanzerosen und präinvasive Karzinome

Das Mammakarzinom entwickelt sich formalgenetisch aus Dysplasien und Atypien der Lobuli und Milchgänge, die nach mehr oder weniger langer Latenzzeit in ein invasives Karzinom übergehen können. Die Dauer der Latenzzeit ist unbekannt.

Histologisch sind zwei Typen des präinvasiven Karzinoms zu unterscheiden:
- das intraduktale Karzinom (duktales Carcinoma in situ: DCIS)
- das nichtinfiltrierende lobuläre Karzinom (lobuläres Carcinoma in situ: LCIS).

Das **intraduktale Karzinom (DCIS)** besteht aus soliden Wucherungen der entarteten Epithelzellen in die Lichtung der Milchgänge hinein. Bevorzugt betroffen sind die mittleren und kleineren Gänge, die durch die Krebszellen verstopft und unter dem Expansionsdruck der atypischen Wucherung hochgradig aufgeweitet werden. Im Zentrum der Proliferate entstehen Nekrosen, die sich auf Anschnitten des Gewebes wie Komedonen herausquetschen lassen (**Komedokarzinom**, Abb. 8.23). In den Nekroseherden lagern sich Kalksalze ab. Die Präzipitate sind bei der Mammographie als **Mikrokalzifikationen** nachweisbar. Anhand der Mikrokalzifikation können schon frühe, klinisch okkulte Karzinome röntgenologisch erfaßt werden. Auch harmlose Veränderungen der Brustdrüse können allerdings mit Verkalkungen einhergehen. Seltener sind kribriforme, papilläre und andere, meist ohne Verkalkung einhergehende Varianten intraduktaler Karzinome.

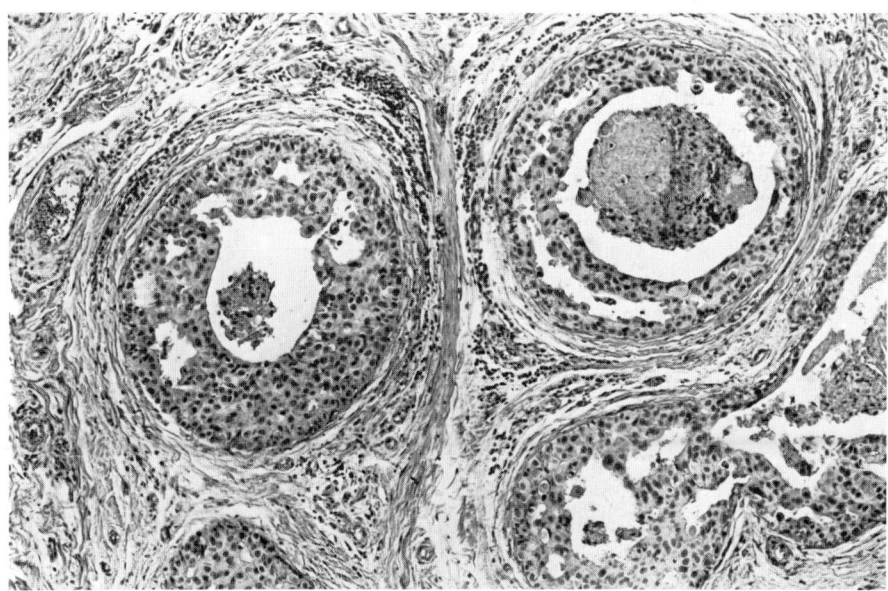

Abb. 8.23 Intraduktales Karzinom (Komedokarzinom)

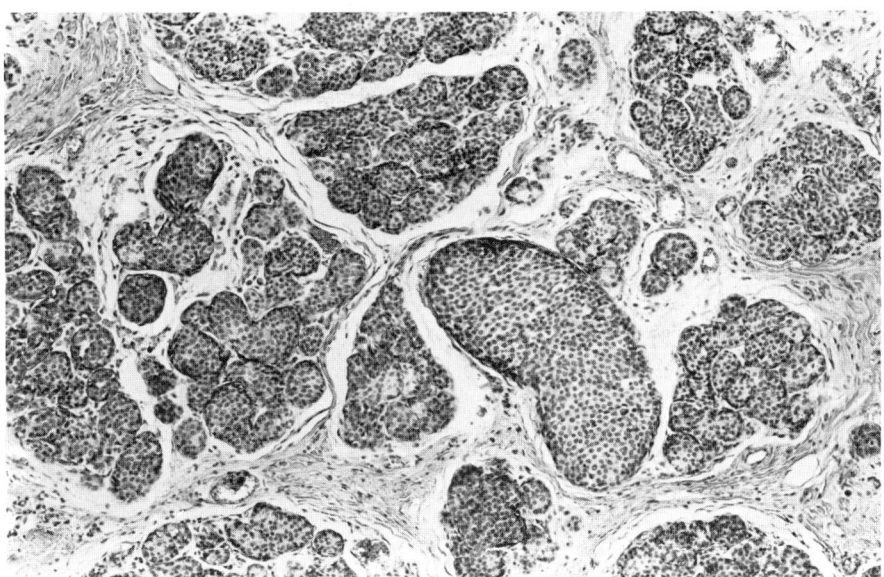

Abb. 8.24 Sog. Carcinoma lobulare in situ

Das intraduktale Komedokarzinom breitet sich zunächst unter Respektierung der Basalmembran segmental **innerhalb der Milchgänge** aus (in situ wachsendes Karzinom: *Hamperl*). Die Geschwulstzellen des intraduktalen Karzinoms können bis in die Epidermis der Mamille vordringen und dort das klinische Bild des Morbus *Paget* hervorrufen.

Das **nichtinfiltrierende lobuläre Karzinom (LCIS)** entsteht in den Lobuli und terminalen Gängen. Die wuchernden Zellen sind relativ gleichförmig und von geringer Atypie (Abb.

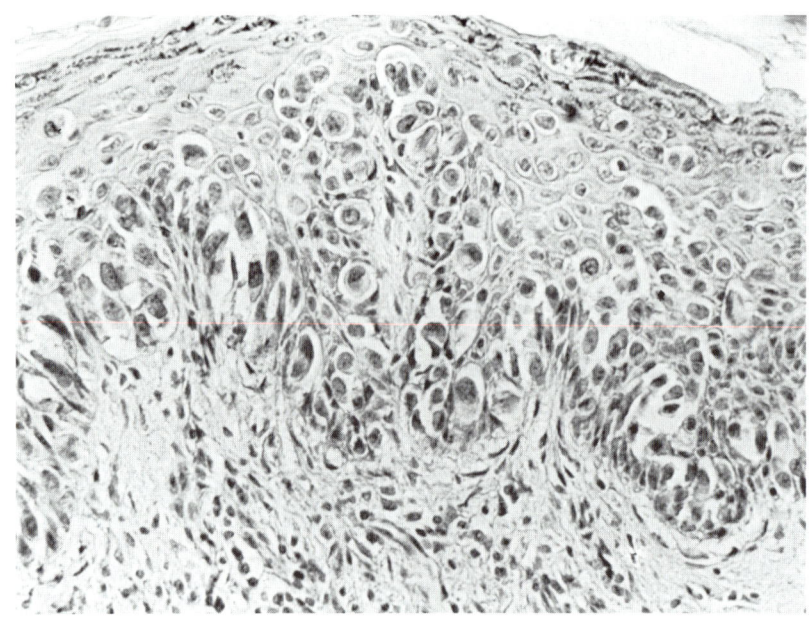

Abb. 8.25 Morbus *Paget* der Mamille. In den tiefen Schichten der Epidermitis auffallende voluminöse Zellen, sog. clumping cells oder Pagetzellen

8.24). Die Latenzzeit bis zum Übergang in infiltrierendes Karzinom kann viele Jahre betragen. Übergang in infiltratives Wachstum ist seltener als beim duktalen Carcinoma in situ (DCIS). **Multifokale Entstehung** in einer oder beiden Brustdrüsen ist häufig. Das LCIS wird als Vorstufe kleinzelliger solider Karzinome angesehen (infiltrierende lobuläre Karzinome).

Morbus *Paget* der Mamille

Histologisch handelt es sich um eine Epithelatypie, die durch große blasige, vorwiegend in den basalen und mittleren Schichten des Epithels liegende Zellen charakterisiert ist (clumping cells, *Paget*-Zellen [Abb. 8.25]).

Klinisch findet sich beim Morbus *Paget* eine nässende und schuppende Rötung der Mamille und Areola. Die meist einseitig auftretende ,,ekzemartige" Veränderung der Brustwarze wird nicht selten fehlgedeutet und als vermeintliche Entzündung behandelt. Jede ,,ekzematoide" Veränderung der Brustwarze sollte daher histologisch abgeklärt werden.

Über die Pathogenese des Morbus *Paget* gibt es verschiedene Auffassungen:

1. Die Entartung geht von ortsständigen (autochthonen) Epidermiszellen aus.
2. Die *Paget*-Zellen sind sekundär in die Epidermis eingedrungene Zellen aus einem tiefer im Gangsystem der Brustdrüse gelegenen Karzinom (intraepidermale Metastasierung).

Die zweite Ansicht wird durch die häufige Kombination des Morbus *Paget* der Mamille mit einem präinvasiven oder invasiven Milchgangskarzinom gestützt.

In ca. 50 % der Fälle findet sich bereits ein tastbarer, meist retromamillär gelegener Tumor. Diagnostische Zusatzverfahren (Mammographie, Galaktographie) können klinisch okkulte Karzinome aufdecken.

Mastopathie (Mastopathia chronica cystica)

Quantitative Änderungen im Hormonangebot und endokrine Dysregulationen haben unmittelbare Wirkung auf die Funktionsstrukturen der Mamma. Die Wirkung kann in proliferativ-hyperplastischen und regressiven Verän-

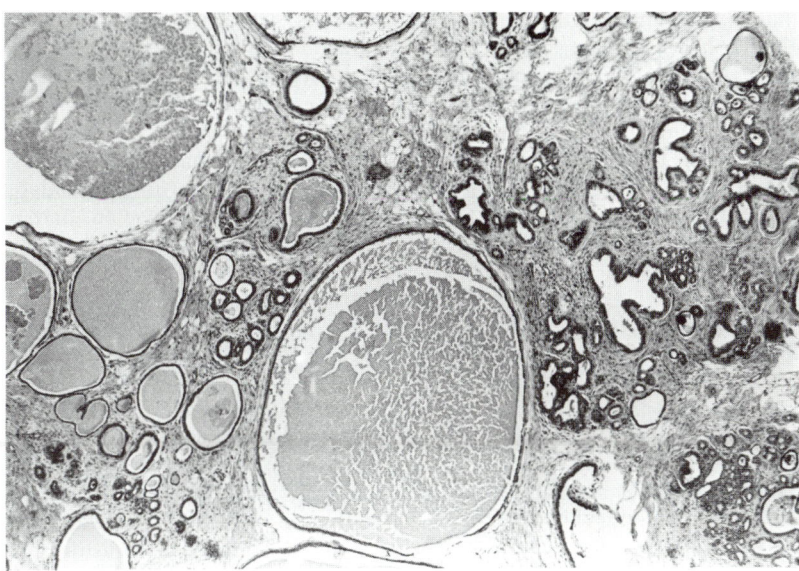

Abb. 8.26 Einfache zystische Mastopathie

derungen an den epithelialen und mesenchymalen Drüsenbestandteilen bestehen. Klinisch werden die Veränderungen unter dem Begriff der **Mastopathie** zusammengefaßt.

> Die Mastopathie ist eine durch hormonelle Dysfunktion ausgelöste diffuse proliferative Veränderung des Drüsenparenchyms, die immer beide Brüste betrifft.

Das gewebliche Bild der Mastopathie ist eine qualitativ und quantitativ vom Normalen abweichende überschießende Proliferation am Epithel der Drüsenläppchen und Gänge sowie des Bindegewebes mit und ohne Zystenbildung. Die Mastopathie ist eine **Störung des geschlechtsreifen Alters**, die im Postmenopausealter mit Erlöschen der ovariellen Hormonfunktion im allgemeinen abklingt. Sie ist häufiger bei Frauen mit labiler Zyklusfunktion und hat im Klimakterium die stärkste Ausprägung. Die **subjektiven Symptome** sind Schmerzen in einer oder beiden Brüsten, die als Ziehen oder Stechen mit Ausstrahlung in die Axillarregion auch außerhalb der prämenstruellen Phase angegeben werden (**Mastodynie**). Die **Palpation** ergibt ein unregelmäßig körnig oder streifig verdichtetes bis grobknotiges Drüsengewebe. Bei Zystenbildung tastet man prallelastische, glatt begrenzte „Tumo-

ren". In extremen Fällen können sich bis apfelgroße Solitärzysten entwickeln.

Histologie

Das histologische Bild der Mastopathie ist vielgestaltig. Die wichtigsten morphologischen Kriterien sind:

— Dilatation der Drüsenendstücke und Ausführungsgänge
— Zystenbildung
— proliferative Veränderungen der Gangepithelien (Epitheliosen)
— Epithelmetaplasie (apokrine Metaplasie)
— Hyperplasie der Lobuli
— Wucherung der myoepithelialen Zellen (sklerosierende Adenose)
— interstitielle Fibrose.

Die Einzelprozesse können die normale Drüsenarchitektur in unterschiedlichem Maße verändern.

Einfache mastopathische Veränderungen finden sich bei etwa der Hälfte aller Frauen im geschlechtsreifen Alter.

Mastopathien mit atypischer intraduktaler und extraduktaler Epithelproliferation werden als sog. **proliferierende Mastopathie** von der einfachen Mastopathie abgetrennt (Abb. 8.26). Die Trennung geschieht aus prognostischen Gründen. Während die einfache Masto-pathie kein erhöhtes Entartungsrisiko zeigt, liegt die Entartungshäufigkeit der proliferie-renden Mastopathie über dem durchschnittli-chen Krebsrisiko. Proliferierende Mastopa-thien machen 5 % bis 10 % aller Mastopathien aus. Die Unterscheidung beider Formen ist weder klinisch palpatorisch noch mammogra-phisch, sondern nur durch feingewebliche Un-tersuchung möglich.

In 3—4 % der proliferierenden Mastopathie ist mit Übergang in ein Mammakarzinom zu rechnen. Frauen mit proliferierender Masto-pathie bedürfen deshalb sorgfältiger Über-wachung und regelmäßiger Früherkennungs-untersuchungen.

Die prophylaktische ein- oder beidseitige Ent-fernung des Drüsenkörpers (einfache Mastek-tomie, subkutane Mastektomie mit nachfol-gender Prothetik) ist nur in besonders gelager-ten Fällen (z.B. bei Kombination mit weiteren Risikofaktoren, schlechter mammographi-scher Kontrollierbarkeit) gerechtfertigt.

Therapie

Nichtinfiltrierende Karzinome

Die **intraduktalen Karzinome** sind in situ wachsende Krebse und obligate Vorstufen in-vasiver Milchgangskarzinome. Die operative Behandlung ist auf die vollständige Entfer-nung des entarteten Epithels ausgerichtet. Bei unvollständiger Entfernung ist das Risiko ei-ner Progression der in der Brust verbliebe-nen DCIS-Residuen zum invasiven Karzinom hoch.

Eine Gewähr für die komplette Entfernung des segmental ausgebreiteten und häufig mul-tizentrischen DCIS liefert daher allein die **Ab-latio mammae**. Bei intraduktalen Karzinomen von geringerer Ausdehnung sind Teilresektio-nen des Drüsengewebes oder die subkutane Mastektomie vertretbar. Die Strahlenemp-findlichkeit des intraduktalen Karzinoms ist anscheinend geringer als die des invasiven Kar-zinoms.

Das **lobuläre Carcinoma in situ (LCIS)** hat, verglichen mit dem duktalen Carcinoma in situ (DCIS), eine deutlich geringere Potenz zur direkten Progression zum invasiven Karzi-

nom. Es signalisiert allerdings ein erhöhtes Entartungsrisiko. Eine komplette Entfernung der häufig multizentrischen und bilateral auf-tretenden Herde ist nur durch beidseitige Mastektomie gewährleistet. Die prophylakti-sche Amputation hat sich aber angesichts des relativ geringen Entartungspotential des LCIS als „Übertherapie" erwiesen. In den meisten Fällen ist die sorgfältige klinische und mam-mographische **Kontrolle** der betroffenen Pa-tientin ausreichend.

Morbus *Paget*

Der **Morbus *Paget*** der Mamille ist in der über-wiegenden Zahl der Fälle mit einem intraduk-talen oder infiltrierenden Milchgangskarzi-nom kombiniert. Auch bei klinisch nicht nach-weisbarem (okkultem) Karzinom ist die voll-ständige Entfernung der Brustdrüse möglichst mit Exstirpation der proximalen Achsellymph-knoten angezeigt. Teilresektion der Brust-drüse mit Einschluß der Mamille (1/3- oder 2/3-Resektion) ist in ausgewählten Fällen ver-tretbar.

Infiltrierende Karzinome der Brustdrüse

Folgende Verfahren stehen zur Verfügung:

— Operation
— Bestrahlung
— hormonale Therapie
— Zytostatische Therapie.

Chirurgische Therapie

Grundlage der Behandlung ist beim lokalisier-ten Mammakarzinom aller Stadien die Opera-tion.

Die **radikale Mastektomie** besteht aus der Am-putation der Brust und Entfernung der axillä-ren Lymphknoten (Axilladissektion). Entge-gen den klassischen ausgedehnten radikalen Operationsverfahren wird bei den heute geläu-figen Modifikationen in der Regel die Pekto-ralismuskulatur belassen und eine komplette Ausräumung der Axilla vermieden (**einge-schränkte radikale Mastektomie**, z.B. Opera-tion nach *Patey*). Die eingeschränkte Radika-lität bringt bessere kosmetische Ergebnisse bei vergleichbarer Prognose. Zur **Rekonstruktion der Mammae** sind verschiedene Techniken entwickelt worden. Ziel ist die Wiederherstellung der Brustkontur durch subkutane oder subpektorale Einlage von form-adaptierten Silastic-Prothesen, unter Umständen in Verbindung mit Mamillentransplantation.

Bei der **brusterhaltenden (konservierenden) Chirurgie** wird die Tumorektomie („wide excision", Segmentresektion) mit axillärer Lymphonodektomie durch eine kurative Strahlentherapie ergänzt. Für dieses Vorgehen sind nur ausgewählte Fälle geeignet. Neben der Größe des Primärtumors (möglichst unter 2 cm) müssen der histologische Typ und die Lokalisation der Geschwulst in Rechnung gestellt werden. Bei Berücksichtigung dieser Vorbedingungen sind die Heilungschancen denen der radikalen Operation vergleichbar.

Bei Kleinkarzinomen des Stadiums T_1 ist in den meisten Fällen eingeschränkte Radikalität möglich. In den Stadien T_2 und T_3 ist in der Regel die Radikaloperation als Primärmaßnahme erforderlich.

Im Stadium T_4 (Tumoren mit Hautulzeration oder Fixation an der Thoraxwand) haben strahlentherapeutische und hormonalzytostatische Behandlungsmethoden den Vorzug.

Eine Radikaloperation des Primärherdes kann im Stadium IV bei der praktisch immer vorhandenen Fernmetastasierung den Krankheitsverlauf nicht mehr beeinflussen. Eine Amputation als Palliativmaßnahme ist bei nekrotisierenden und ulzerierenden Geschwülsten angezeigt. Sie schafft bessere Voraussetzungen für die nachfolgende Strahlentherapie.

Strahlentherapie

Die Strahlentherapie kann eingesetzt werden

— als Primärtherapie alternativ zur operativen Primärtherapie
— in Kombination mit der Tumorektomie bei konservierender (brusterhaltender) Behandlung kleiner Karzinome
— bei lokal fortgeschrittenen Karzinomen
— als Nachbestrahlung post operationem
— zur Behandlung von Rezidiven und Metastasen.

Eine **primäre Strahlentherapie** operabler Mammakarzinome wird nur noch in wenigen Behandlungszentren durchgeführt.

Bei der **konservierenden** (brusterhaltenen) **Behandlung kleiner Karzinome** ist die Bestrahlung dagegen unverzichtbarer Bestandteil der Therapie. Sie erfolgt im Anschluß an die Entfernung des Tumors (durch sog. wide excision oder segmentale Resektion) und Dissektion der Axilla als Telekobalt-Gamma-Bestrahlung oder mit 4–6 MeV Röntgenstrahlen aus einem Linearbeschleuniger. Einbezogen in die Bestrahlung sind die Brust (über opponierende Felder) sowie die supraklavikulären und mediastinalen Lymphknotenregionen. Die Gesamtdosis beträgt 50–60 Gy.

Die **postoperative Bestrahlung** (nach Amputation der Mamma) reduziert die Gefahr lokaler oder lokoregionärer Rezidive. Nach radikaler Operation wird sie nicht mehr regelhaft, sondern nur dann eingesetzt, wenn die Operation unzureichende Gewähr für eine vollständige Sanierung gibt.

Bei ausgedehnten „inoperablen" Mammakarzinomen ist durch Strahlentherapie in einem Teil der Fälle noch **lokale Sanierung** des Tumorprozesses möglich.

In der **Metastasen- und Rezidivbehandlung** kommt der Strahlentherapie eine wichtige Rolle zu. Besonders bewährt hat sich die Strahlenbehandlung bei den (zytostatisch meist unempfindlichen) Hirnmetastasen, bei Hautmetastasen und bei isolierten Knochenmetastasen. Auf osteolytische Knochenmetastasen hat die Röntgenbestrahlung einen rekalzifizierenden und schmerzlindernden Effekt. Eine dringliche Indikation zur Bestrahlung geben Wirbelkörperosteolyse und Kompression mit drohendem Querschnittssyndrom.

Nebenwirkungen und Komplikationen der operativen und Strahlentherapie

Gefürchtete Folge der En-bloc-Resektion der Axilla ist das **Lymphödem des Armes**. Das Risiko des Armödems ist bei Kombination von Operation und Bestrahlung höher als bei Anwendung nur einer Methode. Seltener sind **Schädigungen des Plexus brachialis**. Auch sie werden durch bindegewebige Schrumpfungsprozesse verursacht. Folgen sind trophische Störungen, Atrophien und Paresen.

Strahlenfibrose der Lungen und radiogene Knochennekrosen werden bei moderner Strahlentherapie nur noch selten beobachtet.

Chemotherapie

Zytostatika können unmittelbar im Anschluß an die operative Primärtherapie als adjuvante Chemotherapie oder zur Behandlung der rezidivierten bzw. metastasierten Geschwulst eingesetzt werden.

Ziel der **adjuvanten Chemotherapie** ist die Zerstörung von disseminierten Tumorzellen und okkulten Mikrometastasen. Das Konzept der systemischen adjuvanten Chemotherapie basiert auf der Erkenntnis, daß viele — auch kleine — Tumoren bei der Primärtherapie bereits hämatogen gestreut haben. Die klinisch okkulte Streuung führt nach mehr oder weniger langem Intervall zur Manifestation distanter Metastasen, die das weitere Schicksal der Patientin bestimmen.

Für die postoperative adjuvante Chemotherapie kommen vor allem Patientinnen mit regionären Lymphknotenmetastasen (nodal positive) oder prognostisch ungünstigen Tumoren (high risk-Fälle) in Betracht. Prospektive Untersuchungen haben gezeigt, daß durch die adjuvante Chemotherapie besonders bei Frauen im Prämenopausealter sowohl eine Verlängerung des rezidivfreien Intervalls (Zeitraum von der Primärbehandlung bis zum Auftreten eines Rezidivs) als auch eine Verbesserung der Überlebenschancen zu erreichen ist.

Bei **fortgeschrittenen und metastasierten Mammakarzinomen** zielt die Polychemotherapie auf eine möglichst langdauernde Remission (Wachstumsstillstand oder Rückbildung des Tumors). Eine Heilung metastasierter Mammakarzinome ist mit den derzeit verfügbaren Chemotherapeutika nicht möglich. Die temporäre Wirkung der Chemotherapie darf nicht mit einer Erhöhung des Leidensdrucks durch die Nebenwirkungen und Komplikationen der Behandlung erkauft werden. Immerhin sind mit unterschiedlichen Wirkstoffkombinationen in 30—60 % Wachstumskontrollen oder -rückbildungen der Tumoren zu erreichen.

In der Chemotherapie des Mammakarzinoms bewährte Zytostatika sind

— Cyclophosphamid
— Methotrexat
— 5 Fluorouracil
— Adriamycin
— Epirubicin
— Vincristin.

Sie werden in der Regel als **Dreierkombination** angewandt, z.B. CMF-Schema nach *Bonnadonna*, FAC-Schema nach *Blumenschein*.

Hormonale (endokrine) Therapie

Das Mammakarzinom zählt zu den hormonabhängigen Geschwülsten. In 60—70 % der Tumoren und deren Metastasen sind mit biochemischen oder immunhistochemischen Methoden Östrogen- und/oder Progesteronrezeptoren nachzuweisen. Der **Rezeptorstatus** ist ein Selektionsparameter für die endokrine Therapie. Er korreliert mit dem Differenzierungsgrad der Geschwulst. Hochdifferenzierte Krebse sind meist rezeptorpositiv und zeigen prognostisch günstigere Verläufe als rezeptornegative undifferenzierte Karzinome. In ca. 60 % ist bei Östrogenrezeptor-positiven Geschwülsten ein Ansprechen auf hormonale Therapie zu erwarten, gegenüber ca. 6 % bei rezeptornegativen Tumoren.

Von Ausnahmen abgesehen rangieren die nebenwirkungsarmen endokrinen Maßnahmen beim metastasierten Karzinom vor einer Chemotherapie.

Bei der **endokrinen Therapie** wird zwischen **ablativer** und **additiver** Behandlung unterschieden.

Die **ablative Therapie** zielt auf die Ausschaltung der Hormonbildungsorte und deren übergeordneter Regulationszentren. Die **Ovarektomie** ist das klassische und im Zuge endokriner Behandlungsmaßnahmen zuerst angewandte ablative Verfahren. Die Adrenalektomie und Hypophysektomie kommen wegen der Schwere und weitgehenden Konsequenz dieser Eingriffe nicht mehr zur Anwendung. Anstelle der operativen ablativen Maßnahmen ist in der modernen Hormontherapie die Verwendung von **nicht steroidalen Antiöstrogenen und Östrogenhemmstoffen** getreten.

Als adjuvante Therapie werden sie vorwiegend bei älteren (postmenopausalen) Frauen eingesetzt.

Tamoxifen, ein nicht steroidales Antiöstrogen, steht bei sequentialem Einsatz endokriner Wirkstoffe an erster Stelle. Seine zentrale Wir-

Tabelle 8.10 Prognoseparameter beim Mammakarzinom

relativ günstige Parameter (low risk)	ungünstige Parameter (high risk)
– Tumor kleiner als 2 cm, keine oder weniger als 3 metastatisch befallene axilläre Lymphknoten	– Tumor größer als 2 cm, vier oder mehr metastatisch befallene axilläre Lymphknoten
– Erkrankungsalter postmenopausal	– Erkrankungsalter prämenopausal
– positiv für Östrogen und/oder Progesteronrezeptoren	– negative Östrogen- und/oder Progesteronrezeptoren
– hochdifferenzierter (reifer) Tumortyp	– undifferenzierter (unreifer) Tumortyp
– langsames Tumorwachstum (geringer Proliferationsgrad)	– rasches Tumorwachstum (hoher Proliferationsgrad)
– Metastasierung: Weichteile, Knochen	– Metastasierung: viszeral (Lunge, Leber, Hirn)
– freies Intervall zwischen Primärbehandlung und Rezidiv größer als zwei Jahre	– freies Intervall zwischen Primärbehandlung und Rezidiv kleiner als 2 Jahre

kung ist die Verdrängung der Östrogene von den Rezeptoren.

Aromatasehemmer (z.B. Aminoglutethimid: Orimeten®) inhibieren die periphere Aromatisierung von dem in Nebenniere und Ovar gebildeten Androstendion zu Östron.

RH-Analoga (z.B. Buserelin®, Suprefakt®, Zoladex®) supprimieren nach einer initialen Stimulation die Gonadotropine und damit die Steroidbildung.

In der **additiven Hormontherapie** haben neben den Antiöstrogenen und Östrogenhemmstoffen auch **Gestagene** (z.B. Metroxyprogesteronacetat) praktische Bedeutung. Gestagene werden in der Regel im Anschluß an eine Antiöstrogentherapie eingesetzt. Willkommene Nebenwirkungen der Gestagentherapie sind der leichte euphorisierende und (besonders bei Skelettmetastasen) schmerzlindernde Effekt.

Die hormonale Therapieplanung berücksichtigt:

– die Lebensphase der Frau: prämenopausal, postmenopausal
– den Rezeptorstatus
– andere Prognose-bestimmende Parameter (Tab. 8.10).

Abb. 8.27 gibt eine Orientierung über die Primär- und Sekundärtherapie des Mammakarzinoms. Sie zeigt derzeit gültige Richtlinien auf. Eine schematisierte Therapie wird aber den individuellen Besonderheiten im Verlauf dieser Krankheit nicht gerecht.

Behandlungsergebnisse beim Mammakarzinom

Die 5-Jahre-Überlebensrate ist kein verläßlicher prognostischer Parameter für das Mammakarzinom, da noch viele Rezidive nach dem 5. und 10. Jahr auftreten (Tab. 8.11). Bezogen auf die Gesamtzahl der Patientinnen überleben etwa 50% die ersten 5 Jahre nach Therapiebeginn und etwa 30% 10 Jahre.

Tumorgröße, Zahl der befallenen Lymphknoten und histologischer Typ der Geschwulst sind prognostisch wichtige Faktoren.

Tabelle 8.11 Überlebensrate in Abhängigkeit vom Stadium

	5 Jahre	10 Jahre
T_1	95%	>60%
T_2	50%	>40%
T_3	25%	10%
T_4	5%	1%

8.1.8 Psychologische und sozialmedizinische Aspekte der Krebskrankheit

Psychologische Führung

Die Erkenntnis einer bösartigen Erkrankung bedeutet für die betroffene Patientin eine psychische Belastung, die weit über den Zeitpunkt der Diagnosestellung und Primärbehandlung hinausgreift. Aus dem Umfeld persönlichen Erlebens sowie aus allgemeiner Erfahrung ist die Diagnose einer Krebskrankheit noch im-

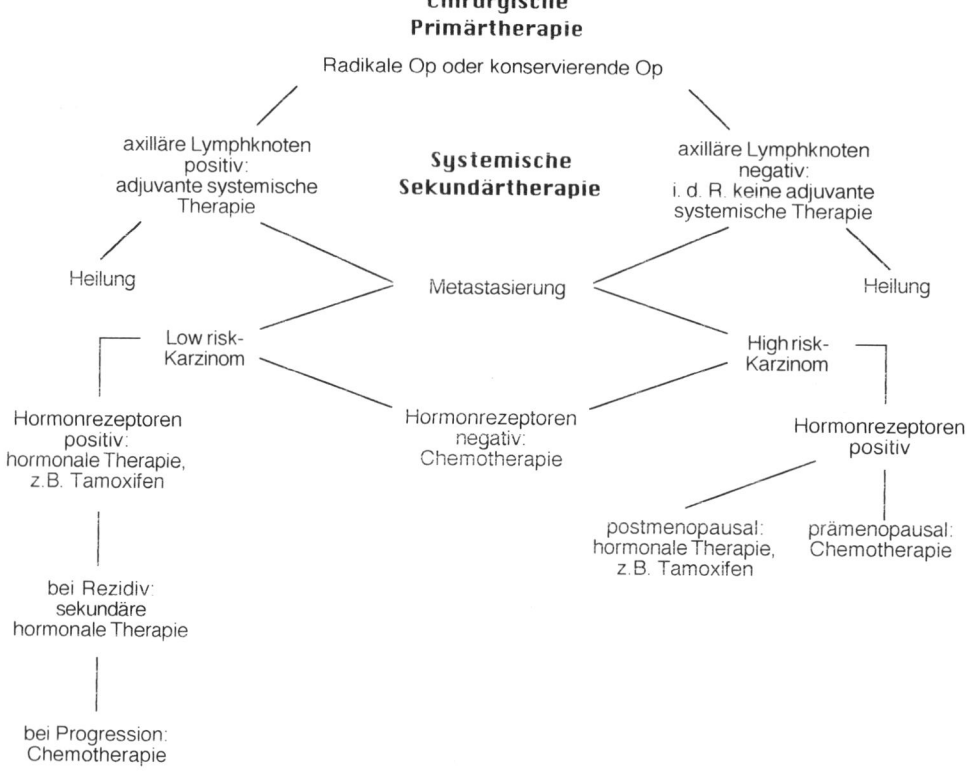

Abb. 8.27 Flußdiagramm. Therapie Mammakarzinom

mer mit der Vorstellung der unmittelbaren existentiellen Bedrohung verbunden, ungeachtet der kurativen Erfolge, die durch Früherkennung und verbesserte Therapie erreicht werden konnten. Die ärztliche Aufklärung über das erkannte Leiden und die Behandlungsplanung müssen von Anfang an von **positiven Suggestionen über die Heilbarkeit der Erkrankung** getragen sein. Zu einer Zeit, in der Krebsbehandlung aus sachlichen Gründen mehr und mehr in Therapiezentren konzentriert wird, schwinden die Voraussetzungen einer kontinuierlichen psychologischen Führung der Patientin durch den gewählten Arzt ihres Vertrauens. **Persönliche Zuwendung, ausstrahlender Lebenswille** und **Opferbereitschaft** von Arzt und Pflegepersonal sind jedoch für die Betreuung der Krebskranken von gleich großer Bedeutung wie die spezielle Tumortherapie mit allen verfügbaren technischen Einrichtungen.

Nachsorge

Ein kurativer Erfolg ist bei der Karzinomkrankheit erst nach Jahren objektivierbar. Die ärztliche Nachsorge erstreckt sich deshalb über einen Zeitraum von mehreren Jahren nach der primären Radikal- oder Palliativbehandlung. **Regelmäßige Kontrollen** sind notwendig, um Lokalrezidive oder eine Metastasierung frühzeitig zu erkennen. Sie dienen weiterhin der Erfassung von Behandlungsfolgen und interkurrenten Erkrankungen. Die regelmäßigen Wiedervorstellungen geben der Kranken das Gefühl der beständigen Obhut. Nachuntersuchungen können in der Regel ambulant durchgeführt werden. Die Zeitintervalle richten sich nach Art und Lokalisation der Geschwulst. Sie sollten im ersten und zweiten Jahr nach Primärtherapie in 3monatigen, in den folgenden Jahren in größeren Abständen erfolgen. Mit dem Abstand von der Primärbehandlung wächst das Vertrauen in die

Genesung. Schematisierte Nachsorgeprogramme sind eher nachteilig gegenüber einer individuellen, der Persönlichkeitsstruktur angepaßten, ärztlichen Nachbetreuung. Die **Gesamtdauer der Nachsorge** sollte bei den Genitalkarzinomen mindestens 5 Jahre, bei Mammakarzinomen mindestens 10 Jahre betragen.

Zur **Grunduntersuchung** gehören:

— Gewichtsbestimmung und -vergleich
— allgemeine körperliche Inspektion
— spezielle gynäkologische und rektale Untersuchung
— BSG und Blutbild
— Bestimmung von Enzymaktivitäten zur Erkennung von Leber- und Knochenmetastasen (alkalische Phosphatase, LDH, GOT, GPT, γ-GT).

Ergänzende Maßnahmen in größeren Intervallen sind **Röntgenkontrollen** (insbesondere der Thoraxorgane und des Skeletts, **szintigraphische** (Knochenszintigraphie) und **sonographische Untersuchungen** (z.B. Abdominalsonographie). Bei operativ oder radiologisch behandelten Genitalgeschwülsten sind regelmäßige Kontrollen der **Nierenfunktion** und des **harnableitenden Systems** erforderlich (Zystoskopie, Urogramm, Bestimmung der harnpflichtigen Stoffe).

Die Grunduntersuchung wird bei anamnestischen „Alarmzeichen" und verdächtigen Befunden durch spezielle diagnostische Verfahren erweitert.

Alarmzeichen eines Rezidivs oder einer Metastasierung sind u.a.:

— Gewichtsabnahme
— Erhöhung der BSG
— Appetitlosigkeit, Erbrechen, Völlegefühl
— Blutabgang aus Harnblase, Vagina oder Rektum
— neuralgiforme oder „orthopädische" Beschwerden (Skelettmetastasen!)
— Auftreibung des Abdomens (Aszites bei Peritonealkarzinom!)
— Husten, Dyspnoe (Lungenmetastasen!)
— Schwellung (Lymphödem) der Arme (Lokalrezidiv nach behandeltem Mammakarzinom!)
— Schwellung der unteren Extremitäten (Lokalrezidiv nach behandeltem Genitalkarzinom!).

Rehabilitation

Der Geschwulstkranke kann nach Abschluß seiner Behandlung gegenüber den verschiedenen öffentlichen Kostenträgern Hilfen zur medizinischen und beruflichen Rehabilitation und zur wirtschaftlichen Sicherung in Anspruch nehmen. Die Anspruchsberechtigung ist im Versicherungs-, Versorgungs- und Sozialhilferecht geregelt.

Zur medizinischen Rehabilitation gehören **Nach-, Genesungs-** und **Festigungskuren**, die im allgemeinen im Verlaufe von 1—3 Jahren nach Primärbehandlung erfolgen. Sie dienen der Unterstützung körpereigener Abwehrmechanismen, der Durchführung physikalischer und psychagogischer Maßnahmen (Behandlung reaktiv depressiver Erscheinungen, Vermittlung von Selbstvertrauen und Selbstbehauptungswillen). Rehabilitation von Krebskranken erfordert individuelle, der Persönlichkeitsstruktur angepaßte Anwendung der möglichen Leistungen. Schematismen wie grundsätzliche Dauerberentung führen zur Isolation und zur erzwungenen Ausgliederung aus der gewohnten beruflichen und sozialen Gemeinschaft. Sie vermögen dadurch Lebensgefühl und Lebenswillen eher zu schwächen als zu stabilisieren. Kommunikation in **Selbsthilfegruppen** kann psychologisch und durch praktische Hilfen zur Bewältigung der neuen Lebenssituation beitragen. Die richtige Auswahl der individuell adäquaten Möglichkeiten an sozialer Hilfe und Unterstützung gehört zu den ärztlichen Aufgaben in der Nachsorge Krebskranker.

Versicherungsrechtliche Definitionen

Arbeitsunfähigkeit liegt vor, wenn der Versicherte durch Krankheit an der Fortsetzung seiner bisherigen Arbeit gehindert ist bzw. diese nur unter der Gefahr einer Verschlimmerung seines Zustandes in absehbarer Zeit fortsetzen könnte.

Berufsunfähigkeit liegt vor, wenn die Erwerbstätigkeit eines Versicherten infolge von Krankheit, Gebrechen oder Schwäche seiner körperlichen oder geistigen Kräfte auf weniger als die Hälfte der Erwerbsfähigkeit einer Vergleichsperson (mit ähnlicher Ausbildung und gleichwertigen Kenntnissen) herabgesunken ist.

Erwerbsunfähigkeit liegt vor, wenn ein Versicherter infolge Krankheit usw. auf nicht absehbare Zeit eine Erwerbstätigkeit in gewisser Regelmäßigkeit nicht mehr ausüben oder nicht mehr als nur geringfügige Einkünfte erzielen kann.

Während ein Berufsunfähiger mit der ihm verbliebenen Leistungsfähigkeit noch zur Rente zuverdienen kann, entfällt dies beim Erwerbsunfähigen. Daher ist die Rente bei Erwerbsunfähigkeit um 50 % höher als bei Berufsunfähigkeit.

Die **Krankenversicherung** gewährt zeitlich unbegrenzt **ambulante** Krankenpflege, dagegen zeitlich begrenzt (bis zu 78 Wochen wegen derselben Krankheit) **stationäre** Behandlung. Bei Arbeitsunfähigkeit besteht neben dem Anspruch auf Krankenpflege auch Anspruch auf Lohnfortzahlung bis zum Ende der 6. Woche, von der 7.—78. Woche an Krankengeld (in Höhe von 75—85 % des letzten regelmäßigen Lohnes).

Die **Rentenversicherung** kann 78 Wochen nach Beginn des Versicherungsfalles für weitere Leistungen der Heilbehandlung, der Berufsförderung bzw. der Berentung wegen Berufs- oder Erwerbsunfähigkeit in Anspruch genommen werden. Leistungen zur Rehabilitation haben Vorrang vor Rentenleistung.

Die Gewährung von Renten kann erst dann erfolgen, wenn trotz aller Heil- und Kurbehandlung der erwartete Erfolg ausbleibt oder von vornherein eine Wiederherstellung der Erwerbstätigkeit aussichtslos ist. Die Gewährung von Renten basiert auf ärztlicher Begutachtung.

8.1.9 Früherkennungsuntersuchung und Grundzüge der Karzinomfrüherkennung

Aufgaben der Früherkennungsuntersuchung

Früherkennungsuntersuchungen dienen der Krebsfrüherkennung durch die planmäßige Untersuchung von symptomlosen Frauen im krebsgefährdeten Alter. Die Karzinome des weiblichen Genitale und der Brust liefern dafür unterschiedliche Chancen. Die günstigsten Voraussetzungen bieten die der **direkten Inspektion** zugänglichen Krebslokalisationen (z.B. Vulva, Vagina, Portio). In diesen Fällen ist die Verhütung des manifesten Karzinoms durch rechtzeitige Erkennung und Beseitigung seiner Vorstadien (Carcinomata in situ) möglich.

Weniger günstig liegen die Voraussetzungen bei Karzinomen des **inneren Genitale** und der **Mammae**. Mit der Vorverlagerung der Diagnostik (Entdeckung des Karzinoms im präsymptomatischen oder klinischen Frühstadium) werden aber auch für diese Tumoren die kurativen Chancen erheblich verbessert. Periodische Früherkennungsuntersuchungen geben weiterhin Gelegenheit zur Aufdeckung zahlreicher weiterer Erkrankungen (benigne Tumoren und Zysten im Genitalbereich, unspezifische und spezifische Infektionen, Lageanomalien u.a.).

Die speziellen diagnostischen Maßnahmen der Früherkennungsuntersuchung werden ergänzt durch eine **Aufklärung der Patientin** über Früh- und Warnsymptome maligner Erkrankungen (Tab. 8.12) sowie durch Instruktionen über die Selbstuntersuchung der Brustdrüse.

Nach § 25 (2) SGB V haben Frauen vom Beginn des 20. Lebensjahres ab einmal jährlich gesetzlichen Anspruch auf eine Untersuchung zur Erkennung von Krebskrankheiten. Die erforderlichen Maßnahmen sind in den vom Bundesausschuß für Ärzte und Krankenkassen beschlossenen Richtlinien festgelegt.

Manifeste Zervixkarzinome finden sich bei Frauen unter 30 Jahren in 1—7 %, präinvasive Stadien aber in bis zu einem Drittel aller Fälle. Diese Erfahrung zwingt zur konsequenten Anwendung von Karzinomsuchverfahren, unabhängig vom Lebensalter der Frau.

Jede gynäkologische Untersuchung, aus welchem Anlaß sie auch indiziert ist (z.B. Erstuntersuchung in graviditate), sollte immer auch dem Ausschluß eines malignen Prozesses dienen.

Tabelle 8.12 Warnsymptome maligner Tumoren

Brustdrüse
- Verhärtungen
- „Knoten"
- Ulzera
- Retraktionsphänomene (Haut, Brustwarze)
- Bräunlich-blutige Sekretion aus der Mamille
- Ekzemartige Veränderungen der Mamille
- Schwellung der axillären Lymphknoten

Uterus, Vagina
- Fötider Fluor
- Bräunlich-blutiger Fluor
- Kontakt-(Kohabitations-)Blutungen
- Zwischenblutungen
- Metrorrhagien
- Blutungen nach der Menopause

Vulva
- Verhärtungen
- Warzenartige Hautveränderungen
- Nichtheilende Erosionen oder Ulzera
- Weißliche Auflagerungen (Leukoplakien)
- Juckreiz

Nachbarorgane, Allgemeine Symptome
- Gewichtsabnahme
- Schwellung des Leibes
- Blutabgänge aus dem Darm
- Blutabgänge aus der Harnblase

Entsprechend der langen Latenzzeiten von Epitheldysplasien und Carcinomata in situ genügt bei gesunden Frauen in der Regel **eine** Screeninguntersuchung pro Jahr. Bei anamnestischen Risikofaktoren oder Risikoindikatoren (z.B. zweifelhafter zytologischer Befund) sind entsprechend kürzere Intervalle angezeigt.

Durchführung der programmierten Untersuchung

Die **Anamnese** nimmt speziellen Bezug auf prädisponierende Faktoren und objektive Warnzeichen der verschiedenen Organkrebse (s. Kap. 8.1).

Zur **Untersuchung** gehören:

- **äußere Inspektion:** Allgemeiner Habitus, sichtbare kutane Veränderungen im Bereich des äußeren Genitale und der Mammae
- **Spekulumeinstellung:** Einstellung der Portio zur kolposkopischen Untersuchung und

Entnahme von Zellabstrichen. Inspektion der Vagina
- **Zytodiagnostik:** Zytologische Untersuchung von Kontaktabstrichen der Ekto- und Endozervix nach Anwendung spezieller Färbeverfahren (z.B. *Papanicolaou*-Färbung)
- **rektale Untersuchung:** Austastung des Enddarmes
- **Palpation der Mammae:** Abtastung der Mammae einschließlich der regionären (axillären und supraklavikulären) Lymphabflußgebiete
- **Blutdruckmessung:** zum Ausschluß einer Hypertonie
- **Urinuntersuchung:** Eiweiß, Zucker, Harnsediment oder semiquantitativer Nachweis einer Mikrohämaturie durch Teststreifen
- **Stuhluntersuchung:** Untersuchung auf okkulte Blutabgänge mittels spezieller Teststreifen (Haemoccult-Test).

Grundzüge der gynäkologischen Zytodiagnostik

Untersucht werden Kontaktabstriche, die mit Hilfe von Watteträgern entnommen werden. Zur Untersuchung der Zervix ist entsprechend der Prädilektion des Zervixkarzinoms **je ein Abstrich von der Portiooberfläche und aus dem Zervikalkanal** erforderlich. Das Zellmaterial wird auf Objektträger ausgestrichen und in hochprozentigem Alkohol (96%) fixiert. Das Material kann in diesem Zustand einem Untersuchungslabor zugesandt werden.

Zur **Färbung** der Zellabstriche dient in der Regel das Verfahren von *Papanicolaou* oder eine der geläufigen Modifikationen. Die Direktuntersuchung ungefärbter (Nativ-)Präparate im abgeblendeten Hellfeld oder Phasenkontrastmikroskop ist möglich. Sie schließt aber die Aufbewahrung der Abstriche zu Kontrollzwecken aus.

Sorgfältige gezielte Abstrichentnahme ist die Voraussetzung für eine zuverlässige Zytodiagnostik. Eine exakte Interpretation der Zellabstriche ist nur möglich bei gezielter Entnahme sowie adäquater Fixierung und Färbung. Jedes schwache Glied in der Kette der Zytodiagnostik von der Zellgewinnung, Fixierung, Färbung bis zur Befundung gefährdet

Tabelle 8.13 Klassifikation zytologischer Befunde nach *Papanicolaou*

Gruppe I:	Unverdächtig (negativ), ausschließlich normale Zellen.
Gruppe II:	Unverdächtig (negativ), aber von der Norm abweichende Zellmerkmale.
Gruppe III:	Zweifelhaft, da ungewöhnliche Zellen vorhanden, die weder als gutartig noch als eindeutig atypisch bezeichnet werden können.
Gruppe IV:	Verdacht auf Malignität (positiv), einzelne atypische Zellen.
Gruppe V:	Verdacht auf Malignität (positiv), zahlreiche atypische Zellen oder Zellgruppen.

eine zuverlässige Diagnose und kann zur Fehlinterpretation oder Verkennung eines bösartigen Prozesses führen.

Der zytologische Befund wird in Gruppen unterteilt. Die klassische Einteilung von *Papanicolaou* unterscheidet fünf Gruppen (Tab. 8.13).

Fortschritte der zytologischen Interpretation haben zu Ergänzungen und Modifikationen der Gruppeneinteilung Anlaß gegeben. Aus der Art der abgeschilferten Zellen sind Rückschlüsse auf die feingewebliche Struktur der Läsion möglich (prospektive Zytodiagnostik, Differentialzytologie). Die derzeit gültige **erweiterte *Papanicolaou*-Klassifikation** ist in Tabelle 8.14 dargestellt.

Typisch für die intraepithelialen Vorstufen des Karzinoms (CIN und Carcinoma in situ) sind sog. Dysplasiezellen und gleichförmig atypische Zellen. In Dysplasiezellen sind Form und Anfärbung der normalen Plattenepithelzelle noch weitgehend erhalten. Die Zellkerne sind vergrößert, entrundet und hyperchromatisch. Die gleichförmig atypischen Zellen enthalten große hyperchromatische Kerne, welche die Zellen fast vollständig ausfüllen. In Abstrichen von invasiven Zervixkarzinomen finden sich dagegen Zellen, die durch hochgradige Formabweichungen vom Normalen charakterisiert sind (polymorph-atypische Zellen) sowie indirekte Hinweise auf den invasiven Prozeß (Blutbeimengungen durch Tumordiathese, Nekrosen) (Abb. 8.20).

Die Treffsicherheit der gynäkologischen Zytodiagnostik liegt bei mehr als 90 %.

Die Zytologie ist ein **ideales diagnostisches Verfahren** im gynäkologischen Bereich. Ihre Vorteile sind:

Tabelle 8.14 Erweiterte *Papanicolaou*-Klassifikation nach einem Vorschlag der Deutschen Gesellschaft für Zytologie

Gruppe	Zytologischer Befund	Weitere Maßnahmen
I	Normales Zellbild	
II	Entzündliche, regenerative, metaplastische oder degenerative Veränderungen, Hyper- und Parakeratosezellen	Evtl. Abstrichwiederholung
III	Schwere entzündliche oder degenerative Veränderungen und/oder schlecht erhaltenes Zellmaterial	Kurzfristige zytologische Kontrolle, evtl. auch histologische Klärung
III D	Zellen einer Dysplasie, leichten bis mäßigen Grades	Zytologische Kontrolle in 3 Monaten
IV a	Zellen einer starken Dysplasie oder eines Carcinoma in situ	
IV b	Zellen einer starken Dysplasie oder eines Carcinoma in situ, invasives Karzinom nicht auszuschließen	Histologische Klärung
V	Zellen eines invasiven Zervixkarzinoms oder anderer maligner Tumoren	
∅	Technisch unbrauchbar (z.B. zu wenig Material, unzureichende Fixierung)	Sofortige Wiederholung

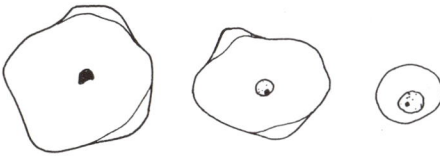

a normale Plattenepithelzellen

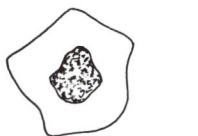 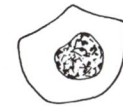

b sog. Dysplasiezellen, typisch für präkanzeröse Dysplasie

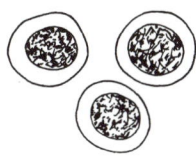

c sog. uniform-atypische Zellen, typisch für Carcinoma in situ

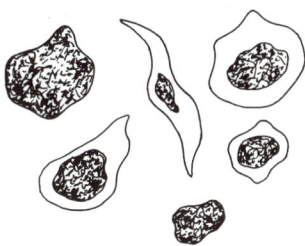

d sog. polymorph-atypische Zellen, charakteristisch für invasives Karzinom

Abb. 8.28 a–d Zelltypen bei präinvasiven und invasiven Zervixkarzinomen

— Schmerzlosigkeit
— Reproduzierbarkeit
— hohe Treffsicherheit in der Erfassung von prämalignen und malignen Veränderungen
— Erfassung mikrobieller Nebenbefunde (pathogene Keime, Hefen, Protozoen)
— Rückschlüsse auf die endokrine Situation (Östrogeneffekt).

Grundzüge der Kolposkopie

Die Kolposkopie wurde von *Hinselmann* eingeführt. Prinzip ist die Auflichtuntersuchung

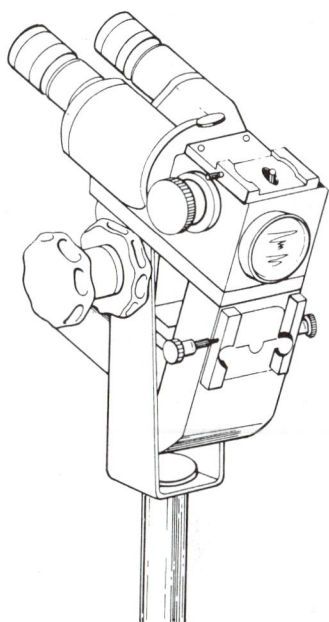

Abb. 8.29 Kolposkop

der Portio (oder anderer Gewebsoberflächen: Vulva, Vagina) mit variablen Vergrößerungen (bis 40fach) bei optimaler Beleuchtung (Abb. 8.29).

Im Gegensatz zur Untersuchung mit unbewaffnetem Auge erlaubt die Kolposkopie:
— eine genauere Differenzierung von Oberflächenveränderungen
— eine Abgrenzung physiologischer Befunde gegenüber zweifelhaften oder verdächtigen Veränderungen
— eine topographische Lokalisation atypischer Veränderungen.

In der kolposkopischen Nomenklatur werden demzufolge normale von abnormen Befunden unterschieden (Tab. 8.15). Das Aufsichtsbild wird von zahlreichen zellulären und geweblichen Faktoren bestimmt (z.B. Epithelhöhe, Verlauf der basalen Grenze, Zell- bzw. Kerndichte, subepitheliales Kapillarmuster u.a.).

Abb. 8.30 a u. b sind Beispiele eines normalen und eines abnormalen kolposkopischen Portiobefundes.

Die definitive Klärung abnormer Befunde erfolgt durch die gezielte **Gewebsentnahme** un-

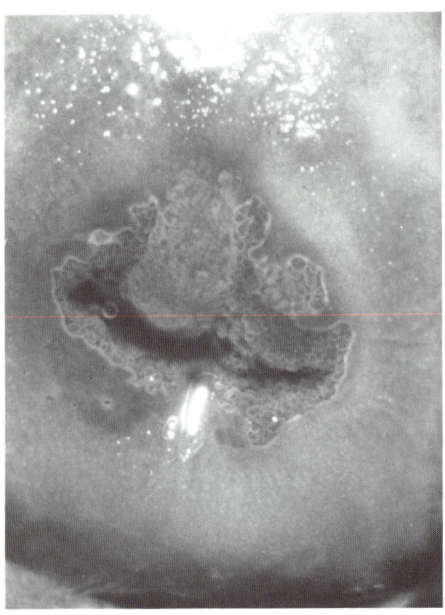

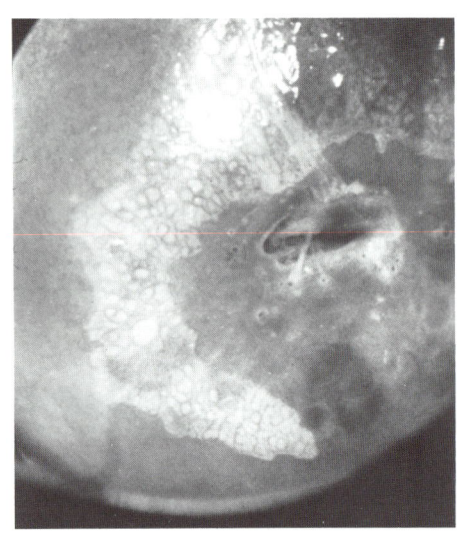

Abb. 8.30a Kolposkopisch unverdächtige Portioektopie

Abb. 8.30b Kolposkopisch verdächtiger Befund der Portiooberfläche, sog. Mosaik, histologische Abklärung erforderlich

Tabelle 8.15 Kolposkopische Terminologie

I. Normale kolposkopische Befunde
 1. Originäres Plattenepithel
 2. Ektopie
 3. Umwandlungszone

II. Abnorme kolposkopische Befunde
 1. Essigweißes Epithel
 2. Mosaik
 3. Leukoplakie
 4. Jodnegative Bezirke
 5. Atypische Gefäße

III. Verdacht auf invasives Karzinom

IV. Ungenügende kolposkopische Beurteilbarkeit
 1. Plattenepithel-Zylinderepithelgrenze nicht sichtbar
 2. Starke Entzündung oder Atrophie
 3. Portio nicht einstellbar

V. Verschiedene kolposkopische Befunde (Kondylom, Entzündung, Atrophie, Ulkus u.a.)

ter kolposkopischer Kontrolle. Zytodiagnostik und Kolposkopie sind einander ergänzende Verfahren zur Frühdiagnose des Zervixkarzinoms.

Feingewebliche Klärung von Verdachtsfällen

Jeder zytologische oder kolposkopische Verdachtsfall zwingt zur endgültigen Klärung durch feingewebliche Untersuchung.

Zur Abklärung verdächtiger Befunde der Cervix uteri kommen in Betracht:

— gezielte Biopsie
— Konisation
— Abrasio.

Die **gezielte Biopsie** wird mit speziellen Biopsiezangen (Knipsbiopsie) unter kolposkopischer Kontrolle aus den suspekten Arealen durchgeführt. Sie kann ergänzt werden durch eine Zervix-Abrasio. Beide Verfahren sind ambulant und ohne Narkose durchführbar.

Die **Konisation** ist die zuverlässigste Methode zur Klärung suspekter Zervixbefunde. Sie erfolgt in der Klinik und unter Allgemeinnarkose oder Leitungsanästhesie. Prinzip ist die **kegelförmige Umschneidung des Zervikalkanals** mit dem Skalpell oder elektrochirurgisch. Durch die konische Schnittführung werden Zervixdrüsenfeld und Portiooberfläche —

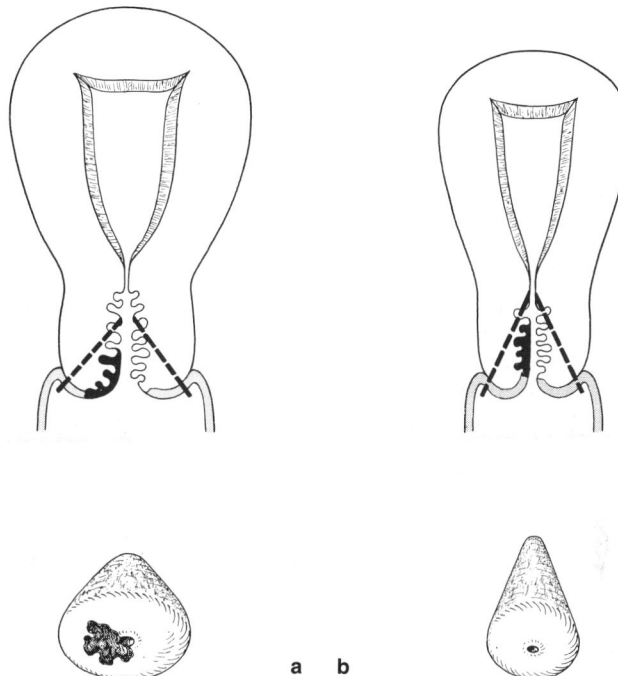

Abb. 8.31 a, b Konisation der Cervix uteri
a stumpfwinklige Schnittführung bei jungen Frauen mit vorwiegend ektozervikaler Lokalisation des atypischen Epithels (schwarze Fläche)
b spitzwinklige Schnittführung bei älteren Frauen mit endozervikaler Lokalisation des atypischen Epithels

d.h., die Prädilektionsbezirke für die Entstehung des Karzinoms — erfaßt (Abb. 8.31).

Die histologische Aufarbeitung muß in Schnittstufen vorgenommen werden.

Die Konisation dient nicht nur der endgültigen histologischen **Diagnose**, sondern auch der **Behandlung** von Frühfällen. Dazu sind folgende Voraussetzungen erforderlich:

1. Nur Karzinomvorstadien (Dysplasie und Carcinoma in situ: CIN) kommen in Betracht (in ausgewählten Fällen auch frühinvasive Karzinome: Mikrokarzinome).
2. Der atypische Epithelbezirk muß in allen Schnittstufen kranial und kaudal von gesundem Epithel flankiert, also vollständig entfernt sein.

Die **fraktionierte Abrasio** ist indiziert bei Blutungsstörungen, insbesondere bei den auf ein Endometriumkarzinom verdächtigen Metrorrhagien oder Postmenopauseblutungen. Die Schleimhaut von Cervix und Corpus uteri werden bei der fraktionierten Abrasio getrennt aufgefangen und getrennt histologisch untersucht. Die Fraktionisierung ist erforderlich, um im Falle eines malignen Prozesses die Lokalisation der Geschwulst zu bestimmen, da die operative und radiologische Behandlung der Uteruskarzinome entscheidend vom Sitz der Geschwulst abhängt (unterschiedliche Lymphabflußgebiete!).

8.2 Wichtige gutartige Tumoren

8.2.1 Gebärmutterpolypen

Bei den sog. Gebärmutterpolypen handelt es sich um geschwulstartige Hyperplasien der Uterusschleimhaut.

Korpusschleimhautpolypen entstehen aus adenomatösen Wucherungen des Endometriums (Basalisadenomen), die sich mit fortschreitender Vergrößerung polypös über die

Schleimhautoberfläche vorwölben. Sie entstehen überwiegend einzeln. Klimakterium und Postmenopausealter sind bevorzugt betroffen (sog. Matronenadenome). Zwischenblutungen oder postmenopausale Schmierblutungen sind das Leitsymptom. Die Therapie besteht in der **Abrasio**.

Zervixschleimhautpolypen sind polypöse Hyperplasien im Bereich des Zervixdrüsenfeldes. Sie können im äußeren Muttermund als stecknadelkopf- bis kirschgroße Polypen sichtbar sein. Sie verursachen Schmier-, Zwischen- oder Kohabitationsblutungen. Die Behandlung besteht in der **Abdrehung der Stielverbindung** oder **Abtragung mit der elektrischen Schlinge**.

8.2.2 Uterusmyome

Myome sind gutartige Geschwülste der glatten Muskulatur (Leiomyome).

Uterusmyome sind die **häufigste benigne Geschwulst des weiblichen Genitale**. Sie finden sich bei ca. 20 % aller Frauen jenseits des 35. Lebensjahres. Der relative Anteil Myomkranker an der Gesamtzahl aller gynäkologischen Patientinnen beträgt ca. 5 %.

Ätiologie

Myome entstehen und wachsen unter der Einwirkung von Östrogenen. Sie sind **hormonabhängige Tumoren**. Vor der Pubertät kommen sie nicht vor, nach der Menopause kommt das Myomwachstum zum Stillstand.

Lokalisation und Morphologie

Die überwiegende Zahl der Leiomyome entsteht im **Myometrium des Corpus uteri**. Zervixmyome machen ca. 8 % der Uterusmyome aus. Die Größe der Tumoren variiert von mikroskopisch kleinen Myomkeimen bis zu kopfgroßen Geschwülsten. Myome wachsen expansiv. Durch Kompression des umgebenden Myometriums entsteht eine kapselartige Begrenzung (**Pseudokapsel**), die günstige Voraussetzungen für eine operative Entfernung der knotigen Tumoren schafft (Myomenukleation). Nach ihrer Lokalisation unterscheidet man submuköse, intramurale, subseröse und

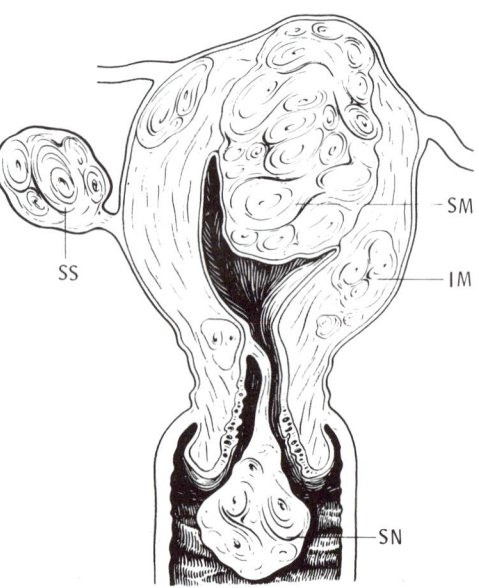

Abb. 8.32 Myomlokalisation
IM = intramurale Lokalisation, SM = submuköse Lokalisation, SN = Myom in statu nascendi, SS = subseröse Lokalisation

intraligamentäre Myome (Abb. 8.32). Die Lokalisation bestimmt die Symptomatik.

Intramurale Myome führen zunächst zu einer gleichmäßigen, später unregelmäßig knolligen Vergrößerung des Uterus. Sie stören die Kontraktionsfähigkeit des Myometriums und damit die physiologischen Blutstillungsmechanismen bei der Menstruation. Die Folgen sind **verstärkte und verlängerte Regelblutungen** (Menorrhagien). Eine weitere Ursache der Menorrhagien ist die Ektasie des Uteruskavums mit Vergrößerung der endometrialen Fläche.

Submuköse Myome können Ursache von **Zwischenblutungen** oder **andauernden Schmierblutungen** sein. Die submukösen, in das Kavum hineinwachsenden Myome lösen Uteruskontraktionen aus, die eine Stielbildung und schließlich die Expulsion des gestielten Myomknotens durch den Zervikalkanal hinaus bewirken können (Myom in statu nascendi).

Die **subserösen** Myome machen keine Blutungsstörungen. Sie buckeln die Oberfläche des Uterus vor und neigen zur Stielbildung. **Stieldrehung** mit hämorrhagischer Infarzierung der Tumoren kann akute Bauchsymptome auslösen.

Intraligamentäre Myome sind palpatorisch nicht sicher von Tumoren der benachbarten Organe, insbesondere von Ovarialtumoren abzugrenzen.

Maligne Entartung präexistenter Uterusmyome zu Leiomyosarkomen ist relativ selten und liegt unter 0,5%. Rasches Wachstum eines „Uterus myomatosus" oder fortschreitende Vergrößerung im Postmenopausealter erwecken den klinischen Verdacht auf sarkomatöse Entartung.

Symptome

Insgesamt ist bei der Hälfte aller Myomkranken mit Blutungsstörungen zu rechnen. Eisenmangelanämien (sekundäre Anämien) sind eine häufige Folge der anhaltenden **Menometrorrhagien.** Schmerzen treten bei ca. 1/3 der Patientinnen auf. Die Intensität reicht von einem leichten Druck- oder Fremdkörpergefühl im Unterbauch bis zu krampfartigen **Dysmenorrhoen.** Verdrängung der dem Uterus benachbarten Organe (Harnblase, Rektum) bewirkt **Miktions-** und **Defäkationsbeschwerden.** Intraligamentäre Myome können zur Kompression der Ureteren und zu Harnstauungen führen. Mit zunehmender Vergrößerung neigen die Myome zu **degenerativen Veränderungen** (Hyalinisation, myxomatöse Umwandlung, Blutungen, Verkalkung).

Myome und Gravidität

Auch einzelne und relativ kleine Myome können bei ungünstiger Lokalisation im Tubenmündungsbereich die Fertilität behindern. Indirekt kann der durch den „Fremdkörper" hervorgerufene Kontraktionsreiz durch anhaltende Dyskinesien der kontraktilen Elemente den Eitransport und die Nidation stören. **Fehl- und Frühgeburten** sind beim Uterus myomatosus häufiger, da die Plazentation und Dezidualisation gestört sind und eine erhöhte Wehenbereitschaft besteht. In der Schwangerschaft sind **Nekrosen** und **Erweichungen** der Myome u.U. Ursachen einer akuten Bauchsymptomatik. Sub partu wird die geordnete **Wehentätigkeit** irritiert. Tiefsitzende Myome können ein **Geburtshindernis** darstellen. Komplikationen der Nachgeburtsperiode sind **Störungen der Plazentaablösung** und **Verzögerung** der **postpartalen Uterusinvolution.**

Therapie

Kleine Uterusmyome, die keine Symptome verursachen, bedürfen nicht unbedingt der operativen Behandlung. Eine operative Entfernung von Myomen ist jedoch indiziert:

– beim Vorhandensein von Symptomen
– bei großen Geschwülsten
– bei raschem Wachstum
– im Rahmen einer Sterilitätsbehandlung oder nach vorausgegangenen Fehl- und Frühgeburten
– bei Komplikationen oder drohenden Komplikationen.

Durch **konservierende Operation** (Ausschälung, **Enukleation**) kann die Fertilität erhalten werden. Wenn keine Schwangerschaft mehr erwünscht ist bzw. nach Eintreten des Klimateriums ist die **vaginale oder abdominale Hysterektomie** angezeigt. Bei kleinen Myomen kann eine **Gestagentherapie** in der Prämenopause als Übergangstherapie versucht werden, da sich die Myome nach der Menopause nicht weiter vergrößern. Eine Bremsung des Myomwachstums und partielle Rückbildung der Muskelknoten ist auch durch Unterdrückung der Östrogenbildung mit Hilfe (antigonadotroper) **LH-RH-Agonisten** zu erreichen.

8.2.3 Ovarialtumoren und Zysten
(s. Kap. 8.1.5)

8.2.4 Gutartige Tumoren der Brustdrüse

Fibroadenome und Milchgangspapillome sind die häufigsten benignen Geschwülste der Brustdrüse. Adenome, Fibrome, Lipome haben aufgrund ihrer Seltenheit keine praktisch-klinische Bedeutung.

Papillome der Milchgänge geben Anlaß zu seröser oder blutiger Absonderung aus der Brustwarze (pathologische Sekretion). Maligne Entartung von primär gutartigen Papillomen ist selten.

Fibroadenome entwickeln sich vorwiegend bei jüngeren Frauen. Multiples Auftreten ist relativ häufig. Makroskopisch sind es sehr derbe faserreiche, gut gegen das übrige Drüsenparenchym begrenzte Geschwülste. Histologisch sind eine mesenchymale und eine epitheliale Komponente zu unterscheiden. Aufgrund der Faseranordnung und Wuchsform werden **perikanalikuläre** und **intrakanalikuläre Fibroadenome** unterschieden. Die Geschwülste zählen zu den **östrogenabhängigen Tumoren**. Ihr Wachstum wird durch Östrogene stimuliert. Postmenopausal zeigen sie häufig **degenerative Veränderungen** (z.B. Verkalkungen). Sowohl die mesenchymale als auch die epitheliale Komponente können maligne entarten. Die Entartungsrate liegt jedoch nicht höher als die des normalen Drüsengewebes.

Palpatorisch imponieren die Fibroadenome als sehr derbe, glatte, gut verschiebliche Knoten, die einzeln oder multipel auftreten. **Mammographisch** geben sie homogene, gut konturierte Verschattungen. Die **Ultraschalluntersuchung** ermöglicht eine Abgrenzung gegenüber den ebenfalls glatt begrenzten mastopathischen Zysten.

Einzelne Fibroadenome sollten exstirpiert werden. Bei sehr zahlreichen, manchmal das ganze Drüsenparenchym durchsetzenden Tumorknoten (**Schrotbeutelbrust**) kann die vollständige Entfernung des Drüsenkörpers durch subkutane Mastektomie notwendig werden.

Phylloide Tumoren (Cystosarcoma phylloides älterer Nomenklatur) sind dem Fibroadenom pathogenetisch verwandte, rasch wachsende Geschwülste, die beachtliche Größe erreichen können. Lokalrezidive nach Tumorektomie sind häufig. Ca. 20 % der phylloiden Tumoren sind maligne, hämatogen metastasierende Geschwülste. Die Unterscheidung der gutartigen von der bösartigen Variante ist nur histologisch möglich.

8.2.5 Endometriose

Lokalisation

Endometriosen sind heterotope außerhalb des Cavum uteri gelegene Endometriumherde. Nach der Lokalisation der versprengten Schleimhautherde werden eine **Endometriosis genitalis** und **extragenitalis** unterschieden (Abb. 8.33).

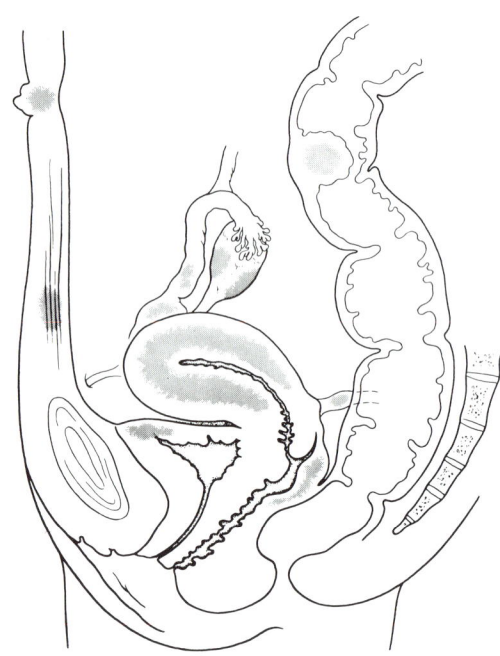

Abb. 8.33 Hauptlokalisation der Endometriosis genitalis und extragenitalis (modif. nach *Javert* 1949)

Hauptlokalisationen der **Endometriosis genitalis** sind:

— Ovar
— Tube
— *Douglas*peritoneum.

Seltener betroffen sind Vagina, Vulva, Cervix uteri und Ligamente.

Eine Sonderform der Endometriosis genitalis ist die **Adenomyosis uteri interna**.

Hauptlokalisationen der **Endometriosis extragenitalis** sind:

— Harnblase
— Laparotomienarben
— Nabel
— Darm.

Die extragenitalen Absiedlungen machen ca. 5 % der Endometriosen aus.

Symptomatik

Das ortsfremde Endometrium unterliegt den Einflüssen der Sexualhormone wie das Korpusendometrium.

Hormonabhängigkeit und Lokalisation bestimmen die Symptomatik der Endometriose. Durch zyklisch ablaufende Proliferation, sekretorische Transformation und Gewebszerfall werden periodische Schmerzzustände oder Dauerschmerzen mit zyklischer Verstärkung ausgelöst. Die erworbene Dysmenorrhoe ist das Leitsymptom der Endometriosis genitalis.

Je nach Anordnung und Größe der Endometrioseherde sind typische Folgeveränderungen an den betroffenen Organen zu beobachten.

Ovarialendometriose

Die Schleimhautherde können diffus im Ovarparenchym oder an der Ovaroberfläche lokalisiert sein.

Zur Zeit der Menstruation kommt es in den meist multiplen Schleimhautherden zu Blutaustritten (Diapedeseblutungen), die anfänglich resorbiert werden, später zu allmählich größer werdenden **Retentionszysten** führen (**Blutzysten, Teer-** oder **Schokoladenzysten**). Oberflächliche Herde verursachen Verwachsungen mit benachbarten Darmschlingen und dem Peritoneum. Auf diese Weise entstehen große schwielige und schmerzhafte **Konglomerattumoren**. Sie können differentialdiagnostische Probleme in der Abgrenzung gegenüber entzündlichen Adnextumoren aufwerfen. Im Gegensatz zur Adnexitis sind die Leukozytenzahlen normal oder nur leicht erhöht, die Blutsenkungsgeschwindigkeit (BSG) ist dagegen meist beschleunigt.

Tubenendometriose

Die proximalen Anteile der Tuben sind am häufigsten betroffen und knotig aufgetrieben. Bei doppelseitiger Verdickung der interstitiellen und isthmischen Tubenabschnitte kann die Form eines **Uterus bicornis** entstehen (sog. Tubeneckenendometriose, Endometriosis isthmica nodosa). **Hämatosalpinx, Sterilität** und **Tubargravidität** sind mögliche Folgen der Tubenendometriose.

*Douglas*endometriose (retrozervikale Endometriose)

Hier kommt es zur Bildung derber, knotiger und druckempfindlicher Resistenzen im Bereich des *Douglas*-Raumes. Durch Verwachsungen mit der Uterushinterwand und dem Rektum kann eine (fixierte) Retroflexio uteri entstehen.

Endometriosis (Adenomyosis) uteri interna

Multiple Herde finden sich häufig in Kombination mit einer lokalen Wucherung der glattmuskulären Elemente **innerhalb des Myometriums** (innere Endometriosen). Die Herde können in kontinuierlicher Verbindung zur Lamina basalis des Korpusendometriums stehen (adenomyotische Einsenkungen der Schleimhaut). Meist ist der Uterus diffus, seltener auch knotig vergrößert. Charakteristische Symptome sind Dysmenorrhoe und Menorrhagien.

Endometriose des unteren Genitaltraktes

Endometrioseherde im Bereich des unteren Genitaltraktes (Zervix, Vagina, Vulva) treten durch subepitheliale Blutungsherde oder schmerzhafte, livide Knötchen in Erscheinung.

Extragenitale Endometriose

Sichtbare Herde zeigen zyklisch schmerzhafte Anschwellungen. Bei den verborgenen Herden ist der periodische (prämenstruelle oder menstruelle) Schmerz das Leitsymptom.

Entstehung

Die Genese der Endometriose ist möglicherweise nicht einheitlich. Die Adenomyosis uteri interna und die Tubeneckenendometriose (Endometriosis isthmica nodosa) entstehen wahrscheinlich durch einfaches Tiefenwachstum des orthotopen basalen Endometriums.

Über die Entstehung der extrauterinen Endometriosis und der Endometriosis extragenitalis gibt es zwei konkurrierende Theorien.

Nach der **Verschleppungstheorie** wird implantationsfähiges endometriales Gewebe retrograd über die Eileiter in den Bauchraum verschleppt, oder die Gewebspartikel erreichen über den Blut- und Lymphweg die Prädilektionsorte. Durch die Theorie der lymphogenen oder hämatogenen Ausstreuung lassen sich zwanglos alle heterotopen Lokalisationen erklären, einschließlich der gelegentlich beobachteten pulmonalen Herde und endometroiden Einschlüsse in Lymphknoten. Endometriosen in Laparotomie- oder Episiotomienarben entstehen durch Verschleppung von implantationsfähigem Endometrium in die Operationswunden.

Eine **Entstehung an Ort und Stelle** ist besonders bei den genitalen und extragenitalen Herden denkbar im Sinne angeborener, im Ausdehnungsbereich der embryonalen *Müller*-Gänge liegender Schleimhautheterotopien.

Fokale **Entartung** zu endometroiden Karzinomen ist selten, aber möglich.

Diagnostik

Zur definitiven Abklärung der Verdachtsdiagnose auf eine Endometriose der inneren Genitalorgane ist die **diagnostische Laparoskopie** einschließlich der bioptischen Untersuchung zur histologischen Sicherung erforderlich, bei Verdacht auf Harnblasen- oder Darmendometriose die Zystoskopie bzw. Rekto/Koloskopie.

Behandlung

Zur Behandlung der Endometriose stehen Operation und Hormonbehandlung zur Verfügung. Die Wahl der Methoden hängt vom Lebensalter und Sitz der Endometriose ab.

Bei **ausgedehnten Endometriosen**, insbesondere bei groben anatomischen Veränderungen (z.B. große endometroide Zysten der Ovarien, Konglomerattumoren der Adnexe) bietet nur die vollständige **operative Entfernung** Aussicht auf Beschwerdefreiheit.

Soll die Fertilität erhalten bleiben und sind die Herde noch relativ klein, so kommt eine **Hormonbehandlung** in Betracht.

Nach der **Menopause** kommt es zur spontanen Regression der Endometrioseherde und zum Rückgang der Symptome.

Folgende hormonale Verfahren stehen zur Verfügung:

— **orale Kontrazeptiva:**
Verwendet werden Östrogen/Gestagen-Kombinationspräparate mit Dominanz der Gestagen-Komponente
— **Gestagene:**
Die Gestagene, vor allem die 19-Nortestosteron-Verbindungen und Progesteron-Derivate bremsen bei kontinuierlicher Einnahme die gonadotrope Funktion des Hypophysen-Vorderlappens und hemmen durch Suppression der Östrogene die Proliferation des endometrialen Gewebes. Die Behandlung (z.B. mit Orgametril®, Primolut-Nor®, Prothil®, Clinovir®) sollte über die Dauer von 6—12 Monaten erfolgen. Die Gestagentherapie wird auch postoperativ eingesetzt, um verbliebene Herde zur Rückbildung zu bringen.
— **Antigonadotrop und antiöstrogen wirkende Substanzen:**
Äthinyltestosteron-isoxazol (Danazol: z.B. Winobanin®) hemmt die Abgabe von FSH und LH durch die Hypophyse und damit die ovarielle Östrogenbildung und bewirkt eine (reversible) Amenorrhoe. Die Substanz hat schwache androgene Wirkung. Die Therapie (400—600 mg täglich) muß über eine Dauer von ca. 6 Monaten fortgesetzt werden.
— **LH-RH-Agonisten:**
Die Wirkung beruht auf einer Reduzierung oder Verhinderung der hypophysären FSH- und LH-Sekretion. Die daraus resultierende Funktionsruhe ist das therapeutische Prinzip der antigonadotropen LH-RH-Agonisten-Therapie. Die Behandlung erfolgt über Nasensprays (z.B. Buserelin®), subkutane Injektion oder Implantate.

9 Lage und Haltungsveränderungen der Organe des kleinen Beckens

9.1 Topographie der weiblichen Genitalorgane

9.1.1 Normale Topographie

Die funktionelle Anatomie der Beckenorgane gewährleistet Volumenveränderungen der Hohlorgane (Harnblase, Uterus, Rektum) ohne wechselseitige funktionelle Beeinträchtigung. Ein bindegewebig elastisches und glattmuskuläres Stütz- und Halterungssystem sichert die normale topographische Lage der Organe zueinander und erlaubt gleichzeitig einen größtmöglichen Spielraum für die funktionellen Bewegungen und Volumenänderungen, die in der Gravidität ein Maximum erreichen.

Beckenboden

Diaphragma pelvis und **Diaphragma urogenitale** bilden einen kulissenartigen Verschluß des Beckenraumes nach kaudal. Sie umschließen die Durchlaßöffnungen der Harnblase (Urethra), des Genitaltraktes (Vagina) und des Darmes (Rektum). Das Diaphragma pelvis wird von den am Beckenring fixierten und schräg zur Mitte abfallenden Zügen des M. levator ani und M. coccygeus gebildet. Median läßt es einen nach vorn offenen winkelförmigen Spalt frei — den Hiatus genitalis. Diese verbleibende Lücke wird durch die bindegewebig verstärkte Muskelplatte des M. transversus perinei profundus weitgehend geschlossen (Diaphragma urogenitale).

Die Kulissen des Diaphragma pelvis und urogenitale werden nach kaudal noch ergänzt durch die **Schließmuskelschicht.** Als willkürlich innervierte Schließmuskeln umfassen der M. sphincter ani externus und der M. bulbospongiosus den Anus bzw. den Introitus vaginae; das Ostium vaginae wird außerdem von einem kavernösen Gewebspolster umgeben.

Die in drei Etagen angeordneten Bindegewebs-Muskel-Lagen bilden ein **aktiv-elastisches Stützsystem**, das die Organe des kleinen Beckens trägt und zum Ausgleich von Druck-schwankungen im Bauchraum beiträgt. In der Spätschwangerschaft und Austreibungsperiode erfährt der Beckenboden seine stärksten Belastungen. Diese kritischen Perioden gefährden bei Überdehnung und Zerreißung die Integrität des Halterungssystems und können zu bleibenden Schäden führen (statische Insuffizienz, Descensus genitalis, Insuffizienz der muskulären Verschlußsysteme).

Die Verhütung von Überbelastung und Verletzung des Beckenbodens ist deshalb eine wichtige Präventivaufgabe der Geburtshilfe.

Das Stützsystem des Beckenbodens wird entlastet durch ein **ligamentäres Halterungssystem des Beckeninnenraumes.** Zwischen Beckenwand und Beckenorganen spannt sich das aus Bindegewebs- und Muskelfasern bestehende **parametrane Gewebe**. Die konvergierenden Fasern inserieren an der Cervix uteri (Retinaculum uteri). Elastisch-muskuläre Verstärkungszüge dieses Retinaculum werden als Bänder (Ligamente) bezeichnet.

Die **Ligg. sacrouterina** ziehen von der Kreuzbeinhöhle zur Zervixhinterwand und umgreifen bogenförmig das Rektum.

Die **Ligg. cardinalia** (*Mackenrodt*) kommen von den lateralen Anteilen des knöchernen Beckenringes und führen die Vasa uterina.

Die **Ligg. pubovesicalia** sind vom Schambein sowie vom perivesikalen und periurethralen Gewebe ausstrahlende Faserzüge, die an der Cervix uteri enden.

Außer den parametranen Gewebszügen fixieren den Uterus folgende Ligamente:

Die **Ligg. teretia uteri** ziehen beiderseits vom Tubenwinkel des Corpus uteri zum Leistenkanal und inserieren fächerförmig am Tuberculum pubicum und in den Labia majora.

Die **Ligg. lata uteri** spannen sich zwischen Seitenwand des Corpus uteri und lateraler Beckenwand. Von einer Bauchfellduplikatur umhüllt bilden sie eine frontal gestellte Platte, die im oberen Umschlag den Eileiter einbezieht und von den Vasa uterina sowie vom Ureter durchzogen wird.

Die **Ligg. ovarii propria** sind muskelhaltige Faserzüge zwischen seitlichem Funduswinkel des Uterus und Ovar.

Die **Ligg. suspensoria ovarii** dienen der Fixierung von Ovar und peripherem Tubenende (Ligg. infundibulo-pelvica) an der seitlichen Beckenwand. Sie enthalten jederseits die A. ovarica.

Der bindegewebig-muskuläre Apparat ist ein **aktiv anpassungsfähiges Halterungssystem,** das hauptsächlich die Positionen der Beckenorgane zueinander bestimmt und spezielle Aufgaben im Reproduktionsprozeß wahrnimmt (aktive Veränderung der Ovar- und Tubenposition beim Eiauffangmechanismus).

Harnblase und Urethra

Die weibliche **Harnblase** ist ein muskuläres Hohlorgan mit einer Kapazität von 300—500 ml. Der unterschiedliche Füllungszustand setzt eine große Bewegungsfreiheit des Organs voraus. Die Harnblase ist hauptsächlich im Bereich des Blasenhalses fixiert. Er wird von den Faserbündeln der **Fascia pelvis** umfaßt (Ligg. vesico-cervicalia und Lig. supravaginale). Der Korpusteil der Blase ist von Peritoneum und einer subperitonealen Fettschicht bedeckt. Gegen die Symphyse und die unteren Teile der Bauchwand besteht die Verbindung lediglich aus dem lockeren Bindegewebe des **Spatium retropubicum** (Cavum *Retzii*). Im Apex vesicae ist die Blase durch Reste des Urachus und Allantoisganges im allgemeinen in der Mittellinie stärker fixiert.

Die Wand der Harnblase besteht aus einer äußeren und inneren Längsmuskelschicht, die eine Schicht aus vorwiegend zirkulär verlaufenden Fasern einschließen. Die Muskelschichten sind besonders im Bereich des **Trigonum vesicae** stark ineinander verflochten. Im Trigonumbereich überwiegen die längsgerichteten Muskelfasern. Vom funktionellen Gesichtspunkt wird die Blasenmuskulatur — mit Ausnahme der Muskulatur innerhalb des Trigonums — unter dem Begriff des **M. detrusor vesicae** zusammengefaßt. Die Innenauskleidung der Harnblase besteht aus einem Übergangsepithel (Urothel), dessen Schichtung und Dicke durch den Füllungsgrad der Blase variieren.

Der Blasenhals setzt sich kaudal in die **Urethra** fort, die in einem leichten Bogen hinter der Symphyse von kranial-dorsal nach kaudalventral verläuft. Die Länge beträgt 3—5 cm.

Die Urethralschleimhaut bildet längsverlaufende Falten, die sich nach distal verjüngen. Das kraniale Drittel der Urethra ist mit Übergangsepithel ausgekleidet. Im mittleren Drittel findet sich ein einschichtiges Zylinderepithel, das distal in ein mehrschichtiges Plattenepithel übergeht. Das Urethralepithel zeigt, ähnlich dem Vaginalepithel, zyklusabhängige Veränderungen. Das submuköse Gewebe der Harnröhre besteht aus einem kollagenen Netzwerk mit eingelagerten elastischen Fasern und einem kavernösen Plexus — dem **Plexus venosus urethralis**. Dieser ist im distalen Bereich am stärksten ausgebildet. Unter der submukösen Schicht liegt ein System glatter vom Trigonum vesicae ausgehender Muskelfasern. Die Muskularis besteht aus einer inneren Längsschicht, einer mittleren Schicht gegenläufiger Spiralfasern und einer äußeren Schicht längsverlaufender Fasern.

Die **Gefäßversorgung** von Harnblase und Urethra erfolgt durch die Aa. vesicales superiores, die Aa. uterinae und Aa. vaginales. Der venöse Abfluß geht über den Plexus venosus vesicalis, der zahlreiche Anastomosen mit den vaginalen und uterinen Venen hat und sich in die V. iliaca interna entleert.

An der **Innervation** des unteren Harntraktes (Harnblase und Harnröhre) sind das vegetative und das somatische Nervensystem mit folgenden Nerven beteiligt:

— der sympathische N. hypogastricus aus dem thorako-lumbalen Grenzstrang Th 10 bis L 2
— der parasympathische N. pelvicus aus dem sakralen Miktionszentrum S 2 bis 4
— der somatische N. pudendus aus den motorischen Vorderhörnern S 2 bis 4.

Rektum und Anus

Das **Rektum** liegt in der Kreuzbeinaushöhlung des kleinen Beckens. Zwischen Rektum und Uterushinterwand findet sich die Excavatio recto-uterina (*Douglas*-Raum). Der ***Douglas-Raum*** ist der am weitesten kaudal liegende Teil der Abdominalhöhle. In die Bauchhöhle austretendes Blut oder intraabdominales Exsudat sammeln sich an dieser Stelle.

Den Endabschnitt des Darmkanals bildet der **Anus.** Die perianale Haut ist von verhorntem Plattenepithel bedeckt. Sie trägt ekkrine Schweißdrüsen und modifizierte Talgdrüsen. Nach oben geht sie in das unverhornte Deckepithel des Analkanals über, das bis hinauf zu den Analkrypten reicht.

Die Analhaut ist reich an sensiblen Endorganen. Im oberen Abschnitt — am Übergang zur Darmschleimhaut — ist die Analhaut fest auf dem M. sphincter internus fixiert.

An der **Verschlußfunktion** des Anus sind verschiedene Strukturen beteiligt (Kontinenzorgan):

— M. sphincter ani internus
— M. sphincter ani externus
— M. levator ani
— Corpus cavernosum recti.

Der **M. sphincter ani internus** hat durch die Fähigkeit zur „ermüdungslosen" Dauerkontraktion die größte Bedeutung für die Kontinenzfunktion. Zwischen M. sphincter ani internus und externus setzen sich die Längsmuskelzüge des Rektums als feine Bündel bis zur perianalen Haut fort (Corrugator ani).

Der **M. sphincter ani externus** besteht aus 3 mikroskopisch unterscheidbaren Abschnitten. Der äußerste (subkutane) Abschnitt ist flach wie ein Hautmuskel. Darunter liegt der kräftige Sphincter ani externus superficialis. Der oberste Abschnitt des zylindrischen äußeren Schließmuskels wird vom Sphincter ani externus profundus gebildet. Die strukturelle Gliederung des Sphincter externus ist bei der Frau weniger deutlich als beim Mann.

Die bilateral angelegte **Levatormuskulatur** begrenzt in einem nach vorn offenen Spalt den Hiatus urogenitalis und vereinigt sich dorsal in einer Raphe, die als Muskelschlinge das Rektum oberhalb des Analkanals nach vorn zieht und damit passiv die Kontinenzfunktion unterstützt. Schließlich tragen die Schwellkörper im Bereich der Linea anorectalis zum Analabschluß bei (**Corpus cavernosum recti**).

9.1.2 Blasenverschluß

Am **Blasenverschluß** sind folgende anatomische Strukturen beteiligt (Abb. 9.1):

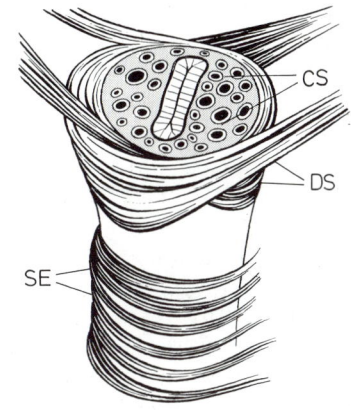

Abb. 9.1 Funktionsstrukturen für den Blasenverschluß
CS = kavernöses Schwellgewebe, DS = Detrusorschleife, SE = Sphincter externus

— das glattmuskuläre Geflecht des Detrusormuskels, der im Bereich des Blasenhalses als sog. Detrusorschleife die Urethra umgreift
— die longitudinalen und zirkulären Muskelbündel der Urethra (M. sphincter vesicae internus)
— die quergestreiften Muskelzüge des M. sphincter urethrae (M. sphincter vesicae externus)
— das kavernöse perurethrale Schwellgewebe.

Der gesamte untere Harntrakt bildet eine funktionelle Einheit. Der Blasenverschluß beruht in erster Linie auf dem Zusammenspiel von **Detrusormuskel** und **M. sphincter vesicae externus**, so daß dem Tonus der glatten Muskulatur zusammen mit der Kontraktion des quergestreiften Schließmuskels für die Kontinenz entscheidende Bedeutung zukommt.

Der muskuläre Urethra-Verschluß wird vom vegetativen und somatischen Nervensystem reguliert. Der Detrusor wird motorisch vom Parasympathicus innerviert. Der Sympathicus innerviert Trigonum, Blasenhals und glattmuskuläre Urethra. Cholinergica führen zur Kontraktion der Harnblasenmuskulatur, Anticholinergica reduzieren den Blasendruck und erhöhen damit die Blasenkapazität. Der **intravesikale Druck** ist vom Füllungsvolumen

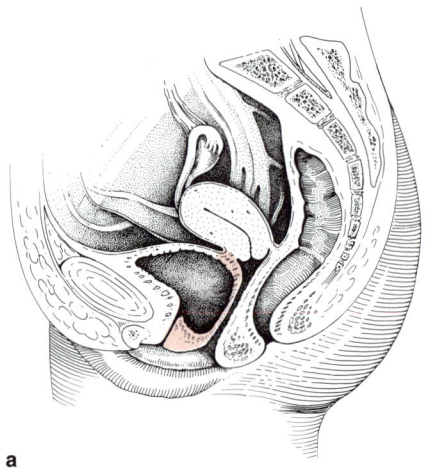

a

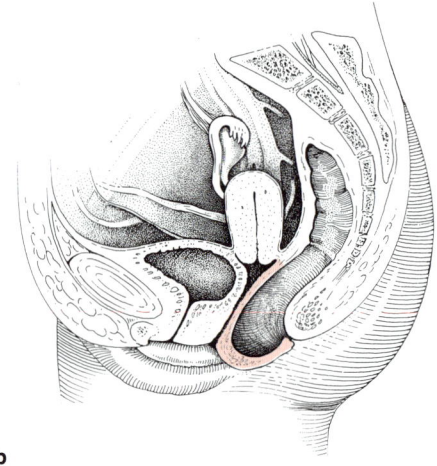

b

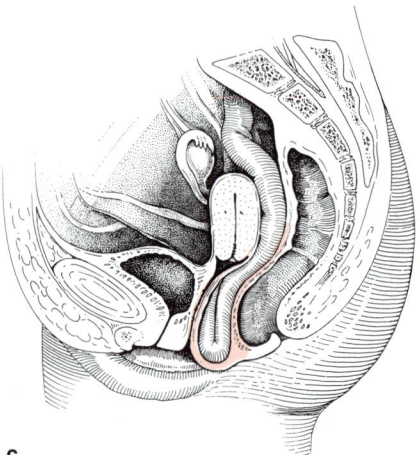

c

Abb. 9.2 a–c Descensus genitalis
a Descensus vaginalis anterior (Zystozele)
b Descensus vaginalis posterior (Rektozele)
c Enterozele

der Blase, vom Tonus der Blasenwand und von äußeren (intra- und extra-abdominalen) Druckwirkungen abhängig.

Gegen den intravesikalen Druck wirkt der **intraurethrale Druck**. Er hängt ab vom Funktionszustand der glatten und quergestreiften Muskulatur (M. sphincter vesicae internus et externus), der Füllung der Venenplexus, der Elastizität der Urethra und der regelrechten Topographie von Blase und Urethra.

Die Urethra bildet mit dem Blasenboden in der Ruhe einen nach hinten geöffneten Winkel von 100–120° (hinterer vesiko-urethraler Winkel) (Abb. 9.3). Dieser Winkel hat große Bedeutung für die Kontinenz. Seine Vergrößerung durch Beckenbodeninsuffizienz (Deszensus) geht nahezu immer mit Störungen der Verschlußfunktion einher.

Das **kavernöse Gewebe** umgibt polsterartig das Lumen des Blasenhalses und der Harnröhre. Füllung und Entleerung der kavernösen Räume werden wie das Zusammenspiel aller geschilderten Mechanismen nerval gesteuert. Irritationen der Verschlußfunktion sind daher sowohl durch zentrale nervöse Störungen wie auch durch lokale anatomische Veränderungen möglich.

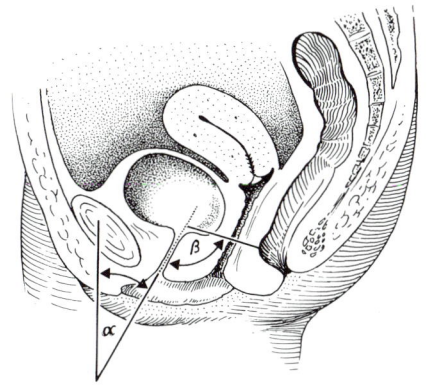

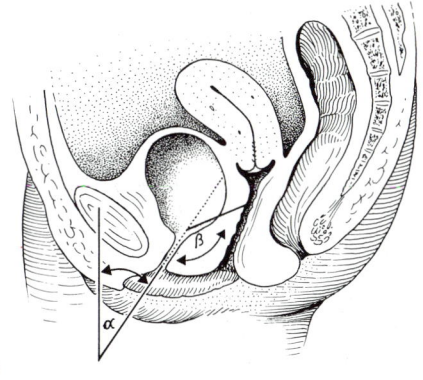

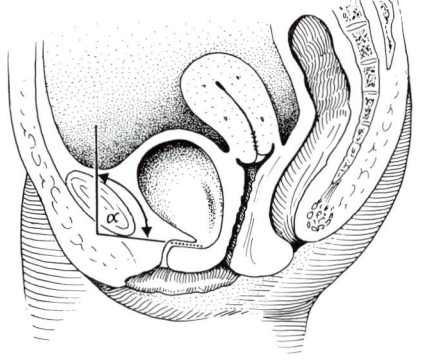

Abb. 9.3 a–c Descensus genitalis
a normale Topographie: Inklinationswinkel α der Harnröhrenlängsachse zur Vertikale < 30°, hinterer vesiko-urethraler Winkel β < 120°
b vertikaler Deszensus mit vergrößertem hinterem vesiko-urethralen Winkel β
c rotatorischer Deszensus mit vergrößertem Inklinationswinkel α und aufgehobenem hinteren vesiko-urethralen Winkel β

9.2 Veränderungen der Topographie und ihre Folgen

9.2.1 Deszensus und Prolaps

Erschlaffung und Läsion des Stütz- und Halteapparats führen zur Senkung der Beckenorgane. Das Tiefertreten des Uterus wird als **Descensus uteri** bezeichnet. Im Extremfalle tritt das Organ unter Umstülpung des Vaginalrohres aus der Scheide heraus. Ist nur die Portio in der Vulva sichtbar, so spricht man von **Teilprolaps,** erscheint der gesamte Uterus vor der Vulva, so liegt ein **Totalprolaps** vor.

Der Descensus uteri ist immer von einem **Descensus vaginae** begleitet (Abb. 9.2). Der Deszensus der vorderen Scheidenwand (Descensus vaginalis anterior) geht durch gewebliche Fixierung der Harnblase (septum vesicovaginale) mit einer Senkung des Blasenbodens einher (Zystozele). Ein vertikaler und ein rotatorischer Deszensustyp sind zu unterscheiden (Abb. 9.3). Der Descensus vaginalis posterior

ist von einem Tiefertreten des Rektums begleitet **(Rektozele).** Bei der **Enterozele** sind auch die kaudalen Anteile der Excavatio recto-uterina (*Douglas*-Raum) von der Senkung betroffen.

Ursachen

Eine Insuffizienz der stützenden und haltenden Strukturen kann konstitutionell bedingt oder sekundär erworben sein. Häufig liegt eine Kombination mehrerer Faktoren als Ursache eines Descensus genitalis vor. Latente Anlagen werden häufig erst im Postmenopausealter nach Verlust der hormonalen Stimulation und mit Nachlassen der Gewebselastizität manifest.

Die wichtigsten ätiologischen Faktoren eines Descensus genitalis sind:
– Übergewicht
– konstitutionelle Bindegewebsschwäche
– Lageanomalien des Uterus (Retroflexio)

— vorausgegangene Geburten
— Geburtsverletzungen
— körperliche (berufliche) Überforderung.

Übergewicht

Übergewicht ist in der Regel mit Überdehnung und Erschlaffung der Bauchdeckenmuskulatur verbunden. Die mangelhafte Tonisierung der geraden und schrägen Bauchmuskeln verändert die intraabdominalen Druckverhältnisse, begünstigt eine Enteroptose und verstärkt damit den statischen Druck auf die Muskelplatten des Beckenbodens.

Konstitutionelle Bindegewebsschwäche

Bei angeborener Bindegewebs- und Muskelschwäche, häufig in Kombination mit einer Varikosis, wirken sich zusätzliche ätiologische Faktoren für eine Genitalsenkung (mehrere Geburten, übergroße Kinder, unzweckmäßige Geburtsleitung) nachhaltiger aus als bei einer gesunden und trainierten Muskulatur.

Lageanomalien des Uterus

Bei physiologischer Anteflexio-Anteversio uteri wird das Corpus uteri von der Levatorplatte gestützt. Bei Streckstellung oder Retroversio-Retroflexio uteri wird die Gebärmutter bei Erhöhung des intraabdominalen Druckes durch den nach dorsal offenen Levatorspalt nach kaudal gedrängt.

Vorausgegangene Geburten

Auch bei normalem Geburtsverlauf führt die Dehnung der Beckenbodenmuskulatur zu multiplen kleinen Einrissen oder auch Abrissen an den Insertionsstellen, die bindegewebig vernarben und einen Funktions- und Elastizitätsverlust nach sich ziehen. Überdehnung der Bauchdeckenmuskulatur mit bleibendem Tonusverlust und Rektusdiastase erhöhen zusätzlich die statische Belastung des Beckenbodens.

Geburtsverletzungen

Die (unvermeidbaren) Geburtsbelastungen und Traumata des Stütz- und Halteapparates werden im Zuge der postpartalen Rückbildung im allgemeinen weitgehend kompensiert. Ungewöhnliche Belastungen — wie Mehrlings-schwangerschaften, rasche Geburtenfolge, Levator- und Dammrisse usw. — führen zu einer bleibenden Insuffizienz des Beckenbodens mit den charakteristischen Folgen.

Körperliche (berufliche) Überforderung

Der Konstitution der Frau unangemessene Belastungen wie „stehende" Berufsausübung bei angeborener Bindegewebsschwäche, Heben und Tragen schwerer Gegenstände usw. begünstigen und fördern die Entstehung eines Descensus genitalis.

Symptomatik

Bei leichten Graden des Descensus genitalis finden sich uncharakteristische Beschwerden wie Druck- und Senkungsgefühl, oft in Kombination mit Kreuzschmerzen nach körperlicher Belastung. Im allgemeinen wird der Arzt erst dann konsultiert, wenn infolge einer **Zystozele** die Verschlußfunktion der Harnblase beeinträchtigt ist. Typische senkungsbedingte Blasenbeschwerden sind:

— häufiger Harndrang
— relative oder absolute Harninkontinenz
— Ischuria paradoxa
— Anfälligkeit für Zystitiden.

Der Descensus vaginalis posterior mit **Rektozele** verursacht Obstipation, Defäkationsschmerzen oder Schwierigkeiten bei der Stuhlentleerung. Bei den stärksten Graden der Genitalsenkung mit **Partial- oder Totalprolaps des Uterus** treten mechanische Irritationen an den prolabierten Organen hinzu. Typische Veränderungen an der Portio sind Hyperkeratosen des Portioepithels, mechanisches Ektropion oder sog. Dehnungsulzera.

Therapie

Die Behandlung des Descensus genitalis hängt vom Ausmaß der Senkung und den Beschwerden ab. Leichte Grade eines Descensus uteri et vaginae können durch **konsequente Beckenbodengymnastik** gebessert und am Fortschreiten gehindert werden. Für die Behandlung stärkerer Grade des Deszensus mit begleitender Harninkontinenz und für die des Genitalprolapses stehen **operative Verfahren** im Vordergrund. Das gemeinsame Prinzip der verschiedenen operativen Methoden ist die Rekonstruktion oder Stabilisierung der tragenden Strukturen. Der entscheidende Schritt zur Behebung der Inkontinenz (s. Kap. 9.2.2) ist die Elevation des Blasenbodens und Wiederherstellung des normalen vesiko-urethralen Winkels. Dieses Ziel ist von vaginal durch sog. vordere Scheidenplastik (**Colporrhaphia anterior, Diaphragmaplastik**) oder von abdominal durch Fixierung der oberen Urethra an der Symphyse (*Marshall-Marchetti-Krantz*-Operation) oder der Obturatoriusfaszie (Methode nach *Burch*) zu erreichen. Zur Beseitigung der Rektozele dient die hintere Scheidenplastik (**Colporrhaphia posterior**). Die Wiederherstellung eines tragfähigen Beckenbodens erfolgt durch Vereinigung der beiden Levatorschenkel (**Levatorplastik**). Dadurch wird der Hiatus genitalis als „Bruchpforte" für den deszendierten Uterus verengt. Die plastischen Operationen werden in der Regel mit der vaginalen oder abdominalen Entfernung des Uterus kombiniert, wenn die fertile Lebensphase der Frau abgeschlossen ist. Bei Frauen im fortgeschrittenen Lebensalter und erhöhtem Operationsrisiko sind u.U. kleinere Palliativoperationen angezeigt. Sie begnügen sich damit, einen drohenden Genitalprolaps durch Verschluß der Scheide zu verhindern (**Verschlußoperation, Kolpokleisis**).

Bei der **Pessarbehandlung** haben in die Vagina eingeführte Schalen- oder Bügelpessare aus Porzellan oder Hartgummi die Aufgabe, den Levatorspalt zu überbrücken und den Descensus uteri zu verhindern. Gefahren der Pessartherapie sind Scheidenentzündung und Druckulzera. Die Pessare müssen im Abstand von 6—8 Wochen gereinigt und neu eingelegt werden. Die Pessartherapie ist ein Notbehelf bei fortgeschrittenem Alter oder hohem Operationsrisiko.

Zur **medikamentösen Behandlung entzündlicher Komponenten** dienen Antibiotika und Chemotherapeutika mit urotroper Wirkung, z.B. Nitrofurantoin (Furadantin®, Cystid®), Nalidixinsäure (Nogram®), Sulfametoxazol (Bactrim®, Drylin®, Eusaprim®), Sulfacarbamid (Euvernil®). Als Adjuvantien bei funktioneller Insuffizienz kommen tonisierende Präparate in Betracht.

Prophylaxe

Sowohl Übergewicht als auch extreme Abmagerung begünstigen die Entstehung eines Descensus genitalis. Angemessene Ernährung, sportliche Betätigung (z.B. Schwimmen, Leichtathletik, Gymnastik, Wandern) und gezieltes Training der Beckenbodenmuskulatur tragen zur Verhütung eines Deszensus bei und können bei bereits eingetretener Senkung eine Besserung bewirken. Eine wirksame Prophylaxe wird durch Schwangerenturnen im Rahmen der **Geburtsvorbereitung** betrieben.

Sub partu setzen alle Maßnahmen — einschließlich der pharmakologischen —, die der Frau Angst und Spannung nehmen, die Gefahr einer geburtstraumatischen Schädigung der Beckenbodenmuskulatur herab. Der rechtzeitig durchgeführte Dammschnitt (Episiotomie) verhindert die Überdehnung der äußeren Beckenbodenmuskulatur, entlastet nicht nur den Damm, sondern auch die Symphysenregion und beugt unkontrollierten Rißverletzungen vor. Bei vaginalen geburtshilflichen Operationen ist durch die Anwendung von Muskelrelaxantien das Risiko von Läsionen geringer geworden.

Post partum wird die Restitution des muskulären Stützapparates durch gezielte Wochenbettgymnastik entscheidend gefördert.

Schließlich ist im geltenden Mutterschutzrecht prophylaktischen Maßnahmen, die eine körperliche Überlastung berufstätiger Mütter verhindern können, breiter Spielraum gegeben (Schutzfristen, Höchstarbeitszeiten, u.U. generelles Beschäftigungsverbot bei Gesundheitsgefährdung).

9.2.2 Harninkontinenz

Definitionen

Unter Harninkontinenz versteht man unfreiwilligen Urinabgang aufgrund funktioneller, psychosomatischer oder anatomischer Störungen.

Folgende Typen sind zu unterscheiden:

1. **Streßinkontinenz:** Unwillkürlicher Harnabgang unter Belastungen, die zur Erhöhung des intraabdominalen Druckes führen (Lachen, Husten, Niesen); der Blasendruck steigt bei Belastung über den Harnröhrendruck, es treten keine Detrusorkontraktionen auf.

2. **Dranginkontinenz** (Urgeinkontinenz): Nicht unterdrückbare Inkontinenz (imperativer Harndrang) infolge einer Überaktivität der Blasenmotorik bei intaktem Harnröhrenverschlußmechanismus.
3. **Reflexinkontinenz:** Harnabgang infolge pathologischer spinaler Reflexaktivität z.B. bei Querschnittslähmung.
4. **Überlaufinkontinenz:** Harnträufeln bei erhöhtem Blasendruck durch Blasenwandüberdehnung, keine Detrusorkontraktionen.
5. **Extraurethrale Inkontinenz:** Urinabgang durch andere Kanäle als die Urethra.

Die **Streßinkontinenz** ist die häufigste Form des unfreiwilligen Urinabganges. **Drang-** oder **Urgeinkontinenz** kann allein oder in Kombination mit Streßinkontinenz auftreten.

Als **absolute Inkontinenz** wird die vollständige Inkontinenz durch Ausfall der zentralnervösen Regulation oder durch anatomische Veränderungen der am Verschluß beteiligten Strukturen bezeichnet.

Ursachen

Streßinkontinenz hat vielfältige Ursachen. Sie äußert sich in unwillkürlichem Harnabgang unter Belastungen, die zur Erhöhung des intraabdominalen Druckes führen (Lachen, Husten, Niesen). Primäre urologische Erkrankungen sind von Störungen zu unterscheiden, die als Folge einer gynäkologischen Krankheit auftreten. Zu den Ursachen zählen:

— Insuffizienz des Beckenbodens mit Zystourethrozele und Vergrößerung des vesikourethralen Winkels
— Läsionen der Verschlußorgane nach Operationen, Geburten, Unfällen
— raumfordernde Prozesse im kleinen Becken (Gravidität, Ovarialtumoren, Myome)
— Übergewicht mit Störung der intraabdominalen Druckverteilung.

Drei Schweregrade der Streßinkontinenz sind zu unterscheiden:

Grad I: Urinabgang bei Husten, Pressen, Niesen, schwerem Heben;
Grad II: Urinabgang beim Gehen, Bewegen, Aufstehen;
Grad III: Urinabgang im Liegen.

Dranginkontinenz ist nicht unterdrückbare Inkontinenz (imperativer Harndrang) bei Irritation der Blasenverschlußmechanismen. Es besteht eine **Überaktivität der Blasenmotorik bei intaktem Harnröhrenverschlußmechanismus.** Der Funktionsstörung liegt ein Ungleichgewicht zwischen (afferenten und efferenten) miktionsauslösenden Reizen und hemmenden Impulsen zugrunde. Als Ursachen kommen in Betracht:

— rezidivierende Zystitiden
— postradiogene Zystitis und Schrumpfblase
— Blasen- und Urethrasteine
— Fremdkörper
— psychosomatische Störungen.

Reflexinkontinenz ist Folge einer primären Störung der zentral-nervösen Regulation des Blasenverschlusses. Die Ursache einer Reflexinkontinenz liegt in den meisten Fällen in einer Rückenmarkschädigung (entzündlich, traumatisch, degenerativ, neoplastisch), die oberhalb der sakralen Miktionszentren liegt.

Überlaufinkontinenz entsteht bei erhöhtem Blasendruck durch Blasenwandüberdehnung. Bei übervoller Blase übersteigt der intravesikale Druck den regulären Harnröhrenverschlußdruck. Es kommt zum kontinuierlichen Harnträufeln.

Ursache einer **extraurethralen Inkontinenz** sind Fisteln, Ureterektopie u.a.

Diagnostik

Die Diagnostik der Harninkontinenz liegt im Grenzgebiet von Urologie und Gynäkologie. Zur Vermeidung von unnötigen und unangemessenen Operationen sollte in jedem Fall eine sorgfältige kooperative Abklärung der Ursachen erfolgen.

Die **Anamnese** gibt Aufschluß über die Art der Inkontinenz (Belastungsinkontinenz, Dranginkontinenz, ständige Inkontinenz) sowie über organische und psychische Konditionalfaktoren (Beruf, körperliche Belastungen, Konfliktsituationen). Symptome einer Infektion sowie vorausgegangene gynäkologische Erkrankungen (Operationen, Bestrahlungen) sind zu eruieren.

Bei der **gynäkologischen Untersuchung** gibt die äußere Inspektion (Klaffen der Vulva, niedriger Damm, Dammnarben) erste Hinweise auf eine Insuffizienz des Beckenbodens.

Die **Spekulumeinstellung** prüft das Ausmaß des Deszensus der Scheidenwände und des Uterus. Portioveränderungen (Hyperkeratosen, Dehnungsulzera) müssen kolposkopisch und zytologisch abgeklärt werden. Läßt man nach Zurücknahme des Spekulumblattes die Patientin „pressen", so fließt bei Belastungsinkontinenz oder absoluter Inkontinenz Urin aus der Harnröhre. Ist die Inkontinenz Folge eines Deszensus mit Vergrößerung des hinteren vesiko-urethralen Winkels, dann läßt sie sich durch Hochdrücken des Blasenhalses vom vorderen Scheidengewölbe aus beheben **(Blasenhals-Elevations-Test nach** *Marshall* oder *Bonney*-**Probe).**

Das Ausmaß einer Rektozele oder Enterozele sowie die Weite des Levatorspaltes sind am besten durch die **rektale Untersuchung** zu beurteilen.

Eine genaue differentialdiagnostische Klassifikation der Harninkontinenz ist durch eine gezielte **urodynamische Untersuchung** möglich.

Spezielle urologische und urodynamische Untersuchungsverfahren sind:
— Urethrozystoskopie
— Zystotonometrie
— Urethrozystotonometrie
— Uroflowmetrie
— röntgenologische Verfahren
— Elektromyographie des Beckenbodens.

Die **Urethrozystoskopie** und **Chromozystoskopie** dienen der endoskopischen Betrachtung der Urethra und Blasenschleimhaut zum Nachweis von Entzündungen, Strahlenveränderungen, Steinen, Fremdkörpern, Papillomen oder Karzinomen. Bei der Chromozystoskopie wird eine Indigo-Karmin-Lösung intravenös injiziert und die Ausscheidung des Farbstoffes durch die Ureterostien zystoskopisch überprüft.

Die **Zystotonometrie** überprüft die Belastbarkeit der Verschlußfunktion durch die gleichzeitige Registrierung von Füllungsdruck und Volumen der Harnblase. Registriert werden die maximale Blasenkapazität, der Ruhedruck der Blase und der erste Harndrang. Der Druckanstieg ist bis zur maximalen Kapazität gering

$(500 \pm)$. Er steigt danach durch Dehnung der kollagenen Fasern an. Ein zu früher Anstieg des Druckes kann Zeichen einer verminderten Blasenkapazität oder einer erhöhten Aktivität des Detrusors sein. Unwillkürliche Detrusorkontraktionen während der Füllungsphase mit oder ohne Harnabgang sind ein typisches Zeichen der Drang-(Urge-)Inkontinenz.

Bei der **Urethrozystotonometrie** wird der Druck in der Harnblase und in verschiedenen Abschnitten der Harnröhre gleichzeitig gemessen, und zwar in Ruhe und unter Belastung. Die Methode ermöglicht den direkten Nachweis der Streß-(Urge-)Inkontinenz. Übersteigt bei Erhöhung des intraabdominalen Druckes (z.B. Husten) der Blasendruck den urethralen Druck, so liegt eine Streßinkontinenz vor.

Die **Uroflowmetrie** ist die Messung der Harnmenge, die die Urethra in der Zeiteinheit während der gesamten Miktion verläßt. Die Stärke des Harnflusses ist abhängig vom Miktionsvolumen (Grad der Blasenfüllung), vom Miktionsdruck (intravesikaler Druck) und vom urethralen Widerstand.

Zu den röntgenologischen Verfahren zählen das Ausscheidungsurogramm und die laterale Urozystographie. Das **Ausscheidungsurogramm** deckt angeborene Fehlbildungen (Ureterektopie, Doppelungen) sowie Dislokationen der ableitenden Harnwege auf. Die im **lateralen Strahlengang angefertigten Zystourethrogramme** geben Auskunft über Veränderungen des Inklinationswinkels (Winkel der Harnröhre zur Senkrechten), des urethrovesikalen Winkels und des Deszensus-Types (vertikaler oder rotatorischer Deszensus).

Ein **neurologischer Status** kann notwendig werden bei Verdacht auf zentralnervöse Ursachen der Inkontinenz.

Therapie

Die Therapie der **Streßinkontinenz** muß die verschiedenen ätiologischen Faktoren berücksichtigen. Operative und physikalische Verfahren stehen im Vordergrund.

Operative Therapie ist erforderlich bei den verschiedenen Formen des Deszensus zur Wiederherstellung der anatomischen Lage der Harnröhre und Harnblase (Blasenhalsregion).

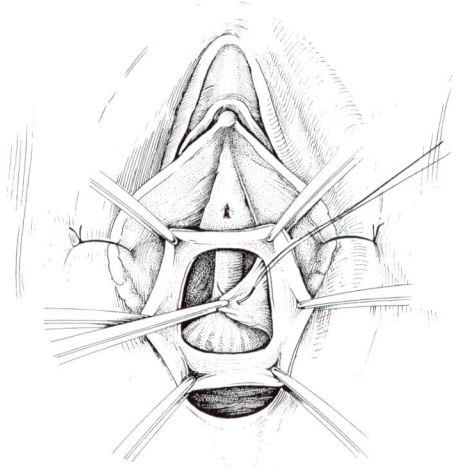

Abb. 9.4 Rekonstruktion diaphragma urogenitale

Physikalische (heilgymnastische) Maßnahmen dienen der Straffung der Beckenbodenmuskulatur. Unterstützenden Effekt hat bei postmenopausaler Schleimhautatrophie die **Verabfolgung von Östrogenen** zur Schleimhautregeneration und Verbesserung der Vaskularisation.

Die operative Rekonstruktion kann auf vaginalem und/oder abdominalem Wege erfolgen. Die **vaginalen Operationsverfahren** zielen – meist in Verbindung mit Hysterektomie – auf die Rekonstruktion des Diaphragma urogenitale und die Wiederherstellung eines normalen vesiko-urethralen Winkels (vordere Kolporrhaphie oder Diaphragma-Plastik) (Abb. 9.4).

Zu den **abdominalen Operationsverfahren** zählen die Kolposuspension und die Schlingenplastik.

Bei der **Kolposuspension** wird die Urethra und der Blasenhals von einem suprapubischen Zugang her am Periost der Symphyse (Verfahren nach *Marshall-Marchetti-Krantz*), der Faszie des M. obduratorius (Modifikation nach *Hirsch*) oder dem Lig. ileopectineum (Verfahren nach *Burch*) fixiert und dadurch eleviert.

Bei den **Schlingenplastiken** wird unter Verwendung von biologischem (Faszie, Lyodura) oder alloplastischem (Nylon, Vicryl) Material

ein Band unter der Urethra durchgeführt und an der Bauchdeckenfaszie befestigt. Dadurch wird eine Anhebung der Urethra und die Wiederherstellung des normalen vesikourethralen Winkels erreicht.

Für die Therapie der **Drang-(Urge-)Inkontinenz** stehen physikalische, pharmakologische und physikotherapeutische Verfahren zur Verfügung. Gezieltes Blasentraining mit Selbstkontrolle der Patientin, unterstützt durch Psychotherapie, stehen im Vordergrund der Behandlung. Die medikamentöse Behandlung besteht in der Verordnung von Parasympathikolytika (Uro-Ripirin®, Vagantin®), Spasmoanalgetika (Spasmuret®), Tranquilizern (Valium®, Librium®, Nobrium®) und Hormonpräparaten (konjugierte Östrogene, z.B. Presomen®, oder Östriol, z.B. Ovestin®).

Auswirkungen

Unabhängig von den Ursachen birgt eine über längere Zeit bestehende Harninkontinenz die Gefahr von Sekundärerkrankungen (aszendierte Harnwegsinfektionen) sowie psychische Probleme durch Beeinträchtigung der zwischenmenschlichen Beziehungen.

> Die wichtigste Sekundärerkrankung des Deszensus und der Harninkontinenz ist die aszendierte Harnwegsinfektion.

Latente asymptomatische Bakteriurie sind bei Mädchen und Frauen ungleich häufiger als beim männlichen Geschlecht. Pathogene Keime haben über die kurze weibliche Urethra günstigere Bedingungen, in die Harnblase zu gelangen als beim Mann. Durch vesiko-ureteralen Reflux erfolgt die Verschleppung der Keime in Harnleiter und Pyelon. Die Erreger der isolierten akuten und chronischen Zystitis sind vorwiegend E. coli, Pseudomonaden und Enterokokken, seltener Streptokokken, Staphylokokken, Gonokokken oder B. Proteus. In der Geschlechtsreife spielen Infektionen durch Protozoen (Trichomonas), Hefepilze und Mykoplasmen eine Rolle. Außer Senkungserscheinungen und Insuffizienzen der Verschlußfunktion begünstigen mangelnde Sexualhygiene, Schwangerschaften und häufiger Blasenkatheterismus die Infektionen der Harnwege.

Die Symptome der **Zystitis** sind häufiger Harndrang (Pollakisurie) und schmerzhafte Blasenentleerung („brennende" Schmerzen, Blasentenesmen, Dysurie). Der Urin ist mißfarben, bei hämorrhagischer Zystitis blutig verfärbt. Fieber tritt gewöhnlich erst auf, wenn eine Aszension der Entzündung mit Pyelonephritis erfolgt ist. Differentialdiagnostisch kommen Blasen- und Uretersteine, Blasenpapillome, bei älteren Frauen auch ein Blasenkarzinom in Betracht. Bei chronisch verlaufender Zystitis muß eine tuberkulöse Infektion ausgeschlossen werden. Bei isolierter Entzündung der Urethra (**Urethritis**) ist vor allem an die akute Gonorrhoe zu denken. Häufiger Koitus kann zu passageren unspezifischen Entzündungen der Harnröhre führen. Ätiologische Faktoren einer chronischen Urethritis können Divertikel oder Steine der Harnröhre sein.

Die **Diagnose** der Zystitis und Urethritis stützt sich auf die Untersuchung des Harnsediments und der Urinkultur sowie auf die Urethro- und Zystoskopie. Für bakterielle Untersuchungen eignet sich nur steril gewonnener Urin (Katheterismus, Blasenpunktat). Die **Behandlung** richtet sich nach dem Ergebnis der Keim- und Resistenzbestimmung. Das Antibiogramm gibt Auskunft über Keimzahl (>100000/ml ist pathologisch), Keimart und Resistenz der Erreger. Die gezielte antibakterielle Therapie mit Sulfonamiden oder Antibiotika wird ergänzt durch Diuretika, Spasmolytika und lokale Wärmeapplikation. Bei Verdacht auf aszendierte Infektion erfolgen die diagnostischen und therapeutischen Maßnahmen nach urologischen Prinzipien.

9.2.3 Blasenentleerungsstörungen

Blasenentleerungsstörungen können durch **Verlegung der Ausflußbahn** (z.B. Urethral-striktur), **Zystozelen** oder durch **mangelhafte Kontraktionsfähigkeit** des Detrusor vesicae (hypotone Blasenfunktionsstörung) verursacht werden.

Urethralstrikturen sind bei der Frau selten. Sie können im Gefolge der Strahlentherapie eines Genitalkarzinoms, nach vaginalen Operationen oder Infektionen auftreten. Die Behandlung besteht in der Dehnung (Dilatation, Bougierung) z.B. mit *Hegar*stiften verschiedenen Kalibers.

Durch **Zystozelen** im Rahmen eines Descensus genitalis können Entleerungsstörungen der Harnblase wie auch der Ureteren verursacht werden mit Rückstau des Urins (Harnstauungsniere) und nachfolgenden aszendierenden Infektionen (Pyelonephritis).

Hypotone Funktionsstörungen können vorübergehend postoperativ oder post partum auftreten. Sie beruhen oft auf einer Kombination mechanischer (Blasenwandödem, operationsbedingte Positionsveränderung der Harnblase) und nervaler (operative Läsionen der sympathischen Nervengeflechte) Ursachen. Psychogene Faktoren sind nicht selten mitbeteiligt. Die Störung bildet sich meist spontan zurück.

Die **Behandlung** besteht in Miktionstraining, adjuvanter Pharmakotherapie (Cholinergika, z.B. Doryl®) und intermittierendem Katheterismus.

Harnverhaltung kann Initialsymptom bei Neurolues oder multipler Sklerose sein. Da die Zentren der Blase im Sakralmark liegen, haben alle organischen Veränderungen in diesem Gebiet früher oder später Störungen der Blasendynamik und Blasenentleerung zur Folge.

Literatur

Lehrbücher

Burghardt, E. (Hrsg.): Spezielle Gynäkologie und Geburtshilfe. Mit Andrologie und Neonatologie. Springer, Wien 1985

Friedberg, V., Brockerhoff, P.: Geburtshilfe, 3. Aufl. Thieme, Stuttgart − New York 1990

Hinrichsen, K.V. (Hrsg.): Humanembryologie. Lehrbuch und Atlas der vorgeburtlichen Entwicklung des Menschen. Springer, Berlin − Heidelberg − New York 1990

Kaiser, R., Pfleiderer, A.: Lehrbuch der Gynäkologie. Begr. von H. Martius, 16. Aufl. Thieme, Stuttgart − New York 1989

Kern, G.: Gynäkologie. Ein kurzgefaßtes Lehrbuch. Bearb. von J. Baltzer u. H. Mickan, 4. Aufl. Thieme, Stuttgart − New York 1985

Knörr, K., Knörr-Gärtner, H., Beller, F.K., Lauritzen, Ch.: Geburtshilfe und Gynäkologie. Physiologie und Pathologie der Reproduktion, 3. Aufl. Springer, Berlin − Heidelberg − New York 1989

Pschyrembel, W., Dudenhausen, J.W.: Praktische Geburtshilfe. Mit geburtshilflichen Operationen, 17. Aufl. de Gruyter, Berlin − New York 1991

Pschyrembel, W., Strauss, J., Petri, E.: Praktische Gynäkologie für Studium, Klinik und Praxis, 5. Aufl. de Gruyter, Berlin − New York 1990

Rabe, Th.: Gynäkologie und Geburtshilfe. VCH in Chapman & Hall, Weinheim 1990

Schmidt-Matthiesen, H. (Hrsg.): Gynäkologie und Geburtshilfe. Lehrbuch für Studium und Praxis, 8. Aufl. Schattauer, Stuttgart − New York 1993

Schneider, J., Kaulhausen, H. (Hrsg.): Lehrbuch der Gynäkologie und Geburtshilfe. Kohlhammer, Stuttgart 1986

Handbücher

Bässler, R.: Pathologie der Brustdrüse. Springer, Berlin − Heidelberg − New York 1978

Käser, O., Friedberg, V., Ober, K.G., Thomsen, K., Zander, J. (Hrsg.): Gynäkologie und Geburtshilfe. Grundlagen, Pathologie, Prophylaxe, Diagnostik, Therapie. 2. Aufl. 3 Bde. Thieme, Stuttgart − New York 1981/92

Wulf, K.H., Schmidt-Matthiesen, H.: Klinik der Frauenheilkunde und Geburtshilfe, 12 Bde. Urban & Schwarzenberg, München − Wien − Baltimore 1991

Monographien

Barth, V., Prechtel, K.: Atlas der Brustdrüse und ihrer Erkrankungen, 6. Aufl. Enke, Stuttgart 1990

Bauer, H.K.: Farbatlas der Kolposkopie, 4. Aufl. Schattauer, Stuttgart − New York 1993

Beck, L., Dick, W.: Analgesie und Anästhesie in der Geburtshilfe, 3. Aufl. Thieme, Stuttgart − New York 1993

Beck, Th., Kreienberg, R., Knapstein, P.G. (Hrsg.): Das Mammakarzinom. Enke, Stuttgart 1993

Beller, F.K., Kyank, H. (Hrsg.): Erkrankungen während der Schwangerschaft, 5. Aufl. Thieme, Stuttgart − New York 1990

Bender, H.G.: Gynäkologische Onkologie für die Praxis, 2. Aufl. Thieme, Stuttgart − New York 1991

Bender, H.G., Distler, W.: Der Beckenboden der Frau. Springer, Berlin − Heidelberg − New York 1992

Benz, J., Glatthaar, E.: Checkliste Gynäkologie, 4. Aufl. Thieme, Stuttgart − New York 1990

Berg, D.: Schwangerschaftsberatung und Perinatologie, 3. Aufl. Thieme, Stuttgart − New York 1988

Bettendorf, G., Breckwoldt, M. (Hrsg.): Reproduktionsmedizin. G. Fischer, Stuttgart − New York 1989

Bohmert, H.: Brustkrebs. Organerhaltung und Rekonstruktion. Thieme, Stuttgart − New York 1989

Brökelmann, J.: Ambulantes Operieren. Springer, Berlin − Heidelberg − New York 1993

Burghardt, E.: Kolposkopie, Spezielle Zervixpathologie. Thieme, Stuttgart − New York 1984

Burghardt, E. (Hrsg.): Surgical Gynecologic Oncology. Thieme, Stuttgart − New York 1993

Dallenbach-Hellweg, G. (Hrsg.): Ovarialtumoren. Springer, Berlin − Heidelberg − New York 1982

Deichert, U., Duda, V., Schlief, R.: Funktionelle Sonographie in Gynäkologie und Reproduktionsmedizin. Springer, Berlin − Heidelberg − New York 1993

Diedrich, K. (Hrsg.): Neue Wege in Diagnostik und Therapie der Sterilität, 2. Aufl. Enke, Stuttgart 1990

Döring, G.K.: Empfängnisverhütung, 12. Aufl. Thieme, Stuttgart − New York 1990

Duda, V.: Ultraschallfibel Gynäkologie und Geburtshilfe. Springer, Berlin − Heidelberg − New York 1994

Dudenhausen, J.W.: Praxis der Perinatalmedizin. Thieme, Stuttgart – New York 1984

Fischer, W.M. (Hrsg.): Kardiotokographie, 3. Aufl. Thieme, Stuttgart – New York 1981

Friedman, E.A., Acker, D.B., Sachs, B.P.V. (Hrsg.): Diagnostische und therapeutische Entscheidungen in der Geburtshilfe. Enke, Stuttgart 1993

Friedman, E.A., Borten, M., Chapin, D.S. (Hrsg.): Diagnostische und therapeutische Entscheidungen in der Gynäkologie. Enke, Stuttgart 1991

Frischbier, H.J. (Hrsg.): Die Erkrankungen der weiblichen Brustdrüse. Thieme, Stuttgart – New York 1983

Göschen, K.: Kardiotokographie-Praxis, 4. Aufl. Thieme, Stuttgart – New York 1992

Hansmann, M., Hackelöer, B.J., Staudach, A.: Ultraschalldiagnostik in Geburtshilfe und Gynäkologie. Springer, Berlin – Heidelberg – New York 1985

Hepp, H., Scheidel, P., Schüßler, B. (Hrsg.): Gynäkologische Standardoperationen. Enke, Stuttgart 1991

Hinrich, J., Seidenschnur, G.: Praktische Kardiotokographie. Enke, Stuttgart 1985

Hochuli, E.: Perioperative Gynäkologie. Prävention und Therapie perioperativer Komplikationen. Springer, Berlin – Heidelberg – New York 1993

Holländer, D.J.: Ultraschalldiagnostik in der Schwangerschaft, 3. Aufl. Urban & Schwarzenberg, München – Wien – Baltimore 1984

Holzgrewe, W. (Hrsg.): Pränatale Therapie. Thieme, Stuttgart – New York 1986

Huch, A., Benz, J.: Checkliste Geburtshilfe, 4. Aufl. Thieme, Stuttgart – New York 1992

Käser, O., Icklé, F.A., Hirsch, H.A.: Atlas der gynäkologischen Operationen, 5. Aufl. Thieme, Stuttgart – New York 1993

Köchli, O.R., Sevin, B.U., Benz, J., Petru, E., Haller, U.: Gynäkologische Onkologie. Manual für Klinik und Praxis. Springer, Berlin – Heidelberg – New York 1991

Kremling, H., Lutzeyer, W., Heintz, R.: Gynäkologische Urologie und Nephrologie. Urban & Schwarzenberg, München – Wien – Baltimore 1982

Künzel, W., Wulf, K.-H.: Physiologie und Pathologie der Geburt. Urban & Schwarzenberg, München – Wien – Baltimore 1988/89

Ladner, H.A., Pfleiderer, A., Profous, Ch.Z.: Gynäkologische Radiologie. Springer, Berlin – Heidelberg – New York 1992

Leidenberger, F.A.: Klinische Endokrinologie für Frauenärzte. Springer, Berlin – Heidelberg – New York 1992

Martius, G.: Geburtshilflich-perinatologische Operationen. Thieme, Stuttgart – New York 1986

Martius, G.: Differentialdiagnose Gynäkologie, 2. Aufl. Thieme, Stuttgart – New York 1987

Martius, G. (Hrsg.): Therapie in Geburtshilfe und Gynäkologie, 2 Bde. Thieme, Stuttgart – New York 1991/92

Meerpohl, H.G., Pfleiderer, A., Profous, Ch.Z.: Das Ovarialkarzinom. Teil 1: Tumorbiologie, Screening, Staging. Teil 2: Therapie. Springer, Berlin – Heidelberg – New York 1993

Merz, E.: Sonographische Diagnostik in Gynäkologie und Geburtshilfe. Thieme, Stuttgart – New York 1988

Merz, E. (Hrsg.): Vaginosonographie. Enke, Stuttgart 1992

Mestwerdt, G., Moll, R., Wagner-Kolb, D., Wespi, H.J.: Atlas der Kolposkopie, 5. Aufl. G. Fischer, Stuttgart – New York 1980

Nauth, H.F.: Vulva-Zytologie. Thieme, Stuttgart – New York 1986

Petersen, E.E.: Erkrankungen der Vulva. Thieme, Stuttgart – New York 1992

Petersen, E.E.: Infektionen in Gynäkologie und Geburtshilfe. Thieme, Stuttgart – New York 1988

Petri, E.: Gynäkologische Urologie. Thieme, Stuttgart – New York 1983

Pfleiderer, A.: Maligne Tumoren der Ovarien. Enke, Stuttgart 1986

Roth, S.L., Böttcher, H.-D. (Hrsg.): Gynäkologische Strahlentherapie. Enke, Stuttgart 1993

Runnebaum, B., Rabe, T.: Gynäkologische Endokrinologie. Springer, Berlin – Heidelberg – New York 1987

Schillinger, H.: Atlas der Ultraschalldiagnostik in der Schwangerschaft. Schattauer, Stuttgart – New York 1984

Schindler, A.E. (Hrsg.): Gutartige proliferative Erkrankungen der Frau. Enke, Stuttgart 1991

Schmidt-Matthiesen, H., Bastert, G.: Gynäkologische Onkologie, 4. Aufl. Schattauer, Stuttgart – New York 1993

Sohn, Ch., Stolz, W., Bastert, G.: Dopplersonographie in der Gynäkologie und Geburtshilfe. Thieme, Stuttgart – New York 1993

Soost, H.J., Bauer, S.: Gynäkologische Zytodiagnostik, 5. Aufl. Thieme, Stuttgart – New York 1990

Stegner, H.-E.: Histopathologie der Mammatumoren. Licht- und elektronenmikroskopischer Atlas. Enke, Stuttgart 1986

Strecker, J.R., Lauritzen, C.: Praxis der Hormonbehandlung im Klimakterium, 2. Aufl. Enke, Stuttgart 1992

Strömbeck, J.O., Rosato, F.E. (Hrsg.): Mammachirurgie. Diagnostik und Behandlung von Erkrankungen der Mamma. Thieme, Stuttgart – New York 1987

Teichmann, A.: Kontrazeption. Ein Kompendium für Klinik und Praxis. Wissenschaftl. Verlags-Ges., Stuttgart 1991

Ulsenheimer, K., Schlüter, U., Böcker, M.H., Bayer, M.: Rechtliche Probleme in Geburtshilfe und Gynäkologie. Enke, Stuttgart 1990

Zander, J., Baltzer, J. (Hrsg.): Erkrankungen der Vulva. Urban & Schwarzenberg, München – Wien – Baltimore 1986

Sachregister

6. Auflage
ISBN 3 432 **89946** 7

GYNÄKOLOGIE UND GEBURTSHILFE
HANS E. **STEGNER**

Zur Verbesserung zukünftiger Auflagen ist Ihre Meinung über dieses Buch für uns von großem Interesse. Wir bitten Sie deshalb um Beantwortung der nachfolgenden Fragen (bitte gut lesbar ausfüllen, nicht mit Bleistift):

1. Wie ist das Thema behandelt?

- ☐ zu ausführlich
- ☐ zu kurz
- ☐ angemessen

2. Wie ist der Stoff aufbereitet?

	leicht ver- ständ- lich	schwer ver- ständ- lich	über- sicht- lich	unüber- sicht- lich	didaktisch	
					gut	weniger gut
Text						
Abbildungen						
Tabellen						
Gliederung						

3. Welches Kapitel hat Sie besonders angesprochen (warum)? _____

_____

_____

4. Welches Kapitel hat Ihnen am wenigsten zugesagt (warum)? _____

_____

_____

Bitte wenden!

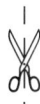

5. Bemerkungen, Kritik, Hinweise auf Fehler, Anregungen:

_____

_____

_____

_____

_____

_____

_____

_____

_____

_____

Wir nehmen Sie gerne in unsere Informationskartei auf.
Dazu bitten wir Sie um folgende Angaben:

Name, Vorname

Adresse

Beruf (Studienfachrichtung)

Semesterzahl

Bitte trennen Sie dieses Blatt heraus und senden Sie es im Kuvert an:

Ferdinand Enke Verlag, Postfach 30 03 66, D-70443 Stuttgart

Besten Dank für Ihre Bemühungen!